S. Dennenmoser

# Faszien – Therapie und Training

# Faszien – Therapie und Training

1. Auflage

Stefan Dennenmoser

**Mit einem Gleitwort von:** Thomas W. Myers

ELSEVIER

ELSEVIER
Hackerbrücke 6, 80335 München, Deutschland



ISBN Print 978-3-437-45271-0
ISBN e-Book 978-3-437-18702-5


1. Auflage 2016

**Wichtiger Hinweis für den Benutzer**
Die Erkenntnisse in der Physiotherapie und Medizin unterliegen laufendem Wandel durch Forschung und klinische Erfahrungen. Herausgeber und Autoren dieses Werkes haben große Sorgfalt darauf verwendet, dass die in diesem Werk gemachten therapeutischen Angaben (insbesondere hinsichtlich Indikation, Dosierung und unerwünschter Wirkungen) dem derzeitigen Wissensstand entsprechen. Das entbindet den Nutzer dieses Werkes aber nicht von der Verpflichtung, anhand weiterer schriftlicher Informationsquellen zu überprüfen, ob die dort gemachten Angaben von denen in diesem Werk abweichen und seine Verordnung in eigener Verantwortung zu treffen.

**Für die Vollständigkeit und Auswahl der aufgeführten Medikamente übernimmt der Verlag keine Gewähr.**
Geschützte Warennamen (Warenzeichen) werden in der Regel besonders kenntlich gemacht (®). Aus dem Fehlen eines solchen Hinweises kann jedoch nicht automatisch geschlossen werden, dass es sich um einen freien Warennamen handelt.

**Bibliografische Information der Deutschen Nationalbibliothek**
Die Deutsche Nationalbibliothek verzeichnet diese Publikation in der Deutschen Nationalbibliografie; detaillierte bibliografische Daten sind im Internet über http://www.d-nb.de/ abrufbar.

16 17 18 19 20 5 4 3 2 1



Um den Textfluss nicht zu stören, wurde bei Patienten und Berufsbezeichnungen die grammatikalisch maskuline Form gewählt. Selbstverständlich sind in diesen Fällen immer Frauen und Männer gemeint.

Planung: Dorothee Kammel, Berlin
Projektmanagement: Annekathrin Sichling, München
Redaktion: Willi Haas, München
Media Rights Management: Andreas Yin, München
Fotografien: Forster & Martin Fotografie GbR, München (www.forster-martin.de)
Stylistin: Ella Pachmayr, München (www.beautyuplife.com)
Herstellung: Ute Landwehr-Heldt, Bremen
Satz: abavo GmbH, Buchloe/Deutschland
Druck und Bindung: Printer Trento, Trento/Italien
Umschlaggestaltung: SpieszDesign, Neu-Ulm
Titelfotografie: Forster & Martin Fotografie GbR, München

Aktuelle Informationen finden Sie im Internet unter **www.elsevier.de** und **www.elsevier.com**.

# Geleitwort

Es ist mir eine Freude zu sehen, dass Stefan Dennenmoser das aktuelle Wissen über Faszien in Bezug auf Therapie und Training im vorliegenden Buch zusammengefasst hat.

Im Lateinischen gibt es für Faszie eine Singular- (fascia) und eine Pluralform (fasciae). Im „richtigen Leben" ist das Fasziensystem jedoch als eine singuläre Einheit zu betrachten – ein körperweites Netzwerk, vergleichbar mit dem Nerven- oder Gefäßsystem, das für unsere biochemische Auto-Regulation verantwortlich ist. In der Realität besteht die einzige Möglichkeit, aus einer Faszie mehrere Faszien zu machen [den Plural zu erhalten] darin, sie mit einer Klinge zu durchtrennen und die einzelnen Schichten voneinander zu isolieren.

Im übertragenen Sinne kann auch das Fasziensystem nur mithilfe eines konzeptuellen Skalpells von den anderen Zellsystemen (vaskulärem, neuronalem, muskulärem und epithelialem System) getrennt werden. Alle entstammen derselben befruchteten Eizelle, haben sich gemeinsam im Mutterleib entwickelt, sind auf Lebenszeit miteinander verbunden und bleiben voneinander abhängig.

Erstaunlicherweise hat sich das Fasziensystem 468 Jahre lang unserer Aufmerksamkeit entzogen, seit Vesalius sein Werk veröffentlichte. In unserer westlichen Tradition der Anatomie wurde der Mensch akribisch in immer kleinere Teile zerlegt und diese mit Namen versehen. Doch sowohl die wissenschaftliche Realität lebender Tiere als auch die Funktion in der Biomechanik bezieht sich auf den gesamten Organismus in seiner spezifischen Umgebung.

Stefan [Dennenmoser] ist ausgebildeter Manualtherapeut und Bewegungslehrer mit langjähriger Lehrerfahrung. Er ist einer der Erstanwender und gehört zu einer wachsenden Gemeinschaft, die diesem Wissensmangel durch Ausloten der Faszienforschung begegnet und die neu gewonnenen Erkenntnisse in der Schmerzbehandlung und zur Leistungsverbesserung anwendet.

Obwohl der deutsche Buchtitel die „Faszien" in den Plural setzt, greift Stefan [Dennenmoser] sinnvollerweise den von Dr. Robert Schleip geprägten Begriff des „neuro-myofaszialen Netzwerks" auf. Es umschreibt das Zusammenspiel von motorischen Nerven, autonomen Reaktionen, Emotionen und Ernährung, die alle ihren Teil zur gesunden Bewegung im Allgemeinen und im Speziellen des faszialen Gewebes beitragen.

Ist das Fasziengewebe wichtiger als Nerven, Muskeln oder Stoffwechsel? Natürlich nicht. Wir hinken mit unserem Verständnis des Fasziensystems lediglich noch hinterher und erahnen nur langsam dessen systemische Bedeutung.

Egal ob Physiotherapeut oder Bewegungslehrer, Yogabegeisterter oder Psychotherapeut: Das in diesem Buch zusammengetragene Wissen und die dargestellte Forschung bringen den Leser auf schnellstem Wege auf den neuesten Stand.

Thomas Myers
Autor von Anatomy Trains
Clarks Cove, Maine USA
May 2016

# Vorwort

Das Begeisternde an therapeutischen Berufen ist, dass man nie ausgelernt hat, sondern stets noch etwas dazulernen kann. Oftmals erweitert sich im Lauf des Lebens die fachliche Kompetenz in ihrer Vielfalt, und der eigene therapeutische Werkzeugkasten wird um notwendige und neue Techniken ergänzt. Nicht selten verleitet die immense Bandbreite der unterschiedlichen Verfahren jedoch dazu, der noch grüner scheinenden Wiese auf der anderen Seite (engl.: „The grass is always greener on the other side", sinngemäß „Was ich nicht habe, erscheint immer besser als das Eigene") nachzujagen. Entsprechende Versprechungen mancher Verfahren und die dazugehörige Erfolgsliteratur verstärken diese Perspektive zusätzlich.

So wichtig eine positive Erwartungshaltung auch immer ist, ist jede Methode doch nur so gut, wie der jeweils behandelnde Therapeut. Der bestbestückte Werkzeugkasten ist nutzlos, wenn man nicht damit umzugehen weiß. Andererseits sind einige fundamentale Techniken unersetzlich, um auf verschiedene Indikationen angemessen reagieren zu können. Um noch einmal die amerikanischen Kollegen zu zitieren: „Wenn das einzige Werkzeug ein Hammer ist, ist jedes Problem ein Nagel".

Dieses Buch stellt den Versuch dar, unersetzliche und fundamentale therapeutische Techniken zu verfeinern und sich dabei mehr um das „wie" des Behandelns zu kümmern, als um das „was".

Dem blockierten Facettengelenk ist es nämlich egal, ob es mit Schwung oder sanft oder unter Einsatz von Induktionstechniken reponiert wird. Das umgebende Fasziengewebe will jedoch ebenfalls korrigiert werden – und kann mit High-Velocity-Impulsen normalerweise nicht gut umgehen. Faszien brauchen Zeit und Aufmerksamkeit, sie besitzen ihre eigene Dynamik und Spannung, reagieren individuell unterschiedlich und in mancher Verspannung steckt mitunter eine ganze Lebensgeschichte.

Insofern gebe ich dem Leser des Buchs denselben Rat, den ich in meinen Kursen immer vorweg stelle: Wir müssen wieder lernen, mehr dem Gespür der Hände, der eigenen Wahrnehmung zu vertrauen. Manchmal lohnt es sich, das gesamte erworbene Kopfwissen beiseite zu legen und fixe Technikabläufe pausieren zu lassen. Stattdessen sollte man sich mit Interesse dem kurzen Moment in der Behandlung widmen, wenn die Hände am Patienten in der Lage sind, mit dessen Gewebe in einen ergebnisoffenen Dialog zu treten. Sicher sind anatomische Kenntnisse und Behandlungserfahrung hilfreiche Ratgeber, sie können den individuellen Prozess mit dem Patienten jedoch bestenfalls unterstützen, nicht ersetzen, und sollten diesem auf keinen Fall im Weg stehen.

Wie oft kommen doch Patienten mit eng umschriebenen Symptomen, die eigentlich schnell zu korrigieren wären. Doch schon in der Befundung, spätestens beim Behandeln wird klar, dass die Beschwerden eine längere Geschichte haben und die Behandlung grundlegender erfolgen muss. Man denke nur an die vielen chronifizierten Schmerzen, zeitlich verzögerte Unfallfolgen oder psychosomatische Beschwerden. Wiederholte Anwendungen derselben Technik sind in solchen Fällen nicht zielführend. Spätestens dann lohnt es sich, während der Behandlung aufmerksam in die Gewebereaktion hineinzuspüren.

Ich bin mir sicher – und die Erfahrung bestätigt das – dass eine Erweiterung des Behandlungsfokus und eine achtsame Art der Gewebekorrektur sowohl dem Behandlungsergebnis zugutekommen, als auch die Behandlung interessanter gestalten. Insofern hoffe ich, dass die im Buch vorgestellten Techniken und Taktiken sowohl zum „Zurück zu den Wurzeln manueller Behandlungen" als auch zum „Vorwärts in unbekannte Gebiete" ermutigen.

Dankend erwähnen will ich meine Lehrer und Begleiter auf meiner eigenen therapeutischen Reise: Michael Salveson, Dr. Robert Schleip, Pedro Prado, Dr. Peter Schwind, Tom Myers, Julio Horvath und Gina Münsterkötter, Prof. Werner Klingler und das Team der Fascia Research Group. Außerdem meine Familie, die mir trotz meiner und in all meinen Ideen und Projekten geduldig zur Seite steht.

Ravensburg, April 2016
Stefan Dennenmoser

## Stefan Dennenmoser

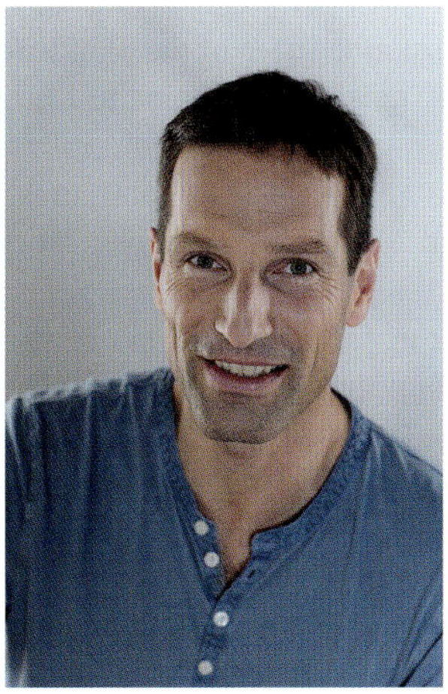

Bis 1993 Studium der Sportwissenschaft an der TU München.
Sporttherapeut und Rolfing-Ausbildung.
Seit 1995 eigene Praxis in Ravensburg und Ulm.
Ausbildung zum Rolf-Movement-Teacher.
Ausbildung zum Gyrotonic- und Gyrokinesis-Trainer.
Lehrtätigkeit an der Physio-Schule FN.
Bewegungs-/Gesundheits-Kurse und -Seminare.
Ausbildung zum Advanced Rolfer.
2010 Entwicklung des Fascial-Fitness-Konzepts mit Dr. Schleip.
Doktorand im Rahmen der „Fascia Research Group" der Uni Ulm.

# Abkürzungen

| | |
|---|---|
| AOÜ | atlantookzipitaler Übergang |
| BSV | Bandscheibenvorfall |
| BWS | Brustwirbelsäule |
| CMD | kraniomandibuläre Dysfunktion |
| EZM | extrazelluläre Matrix |
| FDM | Fasziendistorsionsmodell |
| FL | Fascia lata |
| GAG | Glykosaminoglykane |
| HWS | Halswirbelsäule |
| ISG | Iliosakralgelenk |
| ITBS | Iliotibialbandsyndrom |
| LnB | Schmerztherapie nach Liebscher und Bracht |
| LWS | Lendenwirbelsäule |
| OTA | obere Thoraxapertur |
| PFSS | patellofemorales Schmerzsyndrom |
| PNF | propriozeptive neuromuskuläre Faszillation |
| TLF | thorakolumbale Faszie |

# Abbildungsnachweis

Der Verweis auf die jeweilige Abbildungsquelle befindet sich bei allen Abbildungen im Werk am Ende des Legendentextes in eckigen Klammern. Alle nicht besonders gekennzeichneten Grafiken und Abbildungen © Elsevier GmbH, München.

**E648** Young, B., et al.: Wheater's Functional Histology. A Text and Colour Atlas, 5th edition, 2006, Churchill Livingstone Elsevier
**E787** Standring, S.: Gray's Anatomy. The Anatomical Basis of Clinical Practice, 39th edition, 2005, Elsevier Churchill Livingstone
**F550** Vleeming, A., et al.: The Posterior Layer of the Thoracolumbar Fascia. Its Function in Load Transfer From Spine to Legs. In: Spine 20(7) (Apr. 1995), pp. 753–758
**F735–001** Scarr, G.: Simple geometry in complex organisms. In: Journal of Bodywork and Movement Therapies 14(4) (Oct. 2010), pp. 424–444
**F876–001** Liptan, G. L.: Fascia: A missing link in our understanding of the pathology of fibromyalgia. In: Journal of Bodywork and Movement Therapies 14(1) (Jan. 2010), pp. 3–12
**G082** Panjabi, M. M., & White, A. A.: Biomechanics in the Musculoskeletal System, Philadelphia 2001, Churchill Livingstone
**G116** Medizinisch-Literarische Verlagsgesellschaft, Imprint der Mediengruppe Oberfranken – Fachverlage GmbH & Co. KG, Kulmbach
**G200** Manaster, B. J., May, D. A., & Disler, D. G.: Musculoskeletal Imaging. The Requisites, 3rd edition, 2007, Mosby Elsevier
**G459** Schleip, R., et al.: Fascia. The Tensional Network of the Human Body, 2012, Churchill Livingstone Elsevier
**G460** Chintamani: Lewis's Medical-Surgical Nursing. Assessment and Management of Clinical Problems. Adapted for South Asian Curriculum, 2011, Mosby Elsevier
**G461** Myers, T. W.: Anatomy Trains. Myofascial Meridians for Manual & Movement Therapists, 3rd edition, 2014, Churchill Livingstone Elsevier
**G462** Petty, N. J. (Ed.): Principles of Neuromusculoskeletal Treatment and Management. A Handbook for Therapists, 2nd edition, 2011, Churchill Livingstone Elsevier
**G463** DeLee, J. C., Drez, D., & Miller, M. D.: DeLee & Drez's Orthopaedic Sports Medicine. Principles and Practicies, 3rd edition, Philadelphia 2010, Saunders Elsevier
**G464** Porter, D. A., & Schon, L. C.: Baxter's The Foot and Ankle in Sport, 2nd edition, Philadelphia 2008, Mosby Elsevier
**G465** Tang, J. B., et al.: Tendon Surgery of the Hand, Philadelphia 2012, Elsevier Saunders
**G466** Lee, D.: The Pelvic Girdle. An Integration of Clinical Expertise and Research, 4th edition, 2011, Churchill Livingstone Elsevier
**J787** Colourbox.com
**J790** Tom Flemons, Intension Designs Ltd., Saltspring Island, BC, Kanada
**J801** Haase & Knels – Atelier für Gestaltung, Bremen
**J802** Forster & Martin Fotografie GbR, München
**K368** Biswarup Ganguly
**K369** Verena Sommer, Hamburg
**L106** Henriette Rintelen, Velbert
**L126** Dr. med. Katja Dalkowski, Erlangen
**L190** Gerda Raichle, Ulm
**M158** Dr. med. Karl-Ludwig Krämer, Frankfurt am Main
**M375** Prof. Dr. rer. nat. Dr. med. Ulrich Welsch, Lehrstuhl Zellbiologie, Biomedizinisches Zentrum der LMU, Planegg-Martinsried
**P146** Stefan Dennenmoser, Ravensburg
**R328** Dräger, K., van den Heede, P., & Kleßen, H.: Osteopathie – Architektur der Balance, München 2011, Elsevier Urban & Fischer
**S007-1-23** Paulsen, F., & Waschke, J. (Hrsg.): Sobotta. Atlas der Anatomie des Menschen. Band 1: Allgemeine Anatomie und Bewegungsapparat, 23. Auflage, München 2010, Elsevier Urban & Fischer
**V605** Beurer GmbH, Ulm
**W955** Bundesfinanzministerium, Berlin

# Hinter den Kulissen: Das „Making of" der Fotos

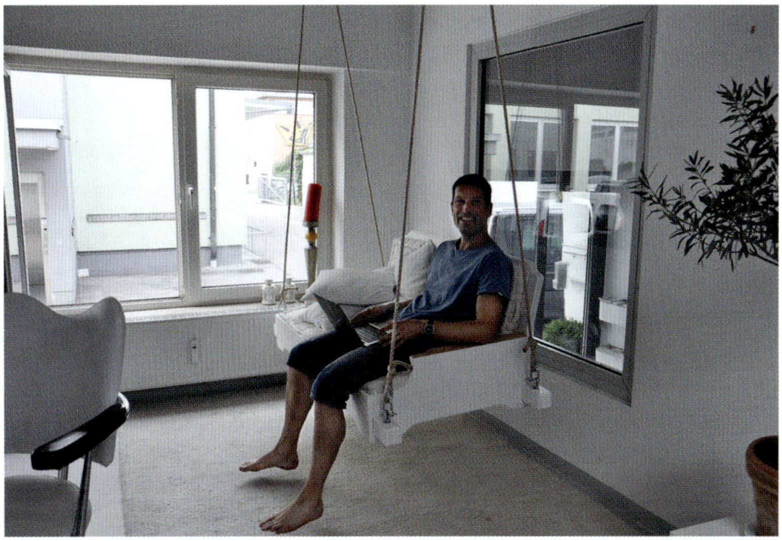

Entspanntes Arbeiten im Fotostudio. Autor Stefan Dennenmoser hat sich eine angenehme Sitzunterlage herausgesucht, während er die Fotovorlagen checkt.

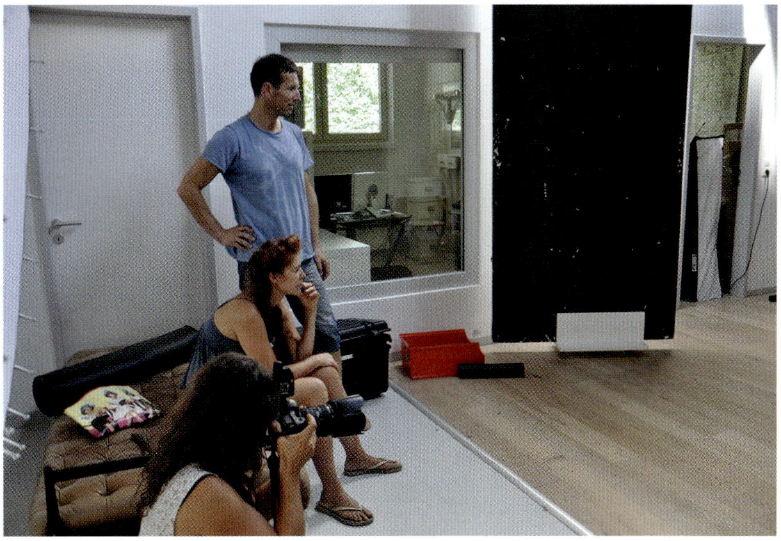

„Uuuund action!" Gespannte Aufmerksamkeit von Autor, Stylistin und Fotografin.

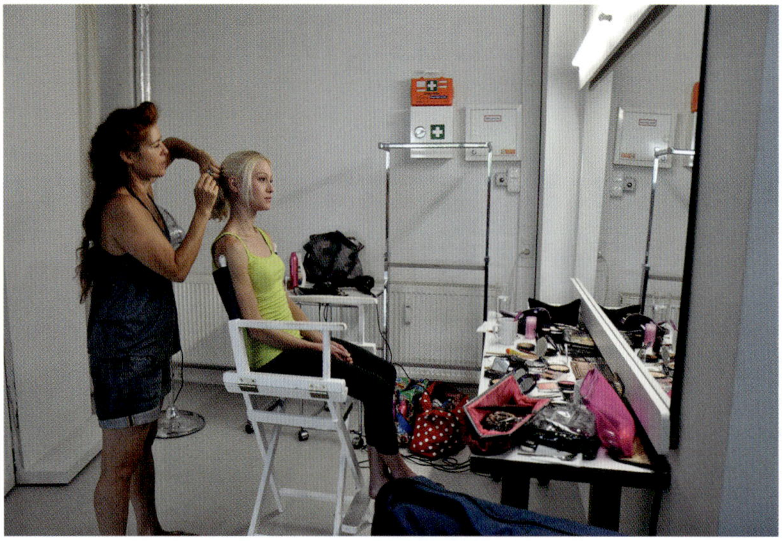

Model Julia – noch ein paar Handgriffe, und gleich können die Aufnahmen starten!

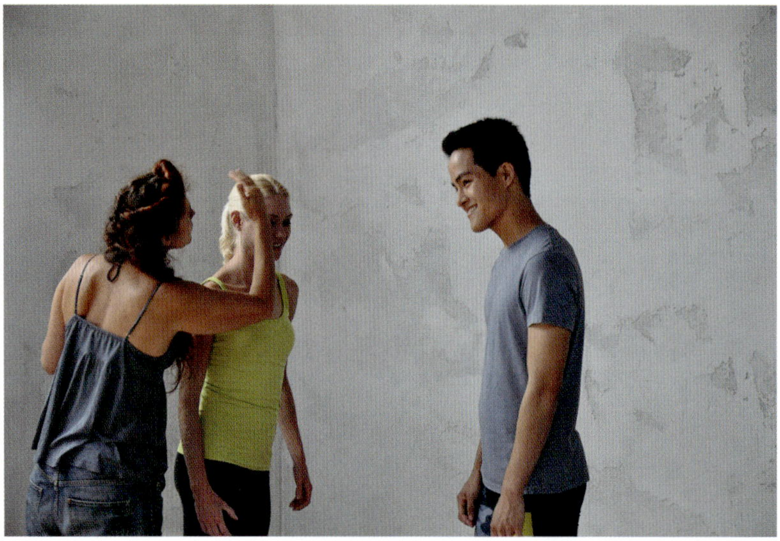

Julia und Andi. Während der Aufnahmen an einem Tag im heißen Sommer 2015 wird immer mal wieder das Makeup aufgefrischt.

# Inhaltsverzeichnis

KAPITEL

# 1 Einführung und aktuelle Erkenntnisse

Von 19. bis 21. September 2015 fand in Washington, D.C. (USA) der vierte internationale Fascia Research Congress statt. Rund 850 Ärzte, Sportwissenschaftler, Physio- und Bewegungstherapeuten nahmen an der weltweit bedeutsamsten Konferenz zum Thema Bindegewebe teil. Der Kongress an sich sowie dessen mediale Aufmerksamkeit verdeutlichen die Aktualität des Themas und beleuchten verschiedene Aspekte der Themen Faszien und Bindegewebe, wobei einige Studienergebnisse für die Physiotherapie und Körperarbeit unmittelbar von Bedeutung sind.

## Faszienanatomie

Bereits im Rahmen des dritten Fascia Research Congress wurde festgestellt, dass die aktive Muskelspannung nur unvollständig in Bewegung umgesetzt wird und etwa 20–30 % der Kontraktion in den umliegenden Faszienzügen verteilt werden. Diese Kraftverteilung ist Gegenstand neuerer Forschungen und dient offensichtlich der Vorspannung und Gelenksicherung, wobei das Zusammenspiel der Kräfte noch weiterer Untersuchungen bedarf, auch was deren Anteil bei Verletzungen und Schmerzzuständen anbelangt.

Auch hinsichtlich der Rumpf-/Wirbelsäulenstabilisierung spielen, zumindest beim Gesunden, Muskel- und Faszienkräfte koordiniert zusammen, um komplexe Bewegungen durchführen zu können.

## Faszienphysiologie/-pathologie

Auch physiologisch ist das Zusammenspiel von Muskel und Faszie bedeutsam, um geeignete Belastungsprotokolle für ein fasziales Training zu entwickeln. Bekannt ist die unterschiedliche Spannungsverteilung bei konzentrischer oder exzentrischer Belastung, die unterschiedlichen Anpassungsmechanismen sind aber noch relativ unklar.

Die Erkenntnisse hinsichtlich der Interstitialflüssigkeit sind zweischneidig: Die sich bewegende Grundsubstanz hat das Potenzial, über bekannte Signalwege der Zellzilien Heilungsprozesse zu beschleunigen, andererseits können auch pathologische Verhärtungen und Zellwucherungen gefördert werden.

Fibroblasten können bei mechanischer Belastung über die Ausschüttung von Zytokinen die Differenzierung und Wanderung von Myoblasten beschleunigen. Damit tragen sie zur schnelleren Regeneration und zur Muskelfunktion bei. Andererseits sind die Fibroblasten auch in der Lage, entzündlich und fibrotisch wirksame Stoffe freizusetzen. Es wird vermutet, dass die Art der mechanischen Belastung diesbezüglich einen regulierenden Einfluss hat.

Auch und besonders im Zusammenhang mit Narbengewebe müssen die Signalwege weiter untersucht werden. Zug-, Druck- und Scherkräfte sowie innere Drücke werden sensorisch registriert und führen zur Freisetzung von Neuropeptiden, die wiederum die Narbenbildung beeinflussen können. Über die mechanisch lösende Wirkung einer manuellen Behandlung hinaus können Therapien also auch an anderen Punkten der Reaktionskette ansetzen.

## Faszien und Schmerz

Das Phänomen „Muskelkater" muss in den meisten Fällen zum „Faszienkater" umbenannt werden. Injektionen in einerseits die Muskulatur und andererseits in fasziale Schichten führten im letzteren Fall zu den typischen Beschwerden. Außerdem findet man intensivere und länger andauernde Schmerzen im Fasziengewebe, auch innerhalb der Lumbalfaszie. Das kann ein Hinweis auf die Beteiligung der Faszie an Rückenschmerzen sein.

Durch einen zusätzlichen Entzündungsprozess können weitere Nozizeptoren stimuliert und das Schmerzgebiet vergrößert werden. Leichtes aktives Stretching stellt im Tierversuch eine geeignete Gegenmaßnahme dar. Dasselbe wird auch bei Tendinopathien empfohlen. Der verlangsamte Stoffwechsel würde durch Ruhigstellung verschlimmert, besser sei eine langsame und intensive exzentrische oder konzentrische Belastung.

## Messverfahren

Inzwischen gibt es eine Vielzahl von bildgebenden Messinstrumenten zur Evaluation von Binde- und Muskelgewebe. Neue, ultraschallbasierte Verfahren wie die Scherwellen-

Elastografie, erlauben eine nichtinvasive Messung und Quantifizierung der Gewebefestigkeit. Teilweise werden diese auch zur Identifikation myofaszialer Triggerpunkte herangezogen. Zudem eignen sie sich zur Evaluation spezifischer Behandlungen und können so Aufschluss über mögliche Wirkmechanismen geben. Allerdings bereiten die noch teils vorkommenden Artefakte in der Darstellung Probleme, außerdem liegen noch keine Normwerte und Standardmessverfahren vor. Auf lange Sicht aber sind moderne bildgebende Verfahren ein unverzichtbarer Bestandteil der myofaszialen Diagnostik.

KAPITEL

# 2 Aufbau und Funktion von Faszien



## 2.1 Definition

Das Wort „fascia“ kommt aus dem Lateinischen, bedeutet Band oder Bündel und bezeichnet die Weichteilkomponenten des Bindegewebes, die den ganzen Körper als ein umhüllendes und verbindendes Spannungsnetzwerk durchdringen. Damit ist die Hauptfunktion des Bindegewebes klar umrissen: Es stellt ein den ganzen Körper umhüllendes und verbindendes Spannungsnetzwerk dar, das sich in unzählige Taschen und Täschchen differenziert und Strukturen voneinander trennt, diese gleichzeitig aber auch strukturiert und dreidimensional verbindet. Damit wird der Körper einerseits in die Lage versetzt, kleinste Einheiten differenziert zu bewegen, andererseits wenn notwendig aber auch den koordinierten Einsatz vieler motorischer Einheiten, Muskeln und Muskelketten zu gewährleisten. In diesem Sinne erhält dieses körperweite Netzwerk die strukturelle und funktionale Integrität des Menschen. Es sorgt dafür, dass die Teile des Körpers zu einem Ganzen zusammengefügt abgestimmt interagieren. Es unterstützt den Körper hinsichtlich Haltung und Bewegung, schützt ihn und wirkt wie ein elastischer Stoßdämpfer beim Auftreten großer Kräfte. Faszien spielen eine wesentliche Rolle bei hämodynamischen und biochemischen Prozessen und bilden eine Matrix für die interzelluläre Kommunikation. Sie haben eine entscheidende Funktion bei der Abwehr des Körpers gegen Krankheitserreger und Infektionen. Nach Verletzungen bilden Faszien die Grundlage zur Wundheilung. Bei entzündlichen und kanzerösen Prozessen bilden sie eine biologische Barriere gegen die Streuung in benachbarte Gebiete.

Die kleinste Verpackungseinheit stellt die Zellhaut dar und wird im Fall der Muskelzelle **Endomysium** genannt. Mehrere Muskelzellen/-fasern ergeben dann das Muskelfaserbündel, das von **Perimysium** umgeben ist. Die Gesamtheit der Muskelfaserbündel, also der komplette Muskel, wird schließlich vom **Epimysium** umgeben (➤ Abb. 2.1, ➤ Abb. 2.2).

Zusätzlich sind Muskelgruppen von der tiefen Faszie (Fascia profunda) umgeben, die durch Septen eine Trennung zwischen Synergisten und Antagonisten an den Extremitäten schafft, bzw. Kompartimente bildet, und in die Knochenhaut einstrahlt. Während diese Vielzahl von Verpackungseinheiten dazu gemacht scheint, Strukturen voneinander zu trennen und unabhängig übereinander und aneinander vorbeigleiten zu lassen, findet man parallel dazu verbindende Faszienzüge zwischen den einzelnen synergistischen und antagonistischen(!) Taschen. Insofern ist das Bindegewebe nicht nur für die Trennung, sondern auch für die Verbindung über kurze und lange Distanzen verantwortlich (➤ Kap. 2.4).

Analog dazu findet sich diese Verpackung auch in den und um die inneren Organe herum, deren Kapseln in Bandverbindungen übergehen und diese, die Eigenbewegung zulassend, an Ort und Stelle fixieren. Auch Nerven und Gefäße besitzen bindegewebige Umhüllungen unterschiedlicher Festigkeit, die sie beweglich fixieren und ihre Versorgung gewährleisten. Einerseits schützen so die faszialen Hüllen den

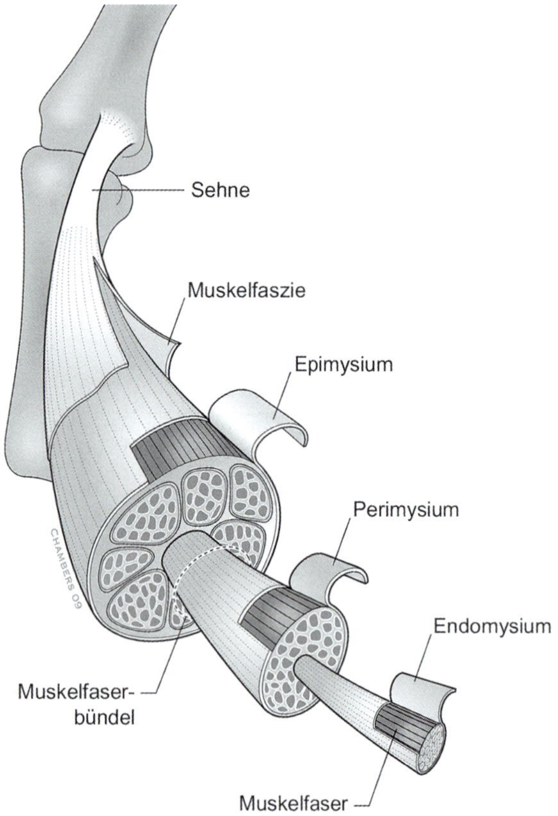


**Abb. 2.1** Aufbau der Faszienschichten im und um den Skelettmuskel: Endomysium, Perimysium und Epimysium (von innen nach außen) gehen in die Sehne über, die wiederum in die Gelenkkapsel und Knochenhaut übergeht, um von dort zum nächsten Muskel zu ziehen. [F876–001]

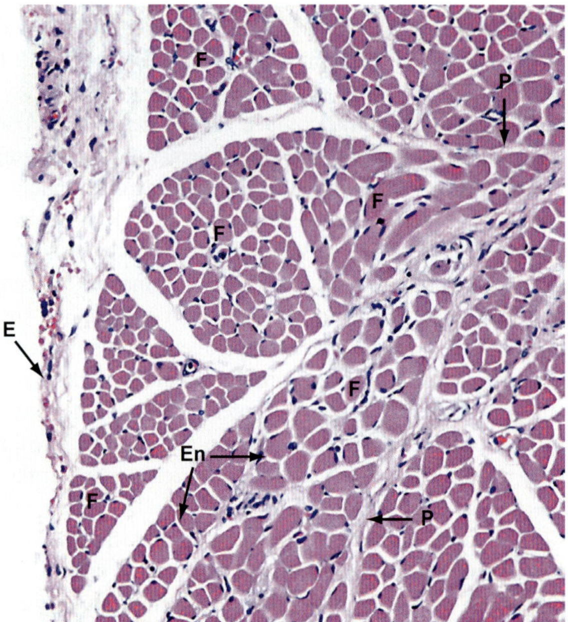


**Abb. 2.2** Endomysium (En), Perimysium (P) und Epimysium (E) in einer mikroskopisch aufbereiteten Gewebeprobe. [E648]

Körper und wirken als viskoelastische Stoßdämpfer, während sie andererseits bei Bewegungen als elastische Federn fungieren.

Zuletzt ist der Mensch als Ganzes noch einmal komplett in die oberflächliche Fascia superficialis eingehüllt, die direkt unter der und parallel zur Haut verläuft. Spätestens hier wird klar, warum man bei den Faszien auch vom „Organ der Form" spricht: Würde man sämtliche Zellinhalte eines Menschen entfernen und ließe nur die faszialen Hüllen übrig, hätte der Körper noch immer die erkennbar gleiche Form und Ausdehnung wie das lebendige Original. In ebendiesem lebendigen Original stellt sich die Formgebung wiederum als Grundspannung dar, die unabhängig von der Muskelspannung (aber auch parallel zu dieser) auf den Körper wirkt und die Grundhaltung und typische Bewegungsmuster des Individuums prägt.

Die oberflächliche Faszie beinhaltet außerdem die größte Dichte an afferenten Nerven und trägt damit bei ausreichender Gleitfähigkeit entscheidend zu Propriozeption, Koordination und zum Bewegungsgefühl bei.

Während die klassische Definition des Bindegewebes (das teilweise als Synonym zum Begriff Faszie verwendet wird) sich in der Medizin vom Blut bis zum Zahnbein erstreckt, (➤ Abb. 2.3) wurde der Faszienbegriff als solcher beim 1. Faszienforschungskongress in Boston enger umrissen:

**Zu den Faszien im eigentlichen Sinne sollten nur die faserigen und kollagenhaltigen Bindegewebestrukturen gezählt werden, deren Morphologie primär durch Spannungsbelastung bestimmt sind.**

Dazu zählen u. a. Sehnen, Bänder, Gelenk- und Organkapseln, Muskelsepten, Aponeurosen und Retinakuli. Auch Sehnenscheiden, Gefäß- und Nervenumhüllungen zählen zu den so definierten Faszien, ebenso wie die viszeralen Taschen und Bänder.

MERKE

**Definition laut erstem Faszienkongress in Boston**

„Die Faszie ist der weiche Gewebebestandteil des Bindegewebesystems, das den menschlichen Körper durchdringt. Sie bildet eine kontinuierliche, den ganzen Körper durchdringende dreidimensionale Matrix der Strukturunterstützung. Die Faszie durchdringt und umgibt alle Organe, Muskeln, Knochen und Nervenfasern und schafft eine einzigartige Verbindung des Zusammenwirkens der Körpersysteme. Der Blickwinkel unserer Definition und unseres Interesses an der Faszie erstreckt sich über alle faserigen Bindegewebe, einschließlich Aponeurosen, Bänder, Sehnen, Retinakuli, Gelenkkapseln, Organe und Gefäßhüllen, dem Epineurium, den Meningen und des Periosts bis hin zum gesamten endo-, peri- und epimysialen Fasernetz der Myofaszien." (Findley und Schleip 2007)

In den klassischen Anatomiebüchern gibt es seit jeher klar abgrenzbare und benannte Strukturen wie z. B. die Lumbalfaszie, die Fascia lata, das Diaphragma oder die Plantaraponeurose. Über diese isolierten Bindegewebezüge hinaus zählen jedoch auch jene Strukturen zu den Faszien, die verbindend zwischen diesen abgrenzbaren Bereichen vermitteln. In

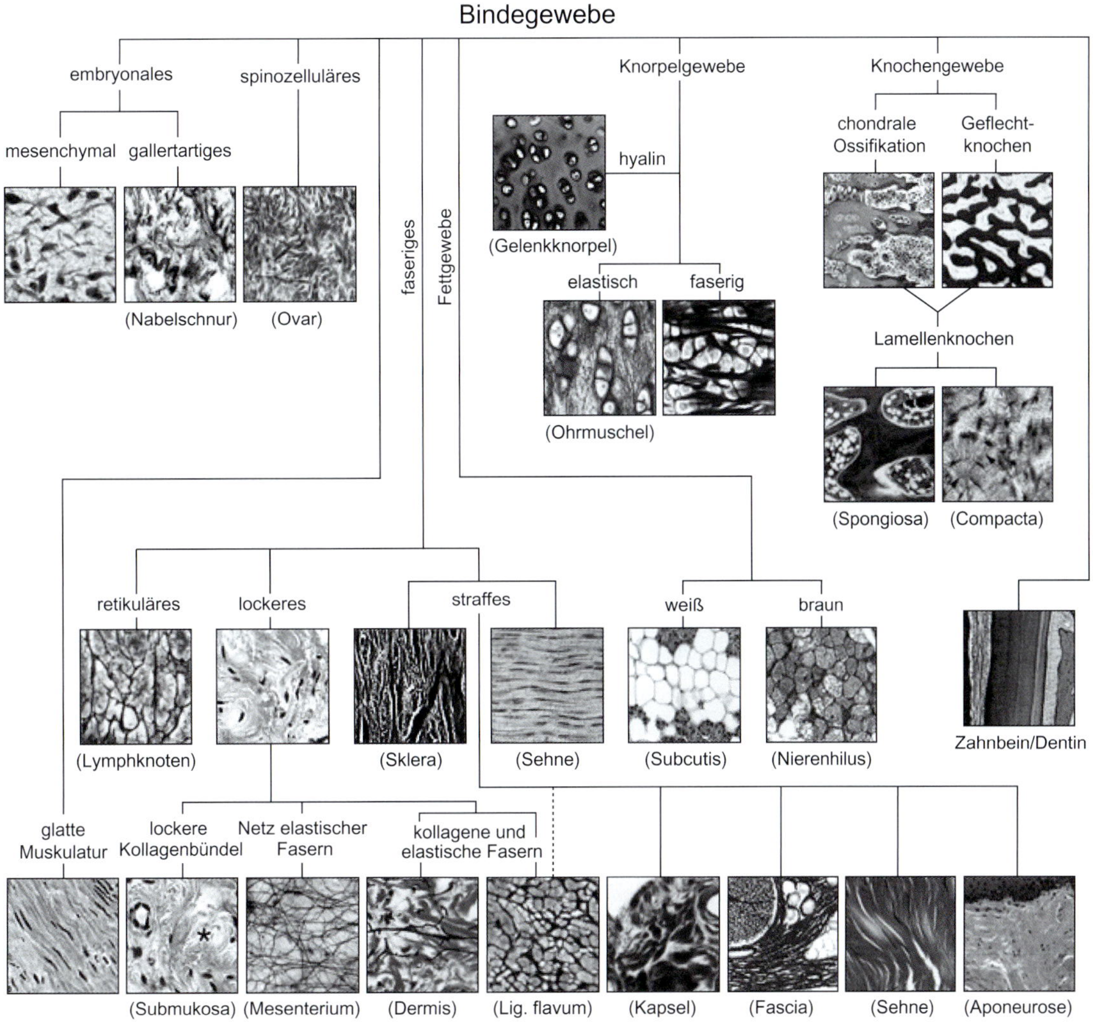


**Abb. 2.3** Histologisch gehören die Faszien wie Blut, Lymphgewebe, Knorpel und Knochen zum Bindegewebe. Im Rahmen einer funktionellen Betrachtungsweise tritt diese histologische Betrachtung in den Hintergrund und reduziert den Faszienbegriff auf das faserige, straffe (geformte und ungeformte) Bindegewebe. [R328, M375]

diesem Sinn ergibt sich ein dreidimensionales Spannungskontinuum, das eine Trennung z. B. der Plantarfaszie von der Fersenkappe, den Bändern und Fesselstrukturen bis hin zur Achillessehne im funktionellen Sinn nicht zulässt (➤ Abb. 2.4), denn alle vorgenannten Strukturen übertragen die Kräfte beim Gehen an den jeweiligen Nachbarn und wirken somit bei jeder Belastung und Bewegung des Fußes und Sprunggelenks zusammen. Gerade am Beispiel des Sprunggelenks ließ sich bei Ratten sogar eine mechanische Parallelverkürzung antagonistischer Strukturen nachweisen: Während die Fußstrecker kontrahieren, verkürzen sich auch die antagonistischen Beuger! (Huijing 2014)

Fazit: So wertvoll das detaillierte Wissen um anatomische Einzelstrukturen und -funktionen also ist, so wichtig ist es gleichfalls, zumindest funktionell die Rolle der faszialen Verbindungen zu berücksichtigen.

**MERKE**

**Faszie oder Faszien?**

Der Mensch besitzt über zweihundert Knochen und über sechshundert Muskeln, doch im Grunde nur eine Faszie. Diese eine Faszie differenziert sich je nach Lokalisation unterschiedlich. Manche Schichten werden abgrenzbar und isoliert dargestellt und sind doch untrennbar in das dreidimensionale Netz eingebunden. Diesen Zusammenhang im Hinterkopf bewahrend, wird dann doch von den Faszien in der Mehrzahl gesprochen.

Neben ihren mechanischen Aufgaben haben Faszien eine wesentliche Funktion bei hämodynamischen (z. B. Venenpumpe, Blutdruck) und biochemischen (interstitielle Filterfunktion, pH-Wert der Grundsubstanz) Prozessen und bilden eine Matrix für die interzelluläre Kommunikation. Sie spielen eine entscheidende Rolle bei der zellulären Abwehr

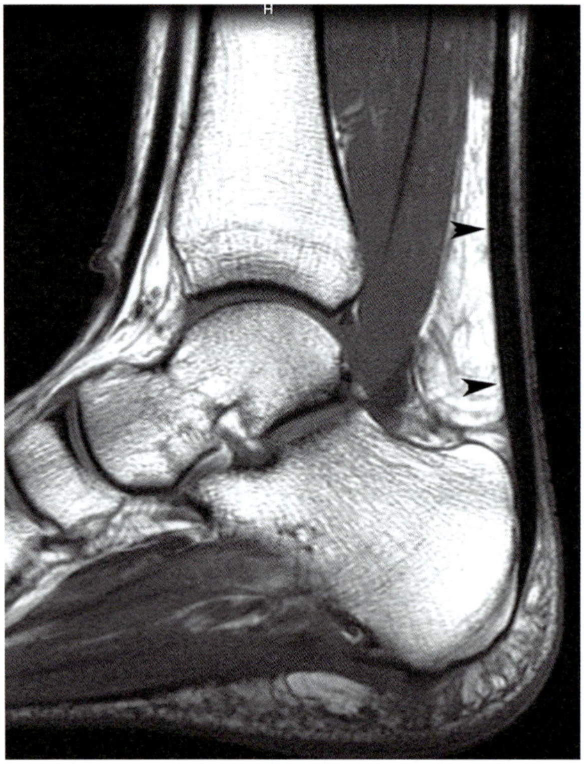

**Abb. 2.4** Der menschliche Fuß mit dem teilweisen Kontinuum der Fußsohlenaponeurose über das Fersenpolster bis zur Achillessehne. [G200]

des Körpers gegen Krankheitserreger und bei Infektionen. Auch die Lymphe stellt, bevor sie über die Lymphkollektoren in Lymphgefäße aufgenommen wird, einen Teil der Grundsubstanz dar und bewegt sich in diesem extrazellulären Bereich. Nach Verletzungen bilden Faszien die Grundlage für den Heilungsprozess des Gewebes, auch wenn dieser oftmals überschießend von statten geht und der unstrukturierte Kollagenaufbau zu störenden Narben führt.

**MERKE**

**Funktionen der Faszien**

- Struktur des Körpers: Taschen, Segmente, Organ der Form
- Verbindungen: Sehnen, Bänder, Myofaszien
- Schutz: Lagerung und Polsterung von Organen, Gleitflächen
- Metabolismus: Filterung, Fetteinlagerung (Energiespeicher)
- Immunsystem: Lymphsystem, zelluläre Abwehr, Wundheilung

## 2.2 Aufbau

Obwohl die kollagene Faserstruktur zum Kennzeichen faszialer Gewebe gehört, stellt diese vom Volumen her gesehen nicht den Haupanteil der Faszien dar. Zwei Drittel der Extrazellularsubstanz bestehen aus Wasser mit darin gelösten Nährstoffen. Gut ein Drittel der gesamten Körperflüssigkeit ist damit in den Faszien gespeichert. Die Menge und Qualität dieser sogenannten **Grundsubstanz** hat erheblichen Einfluss auf die Geschmeidigkeit der Faszien. Sowohl eine **Dehydration** als auch eine **Übersäuerung** der Grundsubstanz lassen die Faszien weniger elastisch, dafür umso verletzungsanfälliger werden. Eine langandauernde Demobilisierung einer Körperregion, schlimmstenfalls gepaart mit chronischen, muskulären Verspannungen, kann die Grundsubstanz regelrecht eindicken und verhärten lassen, sodass das Gewebe von außen aufgetrieben und hart erscheint. Diese Kombination ist häufig am Übergang von Hals- und Brustwirbelsäule zu beobachten; hier können Masseure bei Schreibtischtätern regelmäßig (Wohl-)Schmerzen provozieren und mittels geeigneter Massagetechniken auch relativ schnell beseitigen. Sportler bemerken diese erhöhte Viskosität nach intensiver Belastung als Steifigkeit am Beginn einer weiteren Belastung. Glücklicherweise ist auch diese Anfangssteifigkeit durch die erneute Bewegung schnell überwunden, im Grunde wird dabei die Grundsubstanz wieder etwas flüssiger.

**MERKE**

Ein Drittel der gesamten Körperflüssigkeit ist in den Faszien gespeichert. Es wird elektrostatisch an die Glykosaminoglykane gebunden.

Die Bestandteile der Grundsubstanz, Glykosamine und Proteoglykane, werden im nächsten Abschnitt unter dem funktionellen Aspekt der Wasserspeicherung behandelt.

Die **Glykoproteine** Fibronektin und Laminin sorgen für Verbindungen innerhalb der extrazellulären Matrix (EZM) und halten diese zusammen bzw. stellen über spezifische Rezeptoren die Verbindung zwischen Matrix und dem Zellinneren her.

Der Faseranteil in den Faszien besteht hauptsächlich aus **Kollagenfasern.** Zu geringen Anteilen findet man auch Elastinfasern, jedoch vor allem dort, wo sich das Gewebe zum Abpuffern von Kräften gummiartig dehnen lassen muss und nicht die Wiedergewinnung der Bewegungsenergie im Vordergrund steht: in der Aorta, der Lunge, der Harnblase und dem elastischen Band der Wirbelsäule.

An mancher Stelle werden auch retikuläre (netzartige) Fasern genannt, die aber hauptsächlich im Puffer- und Füllgewebe vorkommt und demnach nicht zu den „spannungsbelasteten Fasern" gehören.

**MERKE**

Obwohl sich „Elastin" elastischer anhört als Kollagen, ist dieses vor allem nachgiebig dehnbarer und puffert Kräfte ab. Im physikalischen Sinne sind die festeren Kollagenfasern „elastischer", so wie Draht physikalisch „elastischer" ist als Gummi.

Das **Kollagen** („leimbildend") hat seinen Namen von seiner Verwendung als Knochenleim im Holzhandwerk. Auch Gelatine besteht hauptsächlich aus Kollagen. Als Strukturprotein ist es das zugfesteste Faserprotein und findet sich im klas-

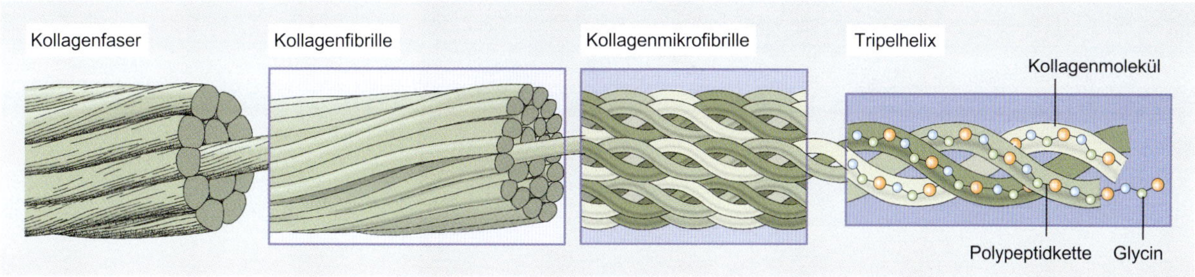


**Abb. 2.5** Kollagenfaseraufbau: Die Einzelfaser mit ihrer Helixstruktur wird im endoplasmatischen Retikulum der Fibroblasten gebildet, gruppiert sich zur Tripelhelix (Prokollagen), wird aus der Zelle ausgeschleust und bildet extrazellulär Kollagenfibrillen und schließlich Faszien. [L190]

sischerweise als passiv bezeichneten Bewegungsapparat, also in Kapseln, Sehnen, Bändern usw. Je nach Gewebe sind die Fasern parallel (in Sehnen) oder in einer Netzstruktur (in Aponeurosen und im Epimysium) angeordnet, abhängig davon, ob es eine vorherrschende Zug- und Belastungsrichtung gibt. Die kleinste Einheit, das **Tropokollagen,** ist eine Tripelhelix, die sich zu größeren Peptidketten zusammenschließt, die sich dann wiederum parallel anordnen, prinzipiell vergleichbar mit dem morphologischen Aufbau des Muskels (➤ Abb. 2.5).

Es sind über 20 Kollagentypen bekannt, von welchen v. a. Typ I im strukturellen Sinn wichtig ist, da es aus dicken Fibrillen besteht und im Bewegungsapparat am häufigsten vorkommt. Kollagenfasern vom Typ I sind extrem zug- und reißfest. Typ II ist schon weniger stabil gebaut und kommt v. a. im Knorpel und im Nucleus pulposus vor. Typ III spielt schließlich als retikuläres Protein v. a. im Rahmen der frühen Wundheilung eine Rolle. Kollagenfasern vom Typ IV kommen nur in den Basalmembranen des Körpers vor. Die restlichen Typen sind nur geringfügig vorhanden und teilweise nicht ausreichend untersucht.

Doch nicht nur die Struktur (der Typ) der Kollagenfasern selbst, sondern auch deren **Dichte** und **räumliche Anordnung im Gewebe** haben erheblichen Einfluss auf die Zugfestigkeit und Rückstellkraft der Faszie. Eine größere Dichte von Kollagenfasern bedeutet ein härteres und zugfesteres Gewebe, wie man es in Sehnen, Bändern und Myofaszien findet. Die oberflächliche Faszie hingegen kann, aufgrund ihrer geringen Dichte von Kollagenfasern, nur geringe Spannung aufnehmen. Ein Zwischenstadium nimmt das Bindegewebe im Muskelinneren ein, das je nach Lokalisation mehr oder weniger Kollagenfasern beinhaltet.

Neben der **Faserdichte** spielt die **Faserrichtung** eine entscheidende Rolle für die Funktion der Faszie: Je mehr die Zugbelastung in nur einer Dimension erfolgt, desto paralleler ordnen sich die Fasern an. Man sieht z. B. in der Achillessehne eine höchst belastbare Struktur, wenn diese längs beansprucht wird. In die Querrichtung wäre sie nicht belastbar und würde auffasern, weil die Kollagenfasern nicht zusammenhalten würden. Dagegen kann die Lumbalfaszie in nahezu jede Richtung Kräfte übertragen, weil ihre Kollagenfasern in verschiedenen Richtungen und Lagen überkreuz angeordnet sind. Auch das Epimysium ist in dieser Scherengitterstruktur organisiert, was ihm eine uneingeschränkte Fähigkeit verleiht, Spannungen und Zugkräfte zu vermitteln (➤ Abb. 2.6).

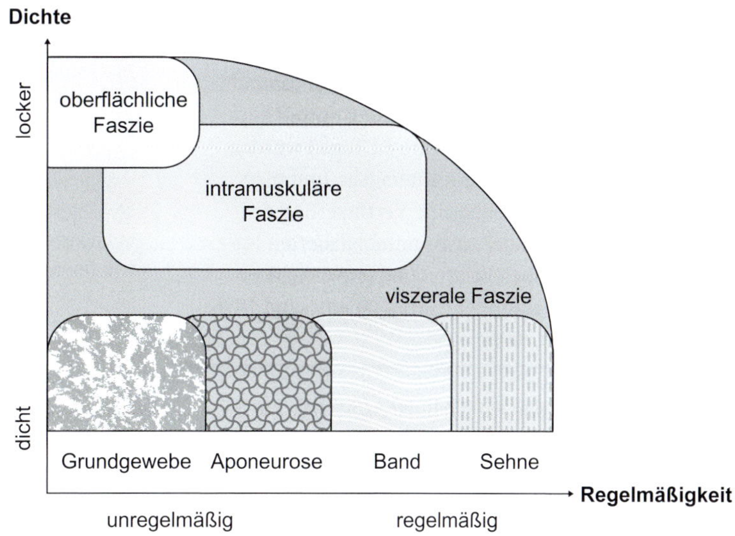


**Abb. 2.6** Struktur und Zugfestigkeit verschiedener Faszien unterscheiden sich aufgrund der Dichte und der Anordnung der kollagenen Fasern. Je nachdem, wie viel Zugspannung sie vermitteln und ob dies aus einer Richtung (wie bei Sehnen) oder aus mehreren (wie bei Aponeurosen) geschieht, richten sich die Kollagenfasern aus. [G459]

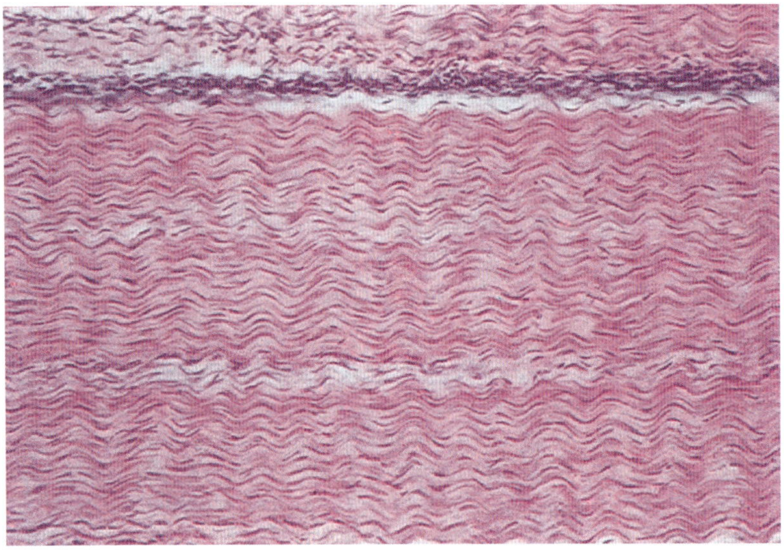

**Abb. 2.7** Ein ausreichender Crimp ist ein Merkmal gesunder Faszien, eine Wellung in den entspannten Kollagenfasern, die diese wahrscheinlich vor Distorsionsverletzungen unter plötzlicher Last schützen. [M375]

Diese klar definierte Struktur ist essenziell für die gesunde Faszie. Geht diese etwa durch Immobilisation verloren, stellt sich ein Abbau- und Verfilzungsprozess ein, der das Gewebe verletzbar und spröde macht. Histologisch nachweisbar sind diese Abbaueffekte schon nach wenigen Tagen, jedoch zum Glück auch reversibel, sodass sich bei geeignetem Training über einen Zeitraum von einigen Monaten die Kollagenfasern auch wieder vermehren und besser organisieren können.

Ein weiterer wichtiger Begriff in diesem Zusammenhang ist **Crimp.** Er bezeichnet die leichte Wellung der Kollagenfaser im Ruhezustand. Diese Wellung gibt der Faser vermutlich eine gewisse Anfangselastizität und schützt wahrscheinlich vor Distorsionsverletzungen bei plötzlicher Belastung. Allerdings wurde der Crimp bisher nur in Gewebeproben nachgewiesen. Erwiesenermaßen lässt sich der Crimp durch sportliches Training aufrechterhalten, bzw. geht bei Immobilisation verloren (➤ Abb. 2.7).

### Aus der Wissenschaft

Für die Erforschung des Crimp wurden Ratten immobilisiert, vergleichbar mit der Ruhigstellung mittels Gipsverband beim Menschen. Nach einigen Tagen wurden die Faszien einiger dieser Tiere untersucht, und man fand in diesen Gewebeproben eine Verringerung des Crimp. Der andere Teil der zuvor immobilisierten Ratten wurden nun sportlich belastet und entwickelte erneut den Crimp von gesunden Tieren (Staubesand 1996, Wood 1988, Järvinen 2002).

Auch **Zellen** sind in der extrazellulären Matrix zu finden, selbst wenn das auf den ersten Blick paradox zu sein scheint, bedeutet doch extrazellulär wörtlich „außerhalb der Zellen“. Im Grunde könnten Faszien auch ohne Zellen auskommen, allerdings nur für kurze Zeit, denn es sind die Fibrozyten bzw. Fibroblasten, die die Kollagenstruktur aufbauen und instand halten. Vergleichbar mit den Erbauern eines Hauses gehören diese zwar nicht zur Definition des Hauses selbst, ohne sie wäre das Haus aber nicht entstanden bzw. würde dieses bald verfallen. Gleichfalls gehören die Bewohner des Hauses nicht zwingend zur Definition, geben dem ganzen Konstrukt aber die entscheidend lebendige Note. Und „Bewohner“ gibt es hier einige: Immunzellen, Fettzellen, knorpel- und knochenaufbauende Zellen, Nerven und Gefäße.

EXKURS

### Sonderfall Myofibroblasten

2006 sorgte Robert Schleip mit seiner Dissertation über die aktive Kontraktilität der Faszien für internationales Aufsehen. Wurde bisher das Bindegewebe dem passiven Bewegungsapparat zugerechnet und sollte folglich Kontraktionskräfte nur übertragen, so konnte nun nachgewiesen werden, dass Faszien ihre Spannung auf bestimmte Reize hin über die Myofibroblasten selbst regeln können. Die Entdeckung dabei waren nicht die Myofibroblasten selbst, denn diese sind seit langem z. B. aus der Wundheilung bekannt: Sie helfen, die Wundränder (durch Kontraktion) zu schließen und Narbengewebe einzubauen. Auch im Rahmen der Dupuytren-Kontraktur wusste man von der hier überschießenden Aktivität der Myofibroblasten. Neue Aspekte waren die Eigendynamik des Kontraktionsprozesses und die vermutlich körperweite Anpassung auf z. B. hormonelle Reize hin. So ist es nun denkbar, dass Menschen, die „angespannt“ sind, nicht nur einen hohen Muskeltonus besitzen, sondern auch unter einer erhöhten Faszienspannung leiden. Diese erhöhte Faszienspannung kann dann zu weiteren strukturellen Anpassungen führen, die den angespannten Zustand chronifizieren können. Das sind noch theoretische Überlegungen, aber aufgrund der Erfahrungen aus der therapeutischen Arbeit sind derartige Konsequenzen naheliegend.

## 2.3 Faszien als Wasserspeicher

Faszien dienen als voluminöser Wasserspeicher im menschlichen Körper. Ich pflege die scherzhafte Vorstellung, das Körperwasser würde in den Faszien frei zirkulieren und nicht gebunden vorliegen: Es würde der Schwerkraft folgend versacken und der Mensch würde als wandelndes Ödem herumlaufen.

Doch wie werden diese 30 Liter Flüssigkeit, die gerade nicht durch meine Blutbahn zirkulieren, an Ort und Stelle gehalten? Das Geheimnis liegt in den Glykosaminoglykanen (GAG). Diese Zucker-Eiweiß-Verbindungen können das bis zu 10 000-fache ihres eigenen Volumens an Wasser binden (➤ Abb. 2.8). Das bekannteste GAG ist das Hyaluron. Normalerweise von den Fibrozyten gebildet, wird es auch klinisch zum Knorpelaufbau oder zur Faltenreduktion verabreicht. In beiden Fällen profitiert der Körper von der zumindest vorübergehend vermehrten Wasserbindung, entweder zum Aufbau des Gelenkpuffers oder im anderen Fall von der besseren Unterfütterung der Dermis.

Der höhere Wassergehalt sorgt nicht nur für eine optische Verbesserung, sondern verleiht der Faszie auch eine bessere Rückstellkraft. Durch geeignete Messungen lässt sich eindeutig nachweisen, dass eine erhöhte Wasserbeladung der GAGs zu einer verbesserten Kraftkurve der Faszie führt: Die Energie, die die Faszie in die Dehnung bringt, wird zu einem größeren Teil wiedergewonnen, als wenn die Faszie bereits „trockengelaufen" wäre. Das ist auch durchaus wörtlich zu verstehen, denn durch eine längere Belastung wird unvermeidlich Wasser aus den Faszien gepresst. In der Praxis bedeutet

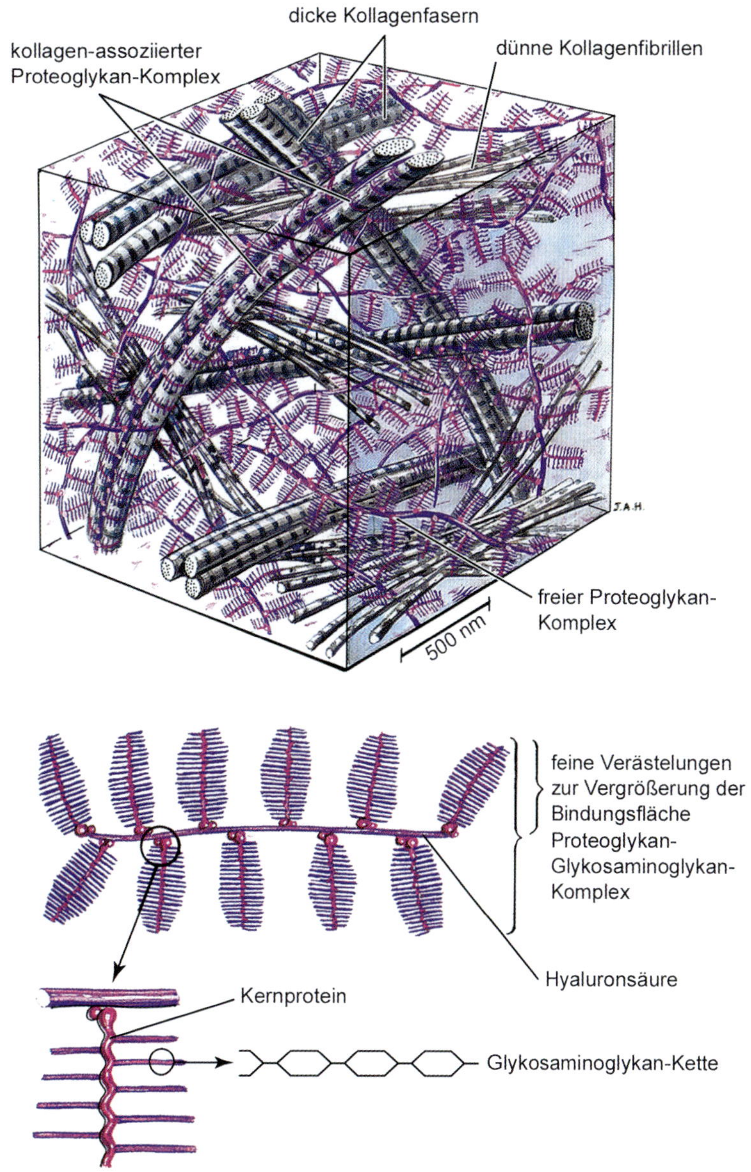


**Abb. 2.8** Wasserbindung der GAGs/Hyaluronan. Die feine Härchenstruktur der Glykosaminoglykane bietet eine maximale Bindungsoberfläche für die Wassermoleküle. GAGs können bis zum 1000-fachen ihres eigenen Volumens an Wasser binden. [E787]

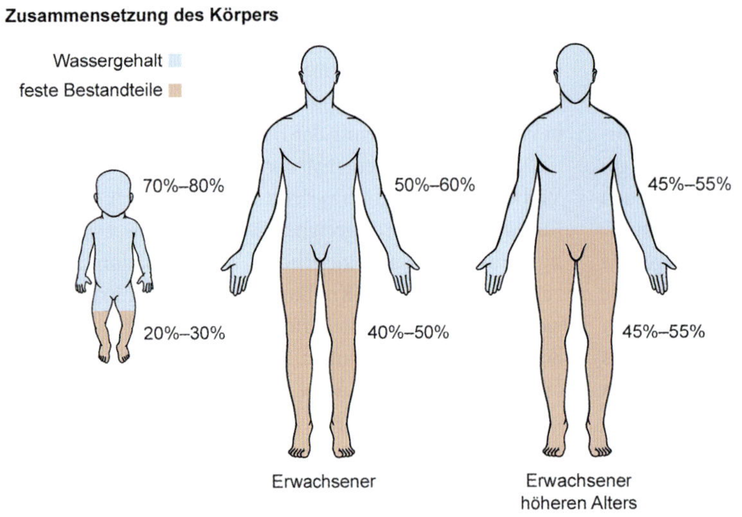


**Abb. 2.9** Wassergehalt und Alter: Erwachsene und ältere Menschen verlieren zunehmend die Fähigkeit, Wasser zu binden. Demnach sinkt dessen prozentualer Anteil am Körpergewicht. [G460]

das, rechtzeitig Pause zu machen, damit sich die Faszien wieder mit Wasser beladen können, den Marathon nicht an einem Stück zu laufen, sondern die Trinkstationen dazu zu nutzen, wofür sie eingerichtet wurden.

Außerdem dient das Körperwasser als **Gleitschicht** zwischen den Fasern und transportiert Nährstoffe. Eine ausreichende Anlagerung von Wassermolekülen kommt so der faszialen Versorgung entgegen.

**Warum verliert der Körper die Fähigkeit, ausreichend Wasser zu speichern?**

Es ist bekannt, dass mit zunehmendem Alter die Wasserbindungsfähigkeit und damit der Wassergehalt des Menschen abnimmt (➤ Abb. 2.9). Vermehrtes Trinken kann die Lösung des Problems nicht sein (auch wenn andersherum durch zu wenig Wasserzufuhr der Körper durchaus dehydrieren kann). Beim älteren Menschen würde das zusätzlich aufgenommene Wasser nicht im Gewebe gebunden, sondern recht schnell wieder ausgeschieden werden. Der verminderte Wassergehalt ist auch einer der Gründe, warum die ältere Haut faltig erscheint und Sehnen und Bänder schneller reißen. Doch nicht nur das Alter, auch dauerhaft schlechte Ernährung und Stressbelastung können die Grundsubstanz in diesem Sinne „altern" lassen. Was nämlich die drei Situationen verbindet, ist die vermehrte Bildung und **Anlagerung von Radikalen** im Gewebe. Diese durch ihre elektrische Ladung bindungsaffinen Teilchen belegen dann die eigentlich für das Wasser gedachten Bindungsstellen der GAG und verhindern die Anlagerung der Wassermoleküle.

Zum Glück ist das kein unumkehrbarer Vorgang: Untersuchungen haben gezeigt, dass sich die Wasserbindungsfähigkeit durch physikalische Maßnahmen wie rotes Laserlicht, Massage, durch Stretching und Bewegung und das Trinken von Grüntee wieder verbessern lässt. Diese Liste ist (hoffentlich) keine erschöpfende Aufzählung, in der Praxis scheinen eine Menge anderer physikalischer Maßnahmen in ähnlicher Weise zu wirken, ohne dass dies bisher durch Studien belegt wäre.

**Aus der Wissenschaft**

In unserem Ulmer Labor konnten wir sogar eine Art Superkompensationseffekt beobachten: Im Reagenzglas wurden Faszienabschnitte eingespannt und immer wieder gedehnt. Mit jedem Dehnen wurde etwas Wasser aus der Faszie gepresst und diese dadurch immer spröder. Nach einigen Wiederholungen durfte das Faszienstück sich erholen und hatte Zeit, sich wieder mit Wasser „vollzusaugen". Erstaunlicherweise konnte die Faszie nach etwa drei Stunden mehr Wasser binden als vor der Dehnsequenz. Die naheliegende Vermutung ist, dass der Wasseraustausch durch das Dehnen auch eine Art Reinigungsfunktion hatte und die Faszie deswegen mehr Bindungen eingehen konnte.

Mehr zum Thema Wasseraustausch findet man auch in ➤ Kap. 7.2.1 über das Faszienrollen.

### 2.3.1 Veränderungen der Grundsubstanz

Nicht nur die Wasserbindungsfähigkeit variiert je nach Gesundheitszustand, auch die Beschaffenheit der Grundsubstanz hinsichtlich Viskosität und pH-Wert wird von verschiedenen Faktoren beeinflusst.

Ein offensichtlicher Faktor ist die **Betriebstemperatur** des Menschen. Erfahrungsgemäß gelingt sportliche Bewegung in erwärmtem Zustand besser. Das ist teilweise auf die verbesserte **neuromuskuläre Reaktionsbereitschaft** und die **Kontraktionsfreudigkeit** der Muskelfasern zurückzuführen, jedoch spielt auch die **Faszienelastizität** eine Rolle. Je wärmer die Umgebung, desto weicher werden die faszialen Elemente. Das scheint auf den ersten Blick paradox, denn für eine sportliche Höchstleistung sind weiche, nachgiebige Faszien eher ungünstig: Der schnellkräftige Sportler will vor dem Wettkampf eher seine „Stiffness" erhöhen, sodass sich die

Muskelkraft direkter auf das Skelett überträgt. Deswegen hüpfen Sprinter vor dem Start und Werfer federn kräftig in die Ausholbewegung. Auf der anderen Seite macht es aber durchaus Sinn, dass die Faszien nachgiebig werden, um den Gelenksausschlag nicht zu behindern und damit die Beweglichkeit zu verbessern. Im sportlichen Sinn vergrößert sich damit die Ausholbewegung, der Beschleunigungsweg oder die Schrittlänge, je nach Disziplin.

Im Grunde will man beides: die Stiffness erhöhen und gleichzeitig die Beweglichkeit vergrößern, sodass Bewegungen elastisch, effektiv, mühelos und ohne Verletzung gelingen. Dieses Paradoxon löst sich nur durch das koordinierte Zusammenspiel zwischen Muskulatur und zugehörigen Faszien. Während der fasziale Anteil für die Elastizität und Wiedergewinnung von Ausholenergie verantwortlich ist, hat die Muskulatur nicht nur die Aufgabe, den Körper zu bewegen, sondern auch die Faszien in eine angemessene Vorspannung zu versetzen, damit diese effektiv funktionieren. Aufgrund dieses funktionellen Zusammenspiels ist es aus sportlicher Sicht oftmals sinnvoll, von Myofaszien (Myo = Muskel) zu sprechen. Für dieses Zusammenspiel beider Anteile ist eine leicht erhöhte Körpertemperatur von entscheidendem Vorteil!

Werden Faszien durch sportliches Aufwärmen oder Massage spontan weicher, kann das zeitlich kaum mit der Kollagenstruktur zusammenhängen, weil diese nicht so schnell reagiert. Die Ursache der weicher erscheinenden Faszien ist vielmehr in einer **verminderten Viskosität** (= Verflüssigung) der Grundsubstanz zu suchen. Dieser Vorgang hat einen Hintergrund, der uns bereits bekannt vorkommt:

Im Rahmen der Wasserspeicherung wurde das **Hyaluron** erwähnt, das die Wasserspeicherung in der EZM ermöglicht. Mehr Hyaluron bedeutet mehr Wasserbindung und das ist positiv. Hinsichtlich der unterschiedlichen Viskosität der Grundsubstanz kommt das Hyaluron erneut ins Spiel und nimmt eine ambivalente Rolle ein. Unter bestimmten Bedingungen wie Übersäuerung und chronischer Fehlspannung lagern sich nämlich die wasserbepackten Hyaluronketten aneinander und bilden immer längere Ketten. Mit zunehmender Länge erhöht sich deren **Viskosität,** das heißt die Grundsubstanz wird Gel-artiger und dickt zunehmend ein. Das wiederum ist ungünstig für die Gleitfähigkeit der Faszien (und begünstig langfristig die Verfilzung der Faserstruktur). Beim tastbar verhärteten Bindegewebe kann es sich also durchaus um **eingedickte Grundsubstanz** handeln. Einige Therapieverfahren (und manchmal auch der Patient selbst) gehen mit deutlichem Druck auf genau diese verdickten Stellen und bleiben so lange auf diesem Punkt, bis sie ein nachgebendes Schmelzen im Gewebe feststellen. Dabei wird nicht in erster Linie etwas weggedrückt, sondern es werden die Hyaluronketten wieder in ihre Einzelteile zerlegt, die Grundsubstanz folglich wieder verflüssigt. Dies geschieht einerseits durch manuellen Druck, andererseits auch bei Erwärmung (aktives Aufwärmen), Stretching und Bewegung. Phänomenologisch ist dieser Effekt ebenso als „Verflüssigung der Synovialflüssigkeit durch Aufwärmen" schon lange bekannt.

Der **pH-Wert** der Grundsubstanz unterliegt dem homöostatischen Prinzip und wird vom Körper möglichst konstant gehalten, um ablaufende biochemische Prozesse nicht zu behindern. Trotzdem gibt es immer wieder Situationen, bei welchen die Grundsubstanz in den sauren Bereich gerät und dadurch sowohl visköser wird, als auch die Kollagenfasern weniger mit Nährstoffen versorgen kann. Das ist z. B. bei intensiver sportlicher Belastung der Fall und Sportler klagen mitunter über eine Nachbelastungssteife, die vom Laktatanfall (= Milchsäure) herrührt. Durch das Warmlaufen zu Beginn des nächsten Trainings wird diese Unbeweglichkeit aber überwunden. Spezialisierte einseitige Tätigkeiten können denselben Übersäuerungseffekt hervorrufen und setzen damit die Kaskade für Überlastungsstörungen (Repetitive Motion Injuries) in Gang. Meistens fehlt jedoch die Erholung, weil es kein folgendes nächsten Aufwärmen gibt. Gleiches gilt für manche Atemstörungen mit einem vermehrten $CO_2$-Anfall und für chronische Fehlernährung mit zu viel verarbeiteten Lebensmitteln, wie man es aus der Theorie des Säure-Basen-Gleichgewichts her kennt.

**EXKURS**

Zur Regulierung des Säure-Basen-Gleichgewichts um den physiologischen Wert von 7,4 (± 0,05) tragen die Puffereigenschaften des Blutes und der Gewebe sowie der Gasaustausch in der Lunge und der Ausscheidungsmechanismen der Niere bei. Ernährungsbedingt, durch Stress oder Bewegungsmangel können die Puffersysteme überfordert sein, was dann eine Übersäuerung zur Folge hat.

## 2.4 Dreidimensionale Vernetzung

Um das Ausmaß der dreidimensionalen Vernetzung erahnen zu können, muss der Begriff der Tensegrität (*engl.* tensegrity) vorgestellt werden. Dieses Kunstwort stammt aus der Architektur und setzt sich zusammen aus „tens" (= Spannung) und „integrity" (= zusammengehöriges Ganzes). Tensegrale Strukturen bestehen immer aus zwei Komponenten: Da sind einerseits feste Elemente wie Stäbe oder Stangen und andererseits Spannungselementen wie Draht, Seile oder Gummi. Die festen Elemente sind nicht miteinander verbunden und haben auch keine Gelenke, sondern werden einzig und allein durch die Spannungselemente zusammengehalten. Durch dieses Arrangement von „festen Abstandshaltern" und „Spannungszügen" lassen sich erstaunliche dreidimensionale Bauwerke errichten. Beeindruckende Beispiele dieser Kunst findet man im Internet auf der Webseite des Begründers Kenneth Nelson http://kennethsnelson.net

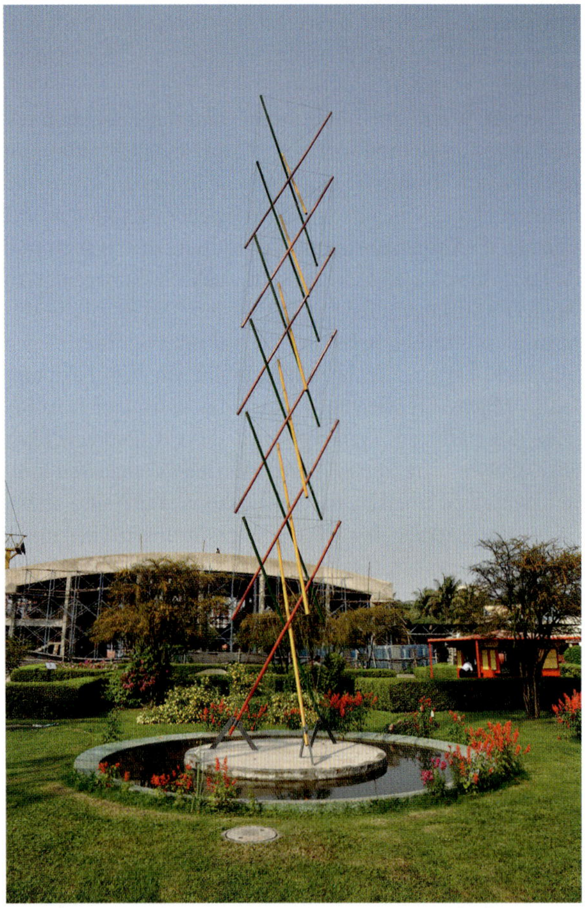

**Abb. 2.10** Tensegrität: Die festen Elemente stehen nicht in fester Verbindung miteinander, sondern sind nur über Spannungselemente verbunden. Die Anordnung der Spannung entscheidet also mehr über die Form des Objekts als die festen Anteile. [K368]

oder weiterführend auf der Seite von Richard Buckminster-Fuller http://www.rwgrayprojects.com/rbfnotes/fpapers/tensegrity/figs.html (➤ Abb. 2.10, ➤ Abb. 2.11).

Etwas weniger anspruchsvoll kennen Eltern kleiner Kinder eine Art tensegralen Ball als Spielgerät, oder das Ergebnis jugendlichen Eifers aus Holzstäbchen und Gummiringen.

Das Prinzip der Tensegrität lässt sich auch auf die Struktur des Menschen übertragen. Die Knochen repräsentieren dabei die festen Elemente, Faszien (Sehnen, Bänder, Kapseln) und Muskulatur stellen die Spannungselemente dar. Die Knochen dienen also nicht als stabile Lastenträger, sondern als Spannungsverteiler. Sie stehen dabei mehr unter der Kompression der sie umgebenden Spannung, als unter der Last der Masse in der Schwerkraft (➤ Abb. 2.12).

Dieses Spannungsgleichgewicht hat bei näherer Betrachtung interessante Konsequenzen: Durch die tensegrale Konstruktion des Menschen fehlen die normalerweise unter Druck stehenden Verbindungen der festen Elemente: die Gelenke in ➤ Abb. 2.12a und die Bandscheiben in ➤ Abb. 2.12b, also genau jene Elemente, die durch Überlastung abnützen und schmerzhaft werden.

Wäre es also folglich möglich, einen aufrecht gehenden Menschen zu konstruieren, ohne dass Druckkräfte in den Gelenken entstehen? Könnten durch ein gesundes Spannungsnetzwerk des Körpers die Gelenke entlastet werden? Wären etwa die Bandscheiben nicht mehr gewichtstragende Abstandhalter, sondern bestenfalls Pufferkissen zwischen den Wirbelkörpern? Denkt man die Ideen der Tensegrität zu Ende, kann man diese Fragen mit „ja" beantworten. Selbstverständlich entsteht diese Wohlspannung nicht von alleine, und wahrscheinlich gibt es nur sehr wenige Menschen, die diesem Ideal nahe kommen.

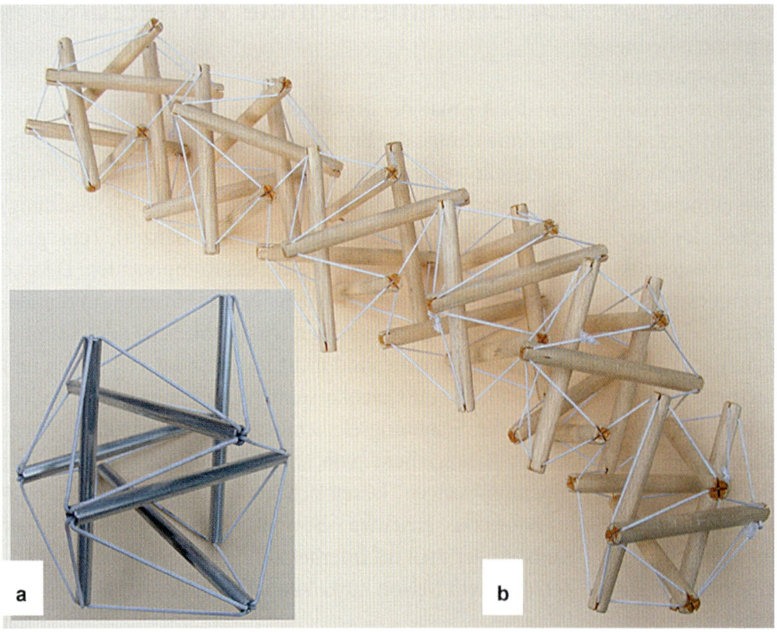


**Abb. 2.11** Bei geschickter Anordnung der tensegralen Elemente lassen sich auch dreidimensionale Gebilde konstruieren, die in den Raum hineinreichen und horizontale Ausleger beinhalten. [F735–001]

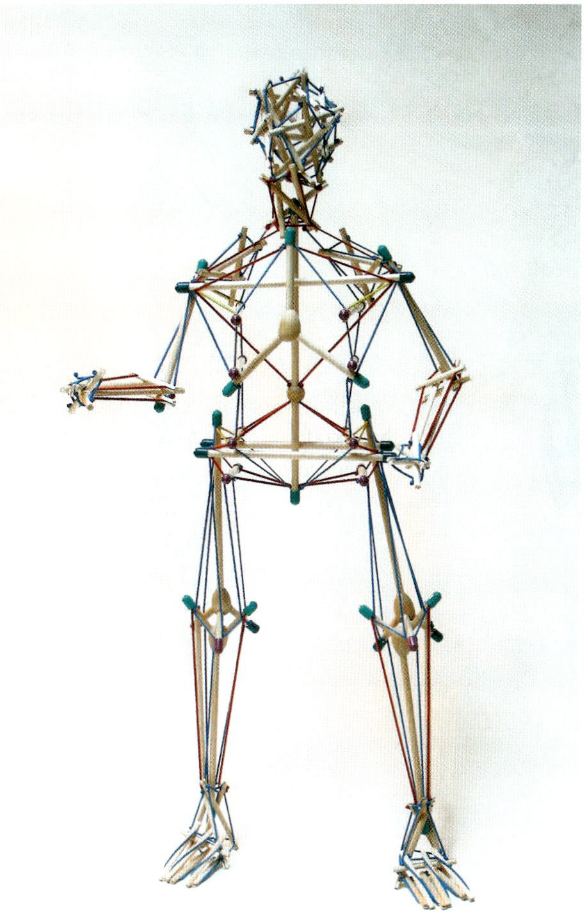

**Abb. 2.12a** Tensegrität: Manche Konstruktion erinnert deutlich an die menschliche Anatomie. In dem Fall stünden die Knochen für die Abstandhalter und das myofasziale Netzwerk für die Spannungszüge. Eine gesunde Wohlspannung verteilt die Kräfte gleichmäßig. [J790]

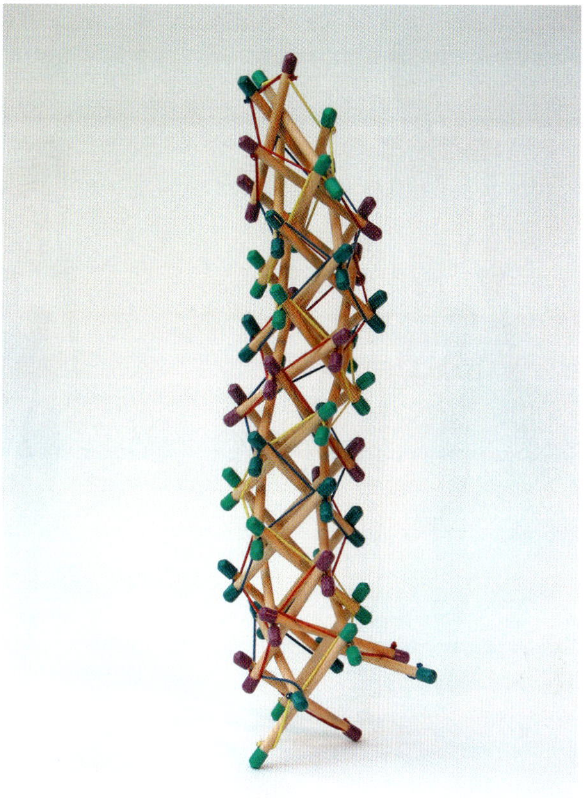

**Abb. 2.12b** Auch die Wirbelsäule besteht aus knöchernen Abstandhaltern und sie umgebenden Spannungselementen. Gemeinsam können beide zur Entlastung der gewöhnlich unter Druck stehenden Bandscheiben beitragen.

Übertragen wir diesen Ansatz auf die Arbeit mit den Faszien, hat es folgende Konsequenzen: Jeder Eingriff und jede Behandlung wirkt sich immer auf den gesamten Organismus aus. Wenn ich beim erwähnten Kinderspielzeug nur an einer der Schnüre ziehe, verändert sich die Gestalt des Balles insgesamt. Das selbe gilt für das Menschenmodell: Verändere ich die Spannung nur eines Faszienzugs, müssen die anderen Züge darauf reagieren. So lange das funktioniert, ist der Körper in sich stabil und anpassungsfähig. Andernfalls reagiert der Organismus mit Verhärtungen, die ihm zwar „Halt“ vermitteln, jedoch die Bewegungsfähigkeit einschränken, ggf. den lokalen Druck erhöhen und damit zu einseitigen Bewegungsmustern und dem damit einhergehenden Verschleiß beitragen. Werden diese Verhärtungen therapeutisch behandelt, reicht der symptomatische Ansatz oftmals nicht aus, weil die Schmerzsymptome und die dafür verantwortlichen Verhärtungen nicht identisch sein müssen. Eine solche tensegrale Desorganisation muss also möglichst gesamt-systematisch korrigiert und eine neues Zug-Gleichgewicht etabliert werden.

**MERKE**

Gesunde Spannungselemente, **Myofaszien,** haben einen zweifachen Nutzen: Sie können lokal für Entlastung der Gelenke sorgen, und sie übertragen Spannung über größere Strecken im Körper.

Die langen Faszienzüge sind seit einigen Jahren als „Anatomy Trains“ (myofasziale Leitbahnen) bekannt, benannt nach dem gleichnamigen Buch von Tom Myers. In seinem äußerst erfolgreichen Werk verfolgt er zwölf myofasziale Funktionsketten, die man bei fast allen Menschen entdecken und nachverfolgen kann. Sein Modell beinhaltet eine oberflächliche Linie der Vorder- und Rückseite, der beiden Körperseiten, eine Spiral- und eine funktionelle Linie sowie jeweils tiefere Linien auf der Vorder- und Rückseite. Neben diesen vertikal ausgerichteten Funktionsketten definiert Myers noch vier Funktionsketten der Arme bzw. der Arm-Schulter-Rumpf-Verbindungen (➤ Abb. 2.13).

Während in Ruhe und in entspannten Positionen diese Funktionsketten nicht sofort ersichtlich sind, zeigen sie sich jedoch deutlich, sobald der Mensch in Bewegung gerät. Spürbar werden sie vor allem, wenn wir wie beim Stretching oder

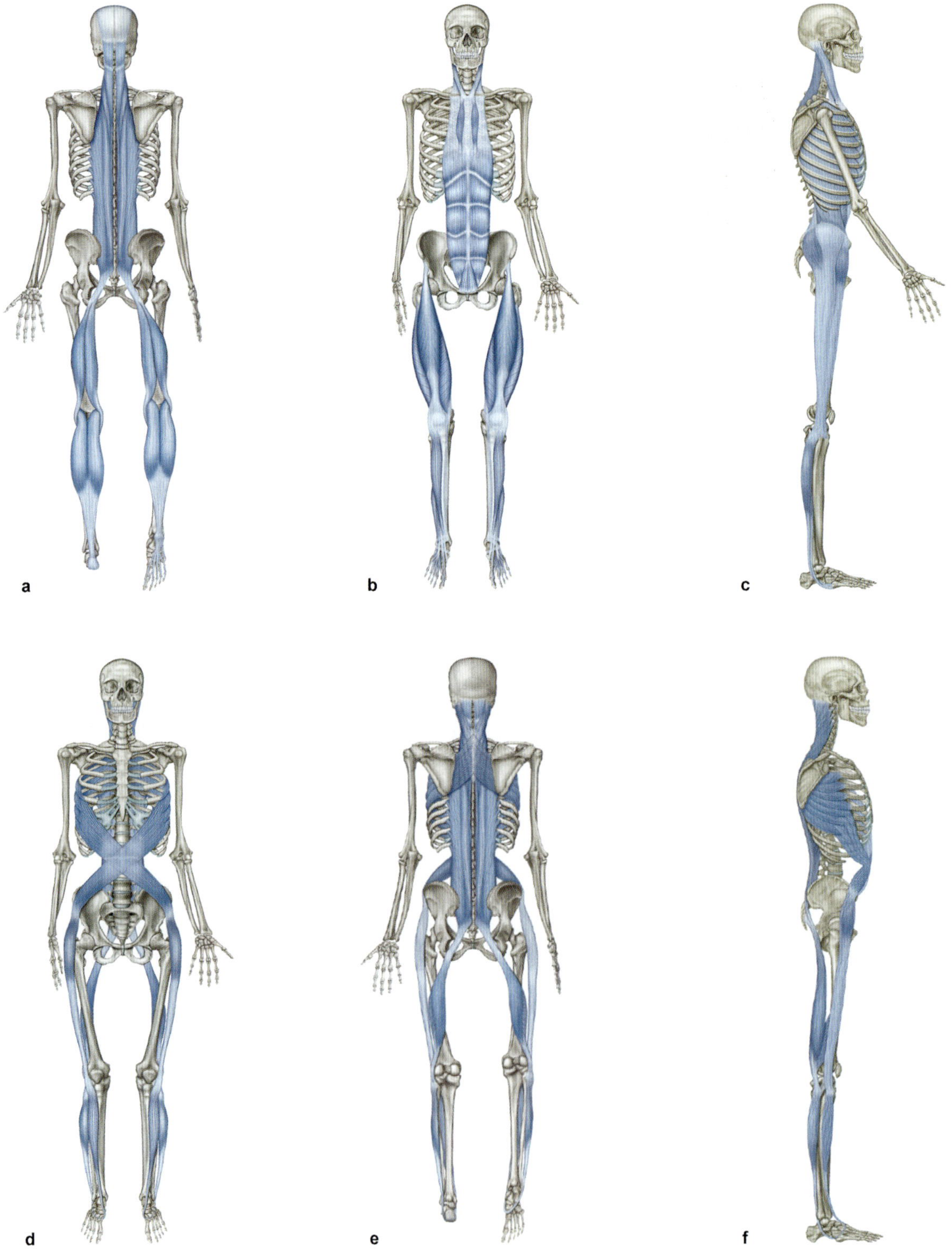


**Abb. 2.13** Anatomy Trains als verbindende Spannungszüge zeigen funktionelle Zusammenhänge von Haltung und Bewegung. Aufgrund der relativ festgelegten motorischen Entwicklung des Menschen findet man bei den meisten Menschen ähnliche Verbindungen. [G461]

bei weit ausholenden Bewegungen an das persönliche Bewegungslimit stoßen, also dann, wenn die Faszien unter Zug geraten. Einige klassische Yoga-Positionen zielen darauf ab, genau diese Spannungslinien zu dehnen. Die rückwärtige Linie könnte z. B. in der „Pflug"-Position gedehnt werden, die vordere Linie mit dem „Krieger".

Um die Resilienz des Systems aufrecht zu erhalten, muss der Einzelne diese Verbindungen samt ihrer Verschieblichkeit pflegen. Bewegungstiere wie z. B. Katzen machen das augenscheinlich automatisch, indem sie sich immer wieder räkelnd strecken und dehnen und auf diese Weise ihre Struktur gleitfähig halten. Gerade nach einer Bewegungspause benötigt der Körper diese Art von aktivem Stretching, um die anhaftungsfreudigen Grenzflächen wieder voneinander zu lösen. Unterhaltsam eindrücklich demonstriert Gil Hedley in seiner „Fuzz-Speech" (https://www.youtube.com/watch?v=BdRqLrCF_Ys) diesen Zusammenhang, den die englischsprachige Wissenschaft „pandiculation" nennt. Pandiculation unterscheidet sich vom herkömmlichen Dehnen darin, dass die Dehnungen nicht statisch, sondern langsam bewegt und unter aktiver Muskelspannung stattfinden. Die Katze wartet z. B. nicht einfach in der Dehnposition ab, bis ihre Beinmuskulatur länger geworden ist, sondern verlängert eigentlich das Bein unter Spannung aus dem Rumpf heraus in den Raum. Das sieht nicht nur anmutiger aus, es verlagert auch die Dehnungswirkung mehr auf die tensegralen und faszialen Strukturen. In ➤ Kap. 7.2 werden die verschiedenen faszialen Dehnmethoden noch einmal näher erläutert.

**MERKE**

Aufgrund der dreidimensionalen Vernetzung macht das Stretching isolierter Muskeln/Faszien aus funktioneller Sicht wenig Sinn, im Gegenteil sollte man Faszien in langen Ketten aktiv und variierend dehnen ➤ Kap. 7.2.2.

Ihre eigentliche Funktion der Spannungsübertragung über größere Strecken können die myofaszialen Leitbahnen (= Anatomy Trains) aber vor allem in elastischen Bewegungen beweisen. Dann nämlich tragen sie zu einem anmutigen, ergonomischen und ökonomischen Bewegungsstil bei. Wenn die Faszien gesund sind, können sie Energie speichern und zu fast 100 % wieder abgeben, um sie z. B. in einen Sprung oder den nächsten Schritt umzusetzen. Deutlich sieht man das bei den zwölf Meter weiten Riesensätzen der Kängurus und dem scheinbar schwerelosen Hüpfen von Gazellen. Abgesehen von etwas anderen Hebelverhältnissen hat der Mensch im Grunde dieselben faszialen Bedingungen, um solche Leistungen erbringen zu können, und oftmals kommen professionelle Sportler an diese optimale Bewegungsqualität sichtlich heran (➤ Abb. 2.14). Im Grunde ist es ja ein offensichtliches Unterscheidungskriterium der Bewegungsqualität und -ökonomie, ob z. B. jemand schwergängig, träge und mit zu viel Kraftaufwand seilspringt oder läuft, oder ob seine Bewegungen von Elastizität und Leichtigkeit geprägt sind.

Leider besitzen wir also nicht alle die optimalsten myofaszialen Verbindungen, oder die Grundspannung der einzelnen Elemente passt nicht zueinander. Mitunter gibt es Stellen, die verbacken sind und die Spannung unzureichend oder undifferenziert übertragen. Unsere gesamte persönliche Geschichte

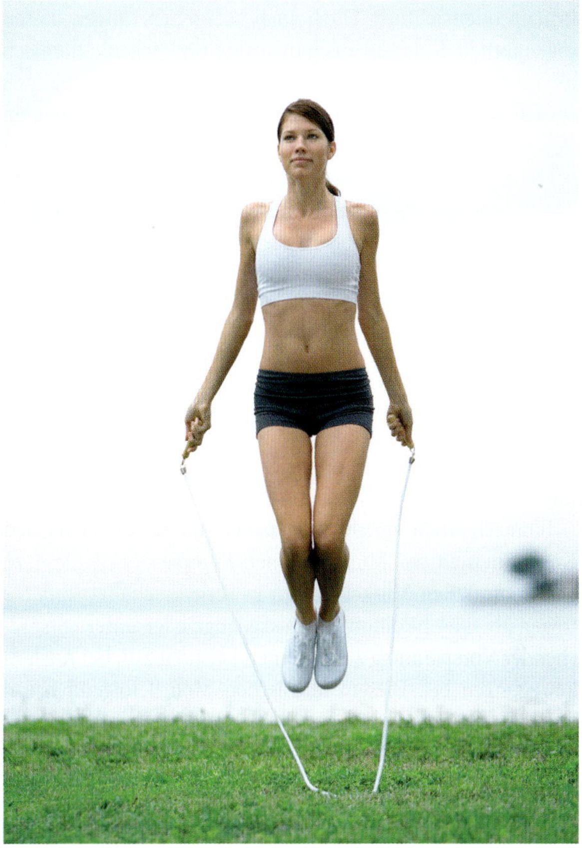

**Abb. 2.14** Es ist für jeden Zuschauer offensichtlich, ob jemand zum ersten Mal seilspringt oder darin jahrelange Übung hat: Die Bewegungen des Profis sind ökonomischer und nützen die Elastizität des Faszien bei weitem besser als die des Anfängers. [J787]

von Bewegungsmangel, Schmerzen, Gewohnheiten, Arbeitshaltung, Charaktereigenschaften, Operationen und Unfällen ist in diesen Funktionsketten gespeichert und will zu „normaler" Funktion befreit werden, was glücklicherweise auch möglich ist: Das „Organ der Form" kann durch geeignete Therapie und Training auch wieder „in Form gebracht" werden.

## 2.5 Elastizität: Zusammenspiel zwischen Muskel und Faszie

Neuere Studien zeigen eine interessante Verteilung der Kräfte bei elastisch-zyklischen Bewegungen wie Hüpfen, Laufen, Springen usw. Wurde lange Zeit angenommen, die Muskulatur würde durch eine maximal schnelle Kontraktion, dem Dehnungs-Verkürzungs-Zyklus, zur elastischen Bewegung beitragen, so konnte nun gezeigt werden, dass die Muskulatur vor allem isometrisch gegenspannt und der eigentliche Bewegungsimpuls aus der (vor-)gedehnten Sehne erfolgt. Beobachtet man Wildtiere wie Gazellen, Kängurus oder Wildkatzen bei ihren raumgreifenden Sprüngen, wird dieses

2

Prinzip offensichtlich. Doch auch Menschen nutzen diesen sogenannten **Katapultmechanismus,** um sich ökonomisch fortzubewegen. Die faszial-anatomischen Voraussetzungen sind dieselben, lediglich die Hebelverhältnisse unterscheiden sich von denen der tierischen Vorbilder.

Die in sportlichen Bewegungen augenscheinlich vorhandene Elastizität lässt sich nur im wohlkoordinierten Zusammenspiel von Muskel und Faszie erklären. Frühere Vorstellungen und Modelle von reaktiver Aktivierung kontraktiler Muskelanteile sind in den Sekundenbruchteilen des Bodenkontakts z. B. beim Lauf oder Springen nicht verifizierbar, dafür ist die neuromuskuläre Reaktionszeit zu lange. Stattdessen wurde gerade beim Springen die hauptsächlich isometrische Haltearbeit der Muskulatur nachgewiesen, während die Achillessehne offensichtlich einen faszialen Dehnungs-Verkürzungs-Zyklus durchläuft.

Biomechanisch spricht man dabei von **serienelastischen Komponenten** im Muskel-Sehnen-Komplex, weil diese zu den kontraktilen Muskelanteilen in Serie geschaltet sind. Sie tragen ab einer bestimmten Muskellänge oder unter entsprechender Vorspannung zur erhöhten Leistung z. B. bei Ausholbewegungen bei. Diesem klassischen Modell folgend nennt man die anzustrebende Härte im Muskel-Sehnen-Komplex im Rahmen sportlicher Bewegung auch „**Stiffness**“ (➤ Abb. 2.15).

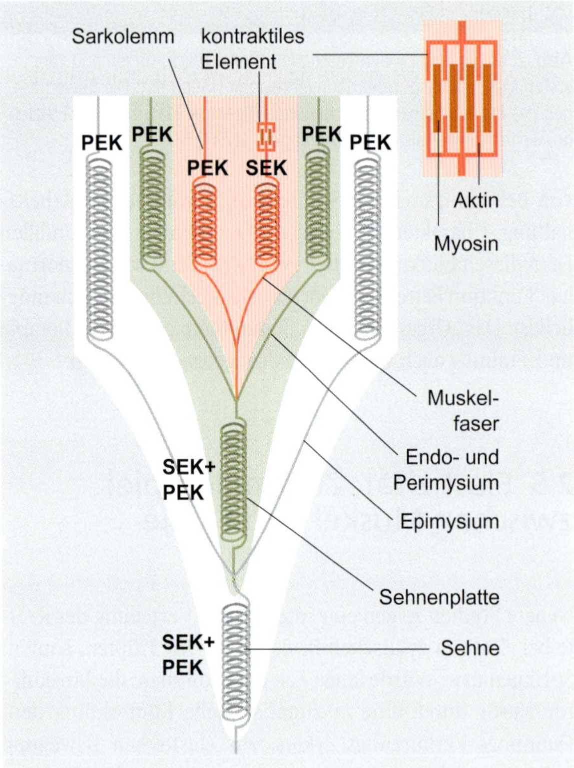


**Abb. 2.15** Stiffness-Diagramm. Die kontraktilen Elemente (KE, Aktin und Myosin) bringen die parallel- und serienelastischen Komponenten (PEK, SEK) bei elastischen Bewegungen unter Vorspannung, können aber aufgrund der schnellen Bewegung wenig zur Verkürzung beitragen. [L190]

Die daneben existierenden intramuskulären, parallel-elastische Komponenten werden vom Endo- und Perimysium dargestellt, und können im Rahmen der Elastizität vernachlässigt werden. Sie sind unter muskulärer Spannung entlastet und scheinen zu wenig Kollagenfasern zu enthalten, sodass sie wenig zur linearen Rückfederung des Bindegewebes beitragen können.

Im alltäglichen Sprachgebrauch wird jedoch die Elastizität nicht mit Härte gleichgesetzt, sondern eher mit Nachgiebigkeit und Weichheit assoziiert. Man denkt eher an ein Gummiband als an ein festes Tau oder einen starren Draht, die eigentlich nicht nachzugeben scheinen. Physikalisch gesehen stellt sich dieser Sachverhalt jedoch genau umgekehrt dar: **Elastizität/Stiffness** kann als Gegenteil von **Plastizität** (Verformbarkeit) gesetzt werden. Beides geschieht unter Krafteinwirkung und Energieverbrauch, denn mechanische Kräfte können prinzipiell nur beschleunigend oder verformend wirken. Meistens treten beide Wirkungen in Kombination auf, z. B. beim Auffahrunfall, wenn ein Auto abrupt gebremst, also negativ beschleunigt, und durch den Aufprall gleichzeitig verformt wird. In dem Fall wäre die Verformung im gewissen Maß erwünscht, da sie die Kraftspitze aus dem plötzlichen Abbremsen mindert.

Je mehr Energie in die Verformung eines Gegenstands vergeudet wird, desto weniger Energie steht für die Beschleunigung bzw. Rückbeschleunigung und Rückverformung zur Verfügung. Das erwähnte Gummiband verformt sich in diesem Sinne deutlich mehr als Tau oder Draht, verbraucht währenddessen aber mehr Energie für seine innere Reibung. Diese Energie steht ihm dann nicht mehr zur Verfügung, wenn es nach der Dehnung zu seiner ursprünglichen Länge zurückkehren will.

EXKURS

**Stahlkugel versus Flummi**

Es ist immer wieder überraschend anzuschauen: Lässt man eine Stahlkugel und einen Gummiball aus derselben Höhe auf einen festen, unzerstörbaren Untergrund fallen, würde man erwarten, dass der Gummiball höher federt. Erstaunlicherweise springt jedoch die Stahlkugel höher, da sie sich weniger verformt und damit weniger Energie in die eigene Verformung und Rückformung vergeudet. Ein starrer Körper ist also im physikalischen Sinn mitunter elastischer als ein weicher.

Von mechanischem Vorteil ist diese Verformbarkeit höchstens bei langsamen Bewegungen oder im Sinne einer Dämpfungs- bzw. Pufferfunktion. Man findet gummiartig nachgiebige Strukturen z. B. als elastinfaserhaltige Umhüllungen der Harnblase, der Aorta (aufgrund ihrer Windkesselfunktion) und als Lig. flavum nahe der Wirbelsäule.

Um bei sportlicher Bewegung jedoch eine maximale Energierückgewinnung zu erreichen, darf die Faser nicht zu viel nachgeben. Sie muss eher drahtartigen Charakter aufweisen, was auf parallel ausgerichtete Kollagenfasern, wie sie im Sehnengewebe vorkommen, durchaus zutrifft. Möglicherweise wäre „Stiffness“ oder „**Rückstellkraft**“ dann der bessere Begriff als „Elastizität“.

**EXKURS**

**Rückstellkraft**

Beim Segeln oder Windsurfen gibt es definierte Angaben zur sogenannten Rückstellkraft des Mastes, d. h. je härter der Mast, desto schneller steht das Segel nach einer Windböe wieder korrekt im Wind. Manchmal wird auch der weichere Mast bevorzugt, doch dämpft dieser aufgrund seiner Weichheit die direkte Übertragung der Windenergie auf das Brett.
Ähnlich erfährt man diesen Zusammenhang bei der Dämpfung von Autos: je sportlicher der Wagen, desto härter ist die Federung, desto direkter und sicherer ist der Straßenkontakt (➤ Abb. 2.16).

Ein weiterer Aspekt im Rahmen der biomechanischen Eigenschaften der Gewebe ist der Begriff der **Viskosität** bzw. der **Viskoelastizität:** Die Nachgiebigkeit und Verformbarkeit eines Gummibands lässt sich nämlich noch weiter steigern. Man denke an die legendären Colaschlangen, also weiche langgezogene Gummibärchen, die sich – wenn überhaupt – nach dem Auseinanderziehen erst nach mehreren Minuten zu ihrer Ausgangslänge zurückformen. So banal der Vergleich erscheinen mag, so allgegenwärtig ist dieser Effekt wiederum in der Fahrzeugtechnik, wo die Federung stets aus einer Kombination von Stahlfedern und hydraulischen Elementen besteht. Genau diese Kombination von Federung und Dämpfung liegt auch in der Faszie vor. Man sieht das

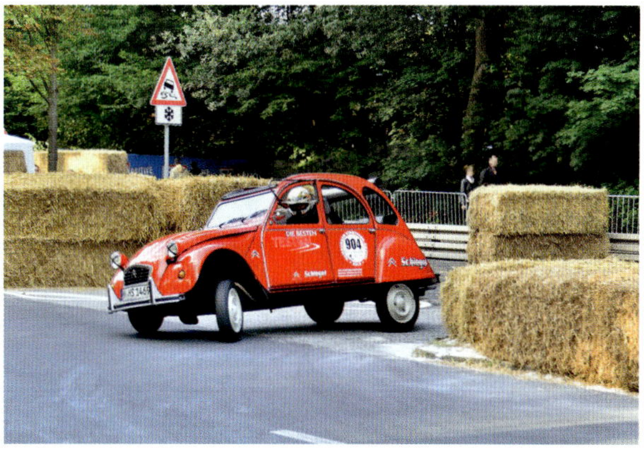

**Abb. 2.16** So sportlich ging die CV2-Ente einstmals in die Kurve. Durch die weiche Federung geriet das Auto in eine Schieflage und damit in eine schwer kontrollierbare Straßenlage. Je sportlicher ein Auto heutzutage ausgelegt ist, desto härter ist es gefedert und läuft „wie auf Schienen" durch die Kurve. [K369]

deutlich im Dehnungs-Kraft-Diagramm: Die Kraft zur Dehnung der Feder ist als sogenannte Federkonstante eine lineare Funktion, während die anfängliche Viskosität die Dehnung überproportional zur Wirkung bringt und eine Kurve beschreibt (➤ Abb. 2.17). Ursachen dieser Viskoelastizität sind unter anderem die Wellung gesunder Kollagenfasern (Crimp) sowie die intramuskuläre Faszienarchitektur, also die parallel-elastischen Elemente, die ebenfalls zur Dämpfung beitragen.

Die Diagramme geben den Sachverhalt nur prinzipiell wieder, die absoluten Werte der verschiedenen Faszientypen

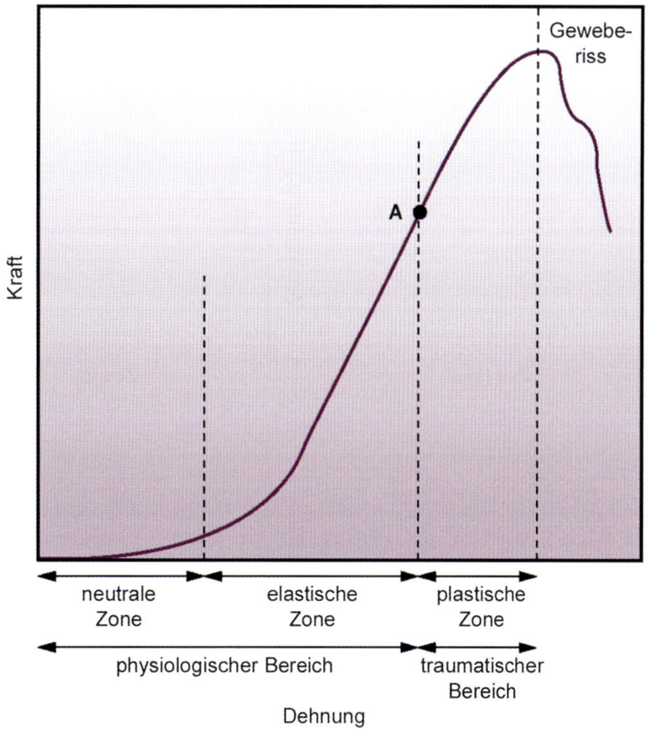


**Abb. 2.17** Dehnungs-Kraft-Diagramm
a) In der Faszie steckt sowohl eine lineare Rückstellkraft (Federkonstante), die proportional zur Krafteinwirkung eine Dehnung verursacht, als auch ein viskoelastischer Dämpfungsfaktor, der sich in der anfänglichen Kraft-Dehnungs-Kurve ausdrückt.
b) Mit Erreichen der maximalen Dehnung und der zunehmenden Distorsion von Kollagenfasern nimmt physikalisch gesehen die Plastizität (Formbarkeit/Verformung) zu, bis die Struktur geschädigt wird und reißt. [G462, G082]

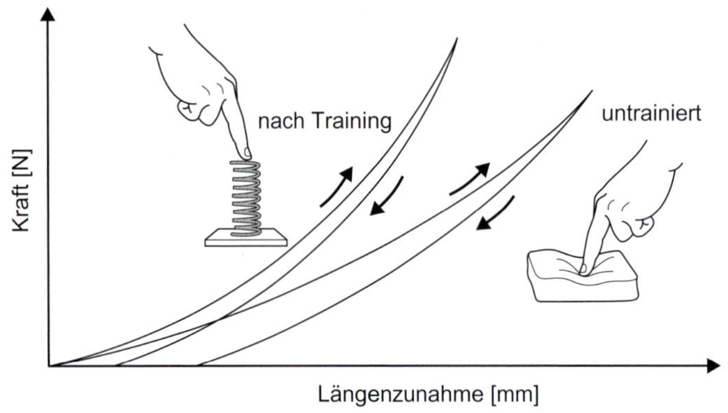


**Abb. 2.18** Hysterese: Regelmäßiges Training führt im muskulären Bindegewebe von Ratten, im Vergleich zu untrainierten Artgenossen, zu einer höheren Speicherkapazität. Das zeigte sich in einer sprungfederähnlichen Bewegung (linke Doppelkurve). Der Bereich zwischen der jeweiligen Belastungs- und Entlastungskurve repräsentiert die sog. Hysterese (Nachgiebigkeit). Die geringere Hysterese der trainierten Tiere (links) lässt eine größere elastische Speicherkapazität erkennen. Im Gegensatz dazu lässt die größere Hysterese der untrainierten Tiere deren eher viskoelastische Eigenschaft erkennen, die man auch als Dämpfung oder Trägheit bezeichnen könnte. [G459]

und -abschnitte variieren je nach Lokalisation, Funktion, Trainingszustand und Zustand des Gewebes.

Prinzipiell lässt sich an dieser Stelle festhalten, dass auch die Stiffness der Faszien dem Trainingsprozess unterworfen ist. Während Anfänger eher weiche, nachgiebige Faszien besitzen, entwickelt sich im Rahmen des Trainingsfortschritts einerseits eine festere Faserstruktur, andererseits übernimmt dann die Faszie einen größeren Anteil der Bewegungsarbeit und entlastet damit die Muskulatur. Die Bewegung wirkt dadurch anmutiger, leichter, ökonomischer und weit weniger schwerfällig als beim ungeübten Sportler. Wie im vorangegangenen Abschnitt ausgeführt, sind diese Unterschiede tastbar, aber eben auch funktionell vorteilhaft für den jeweiligen Sportler. Was in der Bewegungsqualität offensichtlich wird, lässt sich physikalisch mit dem Begriff der **Hysterese** umschreiben: Je weniger Dämpfungsverlust beim Federn oder Springen auftritt, desto ähnlicher sind sich die Kraft-Dehnungs-Kurven im Diagramm. Die Hysterese, veranschaulicht durch die Fläche zwischen den beiden Kurven, ist also möglichst klein zu halten. Die Kraft, die zur Dehnung notwendig ist, sollte mit möglichst demselben Betrag wieder in die Verkürzung umgesetzt werden, umso elastischer und ökonomischer erscheint die Bewegung (➤ Abb. 2.18).

Doch nicht nur der Trainingszustand ist entscheidend für die effektive Rückstellkraft. Man findet deutliche Unterschiede in der Stiffness auch, wenn man diese zu unterschiedlichen Zeiten misst, etwa vor, während oder nach dem Training. Auf den ersten Blick erscheint das erstaunlich, denn die Kollagenstruktur kann sich in dieser kurzen Zeitspanne nicht anpassen oder verändern. Hier tritt der sog. **Creep-Effekt** ein, ein „kriechendes Ausleiern“ der Kollagenfasern. Wohl hauptsächlich durch den Verlust von gebundenem Wasser während der sportlichen Belastung nimmt die Rückstellkraft bei gleicher Dehnung immer stärker ab. Selbst im Laborex-

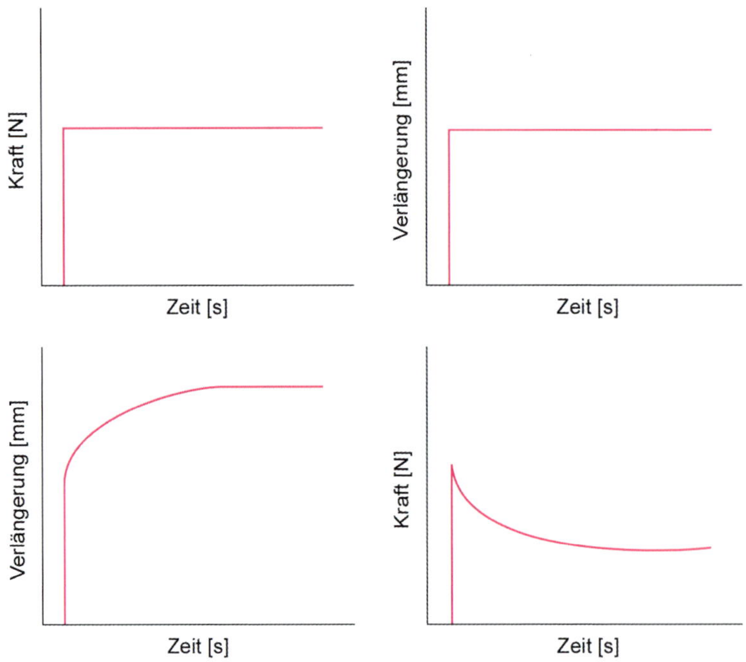


**Abb. 2.19** Der Creep-Effekt ist sowohl zeit- als auch dehnungsabhängig und führt zu einem schleichenden Ausleiern aufgrund der plastischen Verformung des Gewebes. [G463]

periment mit Gewebeproben ist dieser Effekt deutlich messbar und tritt sowohl bei langandauernder als auch bei wiederholter, kurzer Belastung auf (➤ Abb. 2.19).

In der Bewegung macht sich Creep als Ermüdungseffekt bemerkbar, die Bewegungen werden dann weniger elastisch, dafür subjektiv anstrengender. Je nach Trainingszustand kann das schon nach einer halben bis ganzen Stunde Joggen eintreten. Eine kurze Pause zur Rehydrierung der extrazellulären Matrix wäre hier sinnvoll und angebracht.

Eine ganze Reihe von morphologischen Faktoren der Bindegewebestruktur spielt also im Rahmen der Elastizität eine Rolle. Funktionell am interessantesten ist das koordinierte Zusammenspiel zwischen der aktiven Muskelspannung und der Faszienelastizität. Ohne die Unterstützung der Muskulatur kann die Faszie nämlich gar nicht bzw. nicht effektiv zum Einsatz kommen. Beim Laufen und Hüpfen sprachen wir von einer isometrischen Kontraktion der Wadenmuskulatur, ohne die die Achillessehne ihre Rückstellkraft nicht aufbringen könnte. Wollte man die Achillessehne isoliert und ohne Muskeleinsatz beanspruchen, dann müsste man mit dem Vorfuß auf einen Absatz stehen und die Ferse so weit wie möglich absinken lassen.

Im Rahmen therapeutischer Übungen für die Achillessehne wird ein solches Vorgehen empfohlen (➤ Abb. 2.20). Bei der Konstruktion von Laufschuhen sitzt der Absatz jedoch fast ausnahmslos unter der Ferse. Damit die Achillessehne beim Laufen überhaupt unter Zugbelastung kommt, muss sie durch die Wadenmuskeln erheblich verkürzt werden. Schon in der jeweiligen Flugphase findet eine deutliche Vorinnervation der Wadenmuskeln statt, sodass im Moment der Landung bereits die antizipatorisch angelegte Spannung dafür sorgt, dass die Sehne und nicht die Muskulatur gedehnt wird. Wäre diese **Vorspannung** nicht vorhanden oder würde sie verzögert auftreten, würden wir in den meisten Fällen mit der Ferse auf den Boden aufschlagen und die Fallbewegung abrupt zum Stoppen bringen, anstatt auf dem Vorfuß elastisch zurückzufedern. Auch eine zyklische Laufbewegung wäre nicht denkbar.

Ansatzweise begegnet uns dieses Verhalten beim absoluten Sportanfänger, bei den ersten Versuchen des Seilspringens oder wenn die Sprunghöhe bzw. die Festigkeit des Untergrunds nicht vorhersehbar ist.

**EXKURS**

Ein eindrückliches Beispiel unvorhersehbarer Bodenbeschaffenheit erlebte ich beim Sprung vom Balkon des ersten Stockwerks in einen zuvor angehäuften Schneeberg auf der Terrasse. Eine sanfte Landung erwartend hüpfte ich die drei Meter hinunter – und landete beinahe ungebremst auf dem Steinboden: Der Schnee war viel zu locker gewesen, um den Fall auch nur irgendwie zu dämpfen. Glücklicherweise war ich mit den Füßen voran gesprungen, jedoch waren diese noch wochenlang empfindlich lädiert.

Hätte ich mit diesem harten Boden gerechnet, dann wäre ein Drei-Meter-Sprung wahrscheinlich unproblematisch abgefedert worden.

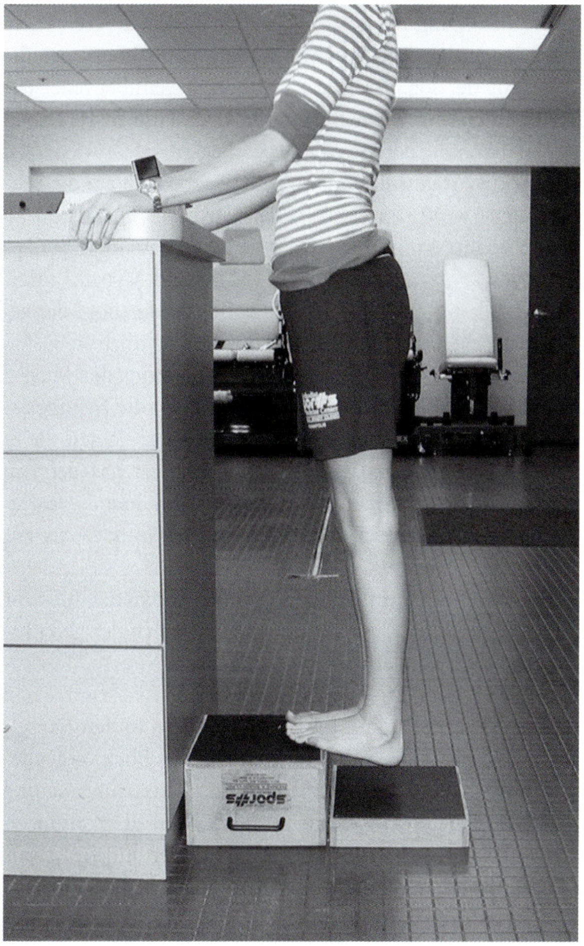

**Abb. 2.20** Achillessehnen-Extensionsübung: Um die Gleitfähigkeit der Sehne in ihrem Lager zu verbessern, eignen sich vor allem exzentrische Übungen wie das Fersenabsenken von einer Stufe. [G464]

Die Einschätzung des Landungsimpulses ist ein entscheidender Faktor des Trainingsfortschritts. Noch bevor erste morphologische Anpassungen auftreten, verbessert sich bekanntlich die intramuskuläre Koordination, die eben diese Vorspannung mitreguliert.

Die Arbeitsteilung von Muskel und Sehne funktioniert besser, je trainierter der Sportler ist. Während beim Anfänger noch ein größerer Anteil der Leistung von der Muskulatur beigesteuert wird und die Bewegung entsprechend schwerfälliger erscheint, ist die fortgeschrittene elastische Bewegung ökonomisch aus der vorgespannten Muskulatur und der elastisch beanspruchten Sehne zusammengesetzt. Zum einen hat das mit der verbesserten intramuskulären Koordination zu tun, zum anderen finden aber auch strukturelle Anpassungsmechanismen im serienelastischen Sehnengewebe statt, sodass diese kräftiger wird. Versuche, durch plyometrisches (= maximal-elastisches) Training die Rückstellkraft der Achillessehne zu verbessern, verlaufen signifikant positiv. In diesem Sinne ist eine faszial-federnde Bewegung nicht nur ästhetischer anzusehen, sondern definitiv auch effektiver und ökonomischer.

Die Bewegung muss also entweder in der äußeren Bahn bzw. endgradig durchgeführt werden, dann überwiegt die Belastung der sog. passiven Strukturen gegenüber jener der kontraktilen Muskelanteile. Oder es muss eine entsprechende Vorspannung der Muskulatur vorliegen, sodass wiederum die effektive Dehnbelastung so früh wie möglich auf die Sehnenanteile wirkt. Im ersteren Fall wird die Muskulatur so weit über ihre Ruhelänge hinaus gedehnt, dass die Überlappung der kontraktilen Elemente (Aktin und Myosin) minimal und damit ineffektiv wird, der Dehnwiderstand der serienelastischen Elemente (Sehne) dagegen deutlich steigt. Im zweiten Fall verkürzt die aktive Muskelspannung den Muskel um eben jenen Betrag, der notwendig ist, um die Dehnbelastung frühestmöglich auf die Sehne wirken zu lassen. Beim Hüpfen, Sprinten und beim Vorfußläufer ist das deutlich sichtbar, beim Fersenläufer weniger, weil sich hier die fasziale Verkettung komplexer gestaltet und bis mindestens zur Hüfte reicht.

Ein weiterer Aspekt der vorgespannten Faszienarchitektur sind jene Spannungsanteile, die in den Bereich der **gelenksumgebenden** Bänder und Kapseln wirken. Neuere Messungen zeigen, dass 20–30 % der Kraft der Muskelkontraktion nicht in Bewegung umgesetzt wird, sondern in den Kapsel-Band-Apparat einfließt. Diese auf den ersten Blick vergeudete Kraftverteilung scheint erheblich zur Gelenksführung und -sicherung beizutragen. Sie wirkt im besten Fall im Sinne einer korrekten Platzierung der Gelenkpartner und einer Entlastung der korrespondierenden Knorpelflächen.

Eine gesunde Bewegung umfasst also nicht nur die synergistische Aktivität der Muskulatur, sondern gleichermaßen die dreidimensionale Menge auch antagonistischer Muskeln der Gelenkumgebung. Eine bewusst geführte Bewegung betont die stabilisierenden Kräfte. Ideomotorisch führt das z. B. zu Bewegungsvorstellungen von „Bewegung gegen einen imaginären (Wasser-)Widerstand" oder „Bewegen eines imaginär schweren Gegenstands". Moderne Trainingsformen wie Pilates oder im Beckenbodentraining fördern die „gelenksumgebende" Muskelvorspannung an sich und versuchen, entsprechende Muskeln selektiv anzusteuern. Sowohl die Aktivierung des sogenannten „Power-House" als auch die erhöhte Beckenbodenspannung führen offensichtlich zu einer Stabilisierung des Lumbalbereichs bzw. des lumbosakralen Übergangs, in dem Fall also zur Stabilisierung mehrerer Gelenke.

Was auf den ersten Blick also wie eine Vergeudung von Muskelkräften aussieht, dient langfristig zur Schonung und zum Erhalt der Gelenkpartner und lässt außerdem die Bewegung qualitativ schöner erscheinen. Poetisch ausgedrückt sollte gesunde Bewegung die Qualität einer Geste haben.

## 2.6 Propriozeption

Über die Propriozeption (oder Tiefensensibilität) nehmen wir unseren Körper, seine Position im Raum sowie die Stellung der einzelnen Körperteile zueinander wahr. Dazu verarbeitet unser Gehirn ständig eine Vielzahl an sensorischen Informationen. Faszien liefern dabei mehr als sechsmal so viele sensorische Informationen wie die Muskulatur. Das bezieht sich sowohl auf positiv eingeschätzte Aspekte wie Berührung, Dehnung, Vibration usw., als auch auf die unangenehmen Schmerzinformationen (➤ Abb. 2.21). Diese Informationen stammen von unterschiedlichen Rezeptoren: Golgi-Sehnenorgane liegen vor allem in den Sehnen und messen deren Spannung; Pacini-Körperchen sind die vor allem für Vibrationen zuständig; Ruffini-Rezeptoren registrieren langsam-schmelzende Drücke; und vor allem gibt es viele freie Nervenendigungen, die verschiedenste Informationen übermitteln können.

Alle diese Rezeptoren sind auf eine gesunde Faszienstruktur angewiesen, weil sie nur Informationen sammeln können, wenn diese überhaupt generiert werden. Im Fall einer verhärteten und verklebten Faszie findet beispielsweise keine mechanische Verschiebung mehr statt, sodass diese Bewegungsinformation der Rezeptoren ausfällt. Noch schlimmer ist es bei Narben, wenn mehrere Schichten fest miteinander verwachsen oder durch die vorhergehende Operation zusätzlich Nervenbahnen durchtrennt wurden.

Auch lokale Schmerzen unterdrücken sensorische Informationen. Am Beispiel von lumbalen Rückenschmerzen wurde beispielsweise untersucht, wie feinfühlig Betroffene im Vergleich zu gesunden Menschen sind, was kleine Bewegungen des Rückens anbelangt. Das Ergebnis ergab eindeutig, dass gerade die Rückenschmerzpatienten, die eigentlich konstant ihren Rücken wahrnehmen, erst viel später auf kleine Bewegungen und Veränderungen reagierten.

Auf der anderen Seite stellt sich immer wieder die Frage, ob die Propriozeption an sich trainiert werden kann. Die überwiegende Zahl von Studien muss diese Frage mit „nein" beantworten. Intakte Sensoren übermitteln durch Training nicht mehr Informationen als ihre untrainierten Kollegen. Beispielsweise schneiden Zugbegleiter, die den ganzen Tag ihr Gleichgewicht gegenüber der Zugbewegung trainieren, in anderen Gleichgewichtstests nicht besser ab als die Kontrollgruppe. Allerdings bewegen sie sich der Zugbewegung angepasst stabiler, sobald sie sich in ihrem Dienst befinden.

Vielleicht ist auf dem Gebiet der Propriozeption das letzte Wort noch nicht gesprochen, nach dem heutigen Wissensstand scheint jedoch die antizipatorische Erwartung eines Reizes der entscheidende Faktor für dessen qualifizierte

Wahrnehmung zu sein. Das bedeutet mitnichten, dass ein propriozeptives Training unnötig ist, sondern unterstreicht eigentlich die Notwendigkeit der Sinneserfahrung unterschiedlichster Reize und deren Variationen. Je differenzierter die Wahrnehmung geübt wurde, desto optimaler funktioniert sie im Alltag und unter Belastung.

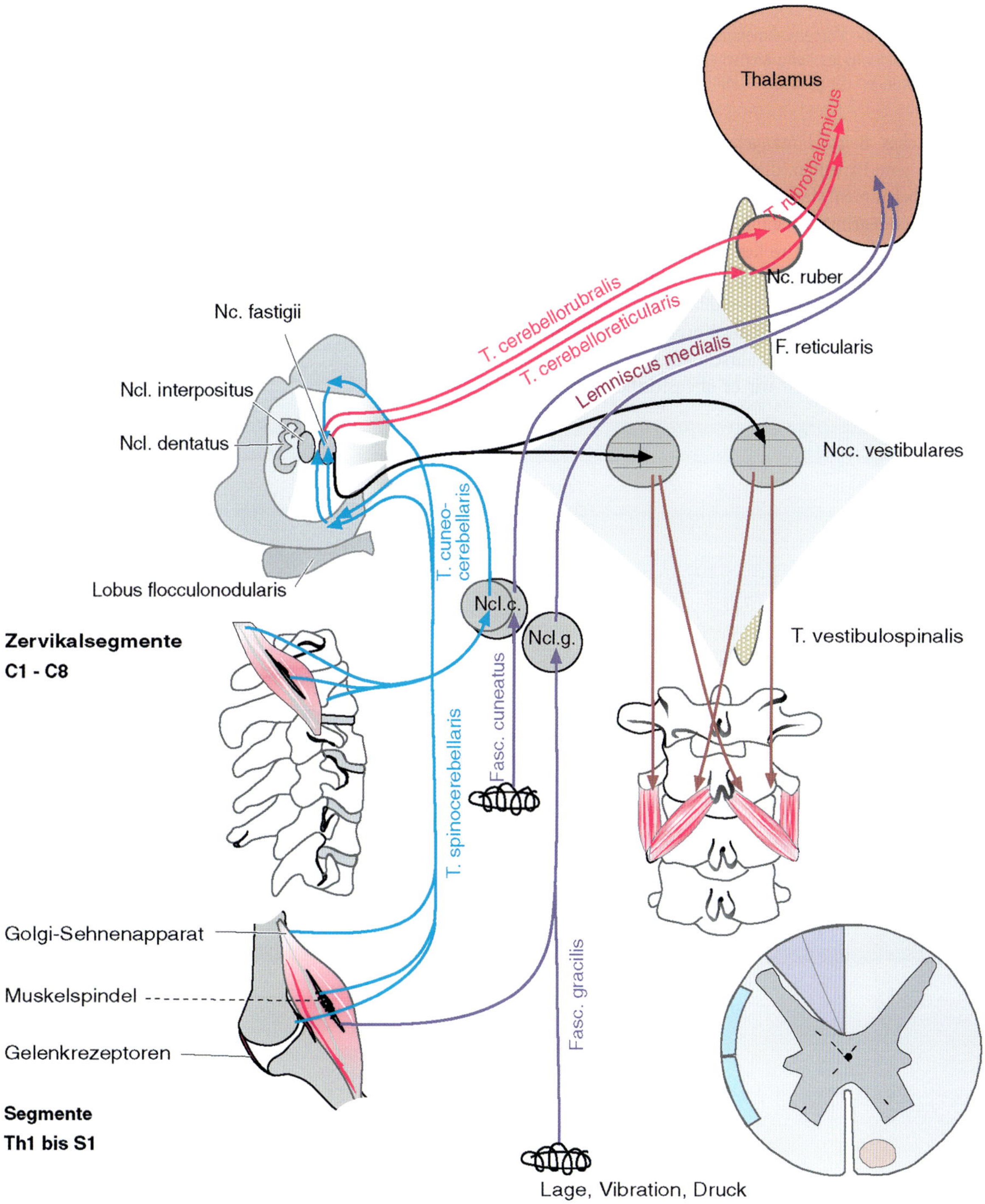


**Abb. 2.21** Verschiedene Reizqualitäten nehmen unterschiedliche afferente Bahnen, um bewusst oder unbewusst im sensorischen Kortex verarbeitet zu werden. Dabei ist sowohl die Wahrnehmung als auch die Deutung der Informationen von unzähligen inneren Faktoren abhängig. An diesem Punkt könnte eine Schulung der Propriozeption ansetzen. [L126]

**EXKURS**

Ein deutliches, wenngleich nicht fasziales Beispiel differenzierter Wahrnehmung findet man bei Weinkennern. Obwohl sie dieselben Rezeptoren besitzen wie alle anderen Menschen, unterscheiden sie aufgrund ihrer Erfahrung feinste Nuancen und Geschmacksrichtungen.

Übertragen auf die Körperwahrnehmung könnte man erwarten, dass wahrnehmungsgeschulte Menschen sowohl ihre Bewegung, als auch Störungen der gesunden Funktion früher bemerken.

Ein deutliches Beispiel mangelnder Körperwahrnehmung geben mir jene Patienten, die nach einer erfolgreichen Behandlung behaupten, sie würden nun „nichts" mehr spüren. Anfangs noch regelmäßig beunruhigt, habe ich herausgefunden, dass sie ausdrücken wollen, keinen Schmerz mehr zu spüren. So sehr ich mich über die Schmerzfreiheit freue, so unverständlich ist mir die Abwesenheit eines körperlichen Wohlgefühls an den Regionen des Körpers, die in Ordnung sind und gut funktionieren. Wahrscheinlich dem kulturellen Umfeld geschuldet, lernen wir es offensichtlich nicht, den Körper als einen Ort des „positiven Selbst" zu wahrzunehmen. Umso wichtiger erscheint die Schulung der verschiedensten Körperwahrnehmungen in einer neugierigen, spielerischen Art und Weise. Dies muss nicht in konstanter, verlangsamter Achtsamkeit erfolgen, sondern kann auch im Rahmen von Koordinationsübungen wie Balancieren, Reagieren und Kombinieren stattfinden.

Auf der anderen Seite ist das konzentrative Arbeiten in achtsamen Übungen jedoch unersetzbar, um gezielt die Faszien und ihr Zusammenspiel mit muskulären Bewegungsmustern anzusprechen. Meistens reduzieren diese Übungen die gewohnte muskuläre Überspannung und verlagern möglichst große Anteile der Bewegung in das fasziale Spannungsnetz. Bestenfalls setzen sie sich mit menschlichen Grundmustern auseinander und suchen nach feineren und ökonomischeren Wegen der Bewegung. Eine Auswahl dieser faszienspezifischen Übungsideen ist in ➤ Kap. 7.14 aufgeführt.

KAPITEL

# 3 Genese und Pathogenese von Faszien



## 3.1 Entwicklung und Trainierbarkeit

Das fasziale Netzwerk in seiner ausgeprägten, erwachsenen Form ist dem Menschen nicht angeboren. Im Gegenteil hat das Neugeborene neun Monate in gekrümmter Haltung im mehr oder weniger schwebenden Zustand hinter sich und muss sich offensichtlich nach und nach mit den Bedingungen der Schwerkraft auseinandersetzen.

Die Spannungsbögen des Menschen betrachtend, entwickelt sich aus der ursprünglichen Ganzkörperkyphose nach und nach eine Schwingung, bei welcher sich Kyphosen und Lordosen abwechseln. Von kranial nach kaudal gesehen kann man den Schädel als kyphotische Struktur betrachten, dagegen sollte die Halswirbelsäule (HWS) eine lordotische Form aufweisen. Die folgende Brustwirbelsäule (BWS) ist wiederum kyphotisch geformt, während die angrenzende Lendenwirbelsäule (LWS) eine Lordose bildet. Die Glutäalregion hat bei den meisten Menschen wieder kyphotischen Charakter, die Knie stehen eher für eine Lordose. Dann folgen noch das kyphotische Fersenbein und das lordotische Fußgewölbe (➤ Abb. 3.1).

Während die Kyphosen allesamt angeboren sind, müssen die Lordosen sich erst entwickeln. Durch die motorische Bewegungsentwicklung und das damit verbundene Auftreten von Kräften auf der Streckerseite des Körpers werden nicht nur die Muskelkräfte gesteigert, sondern langfristig auch die Faszienstrukturen verstärkt. So lernen Muskeln und Faszien Hand in Hand zusammenzuarbeiten. Was wir beim Erwachsenen also als offensichtliche Lumbalfaszie oder Fascia lata erkennen, ist beim Neugeborenen im besten Fall angelegt, aber keinesfalls messbar vorhanden. Würde das Baby sich nicht so entwickeln, wie alle Babys sich normalerweise entwickeln, dann kämen unter Umständen ganz andere Faszienzüge zustande. Bei von Geburt an querschnittsgelähmten Menschen ist z. B. deutlich nachvollziehbar, dass die Fascia lata selbst beim Erwachsenen quasi nicht vorhanden ist, weil sie nie als ausgleichende Spannung im Einbeinstand gebraucht wurde. Beim professionellen Leichtathleten hingegen wird sich diese Faszie als deutlich palpierbare, feste Struktur entwickeln, die ihm bei jedem Schritt hilft, effektiv und elastisch zu laufen (➤ Abb. 3.2).

Astronauten, die monatelang auf der internationalen Raumstation (ISS) bleiben und damit lange Zeit keiner Schwerkraft mehr unterworfen sind, müssen zum bestmöglichen Erhalt ihrer Knochen-, Muskel- und Faszienstrukturen unbedingt ein tägliches Krafttraining durchführen. Ansonsten würden sie vermutlich am gesamten Körper jenes Schicksal erleiden, das in meiner Jugendzeit den gängigerweise für mehrere Wochen eingegipsten Extremitäten blühte, die erschreckend schnell atrophiert und faszial wahrscheinlich chaotisch verfilzt waren.

Insofern ist das fasziale Spannungsnetzwerk von Anfang an auf Anpassung angelegt. Das spezielle Training, das die Bindegewebestrukturen bekommen, nennt man **motorische Bewegungsentwicklung.** Durch unzählige Wiederholungen, mehr oder weniger geglückte Versuche und das Kennenlernen der eigenen Bewegungsmöglichkeiten bilden sich eben jene Faszienzüge heraus, die die meisten Menschen gemeinsam haben.

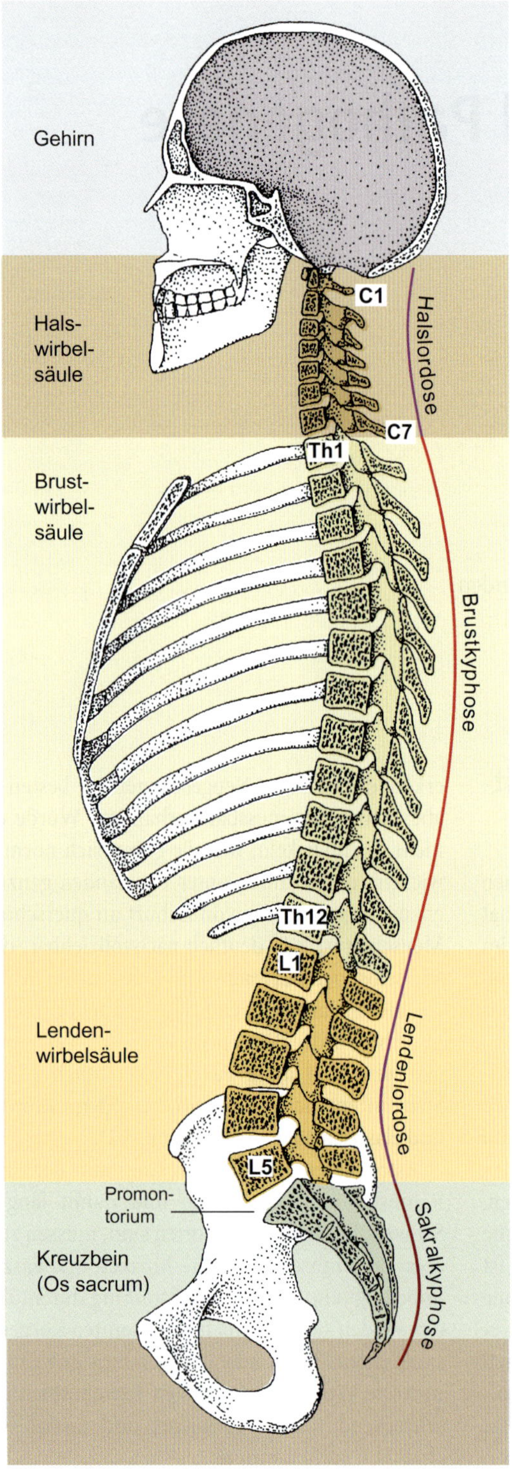


**Abb. 3.1** Die Kyphosen und Lordosen des Erwachsenen wechseln sich jeweils ab, wobei die Kyphosen angeboren sind, während die Lordosen sich durch den Gebrauch entwickeln und letztendlich durch die Summe der Gewebespannungen gehalten werden. [L190]

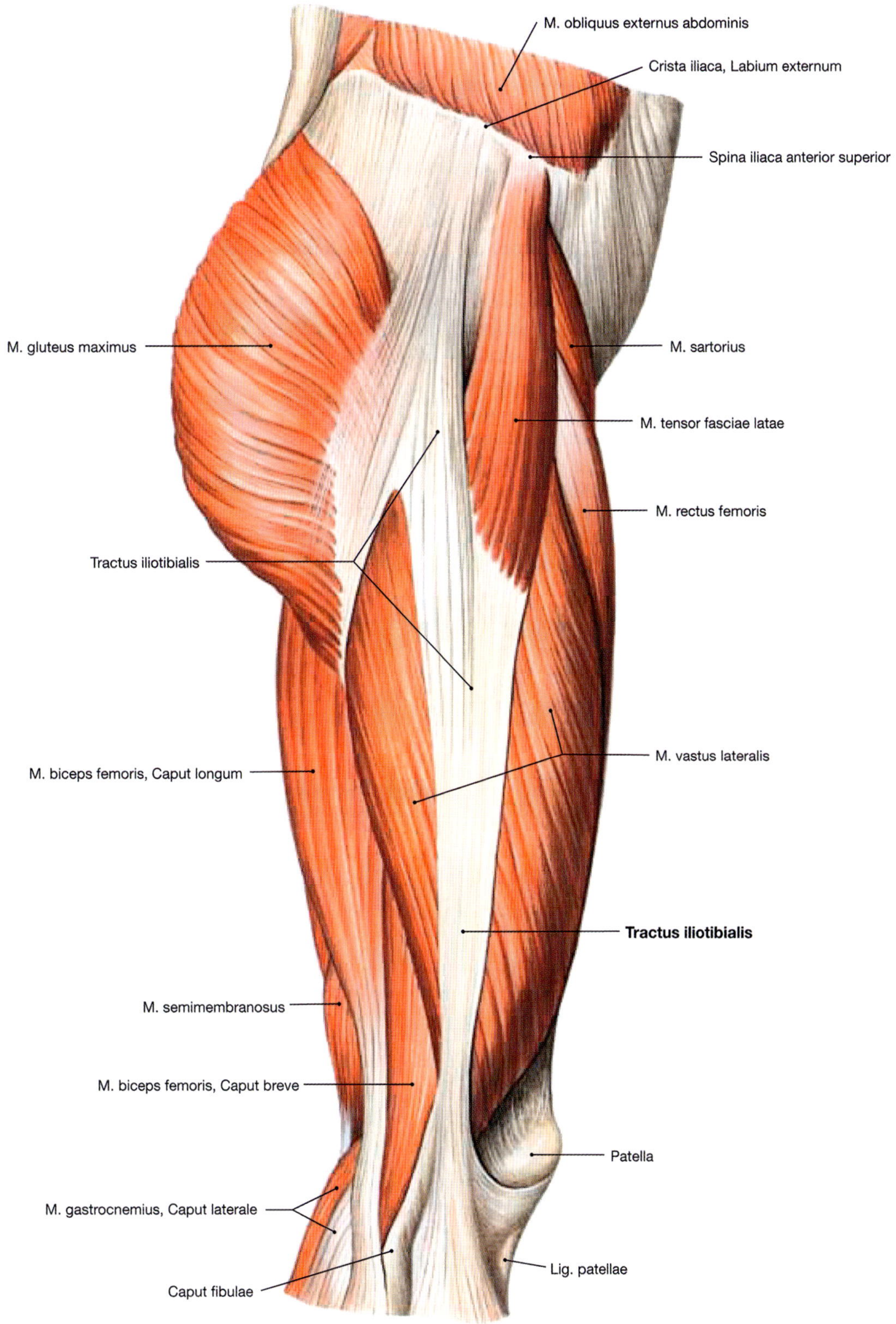


**Abb. 3.2** Die Fascia lata, korrekterweise eigentlich der Tractus iliotibialis, verspannt Hüftbein und Tibia miteinander. Er gleicht die medial einwirkende Belastung des Einbeinstands aus und entwickelt sich disziplinspezifisch als deutlich tastbarer Gewebestrang. [S007-1-23]

### 3.1.1 Kindliche Bewegungsentwicklung

Die Entwicklung der motorischen Fähigkeiten des Babys verläuft von kranial nach kaudal. Innerhalb der ersten Wochen lernt das Baby, seine Kopfbewegungen zu steuern und muskulär zu kontrollieren, bevor es Schultern, Arme und Hände willentlich benutzen kann. Dann schreitet die Entwicklung weiter über Rumpf, Rücken und Hüften zu den Beinen, bis das Kind schlussendlich frei gehen kann.

Weil das Neugeborene keinerlei Kontrolle über seine Nackenmuskulatur hat, liegt sein Kopf immer auf einer Seite, wenn das Kind auf dem Rücken liegt (➤ Abb. 3.3). In Bauchlage kann das Baby den Kopf so drehen, dass es nicht erstickt, also ebenfalls zu einer Seite. Arme und Beine zieht es zum Körper hin in die sogenannte Fötusposition, die typische Ganzkörperkyphose. Erst mit etwa drei Monaten kann das Baby in Bauchlage seinen Hals strecken und den Kopf länger aufrecht halten und sich dabei auf Ellenbogen oder Hände aufstützen. Diese Kopfkontrolle bahnt die Bildung der ersten Lordose der Wirbelsäule an, die Tonisierung der dorsalen Halsmuskulatur (➤ Abb. 3.4).

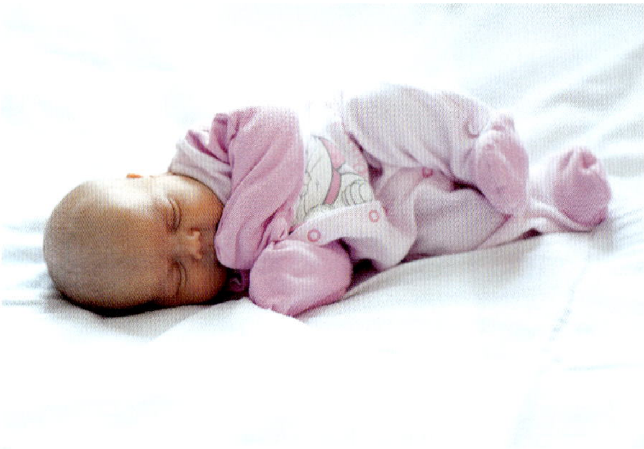

**Abb. 3.3** Neugeborene können ihren Kopf noch nicht kontrolliert halten oder bewegen, deshalb liegt er in Rückenlage immer seitlich. [J787]

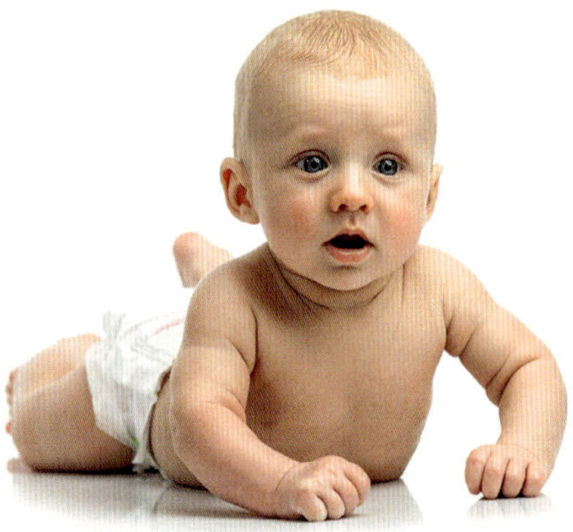

**Abb. 3.4** Die erste Lordose des Babys entsteht durch das Kopfheben in Bauchlage. [J787]

In dieser Phase lernen viele Babys, sich aus der Rückenlage auf die Seite zu drehen, aber erst nach etwa einem halben Jahr gelingt die komplette Drehung vom Bauch auf den Rücken und später auch anders herum (➤ Abb. 3.5).

Die meisten Babys beginnen zwischen dem siebten und zehnten Monat mit irgendeiner Art der Fortbewegung. Oft wird zunächst auf dem Bauch mit Hilfe der Arme ein wenig vorangekrochen, später werden auch die Füße aufgestellt und die Beine als Antrieb in dieser Lage benutzt, wodurch endlich die komplette dorsale Streckerkette aktiviert wird. Schließlich kommt das Baby dann auf Händen und Knien in eine Wipphaltung und entwickelt aus dieser neuen Ganzkörperspannung nach und nach seine individuelle Krabbeltechnik (➤ Abb. 3.6).

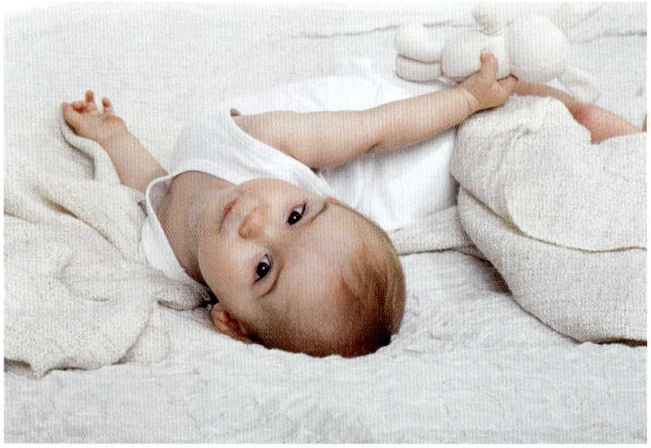

**Abb. 3.5** Endlich ist es dem Baby möglich, sich mittels einer Rotation der gesamten Wirbelsäule selbstständig zu drehen. [J787]

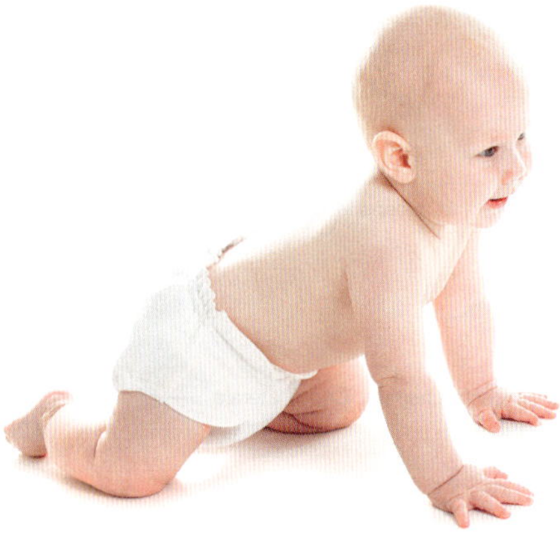

**Abb. 3.6** Das Krabbeln beinhaltet eine kontralaterale Bewegung, die grundlegend für die weitere Entwicklung ist. Babys, die diese Phase überspringen, entwickeln typische Kompensationsmuster, die sich mitunter lebenslang beobachten lassen. [J787]

Die Muskelkontrolle des Kindes bis zu den Knien und Füßen schreitet weiter fort, bis es sich endlich zum Stehen hochziehen, sich aber noch nicht alleine wieder hinsetzen kann. Nach einiger Zeit wagt das Kind beim Stehen mit Festhalten den ersten geschobenen Schritt zur Seite. Mit ca. 14 bis 16 Monaten folgen dann die ersten Schritte ohne Stütze, bis es erstmals entdeckt, dass es auch frei stehen kann. Es schließt eine Phase recht unkontrollierten Laufens an, wobei sich das Kind voll konzentrieren muss. Erst mit etwa 1,5 Jahren hat sich das Laufen soweit automatisiert, dass es auch die Richtung wechseln kann und dabei wenig hinfällt (➤ Abb. 3.7).

Der schlimmste Fehler, den Eltern machen können, ist es, dem Baby bei seiner Entwicklung in einer Art zu assistieren, die ihm nicht sein eigenes Tempo durch die aufeinanderfolgenden Phasen ermöglicht. So verlockend es sein mag, das Baby in einen „Steh-" oder „Lauftrainer" zu platzieren, so unpräpariert ist der frühkindliche Organismus auf diese Art der Belastung. Zum einen ist der muskuloskelettale und fasziale Bewegungsapparat noch nicht stabil genug und würde innerhalb kürzester Zeit kollabieren, zum anderen wird dem Baby die Möglichkeit geraubt, sich gemäß seinen Fähigkeiten mit der Umwelt und der Schwerkraft auseinanderzusetzen.

Die natürliche Entwicklung baut sinnvoll und Schritt für Schritt aufeinander auf und das Baby entwickelt so in seinem eigenen Tempo immer mehr Bewegungskompetenzen. Es ist schlimm genug, dass manche Babys von sich aus manche Entwicklungsphase auslassen. Damit vergeben sie sich die Chance, die Bewegungsmuster gründlich zu erlernen und davon lebenslänglich zu profitieren.

Gute Pädiater können am Gangbild und Bewegungsmuster ihrer Patienten eindeutig erkennen, welche Phasen gründlich und welche weniger oder gar nicht durchlaufen wurden. Dabei sind nicht immer die Eltern schuld am fehlerhaften Entwicklungsverlauf. Babys arbeiten ja nicht von sich aus an ihrer Qualität der Bewegung. Wahrscheinlich sehen sie die Erwachsenen und ihre Art der Fortbewegung und wollen auf Biegen und Brechen ebenfalls zweibeinig unterwegs sein. Da wird gezogen und gepresst und die Luft angehalten, nur um wie die Erwachsenen zu sein oder auch nur an das geliebte Spielzeug zu kommen.

Im Grunde wäre es auch für Therapeuten sinnvoll, diese unbewussten, aber ambitionierten Entwicklungsschritte



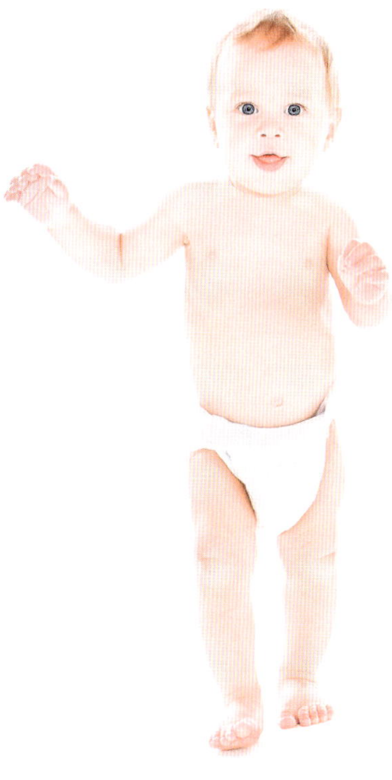

**Abb. 3.7** Die ersten Schritte sehen noch sehr wackelig aus. Wenn jedoch bisher alle Entwicklungsschritte durchlaufen wurden, gewinnt das Baby schnell an Steh- und Laufsicherheit. [J787]

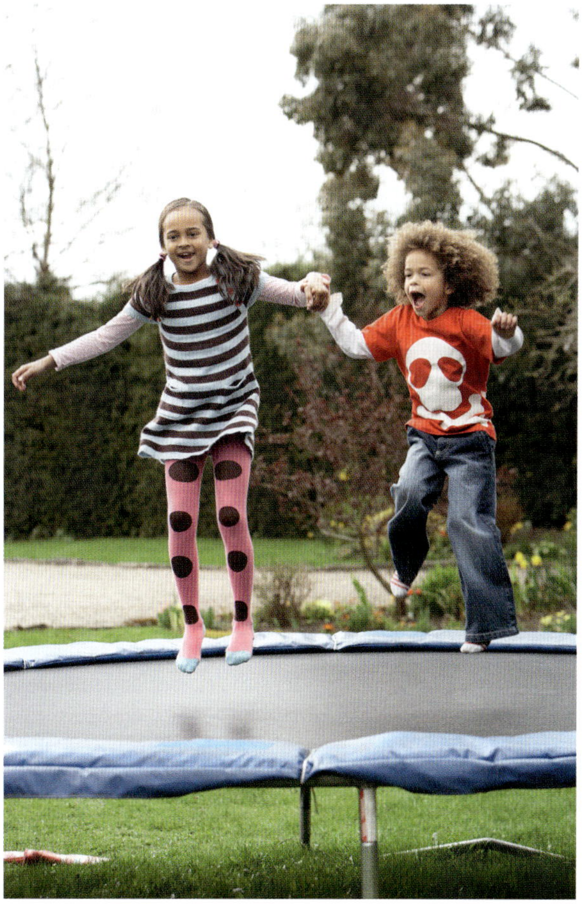

**Abb. 3.8** Immer wieder neue Bewegungsaufgaben schulen die motorischen Fähigkeiten im Kindesalter hervorragend und machen Kindern viel Freude – vor allem, wenn sie erfolgreich bewältigt werden. [J787]

noch einmal in aller Ruhe und unter dem Aspekt der bestmöglichen Bewegungsqualität nachzuvollziehen. Aus meiner eigenen Erfahrung kann ich nur bestätigen, dass ein Wochenende Krabbeln und Robben einen nachhaltigen Effekt auf das persönliche Gang- und Laufmuster haben kann.

**Aus der Praxis**

Parallel zur Nordic-Walking-Welle wurden vielerorts auch Kurse zur richtigen Lauftechnik angeboten. Für Menschen, die nie zuvor nordische Sportarten praktiziert hatten, war dies sicher eine gute Einrichtung. Die Hauptschwierigkeit schien regelmäßig die gegenläufige Arm-Bein-Koordination zu sein, ein Bewegungsmuster, das sich eigentlich durch die kontralaterale Bewegung beim Krabbeln entwickeln und etablieren sollte. Menschen, die diese Krabbelphase ausgelassen oder abgekürzt haben, tun sich mit diesem kontralateralen Bewegungsmuster auch beim Gehen oder eben beim Nordic Walking schwer. Es stellt sich jedoch die Frage, ob es nicht effektiver wäre, dieses Defizit grundlegender anzugehen und lieber einen Krabbelkurs für Erwachsene anzubieten…

Mit 2,5 Jahren kann das Kind mit beiden Beinen vom Boden hochspringen, mit drei Jahren Treppen mit je einem Fuß pro Stufe bewältigen. In den kommenden Monaten und Jahren kommen weitere, koordinativ anspruchsvollere Bewegungsmuster wie Klettern, Dreirad und Roller fahren oder Seilspringen hinzu (➤ Abb. 3.8).

Während die kindlichen Bewegungsmuster sich relativ schnell entwickeln und vernetzen, dauert es dann aber noch Jahre, bis eine Bewegung im sportlichen Sinn wirklich elastisch und ökonomisch erscheint. Für diese Bewegungsqualitäten müssen sich die Faszienzüge entsprechend herausgebildet, eingespielt und verstärkt haben, was mitunter bis zur Pubertät dauert. Allerdings bringt diese dann auch wieder einiges durcheinander…

**Aus der Praxis**

In eigenen Versuchen, die Qualität der Faszien mittels Ultraschall-Elastografie zu quantifizieren, war ein erstaunlicher Unterschied zwischen erwachsenen Probanden und Jugendlichen bzw. Teenagern zu verzeichnen. Obwohl die jungen Menschen zwischen 14 und 16 die Pubertät weitestgehend hinter sich gelassen hatten und ausgewachsen schienen, unterschieden sich die Messwerte enorm von denen der über 21-Jährigen. Gleichfalls gab es Unterschiede zu der Gruppe der über 60-Jährigen, was sich durch die allgemeinen Anpassungserscheinungen des Alterns jedoch leichter erklären lässt, als beim Unterschied von nur fünf Lebensjahren.

### 3.1.2 Individuelle Ausprägungen und Besonderheiten

Betrachtet man die Faszienstruktur verschiedener Leichenpräparate, ist es mitunter schwierig, überhaupt eine generelle Gemeinsamkeit festzustellen. Zu unterschiedlich scheinen die Bindegewebestrukturen zu verlaufen. Die klassischen, prominenten myofaszialen Züge sind natürlich immer vorhanden, aber selbst diese unterscheiden sich offenbar je nach Gebrauch des Körpers. Man könnte es auch poetisch ausdrücken: Jeder Körper erzählt seine eigene Geschichte.

Ganz klar ist z. B. die vorrangige Tätigkeit erkennbar, die für gewöhnlich eingenommene Körperhaltung, die sportliche Aktivität, wenn sie einen ausreichend prägenden Umfang eingenommen hat. Bekannt ist ja z. B., dass bei Tennisspielern der Spielarm deutlich dicker ist als der andere Arm. Knöchern ist das augenscheinlich erkennbar. Inzwischen wurden jedoch auch Messungen der Fasziendicke vorgenommen. Dabei stellte man wenig überraschend fest, dass sich durch eine sportliche Tätigkeit der Kapsel-Band-Apparat, die Sehnen und Faszien langsam, aber messbar und nachhaltig verstärken.

**Aus der Wissenschaft**

Um dem Vorwurf zu entgehen, dass sich vielleicht nicht die Faszien durch den Sport verstärken, sondern nur jene Personen Sport machen, die sowieso dickere Faszien besitzen, wurden Menschen aus Sportarten ausgewählt, in denen es eine dominante und eine weniger beanspruchte Seite gibt. Dieser Vergleich innerhalb einer Person schließt zumindest einen veranlagungsbedingten Unterschied aus.

Auch der tägliche Gebrauch des Körpers über mehrere Stunden auf immer dieselbe Art und Weise stellt eine Art von Training dar. In der Begleitung von Menschen am Arbeitsplatz trifft man dabei auf interessante Anpassungen, die im Rahmen der beruflichen Tätigkeit sinnvoll sind, den Körper jedoch meistens in einer einseitigen Position fixieren.

Im Rahmen einer Rückenschulung zum Erlernen korrekter Hebetechniken begegnete ich Menschen, die den ganzen Tag schwere Kisten von einem Platz zum anderen trugen. Wenig verwunderlich entwickelten sie eine Faszienspannung, die über jedes ausgewogene Maß hinausging und eine normale Beweglichkeit verhinderten. Andererseits war diese Anpassung überaus sinnvoll, um den Alltag an diesem Arbeitsplatz überhaupt gesund zu überleben. An dieser Stelle also von „richtig“ oder „falsch“ zu sprechen, wäre völlig fehl am Platz. Und trotzdem lässt sich anhand der resultierenden Körperstruktur prognostizieren, welche Beschwerden sich über kurz oder lang entwickeln werden.

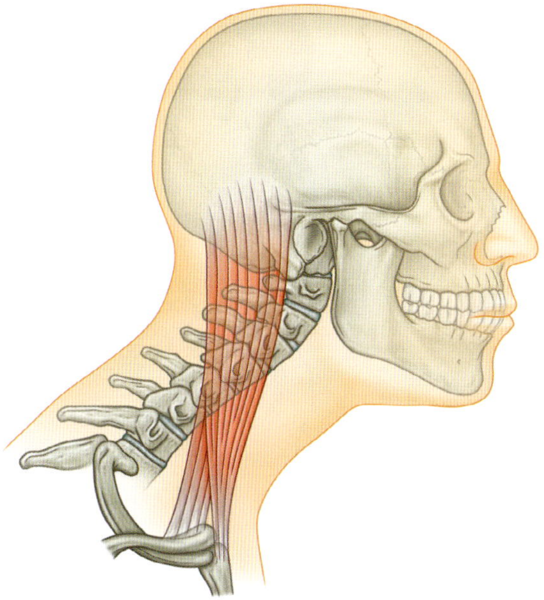

**Abb. 3.9** Die für unsereiner typische Protraktion des Kopfs als einseitige Anpassung auf eine übermäßige visuelle Orientierung oder zu viel Schreibtischarbeit. [G461]

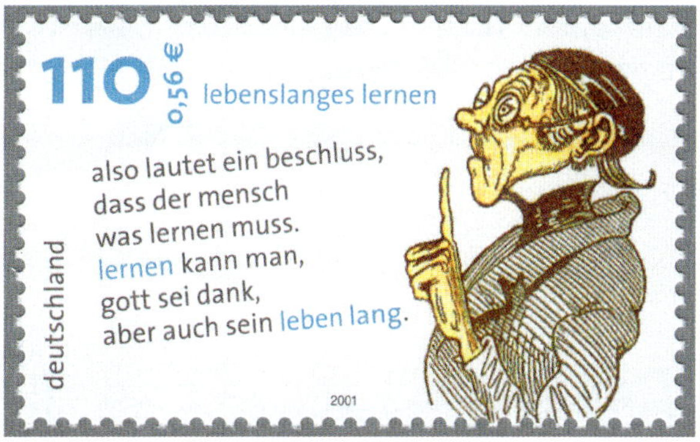

110
0,56 €
lebenslanges lernen
also lautet ein beschluss,
dass der mensch
was lernen muss.
lernen kann man,
gott sei dank,
aber auch sein leben lang.
deutschland
2001

**Abb. 3.10** Lehrer Lämpel als Prototyp des Lehrers, der sich mit viel Aufrichtung gegen die Schüler behaupten muss. Das ist natürlich überpauschalisiert vereinfacht. Heutzutage funktioniert Schule oftmals anders, und es gibt genügend andere „Lehrer-Typen". [W955, J801]

Andere spezialisieren sich auf die gebeugte Haltung am Schreibtisch und bauen eine Nackenspannung auf, die den Kopf nach vorne drängt und die Schultern zu den Ohren hebt (➤ Abb. 3.9). Während der Berufsanfänger in den ersten Wochen in dieser Haltung den Schmerz der muskulären Anspannung deutlich spürt und über diese Verspannungen klagt, scheinen sich nach einigen Wochen die Beschwerden zu bessern, zumindest lässt der Schmerz immer mehr nach und die Person denkt, alles wäre wieder in Ordnung. In Wirklichkeit aber eilt die Faszienspannung der Muskulatur zur Hilfe und nimmt dieser ein großes Stück der Arbeit ab. Durch die Verstärkung der Grundspannung in den Faszien wird die Muskulatur relativ dazu entlastet. Diese gute Idee hat leider den Nachteil, dass der Kopf irgendwann nicht mehr in seine normale Position zurückkehren kann und die Schultern gleichfalls andauernd in der hochgezogenen Position hängen. Aus eigener Kraft und nur durch „Lockerlassen" sind solcherlei Anpassungen irreversibel. Glücklicherweise reagieren auch und gerade derlei Verspannungen und Verhärtungen sehr gut auf eine manuelle Arbeit im Gewebe.

Doch sind es nicht nur mechanische Gründe, die die Körperspannung formen. In vielen Fällen spielen psychosomatische oder soziale Gründe ebenfalls eine Rolle. Beste Beispiele waren die wenigen Lokalpolitiker, die sich in meine Praxis begeben haben und allesamt eine Nackenspannung aufwiesen, die sich nur mit dem Bild des „mit dem Kopf durch die Wand Wollens" beschreiben lässt. Was im harten Arbeitsalltag eines Politikers wahrscheinlich überlebenswichtig ist, führt dann eben doch zu Beschwerden durch die deutliche Überspannung.

Spannungen ähnlicher Art, aber entlang der ganzen Wirbelsäule, findet man teilweise bei Lehrern, die ja den ganzen Arbeitstag ein starkes Rückgrat zeigen müssen, das sich mitunter auch einseitig zu starr und angespannt entwickelt (➤ Abb. 3.10). Im Frontalkontakt mit jeweils einer deutlichen Überzahl von Schülern ist es durchaus nachvollziehbar, dass sie in dieser Art ihren Mann bzw. ihre Frau stehen müssen. Es ist aber wiederum ein einseitiges Muster, das mit sehr viel Überspannung und wenig Flexibilität einhergeht.

Über die Anpassungen an Arbeitsbedingungen oder andere körperlicher Belastungen hinaus stellt sich heutzutage oftmals die Frage, welche Körperposition als normal anzusehen ist bzw. welche Position denn erstrebenswert wäre. War z. B. in den letzten Jahren die Richtung der Wirbelsäulenschwingung ganz klar als normalerweise in die Hohlrundrückenposition strebend gekennzeichnet, so sieht man im Laufe der letzten Jahre eine deutliche Neigung zum ganzrunden Rücken (➤ Abb. 3.11). Böse Zungen behaupten, das läge an der Mode, die Hosen bis zu den Knien rutschen zu lassen, und vielleicht ist da auch etwas dran. Vielleicht hat es sich ja auch genau andersherum entwickelt und man trägt die Hosen so tief, weil das in Kombination mit dem tendenziell ganzrunden Rücken besser aussieht. Tatsache ist, dass es immer mehr Menschen mit dieser Wirbelsäulenform gibt und diese eine andere Qualität von Rückenschmerzen entwickeln als die klassischen Hyperlordose-Patienten. Man stellt begleitend fest, dass die Kraft der Rückenstrecker abnimmt, was von der Bewegungsentwicklung her ja auch Sinn macht. Andernfalls wäre ja wahrscheinlich mehr Lordose gebildet worden.

Nun kann man den Joker namens Bewegungsmangel ziehen – und würde meines Erachtens einen guten Stich machen, denn jede Auseinandersetzung mit der Schwerkraft hat mit den myofaszialen Streckerketten zu tun. Dagegen kann das stundenlange Lümmeln auf einem Sofa oder passive Sitzen auf einem Stuhl zu erheblichen Streckdefiziten führen. Diese Haltung schon Kindern und Jugendlichen beizubringen, gehört zu einem der bedauerlichsten Kapitel der Erzie-

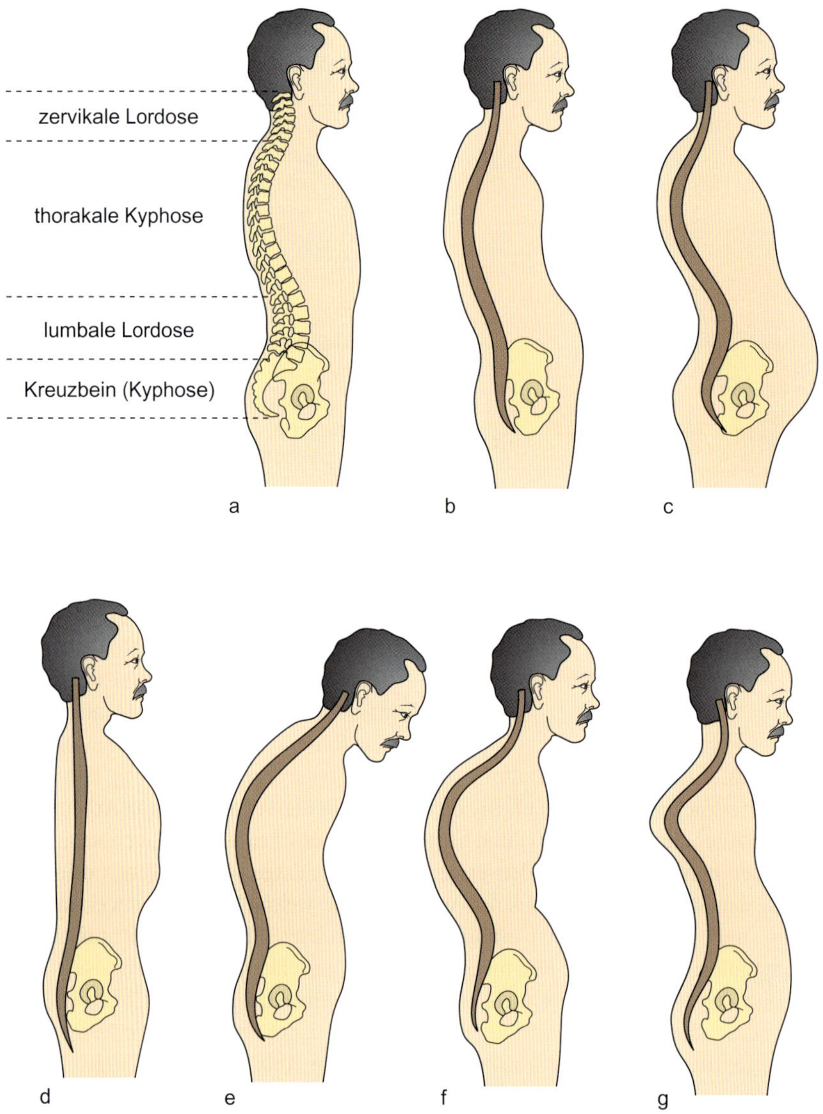


**Abb. 3.11** In a) ist eine gesunde WS-Schwingung zu sehen, in b) der ganzrunde Rücken; c) zeigt das bisher weit verbreitete Hohlkreuz und den Hohlrundrücken, d) einen Flachrücken. Variationen, die auf verschiedene Krankheiten zurückgehen, sind e) Morbus Bechterew, f) Osteoporose und g) Gibbus-Kyphose. [L106]

hung und Schulpolitik. Die guten Vorsätze eines täglichen Bewegungsprogramms in der Schule könnten dabei wirklich helfen – wenn man diese auch in die Tat umsetzen würde…

**EXKURS**

An dieser Stelle muss immer ein Erlebnis mit meinem Neffen aus der Großstadt herhalten, der bei uns zu Besuch war. Als netter Onkel wollte ich natürlich mit ihm spielen. Und weil Kinder bekanntlich ganz begeistert sind, wenn sie getragen, aufgehoben, geschwungen oder geworfen werden, kam ich zu irgendeinem Zeitpunkt auf die Idee, den Zweijährigen hochzuheben. Allerdings fasste ich ihn nicht am Rumpf, sondern an den Oberschenkeln, damit er selber auch noch aktiv sein könnte, und wenn es nur eine kleine aufrichtende Stellreaktion wäre. Leider hatte ich nicht damit gerechnet, dass dieser Streckreflex bei untrainierten Babys komplett ausfallen könnte. Kaum hatte ich den Bub in die Luft gehoben, sackte er vor lauter Schreck und Überraschung komplett zusammen und schlug sich zu allem Überfluss den Kopf am eigenen Knie an.

Für diese Generation der ganzrunden Rücken muss im Grunde ein neues Trainingsprogramm für eine differenzierte Kraft entlang der Wirbelsäule entwickelt werden. Was sich früher auf Bäumen, Garagenhöfen und Spielplätzen über Jahre hinweg quasi nebenbei entwickelte, muss heute in möglichst kurzer Zeit unter therapeutischer Anleitung trainiert werden (➤ Abb. 3.12). Dabei sind die Erkenntnisse der Faszienforschung hinsichtlich des Kollagenaufbaus entschei-

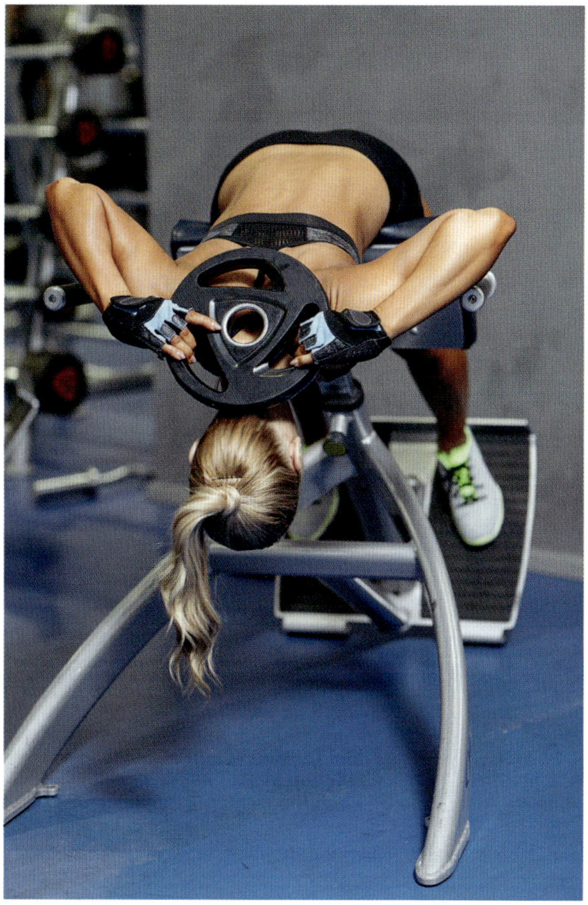

**Abb. 3.12** Hyperextensionstraining am Gerät sieht langweilig aus, lässt sich jedoch durch einfache Variationen faszial ausbauen: Der lineare Weg vom hängenden zum waagrechten Rumpf muss variiert werden. Die Wirbelsäule in ihrer Bewegungskoordination also „schlängeln" und die Bewegungsmöglichkeiten der einzelnen Wirbel ausnutzen – vor allem dort, wo es am schwersten fällt. [J787]

dend, damit sich in diesen Rücken möglichst schnell auch eine fasziale Grundspannung einstellt.

Eine etwas verwegene Idee, der mangelnden Grundspannung zu begegnen, hängt mit der Kontraktionsfähigkeit der Myofibroblasten zusammen. Man findet diese glattmuskelartigen Zellen überall im Bindegewebe, wo sie auf bestimmte Reize hin zur Kontraktion fähig sind und dabei die Faszien unter Spannung bringen. Auf destruktive Art und Weise geschieht dies beim Morbus Duypuytren, wenn die hohe Myofibroblastendichte an der charakteristischen Stelle der Kleinfingersehne zu knotenartigen Verdickungen führt. Wäre es nicht eine gute Idee, diese Myofibroblasten dorthin zu locken, wo sowieso zu wenig Spannung herrscht und sie dort kontrahieren zu lassen?

### 3.1.3 Veranlagung und Bindegewebstypen

Ganz weit hergeholt ist die Idee mit den Myofibroblasten nicht. Vergleicht man die Myofibroblastendichte bei Nordeuropäern mit jener bei Völkern aus Zentraleuropa oder Asien, so findet man deutliche Unterschiede. Die Nordvölker besitzen wohl am meisten dieser Zellen und sind folglich, verglichen mit dem anderen, relativ unbeweglich, besonders groß ist der Unterschied zu den Asiaten. Die oben genannte Duypuytren-Krankheit mit der progressiv verhärtenden Palmarfaszie wird aufgrund dessen im Englischen „Vikings' Disease" (Wikingerkrankheit) genannt. Allerdings hat die Wikingerprägung nicht nur Nachteile. So befähigt die relative Unbeweglichkeit der Wikinger diese z. B. zu einer gesteigerten Belastbarkeit der Strukturen und lässt sie ausdauernde Anstrengungen besser ertragen.

Ob ethnisch oder genetisch geprägt – die Grundeinstellungen zur Faszienspannung scheinen in den Erbanlagen zu ste-

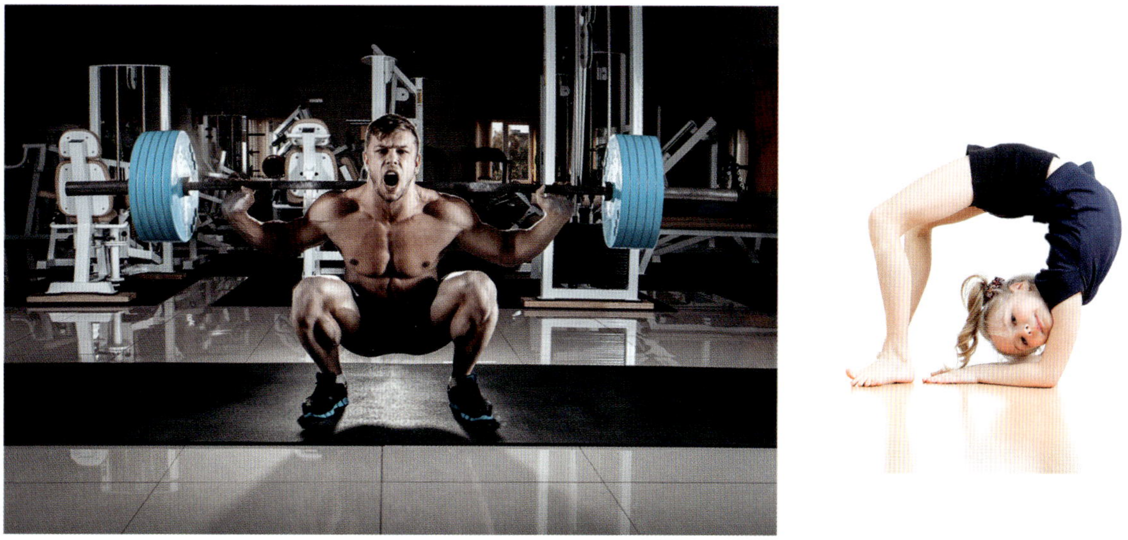

**Abb. 3.13** Wikingertypen sind belastbar, aber unbeweglich; Schlangenmenschen sind (über-)beweglich, aber wenig belastbar. Das ist größtenteils angeboren, aber nicht unveränderlich. [J787]

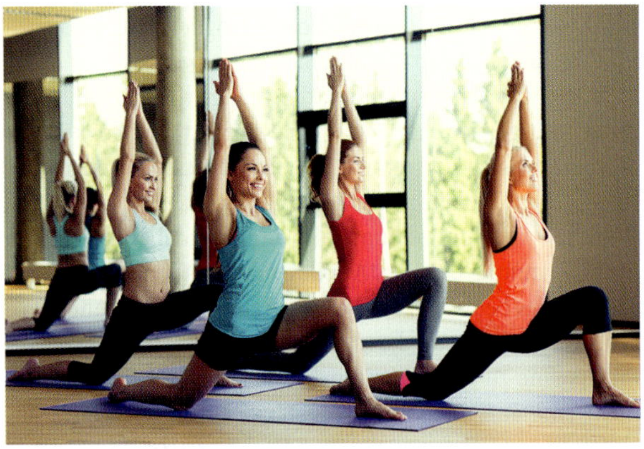

**Abb. 3.14** Im Yoga-Kurs finden sich oft genau diejenigen wieder, die sowieso schon beweglich oder überbeweglich sind. Die „unbeweglichen" Männer gehen so lange lieber zum Krafttraining, wo wiederum wenig Frauen anzutreffen sind. [J787]

cken. Konstitutionell gibt es eben einerseits „Wikinger" und andererseits „Schlangenmenschen", die einen vor allem belastbar, die anderen vor allem beweglich (➤ Abb. 3.13). Leider tendieren genau die Wikingertypen auch zu entsprechenden Sportarten mit hoher Spannung und Krafteinsatz, während die Schlangenmenschen derlei Veranstaltungen verachten und sich lieber beim Yoga- oder Stretchingkurs anmelden. So verstärken jeweils beide Typen ihre sowieso schon angelegte Neigung und werden damit noch einseitiger (➤ Abb. 3.14).

Im Leistungssport ist es ja genau dasselbe. Wer überdurchschnittliche Leistungen bringen will, muss auf seinem Gebiet entsprechende Voraussetzungen mitbringen. So finden sich naturgemäß viele Asiaten in beweglichkeitsorientierten Sportarten wie Geräteturnen. Dafür sind es immer wieder die Kenianer, die als erstes die Ziellinie des Marathons überqueren. Überhaupt sind die Afrikaner in den Laufdisziplinen ganz vorne dabei, mit gut untersuchten Vorteilen, was die knöchernen Hebelverhältnisse und die faszialen Bedingungen wie die Länge der Achillessehne anbelangt.

Was die Unbeweglichen und zu Verspannten auf der einen Seite sind, gibt es auf der anderen Seite als Hypermobilitätssyndrom. Diesen Menschen fehlt die fasziale Grundspannung so deutlich, dass sie die Mehrzahl ihrer Gelenke überdurchschnittlich weit bewegen können, ohne dabei Schmerzen oder Spannungen zu spüren. Der Schlangenmensch ist eine extreme Form hiervon und die meisten Menschen wären der Meinung, dass eine solche übersteigerte Beweglichkeit auf Dauer nicht gesund sein kann.

Auf der Suche nach geeigneten Kriterien, welche Beweglichkeit normal ist, hat sich der Beighton-Score-Screening-Test mit seinen einfachen fünf Kriterien bewährt. Je erfolgreich durchführbarer Überbeweglichkeit gibt es einen Punkt (➤ Tab. 3.1).

Mit diesem Test ist es so, wie bei vielen seiner Art: Er bekräftigt nur, was man sowieso vermutete. Allerdings macht er seine Ergebnisse mess- und vergleichbar. Doch ist die absolute Bewegungsamplitude für die Gesundheit eigentlich so entscheidend? Um einiges wichtiger ist doch, wie weit die Bewegung aktiv in die Dehnung gebracht werden kann. Diese Aktivierung der tensegralen Spannung kann langfristig dazu beitragen, dass sich die Faszienspannnung in Richtung Stabilität verlagert.

**Tab. 3.1** Beighton-Score-Screening-Test zur Feststellung der Hypermobilität

| | |
|---|---|
| Handflächen können bei gestreckten Knien auf den Boden aufgelegt werden | 1 Punkt |
| Überstreckbarkeit der Ellenbogen um ≥10°, jeweils rechts und links | je Seite 1 Punkt |
| Daumen berührt den Unterarm | je Seite 1 Punkt |
| Überstreckung des Grundgelenks des kleinen Fingers auf 90° | je Seite 1 Punkt |
| Überstreckbarkeit der Kniegelenke um ≥10° | je Seite 1 Punkt |
| **Bewertung:** 0–2 Punkte = nicht hypermobil; 3–4 Punkte = moderat hypermobil; ≥ 5 Punkte = generalisierte Hypermobilität | |

## 3.2 Fasziale Beschwerden

### 3.2.1 Fehlregulation des Faseraufbaus

Bei jungen Sportlern findet man eine Kombination von gesunder Vorspannung und Elastizität im Kollagenfasernetz, die Bewegungen mühelos und ökonomisch erscheinen lassen. Mit fortschreitendem Alter und bei Bewegungsarmut verändert sich jedoch die regelmäßige und feine Wellenstruktur der kollagenen Fasern über die Bildung von Cross-Links zu verfilzten und spröden Strukturen. Eine elastische Bewegung ist mit einem so verklebten Gewebe schwer zu realisieren, vielmehr ist dieses von undifferenzierten Bewegungen und Verletzungsanfälligkeit geprägt. Der kollagene **Verfilzungsprozess** ist jedoch durch geeignetes Training aufzuhalten und sogar reversibel!

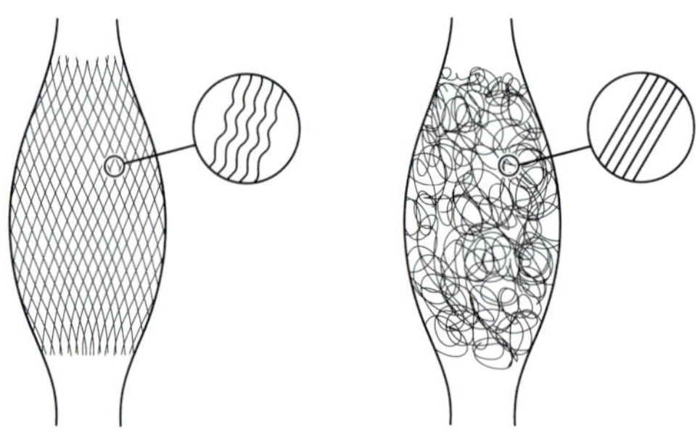

**Abb. 3.15** Die Scherengitterstruktur ist ein Merkmal gesunder Muskelhüllen und Aponeurosen, ebenso der Crimp, die mikroskopische Wellung in den einzelnen Kollagenfasern. [G459]

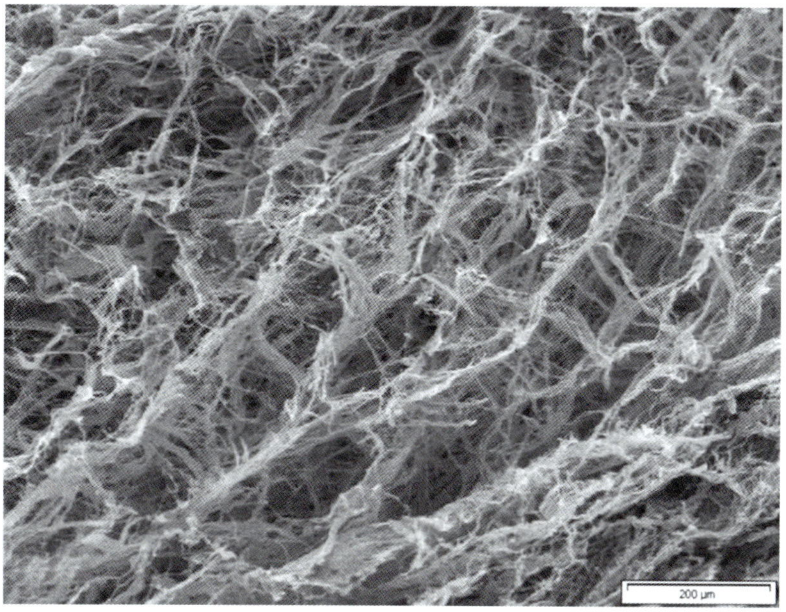


**Abb. 3.16** Wird das Bindegewebe aufgrund einer Immobilisation nicht unter gerichtete Spannung gebracht, bilden sich sehr schnell ungeordnete und chaotische Verfilzungen, sogenannte Cross-Links. Diese machen das Gewebe spröde und verletzungsanfällig. [G465]

Der Ausdruck gesunder, leistungsfähiger Faszien zeigt sich also in einer deutlichen Scherengitterausrichtung der Kollagenfasern zueinander und in einer mikroskopischen Wellung (Crimp) der einzelnen Fasern. Geeignete sportliche Belastung führt langfristig zur Ausformung dieser deutlichen Wellenstruktur. Im Gegenzug bewirkt Bewegungsmangel eine ungeordnete Architektur des Fasernetzwerks und eine verminderte Wellung der Einzelfasern (➤ Abb. 3.15).

Auch durch Überdehnungen, Risse und Operationen treten Schädigungen in den kollagenen Fasern auf, die im Zuge der Heilung jeweils die drei Phasen Entzündung, Proliferation und Neuausrichtung des Gewebes durchlaufen. Während der **Entzündungsphase** werden die Abwehrzellen aktiv, beseitigen das geschädigte Material und setzen die zweite Phase der **Proliferation** (Gewebewucherung) in Gang. In dieser Phase formt sich eine relativ ungeordnete Kollagenstruktur, um die Wunde zu verschließen. Um die Heilung jedoch erfolgreich zu beenden, muss das Kollagen im Narbengewebe neu ausgerichtet und an die lokalen Spannungsverhältnisse angepasst werden. Dieser Prozess der **Neuausrichtung** ist langwierig und störanfällig: Man rechnet in Zeiträumen von Monaten, in denen das Gewebe wohldosiert belastet werden muss. Sowohl eine Unter- als auch eine Überforderung in diesem Zeitraum würden den Heilungsprozess in die Länge ziehen. Der z. B. im Fußball verbreitete verfrühte Einsatz verletzter Spieler endet oftmals mit einer Re-Traumatisierung vorgeschädigter Strukturen, andererseits muss die Rehabilitation auch frühestmöglich einsetzen, um die Bildung von immobilisationsbedingten Cross-Links (➤ Abb. 3.16) zu reduzieren.

**MERKE**

Die Therapie verletzungsbedingter Strukturschäden muss einerseits so früh wie möglich einsetzen, um die Bildung ungeordneter Cross-Links zu reduzieren. Andererseits darf das betroffene Gewebe unbedingt nur so weit belastet werden, dass eine Re-Traumatisierung ausgeschlossen werden kann. In den allermeisten Fällen reicht frühestmöglich von „sofort" bis „nach wenigen Tagen"!

### 3.2.2 Fehlregulation der Grundsubstanz

Die **Viskosität** des Bindegewebes hängt in erster Linie von der Beschaffenheit der Grundsubstanz ab. Das wasserbindende Hyaluron spielt dabei eine entscheidende Rolle. Liegt es in ausreichender Menge und in kurzkettigem Zustand vor, dient es als dünnflüssige Gleitschicht zwischen den einzelnen Kollagenfasern und -schichten. Baut es sich durch Untätigkeit oder Stress und Dauerspannung zu langen Ketten zusammen, erhöht sich seine Viskosität und man stellt eine Verdickung bzw. Verhärtung des Bindegewebes fest. Dieser Effekt tritt ebenfalls nach sportlicher Belastung auf, vor allem, wenn diese mit einer muskulären oder/und ernährungsbedingten **Übersäuerung** einhergeht. Sportler klagen dann über eine temporäre Unbeweglichkeit nach der Belastung. Im klinischen Bereich finden sich derlei Verhärtungen z. B. in der Nackenmuskulatur, und sie scheinen ganz entscheidend an der Entstehung chronischer Nackenbeschwerden beteiligt zu sein. Sie sind ein Paradebeispiel dieser Trias von Verspannung, Stress und effektivem Bewegungsmangel, wodurch sich die lokale Übersäuerung und die daraus folgende Viskositätserhöhung der Grundsubstanz ergeben. Diesen Prozess durchläuft das Gewebe innerhalb weniger Tage und Wochen und das Ergebnis tritt damit deutlich schneller in Erscheinung, als der kollagene Umbau stattfindet.

Gleiche Bedingungen findet man auch an anderen Faszien des Körpers. Studien berichten von einer verminderten Gleitbeweglichkeit der Lumbalfaszie im Zusammenhang mit Schmerzen in diesem Bereich. Aus der Praxis ist der sogenannte Witwenbuckel bekannt, die Verdickung und Verhärtung des BWS-HWS-Übergangs.

All diesen Fehlregulationen der Grundsubstanz gemein ist ein Vorteil in der Therapie: Sie sind relativ schnell reversibel. Geht man mit betont langsamem und aufmerksamem Druck ins Gewebe, kann man nach etwa einer halben Minute ein „Schmelzen" wahrnehmen, das in manchen Fällen zusätzlich eine Richtung zu haben scheint. Technisch wenig anspruchsvoll reicht wirklich ein wenig Interesse und Aufmerksamkeit, um dieses Schmelzen wahrzunehmen. Kombiniert man das Verfahren mit hinreichend anatomischen Kenntnissen und Erfahrung, so lassen sich die Verhärtungen in verschiedenen Gewebetiefen und Spannungsrichtungen differenziert behandeln. Gleichfalls ist eine Kombination mit differenzierten Eigenbewegungen des Patienten hilfreich.

Im sportlichen Bereich lässt sich ebenfalls ausnützen, dass die langen Hyaluronsäureketten nicht temperaturstabil sind und bei 40 °C Körpertemperatur fragmentieren. Ein ausführliches Warmlaufen und Durchbewegen vor Beginn eines sportlichen Trainings gewinnt damit auch für die Faszienschichten an Bedeutung und verhindert Distorsionsverletzungen im unaufgewärmten Zustand.

**MERKE**

Angemessenes Aufwärmen vor dem Sport erhöht nicht nur die Reaktions- und Kontraktionsbereitschaft der Muskulatur bzw. der neuromuskulären Bahnen, sondern ist seit jeher für eine Schmierung der Gelenkflächen durch die vermehrte bzw. flüssigere Synovialflüssigkeit bekannt. Genau dieser Effekt stellt sich scheinbar auch innerhalb der Faszien ein, sodass auch diese gleitfähiger und beweglicher werden.

Liegt eine Verhärtung vor, ist dem Sportler die Anwendung von langsamen Massagen, Körperarbeit oder einer Selbstbehandlung mittels Faszienrolle zu empfehlen. Der lokale Druck der Hartschaumrolle regt die Neuproduktion von Hyaluron an und verbessert damit die Qualität der Grundsubstanz und die Gleitfähigkeit kollagener Fasern. Die mit dem Rollen einhergehende neurovegetative Schmerzverarbeitung hat sich zumindest im Leistungssport bewährt, wo es auf möglichst kurze Regenerationszeiten ankommt.

### 3.2.3 Nicht ausreichend muskulär erklärbare Beschwerden

Statistiken belegen, dass bei 80 % der Rückenschmerzen die Ursachen ungeklärt sind. Es liegen dabei keine mit bisherigen Möglichkeiten diagnostizierbaren Schädigungen vor. An dieser Stelle springen gerne die Faszienexperten ein und postulieren, dass hierfür ein fasziales Geschehen durchaus vorstellbar wäre. Seriöse Schätzungen gehen jedoch davon aus, dass von diesen 80 % nur wiederum etwa ein Drittel der Fälle ihre Ursache in den Faszien haben, die restlichen zwei Drittel bleiben immer noch ungeklärt oder lassen sich nicht monokausal begründen.

Vielleicht ist diese Schätzung zu vorsichtig, aber aus eigener Erfahrung bin ich mir sehr bewusst, wie sehr man seine eigene Effektivität überschätzen kann: Da meine Patienten selten als erstes zu mir kommen, sondern vielmehr vorher einige andere Kollegen konsultiert haben, drängt sich manchmal der Gedanke auf, dass meine Behandlung die Probleme löst, die andere nicht in Ordnung bringen konnten. Vielleicht ist das in einigen Fällen wirklich so, doch woher kann ich wissen, wie viele meiner Patienten nach einigen Sitzungen zu den Kollegen abwandern? Insofern bleiben wir bei dem einen Drittel faszialer Schmerzen – und wenn wir mehr Patienten helfen können, ist es ja auch nicht schlimm.

Fasziale Schmerzen haben normalerweise eine emotionale Qualität. Sie sind nicht einfach „stechend", „bohrend" oder „dumpf", sondern werden als „bedrohlich", „nervend" oder „machen mich fertig" empfunden. Sie sind selten tageszeitabhängig, wenn überhaupt, verändern sie sich unter Belastung. Sie können sowohl punktuell als auch flächig, zentral oder peripher auftreten. Der Faktor, der mit Faszien jedoch immer zusammenhängt, ist die Zeit. Wenn der Schmerz schon seit Jahren besteht oder seit einem längst vergangenen Unfall auftritt, dann sind fast immer fasziale Gründe ausschlaggebend. Wenn der Patient keine Begründung für seine langjährigen Beschwerden hat, aber gleichzeitig von einem Unfall aus seiner Jugendzeit berichtet, oder wenn die Beschwerden unbeeindruckt von Medikamenten weiterbestehen, dann sollte man über eine fasziale Behandlung nachdenken. Offen bleiben dann immer noch die Fragen, auf welcher Ebene ist das Problem manifest, welche Systeme sind mitbeteiligt und wo fängt man am besten an, die Läsion zu behandeln?

**Aus der Praxis**

Ein Paradebeispiel: Der Patient ist Ende 30, ambitioniert, arbeitet am Schreibtisch und sitzt viel im Auto. Er spürt, dass seine Haltung darunter leidet, kann aber keinen regelmäßigen Sport treiben, weil er zu oft Spannungskopfschmerzen, manchmal auch migräneartige Beschwerden hat.

Man könnte den vielen Symptomen einzeln nachgehen und versuchen, etwas Haltungstraining und gymnastischen Ausgleich zu schaffen, und ihm gegen die Spannungskopfschmerzen eine lockernde Nackenmassage zu geben. Manchmal ist dieser Anfang gar nicht der schlechteste, weil gar nicht immer alle Symptome zusammenhängen, auch wenn wir das gerne so hätten.

In diesem Fall horcht man wegen der Zwangshaltung beim Arbeiten, der inneren Anspannung und der Nackenproblematik jedoch bereits auf. Bei der Inspektion im Stehen zeigt sich dann, neben den offensichtlich aus der Balance geratenen Rumpfstrukturen, der Kontrast von innerer und äußerer Spannung. Diese konzentriert sich eindeutig Richtung Schädel, vielleicht Kiefer, und es fällt eine Seitendifferenz auf der Augenebene auf. Das sind Gründe genug, in erster Linie die kraniosakralen

Spannungen zu inspizieren bzw. zu behandeln und dann zu beobachten, wie der ganze Organismus damit umgeht.

## Aus der Praxis

Der Patient ist jenseits der 50, Handwerker, mit einer dominanten Überspannung in der rückwärtigen myofaszialen Kette. Diese zieht so stark, dass man seine etwas flachen oberen Rippen gar nicht bemerkt, sie werden ja von hinten angehoben. Es zeigt sich eine deutliche Seitendifferenz, auch der Schulterebene, mit offensichtlicher Überspannung im Bereich des Zwerchfells. Außerdem liegt eine deutliche Diskrepanz der Proportionen des Ober- und Unterkörpers vor. Akut klagt der Mann über Kopfschmerzen.

Konkret würde es sich in diesem Fall wohl nicht lohnen, den Kopf zu behandeln, denn dieser spürt zwar die Schmerzen, muss aber vor allem von den restlichen Strukturen gelöst oder besser unterstützt werden. Weil das Zwerchfell und dessen Bewegung als Startpunkt wunderbar mittendrin liegt und gleichzeitig die Basis für den Brustkorb darstellt, wäre diese Region ein guter Anfang. Das Ziel wäre, die Bewegung des Zwerchfells zu erleichtern, also Spannung herauszunehmen, und diese Bewegung dann mit der anderen Hand an gegenüberliegenden Stellen unter einer Kompression zur Körpermitte wiederzufinden. Ist die Bewegung dann vorhanden, muss man sich entscheiden, ob man weiter nach kaudal an den Beinen weiterarbeitet, oder sich darauf konzentriert, den Übergang der BWS zur HWS samt Schlüsselbein und oberen Rippen zu verbessern. Erst wenn diese beiden Wirbelsäulenabschnitte beweglicher und entspannter werden, kann man sich Richtung Schädel und Halswirbelsäule vorarbeiten.

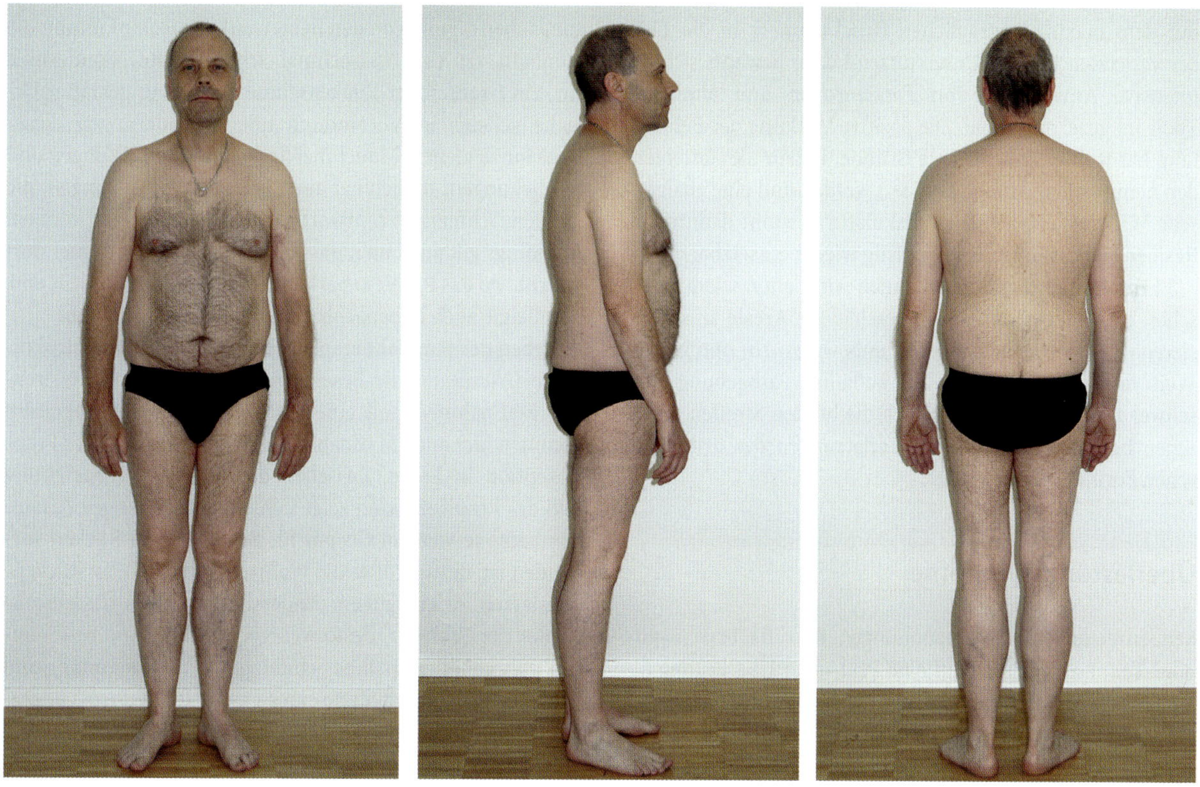

**Abb. 3.17** Patientenbeispiel: Obwohl der abgebildete Patient besser aussieht als die beschriebenen „Fälle", lassen sich doch einige Details anmerken. Von frontal zeigt sich vor allem die dominante Seite stärker ausgebildet, von seitlich sieht man die abgeflachten Rippen und die dorsale Überspannung. Außerdem würde man sich eine bessere Unterstützung durch die Beine wünschen, was sich auch von hinten recht deutlich darstellt. [P146]

Alle notwendigen Techniken werden weiter hinten im Buch beschrieben.

In beiden Fällen war es unausweichlich, an der Abstimmung verschiedener Spannungsebenen zu arbeiten und die Ebenen wieder verschieblich, vielleicht sogar überhaupt wahrnehmbar zu machen (➤ Abb. 3.17).



## 3.3 Konkrete Verletzungsbeispiele

### Muskelzerrung/-faserriss

Eine Überdehnung der Muskel-Sehnen-Einheit oder ein plötzlich einsetzender Widerstand führen häufig zu Zerrungen und Rissen innerhalb der myofaszialen Struktur. Handelt es sich dabei um einige wenige Fasern, ist diese Verletzung zwar schmerzhaft und langwierig, kann aber konservativ behandelt werden. Erstaunlicherweise sind zwei sehr unterschiedliche Behandlungstechniken denkbar: Entweder man versucht, so sanft wie möglich das Gewebe flächig zu verschieben, um eine Entlastung zu erreichen, oder man geht mit dem maximal erträglichen Druckschmerz in die Tiefe der verletzten Region. Unterstützend dazu bewährt sich die intensive Anwendung von Faszienrollen und ähnlichen Tools im gezerrten Areal. Die positive Wirkung der Behandlung hat wohl v. a. neuronale Gründe, indem die absteigenden hemmenden Bahnen aktiviert werden und eine analgetische Wirkung eintritt. Die Muskulatur gewinnt dadurch an Resilienz und ist oftmals kurzfristig wieder einsetzbar.

Ebenfalls über neuronale Bahnen wirkt ein faszienspezifisches, elastisches Taping, um geschädigte Areale zu stabilisieren und Bewegungsmuster unbewusst zu optimieren. Weit verbreitet und durch die auffällige Farbgebung auch schwer zu verbergen, finden sich die bunten Streifen inzwischen bei einer Vielzahl von Verletzungen des orthopädischen Formenkreises wieder.

### Überlastungssyndrome

Sehnenreizungen und -entzündungen, Fasziitis, Fersensporn oder Tennisarm deuten auf eine Fehl- oder Überlastung betroffener Strukturen hin. Solange die Beschwerden nicht aus erzwungenen stereotypen Bewegungen (Repetitive Motion Injuries) resultieren, sollte nach haltungsbedingten Ursachen gesucht werden. So stehen Überlastungen der Plantarfaszie und der Achillessehne oft in Verbindung mit einer fixierten BWS-Kyphosierung, der Tennisarm mit einer Dysbalance des Schultergürtels und des Atemmusters, Kniebeschwerden mit Fehlstellungen der benachbarten Gelenke. Auf der anderen Seite ist mitunter auch eine schlechte Ausrüstung für die Überlastung verantwortlich, wobei auch hier auf die Besonderheiten des Anwenders eingegangen werden muss: Die Fersendämpfung, die dem einen zur Knieschonung dient, kann beim anderen die Fußheber überfordern und ein Schienbeinkantensyndrom auslösen.

Insofern sind hier bald die Grenzen der Selbstbehandlung erreicht und der Patient sollte sich ggf. bei seinem Therapeuten vorstellen, der eine solche Fehlhaltung erkennen und adäquat behandeln kann. Dabei lohnt es sich immer, eine komplette myofasziale Linie in einer Behandlungseinheit zu bearbeiten bzw. einen guten Plan der sich unterstützenden Strukturen zu verfolgen. Eine lokale Behandlung macht in diesem Fall hingegen wenig Sinn.

### Rückenschmerzen

Als zentrale Struktur der aufrechten Haltung und der Bewegungsübertragung von den Beinen auf den Rumpf nimmt die Lumbalfaszie eine (manchmal schmerzhafte) Sonderrolle ein. Ein Großteil der Rückenschmerzen mit ungeklärter Ursache scheint in Verbindung mit Veränderungen dieser Struktur zu stehen. Manchmal findet man Verhärtungen und Verdickungen, manchmal auch kollagene Verfilzungen, die für den Schmerz verantwortlich gemacht werden können. Allerdings gilt auch hier, dass der Schmerz nicht immer dort auftritt, wo das Problem herkommt, also die Ursache für eine Lumbalgie auch in benachbarten Regionen liegen kann.

Neben der manualtherapeutischen Korrektur der strukturellen Gründe für die Beschwerden, stoffwechselaktivierenden Maßnahmen und einem angepassten Dehnprogramm kommen hier auch Maßnahmen zur Verbesserung der Propriozeption in Frage. Zwischen der Schmerzwahrnehmung und der Propriozeption zeigt sich ein gegensinniger Zusammenhang: Je weniger Gespür für Bewegung im Rücken vorhanden ist, desto größer die Wahrscheinlichkeit, an Rückenschmerzen zu erkranken. Andersherum ist es dasselbe: je größer der Schmerz, desto weniger werden feine Bewegungen wahrgenommen. Eine Schulung von Wahrnehmung und Feinkoordination im Sinne eines Fascial Refinements begegnet diesem Defizit und kann mit einem Elastizitätstraining ergänzt werden, sobald die Faszie schmerzfrei bewegt werden kann.

## Postoperative Narben

Weithin unterschätzt tragen Narben und innere Verwachsungen zu Dysbalancen des dynamischen Spannungsgleichgewichts bei und führen (meist verzögert) zu strukturellen oder organischen Beschwerden. Eine manuelle Behandlung nach einem Unfall oder einem chirurgischen Eingriff kann sowohl der Gleitfähigkeit als auch der Neustrukturierung des kollagenen Gewebes dienen. Allerdings sollte diese rechtzeitig einsetzen, um möglichst wenige Verfilzungen bearbeiten zu müssen (➤ Abb. 3.18).

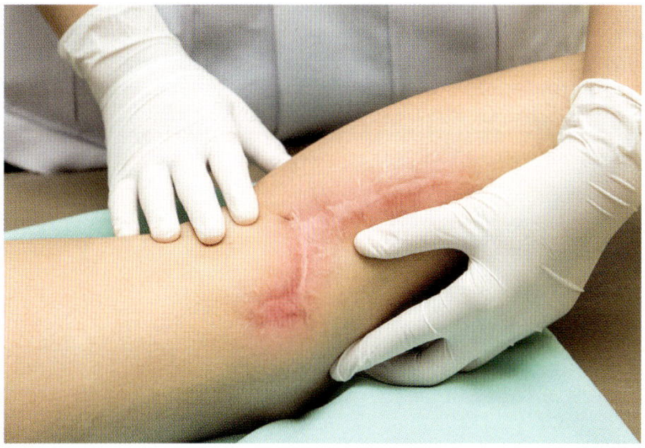

**Abb. 3.18** Die Behandlung einer Operationsnarbe sollte möglichst früh erfolgen, damit sich möglichst wenig Fixierungen und Verwachsungen entwickeln. In den meisten Fällen sollte man nicht warten, bis die Fäden gezogen wurden, sondern im Rahmen des Möglichen schon davor mobilisieren. [J787]

KAPITEL

# 4 Befund – Bodyreading



Einer der spannendsten und für die erfolgreiche Behandlung entscheidendsten Abschnitte des Behandlungsprozesses ist eine genaue, zutreffende und umfassende Befundung des Patienten. Allzu gut erinnere ich mich an die schier endlos erscheinenden Einheiten von „Bodyreading", auf Deutsch „Körperlesen", während der Rolfing-Ausbildung und bei vielen weiteren Fortbildungen. Was lässt sich an einem Körper lesen? Und vor allem, wie lerne ich, das Richtige und Wichtige aus der Struktur zu erkennen? Wie lässt sich das ABC des Körperlesens erlernen? Gibt der Körper überhaupt genügend visuelle Informationen preis und wenn ja, wie kann ich ihm diese entlocken und beschreiben?

Erwartet hatten wir damals die Offenbarung eines Geheimnisses: Wie könnte der Gordische Knoten des Patienten effektiv und in kürzester Zeit, möglichst wundersam zerschlagen werden, und zwar zum Erstaunen des Betroffenen und natürlich auch aller Zuschauer? Vielleicht hätten wir auch ein Geheimrezept akzeptiert, was wenigstens bei der Mehrzahl von Patienten entsprechend funktionieren würde. Schließlich war und ist das Versprechen der Arbeit an den Faszien, dass man nicht nur am Symptom, sondern am zugrundeliegenden (Fehl-)Haltungsmuster arbeitet.

So groß die Erwartungen waren, so pragmatisch waren die vielen kleinen Schritte und Erkenntnisse, die dabei halfen, das Therapeutenauge zu schulen. Zum Glück wurde uns eben nicht das Universalrezept geliefert, wie es in manchen Therapiemodellen der Fall ist, wenn sämtliche Beschwerden auf ein „Grundproblem", wie z. B. die Beinlängendifferenz oder die Atlasposition reduziert werden. Obwohl diese Ansätze häufig funktionieren und ihre Berechtigung haben, ist die menschliche Statik im Normalfall zu komplex und individuell angepasst, als dass sie so eindimensional korrigiert werden könnte.

Nun ist es nicht meine Intention, das Erstaunliche aus der Erkenntnis symptomatischer Zusammenhänge zu nehmen, sondern die vielen Puzzleteile aufzuwerten, die letztendlich zum diagnostischen Gesamtbild beitragen. Manche dieser Puzzlesteile sind durchaus erstaunlich und übersteigen zumindest die schulmedizinischen Vorstellungen des Körpers, andere betreffen Strukturzusammenhänge, über die man einfach noch nie nachgedacht hatte. Doch Vieles ist eben auch offensichtlich, und es scheint mir eine gute Idee, mit den einfachen Dingen zu beginnen, um dann im weiteren Verlauf auf spannende Zusammenhänge zu kommen. In ➤ Kap. 5 werden dann konkrete Bezüge aufgeführt und Symptomzusammenhänge erläutert. In diesem Kapitel betrachten wir zunächst die Konstruktion des Menschen grundlegend geometrisch, entlang seiner Ebenen, Achsen und Proportionen.

## 4.1 Proportionen und Symmetrie

Teilt man den menschlichen Körper entlang seiner drei Achsen in jeweils zwei Hälften, dann sollten die beiden Teile in etwa gleich groß erscheinen bzw. etwa das selbe Volumen haben. Was geometrisch banal erscheint, zeigt sich am Patienten häufig individuell ungleich verteilt, sodass wir mehr Masse oder Volumen in einer der beiden Körperhälften wahrnehmen können. Auf den ersten Blick scheint das nur ein geometrisch-ästhetisches Problem zu sein. Man könnte fragen, was denn schlimm an z. B. einem ausgeprägten Oberkörper sein soll, entspricht dieser doch weitgehend dem derzeit vorherrschenden männlichen Ideal. Bei aufmerksamer Betrachtung stellt diese individuelle Ausprägung jedoch mitunter das Ergebnis eines jahrelangen Anpassungsprozesses aufgrund funktionaler Bedingungen dar – und führt spätestens dann zum Ruf nach therapeutischer Intervention, wenn es sich nicht um ein Schönheitsideal handelt, sondern die Rechts-Links-Symmetrie betrifft und der Betroffene eine Skoliose entwickelt.

Zugegebenermaßen spielen Vererbung und Veranlagung ebenfalls eine entscheidende Rolle für die persönliche Anatomie. Es wäre auch vermessen, die Erscheinung des Patienten auf eine Art zu werten – oder gar abzuwerten. Vielmehr steht hinter dem Modell der hälftigen Symmetrie vor allem die Frage nach der Unterstützung und Ökonomie von Haltung und Bewegung, ein Aspekt, auf den in ➤ Kap. 4.3 eingegangen wird.

### 4.1.1 Ventral-dorsal-Symmetrie

Die Symmetrie der vorderen und rückwärtigen Körperhälften ist Bestandteil all der Konzepte, die von seitlich ein Lot durch den stehenden Menschen fällen, meist durch Ohr, Schulter, Hüfte und Sprunggelenk (➤ Abb. 4.1). In den meisten Fällen betrachtet man den Verlauf dieser Lotlinie und stellt Abweichungen der genannten Gelenkpunkte fest, um die Position der Körpersegmente zu bewerten.

Unter dem Aspekt der Proportionen ist neben dem Verlauf der Lotlinie interessant, wie groß die Körperanteile vor und hinter dieser Linie sind. Manchmal verläuft die Linie zwar genau durch die Gelenke, aber die Proportionen sind trotzdem ungleich verteilt. Die Anpassung an die Schwerkraft kann einerseits über eine Verlagerung der Segmente erfolgen, andererseits über eine vermehrte Spannung in jenen Regionen, die die überproportionierten Anteile widerlagern müssen. Beispielsweise gab es bei der am Computer entwickelten Figur der Lara Croft offensichtlich das Problem, dass ihre von den Designern erwünschte Oberweite ihren Körperschwerpunkt derart nach vorne verlagerte, dass man ihr zum Ausgleich einen Rucksack aufsetzen musste. In natura müsste der Brustkorb stattdessen rückverlagert werden (= Abweichung von der Lotlinie) oder die Gewichtsverteilung führt zu chronischen Verspannungen in der BWS-Region (Spannungskompensation), die dann wiederum von den

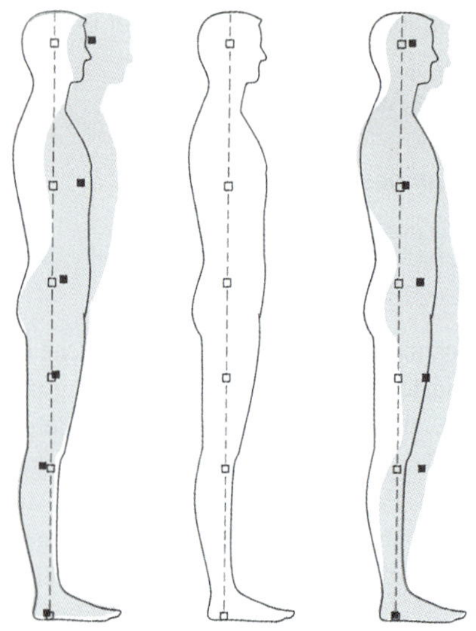

**Abb. 4.1** Die Lotlinie von seitlich wird häufig zur Haltungsbeurteilung herangezogen. Sie ermöglicht es, Abweichungen der Segmente in der Sagittalebene zu befunden. Idealerweise liegen Ohr, Schulter, Hüftgelenk, Knie und Fußgewölbe auf dieser Linie über- bzw. untereinander. [G116]

Beinen/Füßen widerlagert werden müssen. Insofern darf eine Abweichung in keinem Fall aus dem statischen Gesamtzusammenhang gerissen und isoliert behandelt werden, da sie immer mit der Gesamtstatik in Verbindung steht und letztendlich von den Füßen unterstützt werden muss.

Obwohl meistens beide genannten Mechanismen parallel greifen, ist es von diagnostischer Bedeutung, die jeweilige Kompensation separat zu benennen, weil sie zu den erwähnten unterschiedlichen Spannungsmustern führen.

Die Vorder-Rückseiten-Proportion lässt sich nicht nur von der Seite aus betrachten. Von vorn oder hinten gesehen bekommt man ebenfalls einen Eindruck von der Verteilung von Körpermasse und -fläche. Ohne vorschnelle Schlüsse zu ziehen, kann man in Betracht ziehen, dass eine betonte Ventralseite einen weltoffeneren Eindruck macht als ein überbreiter Rücken. Oder dass der massive Rücken in der Vergangenheit unter mehr Belastung stand, als der Mensch mit einer ausgeprägten Vorderseite. Neben den psychologischen Aspekten der Haltung hat diese Verteilung wiederum etwas mit den individuellen Spannungsmustern zu tun, welche die individuelle Anatomie stabilisieren müssen (➤ Abb. 4.2).

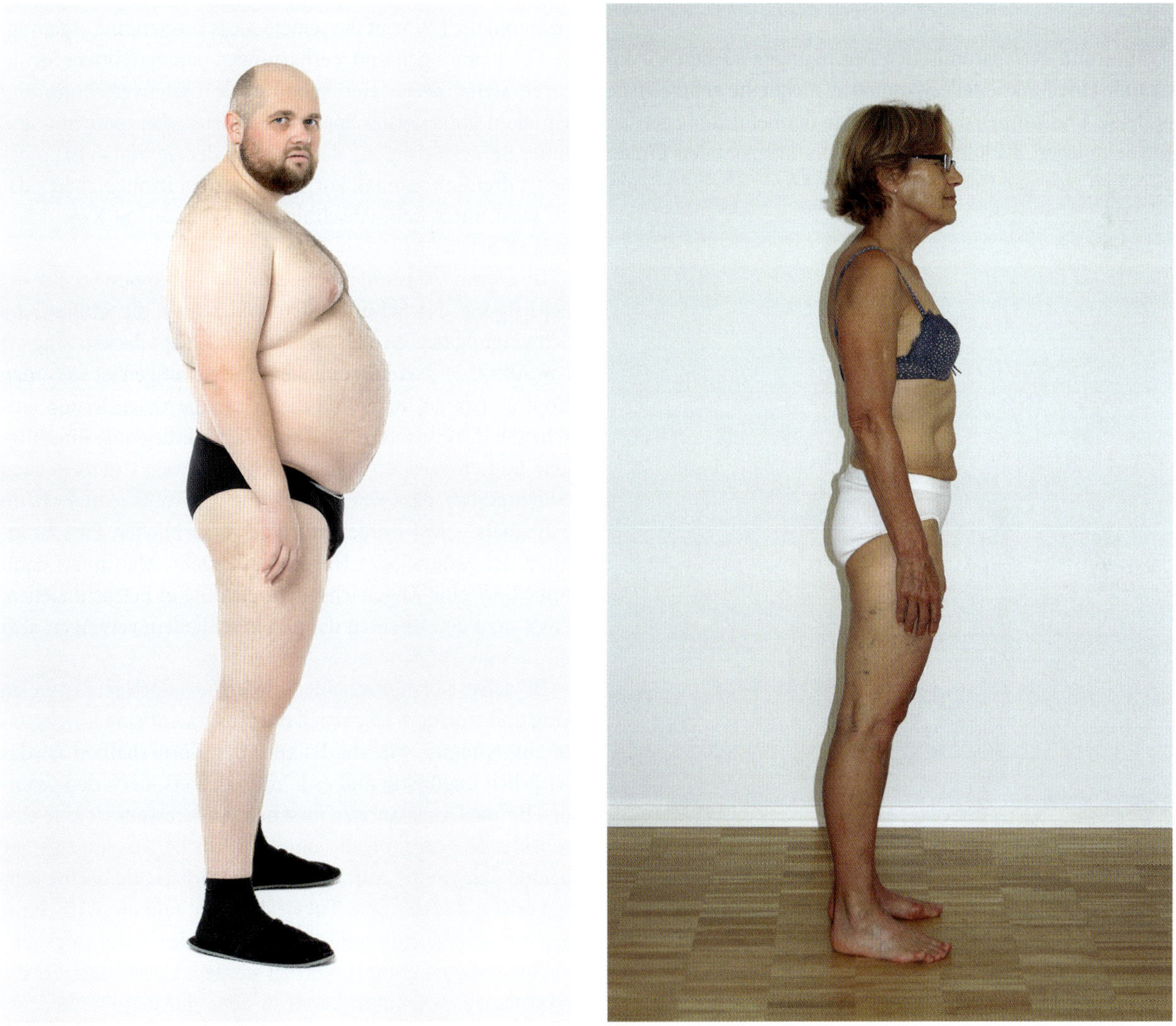

**Abb. 4.2** Spannungszüge zur Stabilisierung der Ventral-Dorsal-Statik: Masse, die nicht durch einen Gegenpart ausgeglichen wird, muss über die köpereigene Spannung gehalten werden, die ihrerseits statisch verankert bzw. ausgeglichen werden muss.
Im Beispiel eines betonten Bauchs wird klar, dass die Spannung auf der Beinrückseite groß sein muss, was die Tendenz zur Ventralisation des Beckens unterstützt und damit die LWS noch mehr belastet.
Wie das weibliche Model zeigt, ist zur Abweichung der Segmente nach ventral nicht unbedingt der Bauch mitverantwortlich, es genügt eine Über- oder Bogenspannung auf der Körperrückseite. [J787, P146]

### 4.1.2 Rechts-links-Symmetrie

Die offensichtlichsten und meist auch spürbarsten Asymmetrien finden sich in der unterschiedlichen Ausprägung der beiden durch die Sagittalachse getrennten seitlichen Körperhälften. Nicht nur durch die Rechts- oder Linkshändigkeit, auch durch die unpaarige Anordnung der Organe und die meist vorhandene Beinlängendifferenz ergeben sich unterschiedlich entwickelte Seiten. Im Krankheitsbild der Skoliose wird dies überdeutlich und zeigt zugleich einen Zusammenhang zur o.g. Ventral-Dorsal-Symmetrie: In den meisten Fällen wird die Skoliose mit einer abgeflachten S-Schwingung der Wirbelsäule in Verbindung gebracht, zugleich wird deren seitliche Abweichung durch eine Rotation der Wirbelkörper realisiert.

Aufgrund der anatomischen Bedingungen suchen wir im Grunde eine funktionelle Symmetrie, nicht eine geometrisch perfekte, und können das Maßband in der Befundung getrost zur Seite legen. Es lohnt sich aber, die horizontalen Linien zwischen paarigen Gelenkpunkten im Auge zu behalten, um wenigstens die relative Lage des Beckens und des Schultergürtels beurteilen zu können.

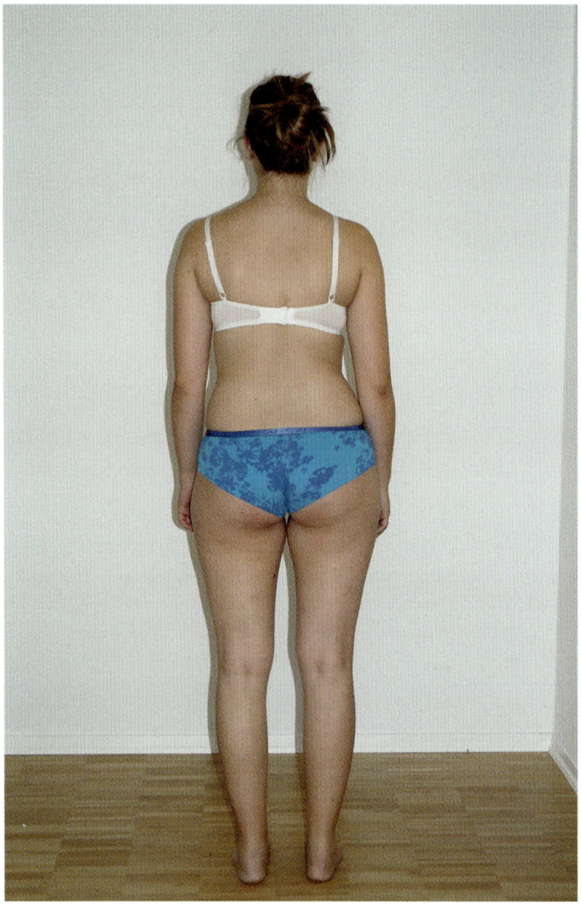

**Abb. 4.3** Eine Seitwärtsschwingung von WS, Becken und Schultergürtel im Rahmen einer idiopathischen Skoliose zeigt eine Abweichung der Wirbelsäule aus der Geraden ohne Vorliegen einer Beinlängendifferenz. [P146, L138]

Bei einer **Beinlängendifferenz** ist naturgemäß entweder ein Bein gebeugt oder/und das Becken zu einer Seite gekippt. In diesem Zusammenhang sind sogleich die Beinachsen von Interesse, weil durch die rotatorische Verschraubung von Fuß, Unter- und Oberschenkel eine gewisse Längenanpassung erfolgt und eine Längendifferenz kompensiert werden kann. Oder die Dysbalance entsteht gerade durch die unterschiedliche Verschraubung der Beine (➤ Kap. 4.4.3). Lässt sich die Beinlängendifferenz aber nicht durch eine Beinachsenanpassung korrigieren, bleibt die Problemzone schiefes Becken bestehen. Dann stellt sich die Frage, wie sich die Last auf die beiden Iliosakralgelenke verteilt, bzw. wie das Kreuzbein und die LWS auf die schiefe Basis reagieren. Ausgeprägte Verspannungen und Verhärtungen paravertebraler Strukturen signalisieren eine suboptimale Lastenverteilung und ein nicht funktionales Spannungsmuster, das vorsichtig und unter Berücksichtigung der Reaktion der Gesamtstatik, möglichst dreidimensional, korrigiert werden kann. Näheres dazu wird unter dem Abschnitt zur Skoliose (➤ Kap. 6.5.1) ausgeführt.

In engem Zusammenhang zur Beckenkippung steht die Seitneigung des **Schultergürtels,** der über die skoliotische Schwingung der Wirbelsäule auf das schiefe Becken reagiert (➤ Abb. 4.3). Ziel bei seitlichen Abweichungen ist stets, den Kopf gerade zu halten, da dieser für die Orientierung entscheidend ist. Insofern wird eine darunterliegende Einseitigkeit immer auch dort ausgeglichen werden. Im Gegenzug bedeutet dies, dass eine Seitneigung des Kopfs – außer beim Schiefhals – fast immer mit einer ursächlichen Einschränkung des Sehens oder Hörens einhergeht. Man muss dann unbedingt eine Augenachsenabweichung in Betracht ziehen. Lässt man den Klienten die Augen schließen, verringert sich oftmals die Tendenz zur Schiefstellung.

In vielen Fällen erscheinen die Beine jedoch relativ gleich lang und trotzdem ist partiell oder insgesamt eine Körperseite ausgeprägter. Für die Balance der Körperhälften ist das natürlich ungünstig und es lohnt sich stets, nach den Gründen für die Dysbalance zu forschen. Andererseits ist eine entscheidende Frage, ob die unterschiedliche Ausprägung der beiden Seiten eine Aufrichtung der Wirbelsäule beeinträchtigt oder gar verhindert. Tut sie das nicht und die Wirbelsäule kann sich ungehindert bewegen, ohne durch die umgebende Spannungen komprimiert zu werden, klassifiziert das die Dysbalance als sekundär, weil sie eben nur peripher bedeutsam ist. Zumindest funktionell tritt jedoch meist eine Beeinträchtigung der Wirbelsäulenbeweglichkeit auf, die sich durch ein Seitwärtsbeugen des Klienten einfach testen lässt (➤ Abb. 4.4).

Gegebenenfalls stellen wir einen Unterschied fest, wie mobil die Körperhälften sind, also wie dehnbar bzw. komprimierbar sie sich in der Bewegung darstellen. Es geht also nicht nur um die winkelmessbare Bewegungsamplitude, sondern um die detaillierte Beobachtung während der Bewegung und die Unterscheidung, ob die Seitflexion durch Verlängerung der Kurvenaußenseite oder durch Nachgeben der Kurveninnenseite zustande kommt. Bestenfalls findet beides gleichzeitig statt. Auffällig und behandlungsbedürftig sind vor allem jene Zonen, die wenig oder keine Bewegung zulassen.

Interessant ist oftmals der Unterschied der Seitneigung einerseits mit hängenden Armen und andererseits mit hinter den Kopf gelegten, gefassten Händen (➤ Abb. 4.4). Im letzteren Fall spielen die Armen wieder eine wichtigere Rolle zur Fixierung. Wenn die Wirbelsäulenbeweglichkeit dabei abnimmt, ist die Verbindung zu den Armen bedeutender als im ersten Fall und muss entsprechend mehr behandelt werden.

Gleiches gilt für die Betrachtung des Seitenunterschieds im Stehen oder im Sitzen. Im ersten Fall spielt die Unterstützung des Rumpfs durch die Beine eine wichtige Rolle, während diese im Sitzen naturgemäß wegfällt. Wird also die Seitenabweichung im Sitzen geringer, kann man annehmen, dass die Beine einen erheblichen Einflussfaktor der Asymmetrie darstellen. Andernfalls, und diese Fälle gibt es auch häufig, ist bei gleichbleibender oder zunehmender Schiefe im Sitzen das Problem im Rumpf an sich verwurzelt.

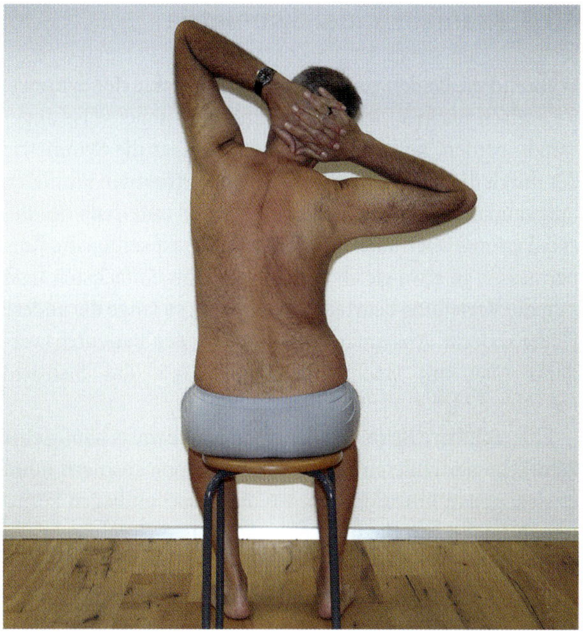

**Abb. 4.4** Neben der Betrachtung der seitlichen Symmetrie in Ruhe kann ein seitenvergleichender Test der Beweglichkeit Aufschluss über die funktionelle Symmetrie geben, am einfachsten als Seitwärtsbeugen mit und ohne Armbeteiligung und im Sitzen. [P146]

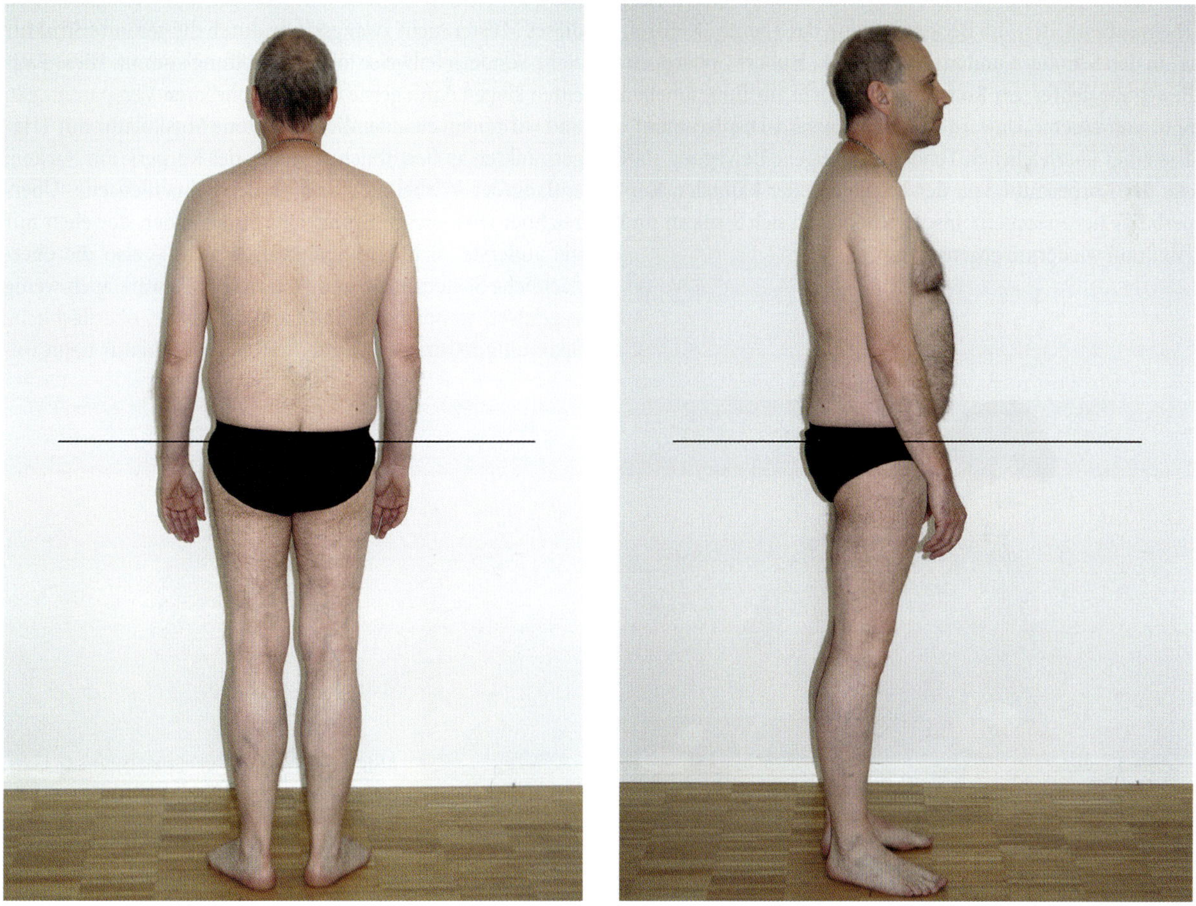

**Abb. 4.5** Inspektion der Symmetrie der kranialen/kaudalen Körperhälften. Beide sollten in etwa die gleiche Ausprägung haben. [P146]

4

### 4.1.3 Kranial-kaudal-Symmetrie

Während die beiden vorangegangenen Aspekte der Symmetrie einfach nachvollziehbar sind und klassischerweise angewandt werden, findet man wenig Ideen über die Symmetrie der durch die mittlere Horizontalebene getrennten kranialen und kaudalen Körperhälften oberhalb und unterhalb des Beckenkamms. Doch auch unter diesem Aspekt sollten die Körpermassen in etwa gleich verteilt sein. Am einfachsten lässt sich die Verteilung beurteilen, wenn man so lange die andere Hälfte abdeckt. Am einfachsten (auch für den Patienten) verdeckt man mit einem Blatt Papier o. ä. das Sichtfeld (➤ Abb. 4.5).

Eine sichtbare Betonung der einen Hälfte muss häufig eine Schwäche der anderen Hälfte kompensieren. Insofern lohnt es sich, genau hinzuschauen, wo die Ursachen liegen könnten und nicht nur die überschüssige Masse „wegbügeln" zu wollen. Eine Schwäche in der Wirbelsäulenstabilität führt z. B. häufig zu Gewebeansammlungen im Bereich des Beckens, des Kreuzbeins und der Glutealmuskulatur. Andersherum muss eine von den Beinen schlecht unterstützte Wirbelsäule viel eigene Spannung – und damit Masse – aufbauen. Manchmal sind es auch eher psychologische Themen, die den jeweiligen Regionen zugeordnet werden können, sei es das Thema „Erdung" in den Füßen und Unterschenkeln, das Thema „Festhalten" im Becken(boden), das Thema „Kontrolle" in den Schultern und im Nacken usw. Hubert Godard, ein Bewegungslehrer am Rolf-Institut, spricht im funktionellen Sinn von einem „Upward- oder Downward-Displacement", also einer übertriebenen Tendenz, die eigene Bewegung statt aus der Körpermitte von der kranialen oder kaudalen Körperhälfte her zu steuern. Insofern bedingen sich Struktur und Funktion wiederum gegenseitig.

Eine Korrektur der kranial-kaudalen Symmetrie sollte also den Aspekt der statischen Unterstützung und der Beziehung der Strukturen miteinschließen, und nicht nur die überschüssige Masse beseitigen wollen.

### 4.1.4 Innen-außen-Symmetrie

Die Symmetrie der tiefen und oberflächlichen Faszien- oder Spannungsschichten des Körpers ist die ungewöhnlichste und am schwierigsten quantifizierbare Balance am Patienten. Es gibt offensichtlich Menschen mit hauptsächlicher Spannung in den tieferen Strukturen und eher losen oberflächlichen, erkennbar an ihrer weichen Körperoberfläche. Die meisten davon leiden an ihrer scheinbaren „Bindegewebeschwäche", obwohl eben nur die oberflächliche Spannung verhältnismäßig gering ist. Das durchgehend schwache Bindegewebe zeigt sich zwar äußerlich ähnlich, ist aber mit einer innerlich gleichfalls schwachen Spannung verbunden, die sich dann in einer Hypermobilität auswirkt. Haben wir also einen Patienten vor uns, der vom Gewebe her eher weich erscheint, andererseits aber nicht überdurchschnittlich beweglich ist, können wir eine Innen-Außen-Dysbalance vermuten.

Der gegenteilige Typus mit äußerlich festem, aber innerlich zu weichem Gewebe tritt häufiger auf, wenngleich sich dieses Muster nicht zwangsläufig durch die gesamte Struktur zieht, sondern teilweise lokal zur Geltung kommt. Diese Patienten klagen dann gerne über die spürbaren Verspannungen und wir finden eine deutlich hypertone Muskulatur mit Triggerpunkten an den üblichen Stellen des Körpers: am Nacken, entlang der Wirbelsäule und an der Beinaußenseite. Überzeichnet wird dieser Typus vom Bodybuilder, der eben nur die äußerste, sichtbare Spannungsschicht – also die oberflächliche Skelettmuskulatur – trainiert. Er wäre auch wenig begeistert, wenn man seine hart erworbene, oberflächliche Spannung reduzieren würde, weil die Muskulatur dann we-

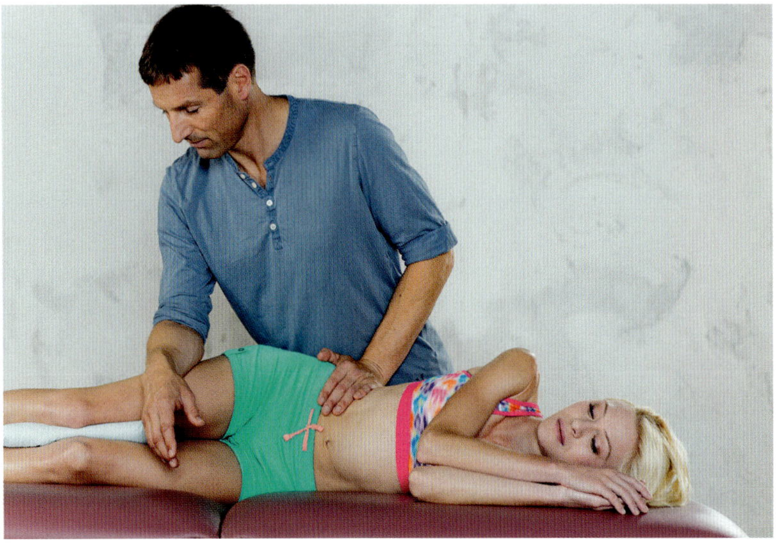

**Abb. 4.6a** Techniken für die äußerliche Spannung sehen recht grob und einfach aus, weil mit langsamen, flächig-gleitenden Bewegungen gearbeitet werden kann. Die tiefer liegenden Spannungen müssen meist vorsichtiger, aufmerksamer und im Dialog mit den Körperreaktionen bearbeitet werden. [J802]

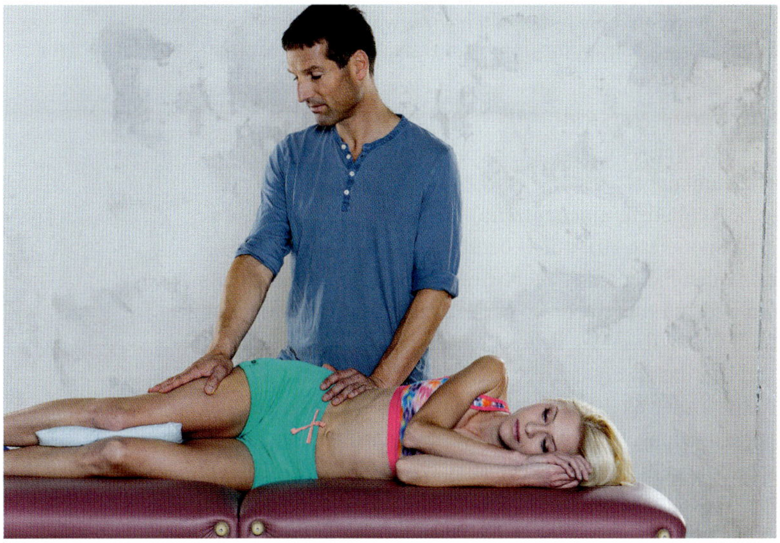

Abb. 4.6b *Forts.*

niger deutlich zutage treten würde. Gesundheitlich gesehen wäre dies jedoch eine gute Idee, genau wie bei den anderen Patienten, die über ihre Verspannungen klagen.

Behandlungstechnisch kann man mit den oberflächlich verspannten Menschen sehr gut arbeiten, weil die zu behandelnde Schicht einfach zugänglich ist. Hat man eine für den Körper logische Spannungslinie gefunden, ist es meist ausreichend und wohltuend, diese langsam gleitend zu behandeln. Der Patient wird sich nach der Behandlung besser, lockerer und stabiler fühlen.

Dieselbe Technik auf die äußerlich lockeren Patienten anzuwenden, wäre wahrscheinlich keine gute Idee, weil man in erster Linie die tiefer liegende Spannung erreichen will. In diesen Fällen gilt es also, sehr aufmerksam nach den tiefen Spannungslinien zu suchen und dann unbedingt auf ein inneres Loslassen zu warten. Im Grunde verlieren diese Patienten damit kurzfristig einen Teil ihrer Stabilität, die sich dann aber durch ein besseres Spannungsgleichgewicht wieder einstellen sollte. Für die meisten ist deswegen ein betont langsamer und angeleiteter Übergang vom Liegen zum Stehen ratsam (➤ Abb. 4.6).

## 4.2 Unbewegte Zonen und Überspannungszonen

Neben den anatomisch-visuellen, morphologischen Eigenschaften des Körpers wurden im letzten Abschnitt schon teilweise funktionelle Aspekte erwähnt, soweit sie die jeweilige Symmetrie betrafen. Darüber hinaus ist eine weitergehende Untersuchung der Bewegungsfähigkeit des Patienten für das Gesamtbild unerlässlich. In der Tat erschließen sich manche Einschränkungen und Einseitigkeiten erst in der Bewegung des Patienten und geben Hinweise auf lokale, bewegungseinschränkende Verspannungen. In die Basis-Befundung gehören wenigstens folgende Aspekte.

### 4.2.1 Atembewegung

Aufgrund ihrer autonomen, unbewussten Art wird die Atembewegung vom Patienten selbst meist gar nicht als Bewegung wahrgenommen. Deshalb sollte man auch vermeiden, auf diese hinzuweisen, solange man sie befunden will, weil die meisten Patienten ansonsten spontan ihr Atemmuster verändern würden. Deutlich sichtbar wird, dass manche Bereiche des Körpers in die Atembewegung integriert werden und andere kaum oder gar nicht. Oftmals ist die Region, in welche der Patient atmet, auch jene, wo er am meisten **Körperbewusstheit** pflegt. Ein Bauchatmer ist sich also meist seiner Körpermitte bewusster als der Brustkorbatmer, der sich mehr aus dem oberen Rumpf wahrnimmt, der Ventralatmer nimmt seine Front stärker wahr als seine Rückseite usw. Obwohl wir vermeiden, von „richtiger" und „falscher" Atmung zu sprechen, lässt sich diese in der Behandlung dazu einsetzen, die Aufmerksamkeit auf einen jeweils bewusst beatmeten Bereich des Körpers zu lenken. Man könnte auch andersherum argumentieren und behaupten, dass der Atem sich dort ausbreitet, wo Bewusstheit vorhanden ist, bzw. wo der Kontakt des Behandlers zum Patienten erfolgt. Insofern bahnt der Atem den Weg für die Bewusstheit und die Bewusstheit den Weg für den Atem.

Ein funktioneller Nebeneffekt der Atembewegung ist, dass dort, wo die Bewegung spürbar ankommt, offensichtlich weniger Verspannungen sitzen als in den unbewegten Regionen. Auch dieser Zusammenhang lässt sich umkehren, sodass man durch eine Atemlenkung auch das Gewebe zu lockerer Mitbewegung anleiten kann.

Zurück zur Befundung kann man also sehr leicht feststellen, in welchen Regionen des Körpers Bewegung zugelassen und in welchen diese festgehalten wird, wobei wir dabei normalerweise die Rumpfwände vor Augen haben. Eigentlich wird der Atem aber von tiefer liegenden, **horizontalen Strukturen** verursacht:

- Zwerchfell
- Pleurakuppel
- Beckenboden (unterstützend)

Will man diese Strukturen beurteilen, ist es nun doch hilfreich, den Patienten um ein tiefes Ein- und Ausatmen zu bitten und zu beobachten, wo der Patient seine Atembewegung initiiert bzw. beendet. Beim betonten Einatmen sollte hauptsächlich das Zwerchfell beteiligt sein, ggf. mit einer kurzen Aktivität der Skaleni-Muskulatur und einem Loslassen des Beckenbodens. Das Ausatmen sollte als passiver Vorgang so spannungsfrei wie möglich ablaufen und alle drei Horizontalen zurück in ihre lockere Position entlassen. Während dieser Atemaufgabe zeigt sich auch häufig eine Tendenz des Patienten, vermehrt ein- bzw. vermehrt auszuatmen, was ein Hinweis auf ein habituelles Atemmuster sein kann. Entsprechend würde man in der Behandlung die Einseitigkeit der Atembewegung aufgreifen und zur Mitte hin unterstützen.

Findet die Atembewegung nicht im beschriebenen Sinne statt, steht in vielen Fällen das persönliche Spannungsmuster im Weg und lässt die Bewegung der Horizontalen nicht zu. Techniken zur Korrektur und Unterstützung dazu sind in ➤ Kap. 6.7 zu finden. An dieser Stelle kann man aber festhalten, dass die Atembewegung Hinweise auf chronische Spannungsregionen, auch in tiefer liegenden Strukturen, liefert.

### 4.2.2 Folding

Der Begriff Folding bedeutet ein „Falten" der Gelenke im Sinne einer unvollständigen Kniebeuge und einer Streckung retour. Wieder gibt uns diese Bewegung ggf. Hinweise auf die Bewegungsinitiation und -muster des Patienten. Man wundert sich so manches Mal, was Patienten darunter verstehen, „einmal leicht in die Knie" zu gehen. Manchmal muss man ernsthaft demonstrieren, dass eine Kniebeugung nicht mit einer Ganzkörperflexion einhergehen muss, sondern auch mit aufgerichtetem Kopf und Nacken funktionieren kann, und selbst dann ist dieses Falten für manche ungewohnt.

Was wir darüber hinaus beim Falten sehen wollen, ist ein Nachgeben der Gelenke, ohne dass diese unter Druck geraten. Auf der nachgebenden Streckerseite des Gelenks sollen also die Strukturen länger werden und auf der Beugerseite nicht komprimiert, nicht fester, im qualitativen Sinn nicht kürzer werden. Das Gelenk soll während der gesamten Bewegung nicht mehr Spannung aufbauen, sondern verlängernd nachgeben und, den Gelenkraum erhaltend, beweglich bleiben. Es soll zwischen den gelenksübergreifenden Spannungszügen vermitteln, ohne selbst unter Druck zu geraten. Das Gelenk muss selbst im gebeugten Zustand noch dieselben Freiheitsgrade aufweisen, wie am Beginn der Bewegung (➤ Abb. 4.7).

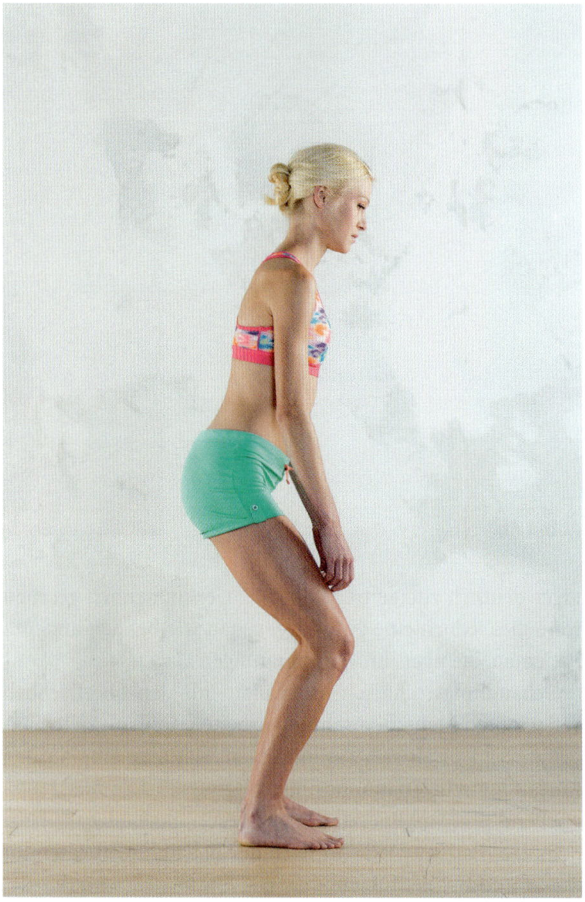

**Abb. 4.7** Bei einem Gesamtkörper-Folding muss die innere Länge von Fuß bis Kopf erhalten bleiben und die Bewegung zu jedem Zeitpunkt ansatzlos umkehrbar sein. Nur dann findet die Beugung mit einem Nachgeben der Streckerschlingen statt, anstatt mit einer unnötigen Kontraktion der Beugerseite. Dahingehende Einschränkungen geben uns wieder Hinweise auf funktionelle oder/und strukturelle Einseitigkeiten und Probleme. [J802]

## 4.3 Funktionelle Verbindungen und Bezüge

### 4.3.1 Spannungslinien

Der erste Name, der im Zusammenhang mit Spannungslinien auftaucht, ist Tom Myers, Autor des Bestsellers *Anatomy Trains.* Ich bin nicht sicher, ob alle Rolfer® damals glücklich waren, als er sein Werk veröffentlichte, da er vieles, was wir in jahrelangem Training und konsequenter Anleitung lernen, sehr vereinfacht in zwölf Spannungslinien in den Körper projizierte. Und trotzdem oder gerade deswegen ist sein Buch so gut lesbar und erfolgreich. In diesem Sinne empfehle ich sein Buch zur Vertiefung der **Myofaszialen Leitbahnen,** wie er diese Spannungszüge auch nannte, und möchte wenigstens die Grundzüge dieses Modells erläutern.

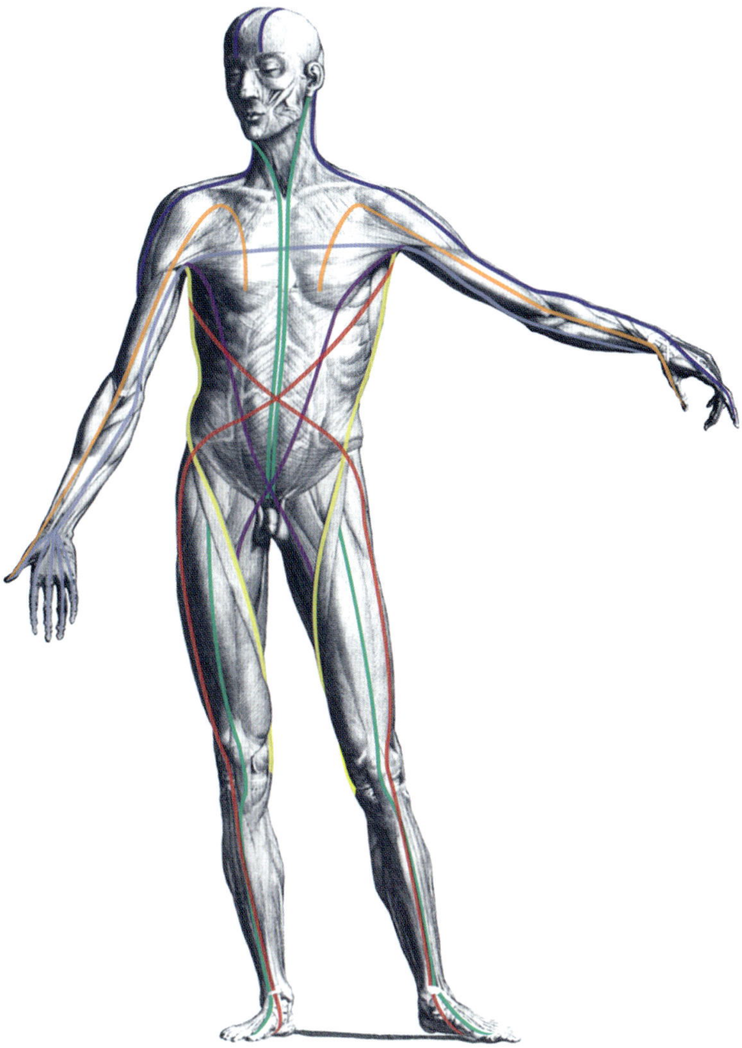

**Abb. 4.8** Myofasziale Leitbahnen, projiziert auf eine Zeichnung von Albinus. Ohne diese Verbindungen wäre eine koordinierte Bewegung sehr mühsam. [G459]

4

In ➤ Kap. 2.4 wurde bereits das Tensegritätsmodell eingeführt. Es besagt, dass der Körper durch Spannungen aufrecht gehalten und bewegt wird. Diese Spannungszüge durchlaufen den Körper von Fuß bis Kopf (und umgekehrt) und stellen ein kontinuierliches Netz mit mancherorts verstärkten Zügen dar. Manche dieser Spannungszüge sind als Funktionsketten, PNF-Schlingen o. Ä. unter anderen Aspekten bekannt und können das Tensegritätsmodell wunderbar erleuchten oder ergänzen. Grundvoraussetzungen zur Klassifizierung einer Spannungsverbindung als myofaszialer Meridian sind vor allem:

- die Kontinuität der Struktur → keine Unterbrechungen,
- die gleichbleibende Spannungs-/Zugrichtung → keine Richtungsänderung,
- die Beibehaltung der Gewebeschicht/der Tiefe → kein Wechsel zwischen oberflächlichen und tiefen Strukturen.

➤ Abb. 4.8, ➤ Abb. 4.9 und ➤ Abb. 4.10 zeigen Beispiele für myofasziale Leitbahnen.

Bei gesunden Faszienstrukturen sollten sich diese myofaszialen Leitbahnen harmonisch ergänzen und optimal zusammenarbeiten, außerdem keine Einseitigkeiten und keine Fixierungen aufweisen.

Genau das ist das Thema unserer Inspektion des Patienten: Sind im Stehen auffällige Verbindungen sichtbar? Gibt es eine durchgehende Spannungslinie oder ein durchgehendes Muster, was die Harmonie, Symmetrie oder Funktion stört?

Wie verhalten sich einzelne Auffälligkeiten im Bezug zu den längeren Verbindungen? Steht z. B. die HWS-Problematik in Verbindung mit der oberflächlichen Rückenlinie, sodass man sowohl die Korrektur in diesen Faszienzug einordnen muss, als auch über die längere Verbindung dem Symptom den Boden entziehen kann?

Treten individuelle pathologische Zugverbindungen auf? Gibt es Einseitigkeiten? Wechselt die Spannungslinie die Körperseite?

Unterstützt die Faszienspannung die gelöste Aufrichtung des Körpers oder an welcher Stelle wird diese eingeschränkt?

Für die Befundung sind diese Fragen wichtig, um sich aktiv vom symptomorientierten Blick zu lösen und sich dann in der Behandlung ebendiesen größeren Zusammenhängen zu widmen.

### 4.3.2 Horizontale Unterstützung

Neben den Spannungsverbindungen des Körpers spielt rein statisch gesehen die Unterstützung der Segmente von unten nach oben eine große Rolle. Wie beim Hausbau ist das Fundament entscheidend für die Stabilität des gesamten Gebäudes. Beim berühmten Beispiel vom schiefen Turm von Pisa wird die Problematik offensichtlich, doch noch viel interessanter sind die verschiedenen Lösungsvorschläge, das



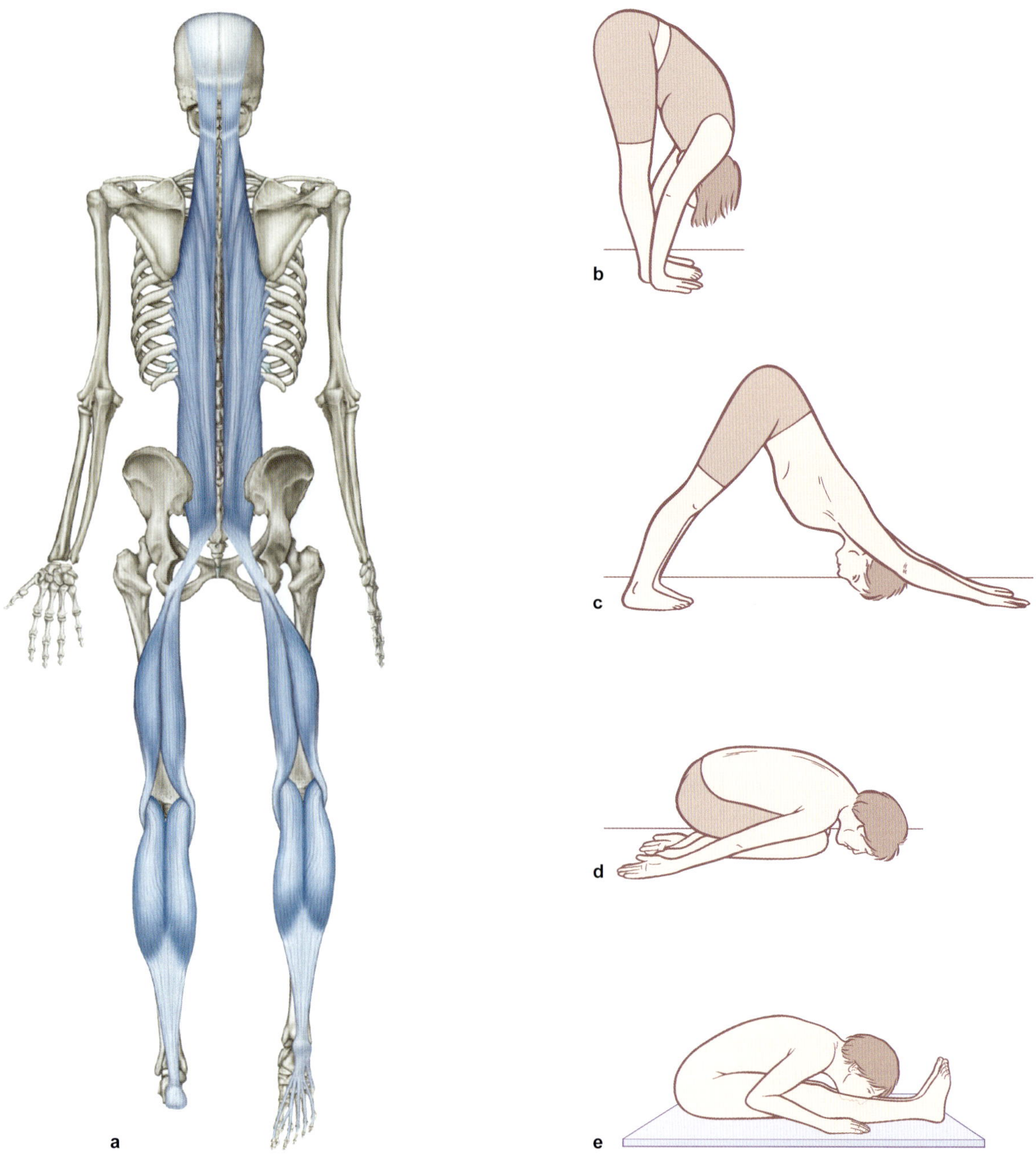


**Abb. 4.9** Die lange oberflächliche rückseitige Kette läuft von der Fußsohle über die Waden und die ischiokruralen Strukturen bandverbunden zum Kreuzbein und weiter über die Rückenstrecker und Nackenstrukturen bis zum Schädel, strenggenommen auch noch weiter bis zum Stirnbein. [G461]

schlechte Fundament zu kompensieren. Vergleichbar kreativ sind auch die Kompensationsversuche des Menschen, seine schlechte Basis und seine fehlende Zentrierung auszugleichen. Stets resultiert daraus eine Überspannung in einem anderen, manchmal weit entfernten Gebiet. Spätestens wenn man versucht, auf instabilem Untergrund sein Gleichgewicht zu halten, wird das leicht nachvollziehbar. Selbst wenn man sich die Instabilität nur vorstellt, spannen sich schon die typischen Strukturen des Schultergürtels, der Atmung oder des Nackens spürbar an.

In diesem Sinn sind Überspannungszonen und dazugehörige Stabilitätsdefizite stets gemeinsam zu befunden, egal ob sie neben- oder übereinander liegen oder weit voneinander entfernt sind.

Die Basis schlechthin sind natürlich die Füße als erste **horizontale Struktur** des Körpers. Es folgen die Knieebene, der Beckenboden, das Zwerchfell, die Schlüsselbeingrube und die Atlas-Okziput-Region (➤ Abb. 4.11).

Wie der Name schon sagt, sollten diese Ebenen horizontal sein, gleichzeitig ausgleichend elastisch und stabil genug,

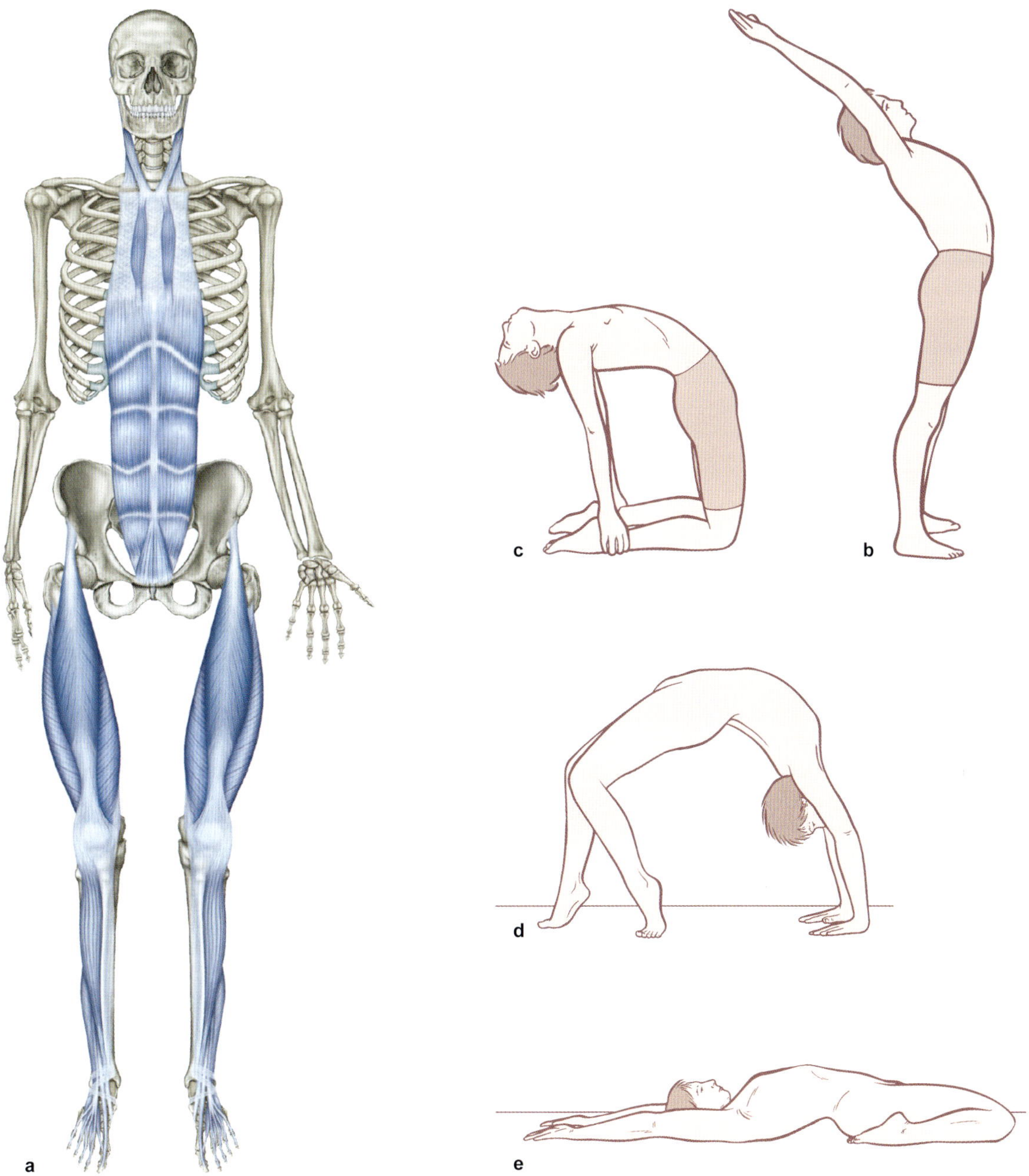


**Abb. 4.10** Die lange vordere Kette läuft von den Fußhebern über die Quadrizeps-Strukturen zum knöchernen Becken und von dort weiter über die geraden Bauchmuskeln und die faszialen Verbindungen am Sternum und den M. sternocleidomastoideus bis zum Okziput. [G461]

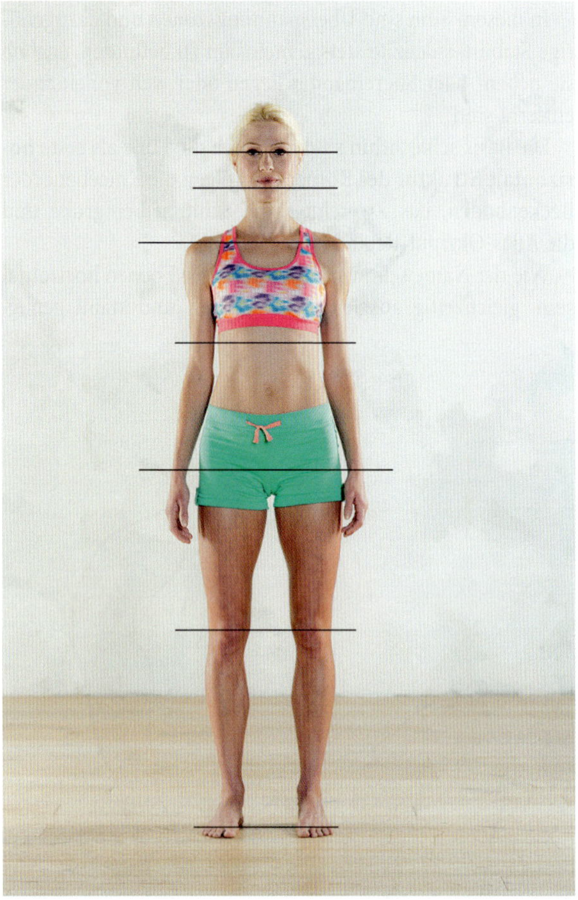

**Abb. 4.11** Die horizontalen Ebenen des Körpers müssen korrespondierend parallel übereinander liegen und sich gegenseitig unterstützen. Gerät eine davon in Schieflage oder in einen Fehltonus, dann bemühen sich die verbleibenden, dieses auszugleichen. [J802]

dass die darüber liegenden Segmente unterstützt werden. Die **Plantarfaszie** bildet gemeinsam mit der Anatomie des Fußgewölbes solch eine elastisch ausgleichende Struktur, die sich wechselnden Untergründen und der ständig stattfindenden Gewichtsverlagerung beständig anpassen kann und dem Körper eine stabile Basis für den aufrechten Stand/Gang verschafft. Die anfangs konzentriert koordinierte Balance beim Erlernen des aufrechten Gangs (➤ Kap. 3.1.1) drückt sich immer mehr in individuellen strukturellen Anpassungen aus und formt so mit der Zeit die persönliche Ausprägung des Fußgewölbes. Mancher Fuß ist mit seiner Aufgabe offensichtlich überfordert und versucht, „mehr Fuß zu fassen", indem er z. B. die Auflagefläche vergrößert und sich dadurch ein Senk-Spreizfuß bildet. Oder er versucht krampfhaft, sich am Boden zu verankern, und es entwickelt sich ein Hohlfuß.

**EXKURS**

Beim Hausbau konstruiert man immer von unten nach oben, schafft stabile Fundamente und stapelt Ebenen übereinander. Dieses Prinzip ist beim Menschen ebenso wichtig, doch beeinflussen kraniale Segmente in hohem Maße auch die kaudal gelegenen und können diese zu Kompensationsanpassungen zwingen. Am Beispiel der Füße wird das deutlich, weil sie auf jede kranial gelegene Dysbalance reagieren müssen, um den Stand aufrecht zu erhalten.

Der Zustand des **Fußgewölbes** ist also ein grundlegender Teil des statischen Befunds: Liegt eine Über- oder Unterspannung vor? Wie verteilt sich das Gewicht auf die drei Kontaktpunkte Ferse, Klein- und Großzehenballen? Gibt das Fußgewölbe in der Bewegung dosiert nach? Lässt sich bei einem Plattfuß die Plantarfaszie wenigstens noch durch eine passive Großzehenextension spannen? Liegt ein Hallux oder Hammerzeh vor? Wie verteilt sich das Gewicht auf die beiden Füße? Wie verläuft die Schwerkraftlinie beim Gehen?

**EXKURS**

Manche Laufschule rät ihren Teilnehmern, die Belastung des Fußes über den äußeren Fußrand zu führen, was plausibel scheint, wenn man einen Fußabdruck im Sand oder auf dem Boden ansieht. Betrachtet man aber die Schwerkraftlinie, dann sollte diese keinesfalls über den Fußaußenrand geführt werden: Auf diese Art fällt man in den Affengang zurück! Obwohl also der Kontakt über die Außenseite geführt wird, kann man die Belastungslinie direkt von der Ferse zum ersten oder zweiten Zeh ziehen. Dann wird auch der Großzehenballen aktiv eingesetzt und hilft dabei, das Fußgewölbe zu bilden: Der Fuß verschraubt sich aktiv während des Abrollens. Schöne Bilder hierzu findet man unter https://www.youtube.com/watch?v=8s0FY4D_AHQ oder http://zebris.de/news/english/2009-09-09-treadmill_training.php?navanchor=10000
und in der Theorie der Spiraldynamik (www.spiraldynamik.com). Auf dieser Grundlage gebe ich im ➤ Kap. 7.2.1 einige Tipps und Übungen für ein gesundes Fußgewölbe.

Die nächste Etage wird von den **Knien** gebildet. Manchmal wird schon hier eine Höhendifferenz im Seitenvergleich sichtbar, wenn ein Unterschenkel länger als der andere ist oder deren Rotation zu diesem Eindruck führt. Interessant ist außerdem die Streckung der Kniegelenke bzw. deren Überstreckung, die ggf. im Spannungsgefüge des Körpers von einer dorsalen Überspannung und wenig Unterstützung vom Boden her zeugt.

Die Knie scheinen jedoch vor allem eine Vermittlerfunktion zwischen Hüft- und Sprunggelenken zu haben, sodass die Ursache von Abweichungen der Knie fast immer in diesen benachbarten Gelenken und in den von dort ausgehenden Spannung zu suchen ist.

Der **Beckenboden** als nächste Horizontalstruktur hat als Basis des Rumpfs eine zentrale Bedeutung. Er muss gegen die Schwerkraft den Druck der inneren Organe tragen, seine Spannung jedoch anpassen können, die Atembewegung begleiten, aber gleichzeitig den Lumbalbereich unterstützen. Von den Belastungen während einer Geburt einmal ganz abgesehen, steht der Beckenboden also auch im Alltag ordentlich „unter Druck".

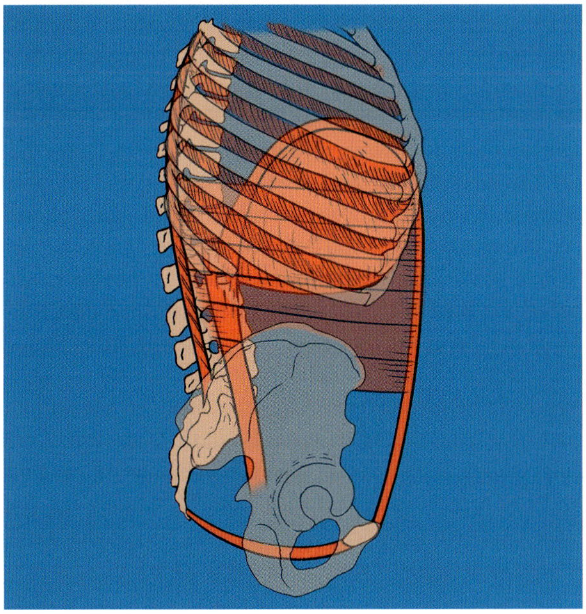

**Abb. 4.12** Der Zusammenhang zwischen Beckenboden und Zwerchfell in der Atembewegung lässt sich im Liegen am einfachsten erspüren, im Stehen haben diese beiden Strukturen zusätzlich organstützende, statische Funktionen. [G466]

Ähnlich wie die Füße hat er, neben einem gesunden Tonus, auch die zwei Möglichkeiten, zu viel oder zu wenig Spannung aufzubauen. Beides nimmt dem Rumpf die notwendige Unterstützung und führt häufig zu Rückenschmerzen. Man erkennt den hypertonen Beckenboden an seiner ebenfalls hypertonen Verbindungen zu den Adduktoren und zum querverlaufenden Bauchmuskel samt zugehöriger Rückenpartie. Seine eingeschränkte Beweglichkeit schränkt auch die Hüft- und Lumbalbeweglichkeit ein, manchmal ist auch die Atmungsbewegung reduziert bzw. Richtung Brustkorb verlagert. Tendenziell wirkt die LWS abgeflacht und Schmerzen treten weiter kaudal auf als beim hypotonen Beckenboden. Letzterer tritt häufig in Kombination mit einer Kompensationsspannung um die Hüftgelenke auf, als ob diese die mangelnde Stabilität ausgleichen wollten (➤ Abb. 4.12).

Eine weitere, häufig anzutreffende Situation ist eine Störung der Symmetrie der Beckenbodenspannung, meistens aufgrund einer erlittenen Steißbeinverletzung. Dadurch wird nicht nur die Unterstützung des Rumpfs gestört, sondern die Spannung der Wirbelsäulenbasis gerät zusätzlich aus dem Lot.

Über dem Beckenboden, und mit diesem in enger funktionaler Verbindung stehend, befindet sich die offensichtlichste Horizontalstruktur: das **Zwerchfell** (➤ Abb. 4.12).

Es trennt den Bauchraum von der Lunge und ist als primäre Atemstruktur zwar in ständiger Bewegung, aber trotzdem die Basis, auf welcher der Brustkorb aufgebaut ist. Eine gesunde Atemexkursion ist für die Rippen, den Schultergürtel und den Nacken ein stabiles Fundament. Wenn die Atembewegung eingeschränkt oder unsymmetrisch verläuft, führt das immer zu Kompensationsspannungen im Rumpf, zumal der Mensch etwa zwanzigtausend Atemzyklen am Tag durchläuft. Die oft gehörte Äußerung der Patienten „Ich atme falsch." ist in diesem Sinn leider richtig, auch wenn sie meistens zu keinerlei Konsequenzen führt.

Wie beim Beckenboden finden wir Abweichungen in Richtung Hyper- und Hypotonus, also einen Zwerchfellhoch- oder -tiefstand bzw. eine Inspirations- oder Exspirationsfixierung. Mit einem erhöhten Zwerchfelltonus steigt meistens auch die Spannung im Schultergürtel an, auch weil dann die Atemhilfsmuskulatur vermehrt herangezogen werden muss. Klinisch kann sich das in Schulter-Nacken-Verspannungen und Kurzatmigkeit zeigen.

Andersherum ist ein eingesunkener Brustkorb oft ein Resultat eines tief sitzenden Zwerchfells, die Schultern und der Kopf wandern dann oft ebenfalls in eine Protraktionsposition. Im Zusammenhang mit eingeschränkten Rippengelenken oder verletzungsspezifisch nach Unfällen finden wir meistens Fixationen des Zwerchfells nach dorsal mit asymmetrischen Atemmustern.

Lässt man den Patienten einige tiefere Atemzüge nehmen, zeigen diese meistens die Einseitigkeiten deutlich auf und müssen dann vorrangig behandelt werden. Eine Umstellung der Atmung hinsichtlich Rhythmus und Tiefe während der Behandlung darf man als willkommenes Zeichen parasympathischer Aktivität sehen.

Das andere Ende der Atmung kann man an die Lungenspitzen, die Skaleni-Region oder die **Schlüsselbeingrube** projizieren. Man sollte dort beim bewussten Einatmen eine Initialaktivität der Skaleni-Muskeln feststellen können. Was man leider weitaus häufiger findet, ist die chronische Nackenverspannung – entweder aufgrund der genannten Zwerchfellproblematik oder aufgrund der Arm-Schultergürtel-Verbindung. In diesen Fällen ist die Beweglichkeit der oberen Rippen ebenso eingeschränkt und man kann und muss mit Hilfe der Atembewegung dort wieder entspanntere Verhältnisse schaffen.

Die letzte Etage ist dann der **Atlas-Okziput-Übergang,** der natürlich für die menschliche Orientierung im Raum unbedingt horizontal und symmetrisch ausgerichtet sein muss. Nicht umsonst beschäftigen sich mehr als eine Handvoll Therapien vor allem damit, den Atlas in seiner Position zu korrigieren. Hier zeigt sich wieder die umgekehrte Unterstützung von kranial nach kaudal, weil eine dysbalancierte Atlas-Spannung die komplette Körperstatik aus dem Lot bringen kann.

In diesem Zusammenhang lohnt es sich auch, noch einmal an die sehr enge Verbindung zum Steißbein zu denken, dessen Spannungen sich direkt auf den Atlas übertragen und gemeinsam zu manchmal erstaunlichen Beschwerdebildern führen (➤ Kap. 6.10).

### 4.3.3 Vertikale Verbindungen

Zwischen den horizontal gelegenen Etagen können, wie schon im Beispiel von Atlas und Steißbein gezeigt, vertikale Verbindungen gezogen werden. Erneut angelehnt an die Statik am Bau, finden wir einige davon in der Form übereinander gelagerter gotischer Bögen (➤ Abb. 4.13).

Die Verbindungsbögen verbinden und unterstützen die horizontalen Ebenen und tragen erheblich zur Bewegungsdynamik bei. Im Rahmen des sensomotorischen Trainings sollten diese „gotischen Verbindungen" nachvollziehbar spürbar werden.

Die **Beininnenseite** mit den Adduktoren verbindet das innere Fußgewölbe mit dem Beckenboden. Eine erhöhte Spannung im Beckenboden ist im Normalfall mit einem erhöhten Tonus der Adduktoren und/oder Supinationstendenz gepaart. Um dem betroffenen Patienten eine bessere Unterstützung der Beckenhorizontalen zu geben, sollte der gesamte Bogen behandelt und ausgeglichen werden. Selbiges gilt für eine zu geringe Spannung dieser Linie, die dann vor allem mit einer stimulierenden Behandlung des Fußgewölbes behandelt werden und möglichst im Stehen beendet werden sollte.

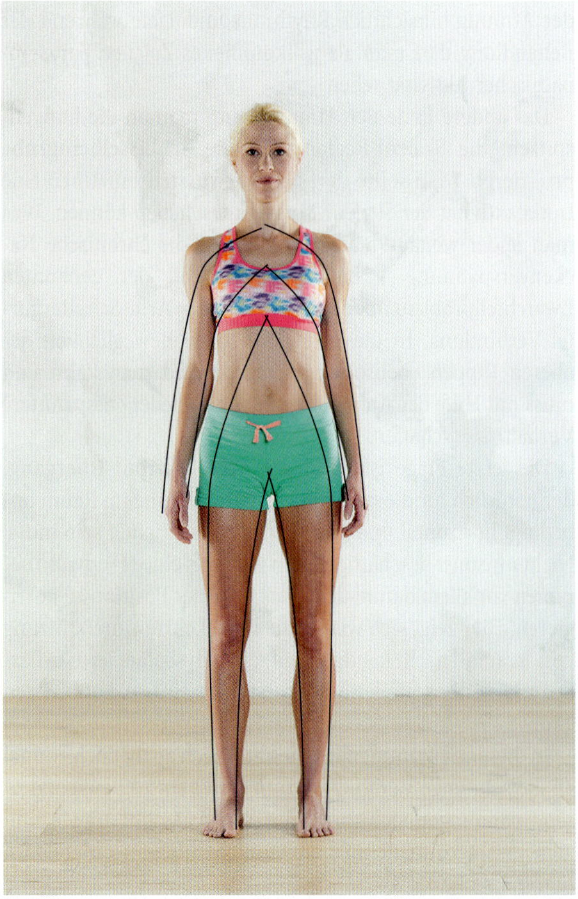

Abb. 4.13 Gotische Spitzbögen als Verbindung zwischen den Horizontalen. [J802]

Die zweite Linie geht über die **Beinaußenseite** und die Körperseiten bis in den Schultergürtel bzw. den Übergang zwischen Brust- und Halswirbelsäule. In angespannten Situationen oder bei präzisen Bewegungen wird diese Verbindung manchmal spürbar. Chronische Nackenspannungen sind oftmals über diese Linie mit den Seiten des Rumpfs, des Beckens und der Beine verbunden. Einschränkungen der Lateralflexion oder Skoliosen der Wirbelsäule zeugen von Defiziten in diesen Linien.

Eine dritte Linie kann man zwischen den beiden vorgenannten ziehen: Sie führt entlang der Beinachse durch die **Mitte der Beine** bis zum Zwerchfell und unterstützt dieses. Diese mittlere oder Zentrallinie kommt dann zum Tragen, wenn die beiden anderen Bögen aufeinander abgestimmt auch Spannung abgeben können. Ist dieser Bogen jedoch gut aufgespannt, dann bietet er eine massive Unterstützung bis in die Körpermitte. Gestört wird diese Verbindung ggf. von einer Überspannung der beiden anderen Bögen oder durch ein Problem mit der Beinrotation (➤ Kap. 4.4.3).

### 4.3.4 Unterstützung mit/ohne Beine und Füße

Wie in ➤ Kap. 4.1 schon erwähnt, ist es höchst aufschlussreich, den Patienten bzw. dessen Wirbelsäule sowohl im Stehen, als auch im Sitzen zu befunden. Je nachdem, welche Rolle die unterstützende Basis der Beine zur Form des Rückens hat, sieht man deutlich einen Unterschied. Sieht der Rücken/Rumpf im Sitzen sehr anders als im Stehen aus, dann scheint der Einfluss der Beine groß zu sein, während beim wenig veränderten Erscheinungsbild der geringe Einfluss der Beine deutlich wird. Das bezieht sich nicht nur auf die Seitensymmetrie, sondern auf sämtliche quantitativen und qualitativen Kriterien wie Länge, Spannungszonen, Atem- und Ausgleichsbewegungen, Lotlinie usw.

### 4.3.5 Unterstützung der Arme

Statisch paradox, aber in der menschlichen Anatomie nachvollziehbar, ist der Einfluss der Arm-Schulter-Verbindung zum Rumpf. Obwohl die Arme am Rumpf hängen, ist in vielen Fällen eine deutliche Anpassungsreaktion des Schultergürtels und Rumpfs zu sehen, sobald der Patient die Arme seitlich hebt oder hoch hält (Abduktion). Diese Reaktion zeigt die Verankerung der Arme im Rumpf und lässt erahnen, welche Kräfte jeweils auf die Wirbelsäule wirken und in welchem Maß sie bei jeder Aktion der Arme beeinflusst bzw. beeinträchtigt wird. Das ist umso dramatischer, je mehr der Patient im Alltag seine Arme gebraucht und die auftretende Spannung strukturell verankert wird (➤ Abb. 4.14).

Es geht dabei nicht um die Kraft an sich oder die Muskelpakete, sondern um die einschränkende Wirkung der Arme auf die Wirbelsäule. Man hat häufig den Eindruck, dass

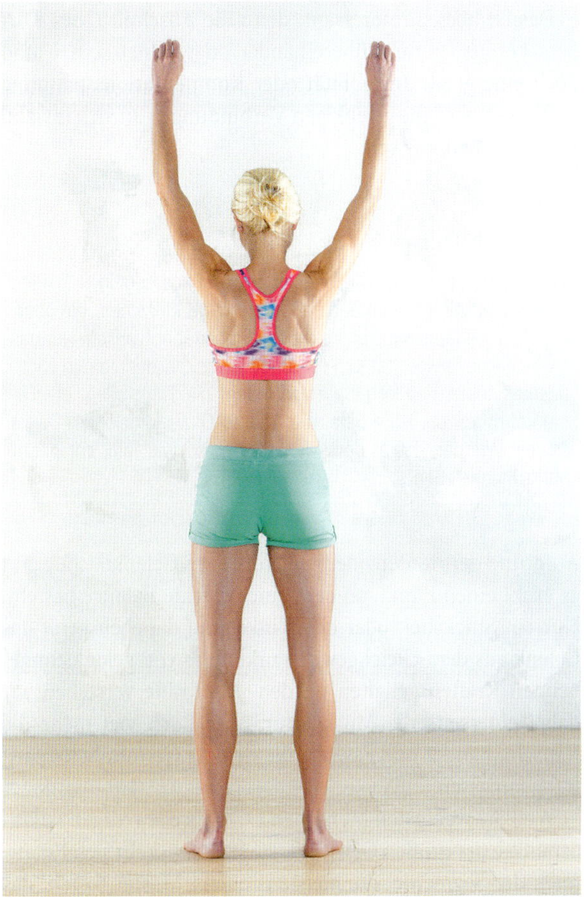

**Abb. 4.14** Die Schulter-Arm-Verbindungen sollten weder die Beweglichkeit der Wirbelsäule beeinträchtigen, noch ihre Spannungsverbindungen einschränken, sondern ihr die größtmögliche Bewegungsfreiheit lassen. Ganz praktisch sollte sich die Nackenmuskulatur bei Schulterbewegungen nicht anspannen müssen. [J802]

durch den Muskeleinsatz bei der Armbewegung die Wirbelsäule komprimiert wird und damit an Länge und Beweglichkeit einbüßt. Langfristig überfordert das die Wirbelsäule und führt zu degenerativen Beschwerden. Eine gute Unterstützung der Arme belässt hingegen die Wirbelsäule in ihrer Länge, Aufrichtung und Beweglichkeit, auch und vor allem in der Bewegung. Einige Übungsideen hierzu sind im ➤ Kap. 7.2.9 aufgeführt.

### 4.3.6 Augenschluss

Können die Augen unterstützend wirken? Auf jeden Fall beeinflussen sie die Balance, die Wahrnehmung und die Grundspannung des Körpers. Als Gleichgewichtsorgan bestimmen sie zu mindestens 70 % die Balance, noch vor dem Vestibularorgan im Innenohr und den übrigen Propriozeptoren. Die Dominanz der Augen überlagert dabei oftmals – und unbemerkt – die internen Informationen des Körpers. In vielen Fällen führt das zu mehr Spannungen als notwendig und steht im Widerspruch zum inneren Gleichgewicht. Vielleicht hat es auch einfach damit zu tun, dass wir uns über die Blickrichtung orientieren, ein Ziel „ins Auge fassen" und dabei das Gespür für den „eigenen Standpunkt" verlieren. Je mehr man dabei die Aufmerksamkeit nach außen verlagert, desto weniger ist die eigene Wohlspannung spürbar, je drängender oder bewegter die Situation, desto eher lässt man sich davon einfangen. Das gilt leider auch und vor allem für die Arbeit am Bildschirm, wenn dieser einen förmlich in sein Bild hineinzieht.

Leider nehmen sich nur wenige Menschen die Zeit, diese Diskrepanz wahrzunehmen und sich der eigenen inneren Grundspannung anzuvertrauen. Dabei ist der Zugang dazu naheliegend: Um dieses innere Spannungsgleichgewicht zur Geltung zu bringen, muss die externe Information ausgeblendet, im einfachsten Fall müssen also die Augen geschlossen werden. Für den Behandler ist genau der Moment des Augenschlusses und des wieder Öffnens der interessanteste, weil genau dann die Ausgleichsreaktion des Körpers erfolgt und die Diskrepanz der beiden Grundspannungen deutlich wird. Dabei ist auf eine Gewichtsverlagerung, eine Spannungs- oder Lockerungsreaktion und auf die Atmung zu achten. Meistens verbessert sich die Haltung beim Augenschluss und man versucht in der Behandlung, dieses bessere Muster zu unterstützen.

Eine Schulung der Eigenwahrnehmung würde gleichfalls unterstützend wirken. Manchmal ist jedoch auch eine Korrektur der Sehfähigkeit notwendig.

EXKURS

**Sehvermögen und Körperspannung**

In meiner Hospitationszeit traf ich auf einen Orthopäden, der für über 90 % der Rückenschmerzen seiner Patienten genau zwei Diagnosen hatte: Die eine war, dass in der Vergangenheit des Patienten eine Sprunggelenksverletzung stattgefunden habe und deswegen die Unterstützung der Füße nicht symmetrisch optimal war. Diese Patienten wurden zum Physiotherapeuten überwiesen. Die andere Diagnose war eine Abweichung der Sehachse, weswegen der Kopf zum Ausgleich schief gehalten werden musste. Diese Patienten wurden zum Augenarzt oder Optiker geschickt, damit der eine passende Brille verordnet. In vielen Fällen verbesserte sich der Rückenschmerz durch eine der beiden Maßnahmen deutlich.

### 4.3.7 Ecoute- oder Listening-Test

Neben den sichtbaren Veränderungen bei der Befundung der inneren Spannung während des Augenschlusses wird häufig auch ein „Ecoute"-Test, auch „Listening" genannt, durchgeführt. Hierbei legt der Therapeut eine Hand mit sehr leichtem Kontakt auf den Kopf des Patienten und versucht mit maximalem Feingefühl, die inneren Spannungen und Minimalbewegungen des Patenten von „Kopf bis Fuß" wahrzunehmen (➤ Abb. 4.15). Die feinen Informationen sind mit ein wenig Übung deutlich wahrnehmbar und geben Auskunft über innere Linien, Verbindungen oder auch Blocka-

4

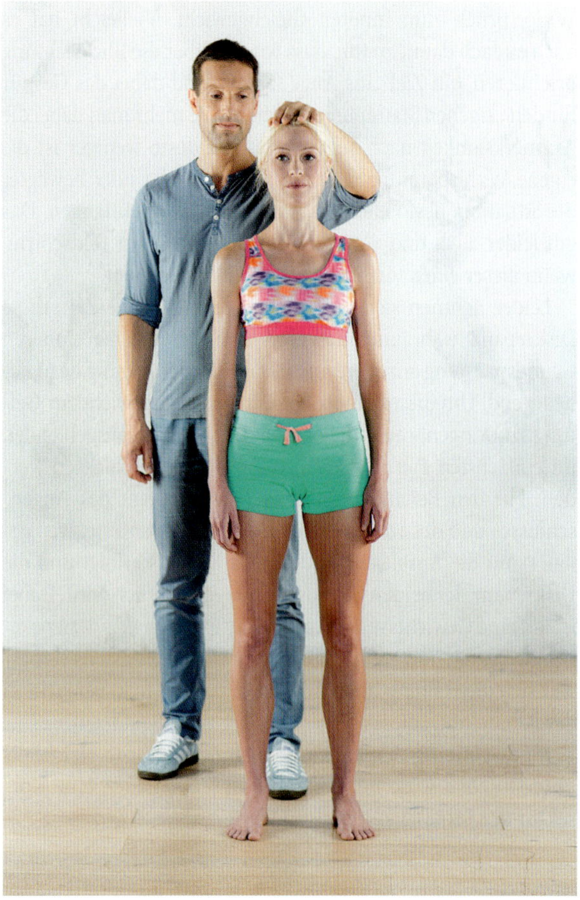

**Abb. 4.15** Der Listening-Test im Stehen gibt Aufschluss über die Gesamtspannung des Patienten. Es gehört jedoch viel Vorsicht und Übung dazu, um möglichst viele Feinheiten wahrzunehmen. [J802]

den. Wichtig dabei ist, dass man mit minimalem Kontakt auf dem Kopf mehr wahrnehmen kann, als wenn man aktiv auf den Kopf drückt. In einem störungsfreien Organismus würde man eine symmetrische, langsam-rhythmische Gewebebewegung erwarten, das kann entweder der kraniosakrale oder ein faszialer Rhythmus sein. Störungen machen sich durch Asymmetrien in der Amplitude oder im zeitlichen Verlauf der Schwingung bemerkbar.

Derselbe Test wird als Local Listening auch regional und in verschiedenen Körperpositionen angewandt. Mit ausreichend Übung und Erfahrung stellt dies ein wichtiges Werkzeug zum Auffinden auch tiefer liegender Spannungen dar.

## 4.4 Rotationen der Körperachsen

Nachdem wir die Strukturen auf ihre intersegmentalen Zusammenhänge und deren statische Unterstützung hin betrachtet haben, richten wir den Fokus auf den Bereich der Rotationen der einzelnen Segmente.

Das ist höchst interessant, denn die Abschnitte des Körpers können perfekt übereinander angeordnet sein – und doch eine große Instabilität oder Kompensationsspannung aufweisen, weil die gelenkigen Verbindungen an sich instabil sind bzw. sein müssen.

**EXKURS**

**Gelenks-Balance**

Kein Mensch käme auf die Idee, einen Turm aus Kugeln zu bauen. Stattdessen nimmt man dazu quaderförmige Klötzchen, die übereinander gestapelt eine ausreichende Stabilität aufweisen. Nur das menschliche Skelett hat sich für runde Gelenkflächen an den wichtigsten Stellen des Körpers entschieden: die Talusrollen, die Femurkondylen, die Hüftköpfe, die Atlanto-Okzipitalgelenke. Da ist es kein Wunder, das es dem Menschen so schwer fällt, entspannt aufrecht zu stehen…

Aufgrund der runden oder kugelförmigen Gelenkflächen gibt es exakt einen Punkt, an dem eine perfekte Balance besteht. Nur ein Stückchen oder ein Winkelgrad daneben gerät das Gelenk aus dem Gleichgewicht und muss von gelenksumgebenden Kräften gehalten werden. Als Kräfte verstehen wir dabei einerseits die Muskulatur, aber noch viel mehr die Kapseln, Bänder und Faszien, die sich der Gewohnheitsspannung anpassen.

Weil die wenigsten Menschen exakt ihre jeweiligen Balancepunkte der großen Gelenke treffen, entwickeln sich Rotationen der Segmente, die meistens einem Muster folgen, das den ganzen Körper durchzieht. Bei vorsichtiger Herangehensweise kann man es typisieren und evtl. auf den ganzen Patienten übertragen.

### 4.4.1 Horizontale und sagittale Rotation

Am bekanntesten sind die Modelle der Rotationen um die Horizontalachsen – das Paradebeispiel ist der Hohlrundrücken. Bei diesem ist vor allem das Becken nach vorne gekippt und die Schwingung der Wirbelsäule verstärkt. Wenn diese Rotation mit geringer Lumbalspannung auftritt, ist sie meistens auch mit schwachen Fußgewölben und einer Tendenz zu X-Beinen verbunden. Hier stellt sich die Frage nach Ursache und Wirkung, oder wenigstens nach dem Zusammenhang, denn isoliert lässt sich die Beckenkippung nicht korrigieren.

Bei den Themen Beinlängendifferenz, Seitendominanz und Skoliose tauchen Rotationen in der Sagittalebene auf, die gleichfalls nur im gesamten Muster von Fuß bis Kopf korrigiert werden können.

### 4.4.2 Rotationen der Körperlängsachsen

Die spannendsten Aspekte sind Rotationen um die Körperlängsachsen bzw. die Kombinationen von Rotationsmustern,

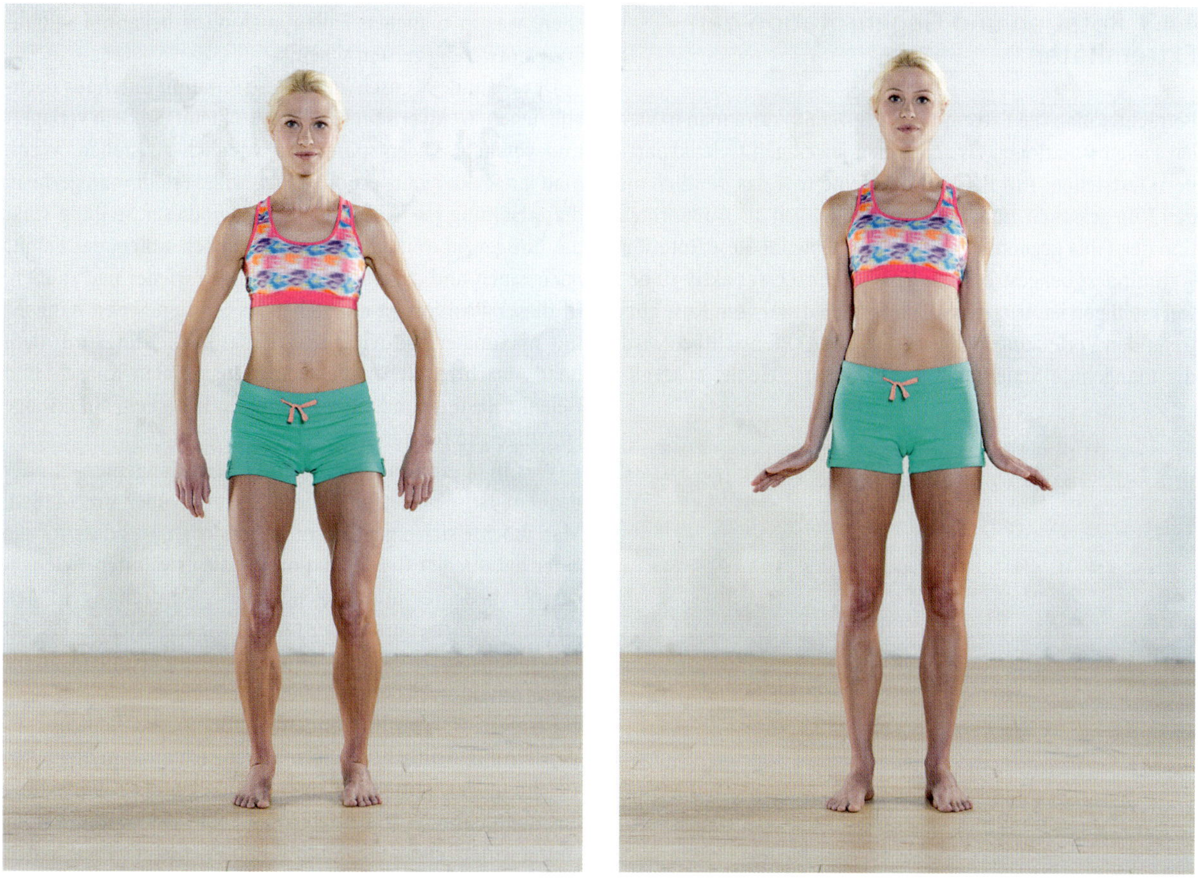

**Abb. 4.16** Nachgestelltes Innen-/Außenrotationsmodell: Es lohnt sich, die beiden Positionen selbst auszuprobieren, um ein Gefühl für die auftretenden Spannungen zu bekommen. Der Innenrotierte beugt seine Gelenke und verstärkt die Wirbelsäulenschwingung, während der Außenrotierte die Wirbelsäule begradigt und die Extremitäten nach außen dreht. [J802]

die hier stark vereinfacht dargestellt werden sollen, um sie mit entsprechender Umsicht auf den Patienten übertragen.

Da gibt es zum einen den Typ, der seine Arme und Beine nach **außen rotiert** und dabei den Rumpf betont gerade hält. Er weist hauptsächlich auf der Körperrückseite eine hohe Spannung im Gewebe auf. Insgesamt erscheint er eher überstreckt und unbeweglich. Bewegungen in die Überstreckung liegen ihm mehr als Beugebewegungen. Beim Versuch einer Rumpfvorbeuge bekommt er die Finger nicht zum Boden, die Brücke macht ihm, wenn er sportlich ist, keine Mühe. Oftmals ist er auch vom Charakter her eher extrovertiert oder zumindest als offener Typ zu beschreiben.

Oftmals leiden diese Menschen unter ihrer dorsalen Überspannung, vor allem, wenn sie sich durch Stress im Nacken oder Lumbalbereich manifestiert. Viele beklagen auch ihre Unbeweglichkeit oder leiden an ihrer sportlichen Verletzungsanfälligkeit in der Streckermuskulatur.

Für den Behandler ist es wichtig, den Zusammenhang der Rotation in den Extremitäten und der Rumpfüberstreckung zu beachten und die Gesamtspannung in ein ausgeglicheneres Muster zu bringen.

Im Gegensatz dazu steht der nach **innen rotierte** Typ genau gegensätzlich da: Arme und Beine sind nach innen gedreht und der Rumpf gerät in eine überbetonte Schwingung der Wirbelsäule. Sein Gewebe scheint eher vom nachgiebigweichen Typ zu sein, Verspannungen entstehen vor allem durch muskuläre Überlastungen bei einseitiger oder angestrengter Arbeit. Er wirkt deutlich beweglicher, vor allem, weil er Beugebewegungen gut ausführen kann. In der Streckung gerät er allerdings an seine Grenzen. Charakterlich ist er oft introvertierter und findet sportlich gesehen eher Gefallen an ausdauernden oder ruhigen Sportarten.

Für den Behandler ist es wichtig, die Vorteile der Innenzentrierung zu nutzen und den Patienten entlang seiner Lotlinie gut auf dem Boden zu verwurzeln, anstatt gegen die Hyperlordose/-kyphose zu arbeiten (➤ Abb. 4.16).

Wie bei allen Modellen findet man in natura selten die Reinform, sondern Abstufungen und **Mischformen.** Trotzdem kann die Typisierung einen Anhaltspunkt geben, über eine lokale Symptomatik hinaus zu denken und das Gesamtgefüge zu bearbeiten.

### 4.4.3 Rotation und Gegenrotation der Extremitäten

Betrachtet man die Extremitäten im Detail, kann man in vielen Fällen Rotationen zwischen den jeweiligen Gelenkspartnern feststellen. Am Beispiel der Beine tritt das deutlich an den Kniegelenken zutage, fast ausschließlich als Außenrotation der Tibia gegenüber dem Femur. Obwohl diese Rotation – zumindest bei gestrecktem Knie – sehr schwer aktiv zu bewerkstelligen ist, tritt sie vor allem nach distal vom Knie auftretenden Verletzungen überdeutlich auf. Offensichtlich wird die mangelnde Stabilität z.B. des Sprunggelenks ausgeglichen, was in manchen Fällen auch ohne bekannte Schädigung notwendig zu sein scheint.

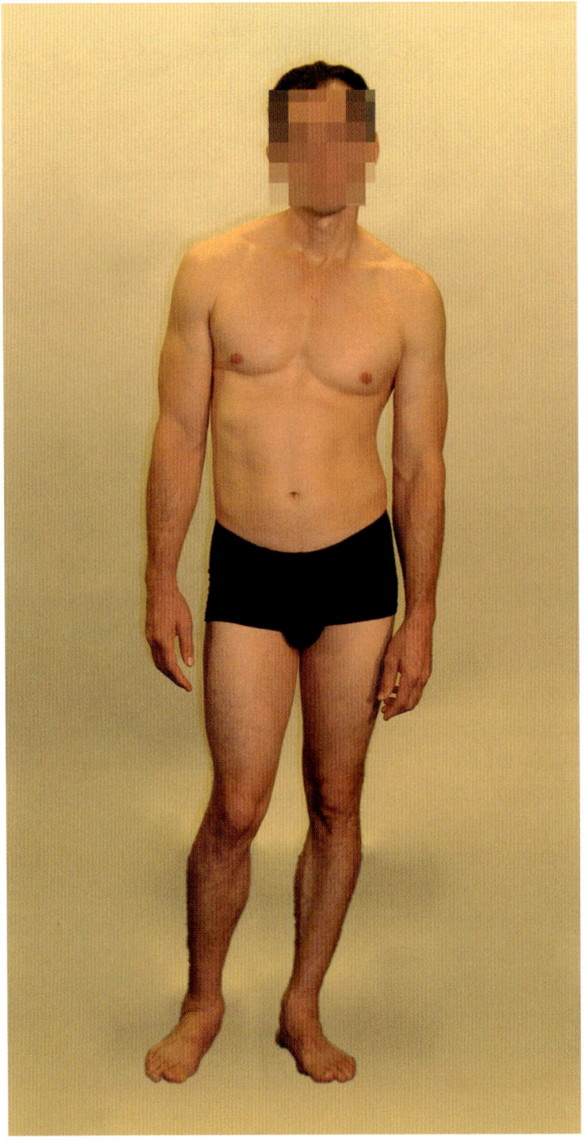

**Abb. 4.17** Eingesunkener Stand mit Rotation von Bein und Becken. So bequem diese Haltung erscheinen mag, so ungesund ist sie auf Dauer für alle beteiligten Strukturen. Nicht nur, dass die betroffenen Gelenkkapseln „in ihren Seilen hängen", sie schrauben sich der Schwerkraft folgend immer weiter in die Kompression. [G461]

Der gesunde Mensch kann diese Rotation durchaus nachvollziehen, wenn er sein Körpergewicht auf ein Bein verlagert und versucht, so entspannt wie möglich zu stehen. Wenn man lange oder ganz „cool" stehen will, verfällt man gerne in diese Haltung (➤ Abb. 4.17). Im Zuge dieser Stellung sinkt das Fußgewölbe ein, die Tibia rotiert nach außen, das Femur nach innen und das Becken relativ dazu wieder nach außen. In dieser Position ist ein stehendes „in den Seilen hängen" mit maximaler Passivität realisierbar – allerdings mit dem unerwünschten Nebeneffekt einer maximalen Kapsel- und Gelenkbelastung und einer minimalen Fähigkeit, auf etwaige Störungen zu reagieren.

Was in speziellen Situationen vielleicht angemessen oder bequem ist, belastet also die Strukturen über die Maßen. Man möchte sich eigentlich nicht vorstellen, was das im Falle einer habituellen Gegenrotation für die erwähnten Gelenkspartner bedeutet und wie sich diese Verdrehung in den Strukturen fortsetzt: Wieder fänden wir ein Muster, das mit Plattfüßen und X-Beinen beginnt und in betontem Hohlkreuz und Rundrücken mündet.

Insofern werden Rotationen der Beinachse nicht nur als Verdrehung deutlich, sondern zeigen sich auch in einer Abweichung der Mittellinie mit entsprechender Überlastung der überdehnten Strukturen. Man sollte jedoch der Versuchung widerstehen, die durch Rotation entstandenen X-Beine durch eine Korrektur in der Frontalebene korrigieren zu wollen.

Für die Arme gilt das Gegenrotationsmodell analog. Da sie aber keine Stützfunktion besitzen, tritt es nicht so deutlich zutage. Tendenziell dreht sich die Hand nach innen, der Unterarm nach außen und der Oberarm wiederum nach innen. Zumindest bei den weit verbreiteten Ellenbogenbeschwerden wie Tennis- oder Mausarm oder auch bei Schulterbeschwerden und Karpalsymptomen sollte man die Rotationsachse beachten und ggf. korrigieren (➤ Kap. 6.6).

## 4.5 Freie Assoziation

Die Definition der Rolfingmethode begann zu meiner Studienzeit mit „Rolfing ist Philosophie, Wissenschaft und Kunst ..." – eine interessante Mischung verschiedener Herangehensweisen an die menschliche Anatomie. Vor allem der **künstlerische Aspekt** wird in der freien Assoziation deutlich, denn es geht genau darum, jene Merkmale zu erfassen, die sich nicht quantifizieren lassen. Es sind die qualitativen oder ästhetischen Merkmale des Menschen, die man auf sich wirken lassen darf und – noch bevor man sie interpretiert – als Eigenheiten ins Wort nimmt. Eine zu frühe Suche nach Ursachen und Erklärungen steht der uneingeschränkten

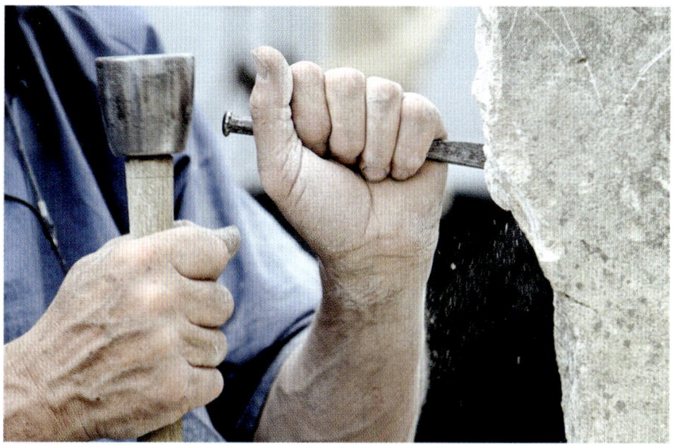

**Abb. 4.18** Der Mensch als Kunstwerk, als ästhetisches und funktionelles System. Um diese Eigenordnung wertzuschätzen und nicht durcheinanderzubringen, lohnt sich mitunter der Blick aufs Ganze. [J787]

Wahrnehmung dabei im Weg, deswegen ist es ratsam, sich an den Dreischritt zu halten:

1. Was beobachte ich?
2. Welche Struktur könnte betroffen sein?

Und erst im dritten Schritt:

3. Welche Ursache könnte hinter dem Phänomen stecken?

Mit einer großen Portion Neugier und Umsicht ergeben sich damit oftmals neue Aspekte und Zusammenhänge, die vielleicht nur bei genau diesem einen Menschen in dieser Art auftreten. Es kann den Betrachter auch vor einer vorschnellen Bewertung seines Befunds bewahren. Viele Eigenheiten des Menschen scheinen auf den ersten Blick ja störend oder fehlerhaft, ergeben im Gesamtzusammenhang dann aber doch Sinn, weil sie in der Lage sind, eine Eigenart an anderer Stelle auszugleichen.

In diesem Sinne entlassen wir also den Patienten für einen Moment aus seiner Rolle des „Objekts, das repariert werden soll" und betrachten ihn als intelligent arrangiertes Kunstwerk, das an der einen oder anderen Stelle noch etwas Feinschliff oder Betonung vertragen könnte. Ein Gewinn an Bewegungsökonomie oder emotionaler Lebensqualität darf sich durch das gekonnte strukturelle Arbeiten dann aber durchaus einstellen (➤ Abb. 4.18).

## 4.6 Anamnese

Wieso setzen wir die Anamnese nicht an den Anfang der Befundung, wie man das normalerweise macht, um dann einzelne Symptome einzuordnen? Gewiss wäre das eine Herangehensweise, die in vielen Fällen möglich und nützlich wäre. Trotzdem stelle ich das Erfragen der Krankheitsgeschichte bewusst ans Ende der Befundung. Das hat den einfachen Grund, dass die Wahrnehmung des Betrachters bzw. Behandlers durch die Informationen des Patienten schon in eine bestimmte Richtung gelenkt werden kann. Es ist doch ein Unterschied, ob ein Patient „mit Rückenschmerzen" oder „mit Verdacht auf Bandscheibenvorfall" in die Praxis kommt. Beides hat zwar eine ähnliche Symptomatik, erfordert aber unterschiedliche Behandlungsweisen. Der Verdacht auf Bandscheibenvorfall (BSV) an sich lässt mich vielleicht so vorsichtig evaluieren, dass ich genau zum bestätigenden Ergebnis komme, obwohl das möglicherweise gar nicht die Ursache der Rückenschmerzen ist. So lässt sich dann der Untersucher in die Irre leiten, bemerkt die großen statischen Zusammenhänge nicht und kann sie demnach nicht korrigieren.

In einigen Fällen geht das dann so weit, dass Patienten frohen Mutes verkünden: „Heute sage ich nichts zu meinem Befinden, erzählen Sie mir doch, wie es um mich steht". Dieser Job ist manchmal nicht sehr einfach, aber doch beglückend, wenn die Befundung zutreffend ist.

Letztendlich brauchen wir die Anamnese dann doch, wenigstens um zu verhindern, dass wir Defizite noch verschlimmern. Das Paradebeispiel ist für mich immer noch jener Anruf eine Kollegin, die fragte, ob sich in meiner Behandlung auch schon mal jemand eine Rippe gebrochen habe. In diesem Fall traf ein zu couragierter Krafteinsatz auf osteoporotische Knochen, was sich durchaus hätte vermeiden lassen – zumindest, wenn der Patient über seinen Zustand Bescheid weiß.

Manchmal weiß er es wirklich nicht oder hat es erfolgreich verdrängt, deswegen frage ich z. B. bei Narben immer nach, was an dieser Stelle geschnitten oder operiert wurde. Vieles fällt den Patienten auch erst im Verlauf der Behandlung ein, z. B. wenn man im verletzten Gebiet arbeitet und der Körper sich an ein Ereignis erinnert, oder wenn der Patient eine Veränderung an Geweben wahrnimmt, die bereits eine Geschichte hinter sich haben.

Auf jeden Fall sollte man die anamnestischen Angaben als **eine** Informationsquelle erfragen, ohne so nahe in die Erzählung zu gelangen, dass eine objektiv andere Einschätzung nicht möglich wäre.

KAPITEL

# 5 Behandlungstechnik



Als ich zum ersten Mal von Rolfing hörte, wollte ich mir gerne ansehen, wie diese Methode funktioniert, die so dauerhafte Ergebnisse liefern soll. In keiner Veröffentlichung wurde auch nur annähernd auf die Technik eingegangen und so wollte ich durch Zusehen die Geheimnisse der Behandlung kennenlernen. Leider – oder zum Glück – versagte mir der kontaktierte Rolfer das Zuschauen und lud mich ein, mich als Patient hinzulegen und behandeln zu lassen. Mit dem Hintergedanken, seine Vorgehensweise genau beobachten zu wollen, kam ich also in die erste Behandlung. Nach ein paar überraschenden Fragen beim Bodyreading durfte ich mich dann endlich hinlegen – und mit dem ersten Kontakt war ich komplett in der momentanen Eigenwahrnehmung verloren. Keine Chance darauf, die Technik der Behandlung zu analysieren, zu tief und direkt war der Impuls der Finger, Hände und Ellenbogen meines Therapeuten.

Die Hauptwahrnehmung ist dabei nicht ein Druck oder Schmerz, sondern das Nachgeben der eigenen Faszienstrukturen. Obwohl an vielen Stellen die scheinbare Brutalität der Behandlung beschrieben wird, war der Druck zwar direkt und unausweichlich, aber nicht schmerzhaft – auch ein Ellenbogen kann sehr sensibel durchs Gewebe pflügen.

Inzwischen gibt es eine ausreichende Anzahl von Büchern oder Videos, die auf die faszialen Behandlungstechniken eingehen. Trotzdem ersetzen diese nicht das eigene Erleben. Im Gegenteil: Erst durch die eigene Erfahrung als Behandelter wird die Wahrnehmung in einer Weise geschult, dass sie einfühlsam genug die Gewebsreaktionen abwarten kann. In der Tat stellt dieses geduldige Abwarten den Hauptunterschied zu vielen Behandlungstechniken dar, bei denen der Schwerpunkt auf der Beseitigung eines Defizits mittels festgelegter Griffe, Striche oder Züge liegt. Es ist vielmehr ein gleichzeitiges Behandeln und Wahrnehmen, eine Manipulation meistens mit, selten gegen das Gewebe – vielleicht eher Taktik als Technik.

Es lohnt sich auf jeden Fall, das therapeutische Formeldenken zur Seite zu legen und sich wieder auf die **Berührungsqualitäten** seiner Hände zu besinnen, auf einen qualifizierten Kontakt und den Dialog der Strukturen.

## 5.1 Tempo

Der erste Aspekt ist das Tempo – die Zeit, die man sich nimmt, um eine Veränderung hervorzurufen. Wobei Tempo als Begriff schon zu hektisch klingt. Mein Lehrer sagte immer wieder, beim Behandeln der Faszien zuzuschauen sei „wie Gras wachsen sehen“. In diesem Sinne tun mir manche Eltern oder Begleiter meiner Klienten leid, wenn sie eine Behandlungsstunde lang „ein langsames Nichts“ beobachten müssen. Aufgrund der Langsamkeit der Behandlung nimmt manchmal auch der Patient „nichts“ wahr, das hängt wahrscheinlich vom Körperfühlvermögen des Einzelnen ab. Dem Effekt und Nutzen der Behandlung tut das keinen Abbruch, auch wenn es um ein Vielfaches spannender ist, wenn man die Körperreaktionen während der Behandlung innerlich nachvollziehen und achtsam begleiten kann.

Was von außen als so wenig erscheint, ist eigentlich der Kern einer erfolgreichen Faszienbehandlung: das Warten auf eine Gewebsreaktion; nicht schneller zu arbeiten, als die Strukturen sich formen lassen. So ungewöhnlich das sein mag, so faszinierend ist es für den Behandler, denn dieser bekommt wahrscheinlich das meiste und direkteste Feedback des Gewebes. Meistens wird diese Gewebsreaktion als **„Schmelzen“** beschrieben: Während man anfangs eine Härte oder einen Widerstand im Gewebe wahrnimmt, lässt dieser nach etwa 20 bis 30 Sekunden nach, das Gewebe wird nachgiebiger und weicher. Die Zeitdauer bis zu dieser Schmelzreaktion ist unterschiedlich, aber immer etwas länger als erwartet, bzw. es lohnt sich immer, etwas länger zu warten. Wahrscheinlich gibt es kein „zu langsam“, aber stets ein „zu schnell“.

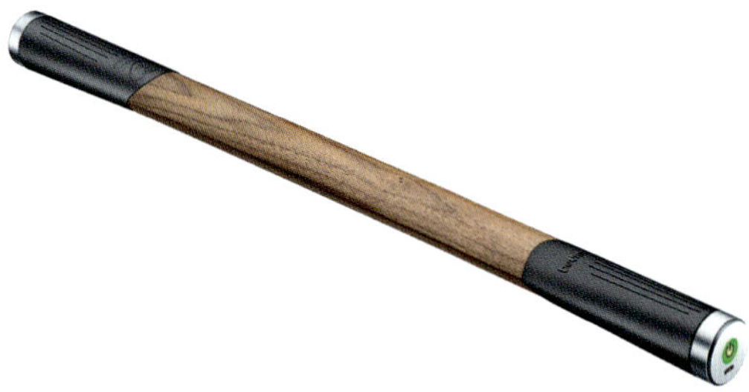

**Abb. 5.1** Beispiel für eine „tool-assisted manipulation“ an Sportlern: Fascia-Releazer, ein vibrierender Massagestab mit ovalem Querschnitt. [V605]

Die Erfahrung in unseren Kursen zeigt mir, dass es sich lohnt, diese Langsamkeit einzuüben und zu kultivieren. Die anfängliche Frustration, dass dies gar keine ordentliche Technik sei, man im Vorhinein nicht wisse, wohin die Korrektur gehe usw. weicht ganz schnell der überraschenden Feststellung, dass „es funktioniert“. Ein reicher therapeutischer Erfahrungsschatz, eine möglichst detaillierte anatomische Vorstellung des Behandlungsgebiets und ein ausreichendes Spektrum manueller Techniken (auch, um diese gerade bewusst nicht anzuwenden) unterstützen den Behandlungserfolg, wenn sie mit der Offenheit, auf den momentanen Zustand und die Reaktion des Patienten einzugehen und diesen in den Prozess mit einzubeziehen, gekoppelt ist.

Keine Regel ohne Ausnahmen: Bei flächiger Anwendung faszialer Techniken ist es oftmals einfacher, bzw. reagiert das Gewebe schneller, wenn man mehrmals wiederholt mit flächigem Druck durch das Gewebe gleitet und das vergleichsweise zügig tut. Die Bewegung ist immer noch deutlich langsamer als eine klassische Massage, aber man erwartet nicht bei jeder Streichbewegung ein detailliertes Schmelzen der Faszien. Die Aufmerksamkeit des Behandlers ist trotzdem gefordert, denn das Gewebe wird dabei sukzessive mehr und mehr nachgeben. Bei der Arbeit am Rücken, an den Fußsohlen oder auch am Nacken erweist sich diese Herangehensweise als lohnend und effektiv.

Dasselbe gilt für die meist eher regenerativ ausgerichtete fasziale Arbeit mit Sportlern, wenn also weniger die Korrektur als vielmehr die Auflockerung und Erholung des Gewebes im Vordergrund stehen. Dann wäre auch ein Einsatz von myofaszialen Werkzeugen (myofascial tools) denkbar, wie sie von einigen Firmen angeboten werden (➤ Abb. 5.1).

## 5.2 Vegetative Reaktionen

Für den Patienten ist der langsame Zugang zum Gewebe wohltuend relaxierend, selbst wenn der Kontakt schmerzhafte Qualitäten annehmen sollte. Patienten beschreiben ihre Empfindungen schlimmstenfalls als Wohlschmerz, keinesfalls als unangenehm oder alarmierend. Im Grunde muss eine Faszienbehandlung zwingend parasympathische Qualitäten aufweisen, weil ein hoher Muskeltonus den Zugang zur Faszie verhindern würde. Eine muskuläre Abwehrspannung lässt den Druck nicht bis zu den tieferen Faszienschichten dringen, deswegen sollte alles dafür getan werden, um dem Patienten das Loslassen zu erleichtern.

Das fängt schon dabei an, dass man genügend Zeit für eine Behandlung einplant. Ein kassenüblicher 20-Minutentakt ist dafür extrem kontraproduktiv. Einige Alternativtherapeuten terminieren stattdessen mindestens im Stundentakt, viele nehmen sich eher mehr Zeit – und die Patienten wissen das zu schätzen.

Ein schöner ruhiger Raum ist ebenfalls Voraussetzung für die Entspannung des Patienten. Die Raumtemperatur sollte den Patienten auch nach einer Stunde Behandlung nicht frösteln lassen. Einrichtung, Ruhe, Atmosphäre, man könnte die Liste endlos ergänzen, letztendlich soll sich der Patient vor allem wohlfühlen und verlässlich entspannen können.

Die vegetative Umstellung zeigt sich dann oft nach wenigen Minuten, wenn während der Behandlung die Unterhaltung versiegt, der Puls spürbar sinkt oder die Atmung sich – oftmals mit einem Initialseufzer – zu einem ruhigeren Rhythmus umstellt. Manchem Patienten muss man die Umstellung auch nahebringen, indem man in einer Art „Pacing and Leading" z. B. dessen Atemrhythmus aufnimmt und langsam zu einer ruhigeren Frequenz übergeht. In einigen Fällen ist auch ein Hinweis auf das bewusste Atmen angebracht, und in ganz wenigen Fällen scheinen Patienten sich beim Reden besser zu entspannen, als wenn sie ruhig daliegen müssten – zumindest, bis sie genug Vertrauen in den Behandlungsprozess gefasst haben.

**EXKURS**

Der Begriff „Pacing and Leading" wird vor allem im NLP (Neurolinguistisches Programmieren) verwendet und bezeichnet den Prozess des Mitgehens (Pacing) mit dem Patienten. Man stellt sich also auf sein Tempo oder seinen Rhythmus ein, um die Geschwindigkeit in unserem Fall sachte zu verlangsamen und den Patienten dabei unbewusst mitzunehmen (Leading).

Wenn die vegetative Umstellung nicht direkt in den Tiefschlaf führt, bringt sie eine verbesserte Eigenwahrnehmung des Patienten mit sich. Nicht nur, dass die Behandlung direkt detaillierter wahrgenommen wird, auch die im Gewebe vorhandenen Informationen wie Erinnerungen und Assoziationen werden eher zugänglich. Manchen Patienten fallen dann spontan entsprechende Szenen ihrer Vergangenheit ein, manche erinnern sich an Unfälle, manche nehmen körperliche Effekte an entfernten Stellen wahr oder berichten von Farben, Düften oder Emotionen, die durch die Berührung ausgelöst werden. Derlei Ereignisse signalisieren, dass man sich auf dem richtigen Weg und Level befindet, und der Patient sich der Behandlung entspannt überlassen kann.

## 5.3 Werkzeuge und Kontakt

Die meisten Berichte über fasziale Techniken zeigen Bilder, die ein schmerzhaftes Vorgehen demonstrieren. Deswegen ist es nicht verwunderlich, dass viele Patienten erwarten, dass sie hauptsächlich mit Füßen und Ellenbogen unnachgiebig durchpflügt werden. Dem ist natürlich nicht so, obwohl ein Ellenbogen durchaus Vorteile bietet und wie bereits erwähnt auch recht sensibel agieren kann.

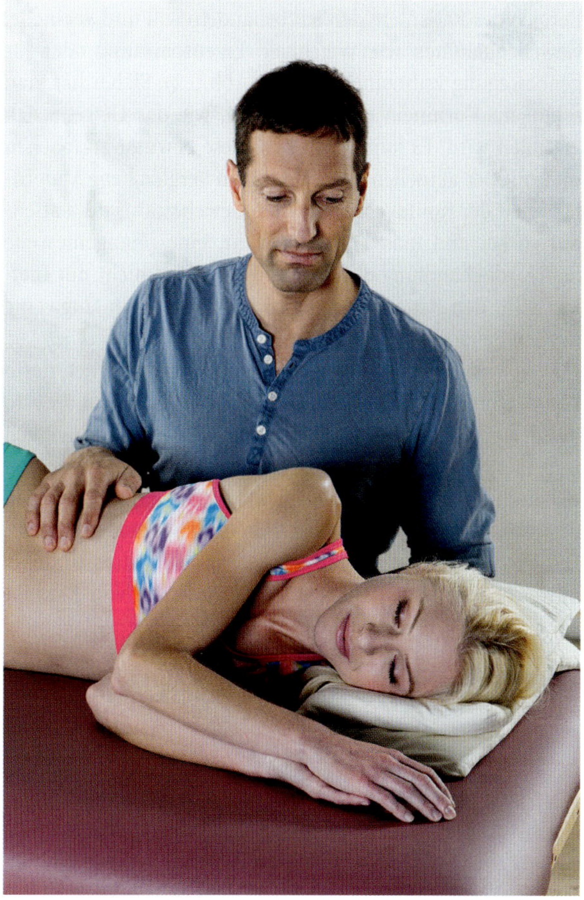

**Abb. 5.2** Kontakt beginnt mit Wahrnehmen, Achtsamkeit, Präsenz und Interesse. [J802]

Die meisten Vorteile bei der Behandlung bieten aber die Finger und Hände, weil sie den intensivsten Kontakt zum Gewebe herstellen können. Man muss in dem Fall unterscheiden zwischen Druck und Kontakt: Das eine ist die Aktion (Druck), das andere eine Interaktion (Kontakt) und damit das therapeutisch effektivere Mittel. Der manuelle Kontakt muss sehr aufmerksam erfolgen, egal ob die Handfläche oder die Finger aktiv werden. Aus diesem Grund sind viele Manualtherapeuten auch skeptisch gegenüber den erwähnten Gerätschaften, die eine Behandlung erleichtern sollen, jedoch den direkten Gewebskontakt verhindern. Gleichwohl es möglich ist, „durch ein Gerät hindurch zu spüren", ist das zumindest zu Beginn des therapeutischen Lernprozesses nicht zu empfehlen.

Wenn die Hände also spüren, welche Qualitäten das berührte Gewebe hat, kann der Druck leicht oder fester und der Kontakt davon unabhängig mehr oder weniger intensiv sein. In der Tat erreicht man mit wenig Druck oftmals tiefer Gewebsschichten oder Verbindungen, als wenn man mit maximalem Einsatz arbeitet. Eine günstige Einstellung könnte sein, in erster Linie Kontakt mit dem Gewebe herzustellen, noch bevor ich als Behandler etwas erreichen oder verändern will. Bestenfalls lege ich meine Finger oder Hand also auf den

Bereich des Patienten, den ich behandeln will und versuche, Gewebequalitäten wie Weichheit, Eigenspannung oder Eigenbewegung wahrzunehmen (➤ Abb. 5.2). Sicher hat man schon im Vorhinein eine Erwartung, wie das Gewebe sich anfühlen wird. Es lohnt sich, sich diese bewusst zu machen und mit der aktuellen Empfindung zu vergleichen. Andernfalls geht der Kontakt am aktuellen Gewebestatus des Patienten vorbei und man läuft in Gefahr, eine unangemessene Standardbehandlung durchzuführen. Das ist nicht nur ineffektiv für den Patienten, sondern auf Dauer auch langweilig für den Behandler.

Je bewusster man diese Kontaktaufnahme gestaltet, desto kompetenter fühlt sie sich für den Patienten an und desto besser entspannt er sich. Im Grunde wäre es sogar möglich und therapeutisch hochwirksam, wenn man die komplette Behandlungszeit mit einer Kontaktaufnahme dieser Art und dem zunehmend tieferen Loslassen des Patienten verbringt. Der leichte Kontakt mit Fingern oder Handflächen ist dabei hilfreich. Gleichfalls ist es möglich, diese Art von Kontakt auch mit den Fingerknöcheln, Unterarmen oder Ellenbogen herzustellen, aufgrund der weniger feinen Sensorik verlangt diese Technik aber noch deutlich mehr Übung (➤ Abb. 5.3, ➤ Abb. 5.4, ➤ Abb. 5.5).

Eine wichtige Lektion zum gelungenen Kontakt am Patienten ist es, sich selbst günstig zu positionieren. Eine eventuelle Anspannung des Therapeuten überträgt sich bekanntlich auf den Patienten. Das bezieht sich nicht nur auf den inneren Stress, sondern auch auf eine überhöhte Kraftanstrengung durch den Druck ins Gewebe oder eine ungünstige Körperposition hierfür. Um dies zu verhindern, ist sowohl ein stabiler Stand als auch eine axiale Belastung der beteiligten Gelenke vonnöten. Auch unter diesem Gesichtspunkt ist manches Mal der Einsatz des Ellenbogens das Mittel der Wahl.

**EXKURS**

In der Auswahl ihrer Schüler sei Ida Rolf recht wählerisch gewesen und legte unter anderem Wert auf eine gesunde körperliche Belastbarkeit. So durften in den ersten Jahren keine Frauen die Ausbildung beginnen, zu groß erschienen ihr wohl die Kräfte und Belastungen. Andererseits habe sie einen sehr gut gebauten und

5

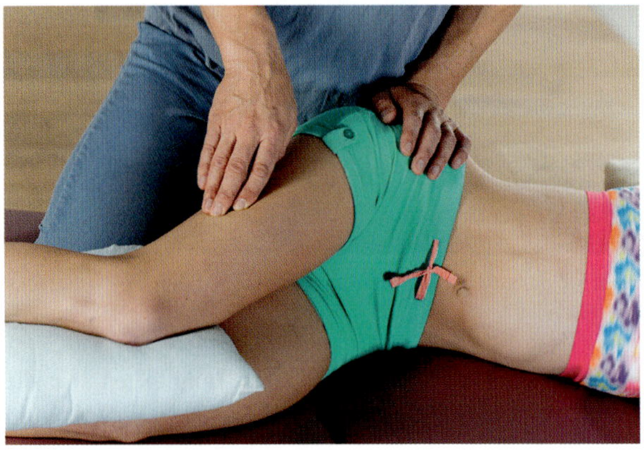

**Abb. 5.3** Der Kontakt mit den Fingerspitzen ermöglicht eine detaillierte Wahrnehmung und Dosierung der Kräfte. [J802]

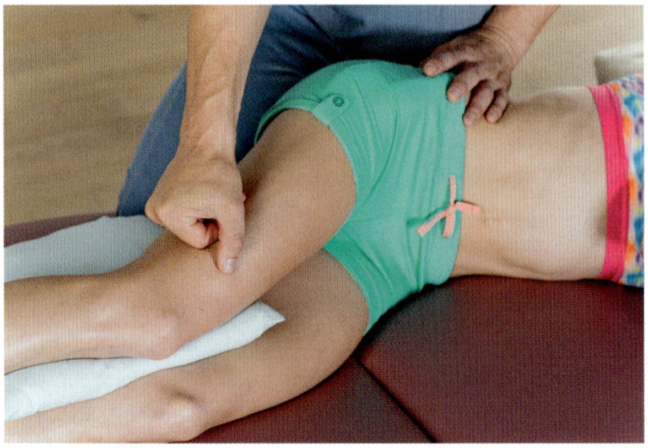

**Abb. 5.4** Die Fingerknöchel sind für flächigen Einsatz gut geeignet, einzeln können sie festeren Druck ausüben, geben aber weniger Feedback über das bearbeitete Gewebe. [J802]

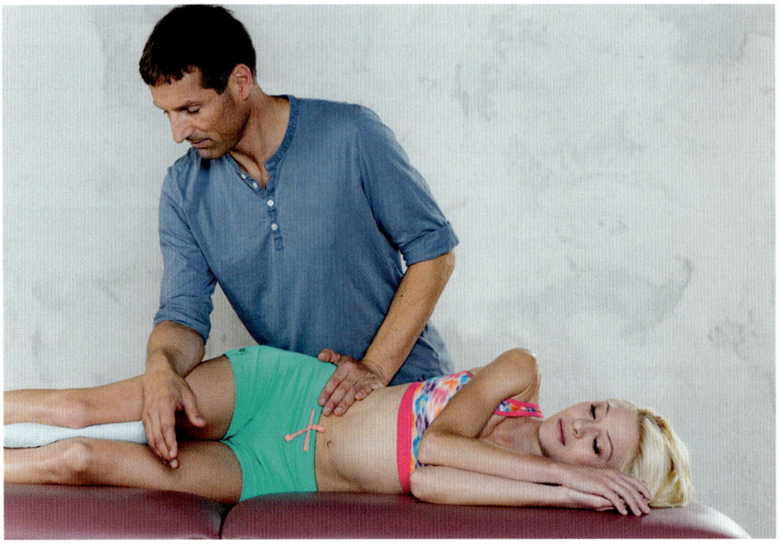

**Abb. 5.5** Was aussieht wie ein Druck mit dem Ellenbogen, ist in Wirklichkeit ein flächiger Kontakt mit dem proximalen Ende des Unterarms. Nur in ganz wenigen Fällen ist ein Druck mit der Spitze des Ellenbogens notwendig – dann aber eine gute Hilfe für den entschiedenen Behandlungsdruck. Erstaunlicherweise ist der Kontakt mit dem Unterarm/Ellenbogen sensibel genug, die Reaktion des Gewebes wahrzunehmen. [J802]

durchtrainierten Mann mit der Begründung abgewiesen, dass jemand, der so viel Muskelspannung im eigenen Körper trage, die feinen Spannungsmuster des Patienten nicht mehr wahrnehmen und behandeln könnte.

Guter Gewebekontakt ist spürbar für den Patienten. Das lässt sich leicht an einem Kollegen erproben und sollte natürlich mit einem solchen geübt werden. Selbst mit geschlossenen Augen wird die Testperson zwischen einem aufmerksamen und einem mechanischen Kontakt unterscheiden können und genauso sagen können, ob der Behandler selbst stabil steht oder mit unnötig viel Kraft arbeitet.

## 5.4 Druck und Wahrnehmung

Unabhängig von Technik, Tempo oder Kontakt – die Herausforderung ist immer das Nebeneinander von Behandlung und Wahrnehmung der Reaktion auf die Behandlung. Diese Wahrnehmung sollte bestenfalls dazu führen, die Behandlung anzupassen, sodass sich letztlich ein **simultanes Agieren und Reagieren** einstellt. Das erfordert ein hohes technisches Niveau des Behandlers, weil seine Aufmerksamkeit nicht primär auf seiner eigenen Ausführung liegen darf, sondern eben auf der Gewebereaktion des Patienten. Ein poetisches Bild dafür wäre ein Tanz: Ein Partner führt – von außen wenig sichtbar – und muss sich trotzdem gleichzeitig einfühlsam auf den Anderen einstellen können. Dieses harmonische Miteinander ist nicht nur für den Betrachter ein Gewinn, sondern auch interessanter für die Beteiligten und – zurück zur Behandlung – am effektivsten, um für den Körper integrierbare Veränderungen hervorzubringen.

Oftmals ist dem Behandler die genaue Art der Veränderung im Voraus nicht bekannt, gleichwohl er natürlich Erfahrungswerte und praktisches Wissen einfließen lässt. Eine vorschnelle Zielgerichtetheit verhindert jedoch manches Mal die erforderliche Offenheit des Gewebekontakts. Stattdessen muss der Kontakt fast absichtslos hergestellt und der Druck mit Aufmerksamkeit und Interesse ins Gewebe gegeben werden.

Der in ➤ Kap. 4.3.7 erwähnte Ecoute-Test lässt sich in folgendem Sinn auch auf die Behandlung ausweiten. Die Wahrnehmung der Gewebespannungs- und -bewegungsmuster geht direkt in die Behandlung derselben über, indem man die Bewegung begleitet und entweder versucht, direkt zu korrigieren, oder über indirekte Techniken auf eine Eigenkorrektur des Gewebes wartet (➤ Kap. 5.5).

Mit einem sanften, leichten Druck fällt diese Berührungsqualität wahrscheinlich leichter, beschränkt sich aber nicht auf diese Art. Genauso ist es möglich, aufmerksam und anpassungsfähig, aber gleichzeitig mit viel Gewicht, auf das Gewebe einzuwirken, ohne die Wahrnehmung zu verlieren. Interessanterweise ist es ebenfalls möglich, eine entsprechende Wahrnehmung im Ellenbogen, Unterarm oder den Fäusten zu entwickeln, sodass eben auch mit großem Körpereinsatz und in sehr festen Geweben auf diese Art und Weise gearbeitet werden kann.

Wahrscheinlich spielt dabei auch die **eigene Erfahrung** als „Patient" eine große Rolle. Nicht umsonst müssen Körpertherapeuten ihre späteren Behandlungstechniken erst einmal am eigenen Leib erfahren. Es lohnt sich, eben auch aus diesem Grund, sich immer wieder einem Kollegen anzuvertrauen und die eigene Patientenerfahrung aufzufrischen. Neben dem gesundheitsförderlichen und dem Wohlfühlaspekt definiert das Eigenerleben die Vorstellung, wie der Behandlungsdruck beim jeweiligen Patienten ankommt. Diese kinästhetische Vorstellung steht dann mitnichten der absichtslosen Haltung entgegen, sondern präzisiert diese, indem sie einen eigenen Vergleich als Reaktionsmöglichkeit bereitstellt. Fast durchgängig ist zu beobachten, dass die eigene Behandlungstechnik unserer Kursteilnehmer nach einer erlebten Behandlung empfindsamer und feiner wird. Man kann sich besser in die Wahrnehmung des Patienten hineinversetzen, kann dessen Reaktion mit der erwarteten vergleichen, antizipiert vielleicht sogar am eigenen Körper, wie der Druck aufs Gewebe ankommen und in welcher Art und welchem Umfang es reagieren soll. Dieses „sich in den Patienten hineinversetzen" bewahrt einen davor, den Patienten zu sehr als Behandlungsobjekt zu betrachten, stattdessen betont es die Beziehung zum und den Gewebedialog mit dem Patienten.

**Aus der Praxis**

**Das CAKE-Prinzip (Constructive Anticipatory Kinesthetic Empathy) nach Dr. Schleip**

Zur Übung ist es lohnend, sich die anzunehmende Wahrnehmung des Patienten bewusst zu machen und sich kurz vor dem tatsächlichen Kontakt zum Gewebe dessen Empfinden und Reaktion so konkret und kinästhetisch wie möglich im eigenen Körper vorzustellen. Dr. Schleip verspricht dadurch nicht nur ein besseres Behandlungsergebnis, sondern auch eine positive Wirkung auf die Belastung der eigenen Strukturen beim Behandeln. Im Austausch mit einem Kollegen lässt sich das auch ausprobieren und konkret überprüfen.

### Stärke des Drucks

Physikalisch gesehen könnte man annehmen, dass mit der Stärke des Drucks auch die Behandlungstiefe zunimmt, man sich also ins Gewebe hineindrücken muss. Für sehr starre und verhärtete Regionen ist diese Annahme auch in der Behandlungstechnik nachvollziehbar. In solchen Fällen entstehen die berühmten Behandlungsfotos mit den Ellenbogen in Lumbalfaszien, Nacken- oder Beinstrukturen (➤ Abb. 5.6).

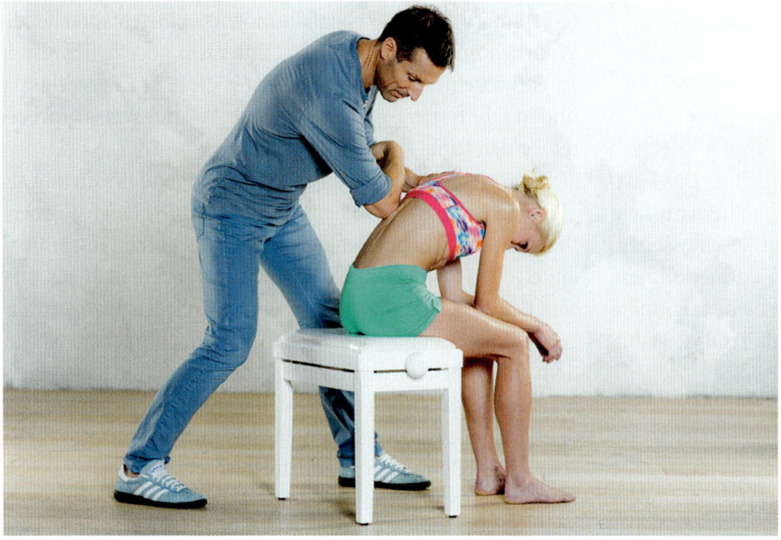

**Abb. 5.6** Ellenbogentechnik an der Lumbalfaszie. Bei allen Behandlungstechniken, bei denen mit hohem Druck ins Gewebe gegangen wird, muss der Patient stabil gelagert werden bzw. aktiv gegenhalten. Der Behandler muss sich stets im Klaren sein, welche Gewebsschicht er mit dieser Technik erreichen will, um den Druck entsprechend anzupassen und v. a. nicht zu übertreiben. [J802]



Die Frage dabei ist aber: Werden hier wirklich tiefer liegende Strukturen behandelt oder nicht vielmehr die harten oberflächlichen Faszien durchpflügt? Durch ultraschallelastografische Untersuchungen hat sich Letzteres als korrekter bzw. häufiger herausgestellt. Was man behandlungstechnisch schon vermutet, lässt sich durch dieses bildgebende Verfahren sichtbar machen: Die Wirkung des festen Drucks reicht in manchen Fällen nur bis in die ersten Gewebsschichten und erreicht die tieferliegenden Faszien kaum oder gar nicht.

Um in solchen Fällen in die Tiefe zu gelangen, muss der Patient entspannt gelagert werden, der Atem oder kleine Eigenbewegungen müssen integriert werden, oder man geht Schicht für Schicht bzw. möglichst dreidimensional vor.

**Harte Gewebstypen** lieben meistens viel Druck, brauchen aber vor allem viel Zeit, damit man bei ihnen die tiefen Gewebsschichten erreichen kann. Eine multivektorielle oder dreidimensionale Vorgehensweise ist meistens erfolgversprechender als eine einfache lineare Behandlung.

**Weiche Gewebstypen** sollten mit weniger und einfühlsamen Druck behandelt werden. Je tiefer man bei diesen Patienten gelangen will, desto vorsichtiger sollte man den Druck dosieren. Eine möglichst präzise Vorstellung der zu erreichenden Strukturen ist dabei unerlässlich, damit sich die eigene Wahrnehmung entsprechend verfeinern und auf mögliche Reaktionen einstellen kann.

**Viel Druck bedeutet also nicht immer viel Wirkung – eigentlich nie!**

Gewiss gibt es Gewebstypen, die den festen Druck brauchen und diesen auch als angenehm empfinden, gleichwohl ist es bei diesen Patienten auch am schwierigsten, bleibende Behandlungserfolge zu erzielen.

Patienten mit normalem oder geringem Gewebstonus werden demnach seltener mit Ellenbogen und normalerweise mit den Händen oder Fingern bearbeitet. So wird sichergestellt, dass die Gewebsreaktion wahrgenommen und in die weitere Behandlung integriert werden kann. Für den Behandler sind diese Gewebstypen interessanter, weil sich durch die weicheren Schichten auch deren Qualität erspüren lässt. Normalerweise kann man dann differenziert feststellen, in welcher Tiefe eine Restriktion sitzt oder wo die Druckwirkung momentan wirksam wird. Das verhält sich wie im Märchen von der „Prinzessin auf der Erbse“: Egal wie viele Schichten von Matratzen übereinander liegen, die zugrundeliegende Störung lässt sich immer wahrnehmen – und meistens auch korrigieren, womit sich der Kreis von gleichzeitigem Wahrnehmen und Behandeln wieder schließt.

## 5.5 Qualität des Drucks

Die Frage „Was will ich mit meinem Gewebskontakt erreichen?“ beeinflusst maßgeblich die Art und Weise, wie ich mit dem Gewebe Kontakt aufnehme und kommuniziere. Wahrscheinlich können die meisten Rückenleidenden sehr schnell zwischen einem guten und einem durchschnittlichen Masseur unterscheiden. Neben der geschulten Wahrnehmung ist es vor allem die Intention des Behandlers, die für die Berührungsqualität verantwortlich ist.

Grundsätzlich hat die Arbeit an den Faszien immer eine **formende Qualität.** Der Therapeut muss sich also im Klaren sein, dass er die Strukturen „in die Hand nimmt“, um sie zur Entspannung zu bringen, zu entwirren und besser angeordnet zu hinterlassen (➤ Abb. 5.7). Zu Recht nannte Ida Rolf die Faszien das „Organ der Form“. Wir behandeln also nie nur eine lokale Störung, sondern behalten die größeren Zusammenhänge im Auge und versuchen, Korrekturen möglichst in das Gesamtsystem zu integrieren.

Betrachten wir das von der anderen Seite her, stellen wir fest, dass kleine Störungen ausreichen, um die Spannungsbalance des Organismus zu stören, einzuschränken und einsei-

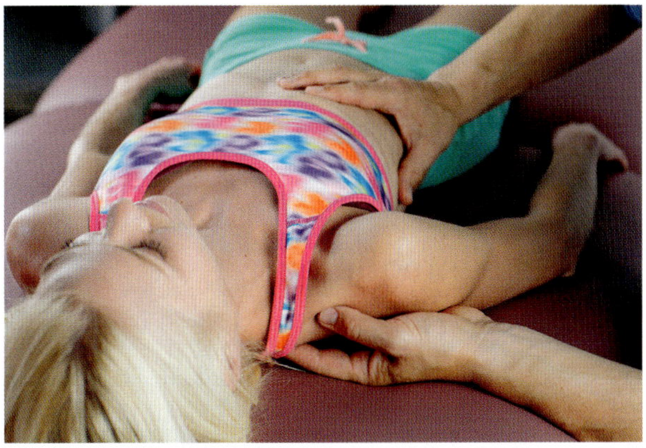

**Abb. 5.7** Formender Kontakt, möglichst mit beiden Händen, ermöglicht es dem Therapeuten, mit den Spannungen des Körpers auf eine dreidimensionale Art und Weise zu arbeiten. Die Hände arbeiten aufeinander zu und kommunizieren mit dem zwischen ihnen liegenden Raum. [J802]

tig werden zu lassen. Ein lokaler Schmerz, eine narbige Fixierung, eine parietale oder viszerale Blockierung u. Ä. führen zu einem Ungleichgewicht der Spannungen und Beweglichkeit des Körpers. Nun reicht es eben nicht, nur die Blockade zu beseitigen und auf die Selbstkorrekturmechanismen zu vertrauen. Es gilt, das eine zu tun, ohne das andere zu lassen: Die korrigierte Störung muss in das Gesamtsystem wieder eingeordnet werden, ansonsten ist das Problem zwar lokal behoben, aber systemisch gesehen nicht beseitigt.

Grundsätzlich gibt es zwei Möglichkeiten, formend auf die Strukturen einzuwirken:

- durch einen **direkten Impuls** in das Gewebe, um es in eine gewünschte Richtung zu bringen, oder
- durch einen **indirekten Impuls,** der erst einmal dem Gewebe folgt, auch wenn es sich in die „falsche" Richtung bewegt, und stärker auf die Eigenkorrektur des Körpers baut.

Die **direkte Technik** liegt etwas näher an den klassischen Korrekturen der Physiotherapie: Man erkennt eine Störung und versucht, diese in die gewünschte Richtung zu bewegen. Ein verkürzter Muskel wird z. B. gedehnt, damit er seine gewünschte Länge erreicht, eine Blockade wird über ihren eingeschränkten Gelenksausschlag bewegt und damit beseitigt, manchmal auch mit Schwung, je nach Technik des Behandlers, oder ein zu schwacher Muskel wird stimuliert und gekräftigt. Am Beispiel der Faszien würde also eine verklebte Struktur verschoben, bis die Verklebung sich löst, eine Verhärtung geknetet oder gedrückt, bis sie nachgibt, oder eine überspannte Linie durch betont langsame Griffe manuell detonisiert. Alle vorangegangenen Behandlungsqualitäten gelten dabei weiterhin, die Korrektur erfolgt eigentlich immer betont langsam und unter Einbeziehung der Gewebsreaktion. Man könnte z. B. wenn nötig den Druck erhöhen, sobald das Gewebe nachgibt, sodass die Strukturen veranlasst werden, weiter nachzugeben, bis der gewünschte Zustand erreicht ist.

Die **indirekte Technik** geht genau den entgegengesetzten Weg. Sobald der Behandler eine Störung wahrnimmt, ver-

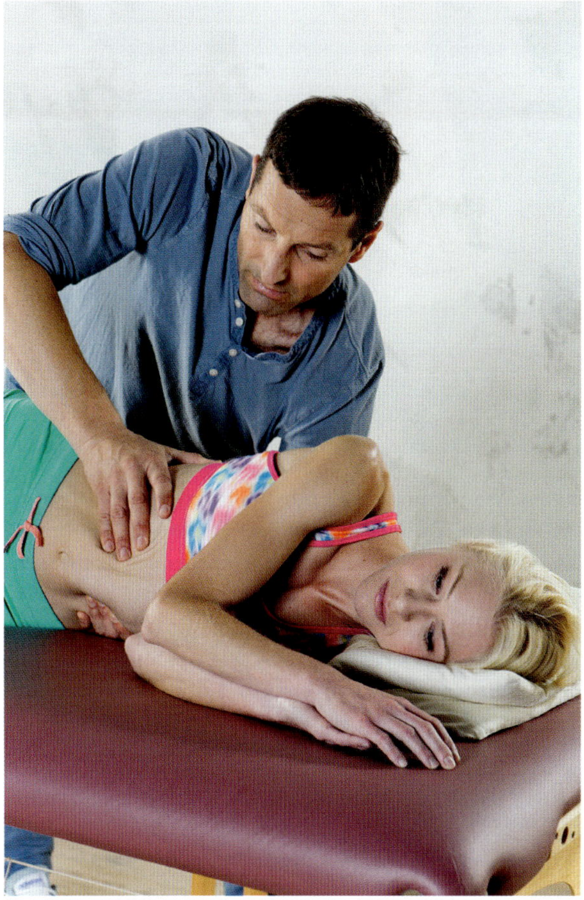

**Abb. 5.8** Indirekte Technik: Anstatt eine vorhandene Läsion direkt zu korrigieren, hält und verstärkt man diese so lange, bis der Körper sich selbst korrigiert. Beispiel: 1. Feststellen einer Rippen-/Atemblockierung in Richtung Ausatmen, 2. Verstärkung der blockierten Bewegungsrichtung durch Kompression, 3. Druck aufrecht erhalten und Abwarten bis 4. die Blockade sich löst. [J802]

sucht er diese noch zusätzlich zu verstärken. Eine Blockierung wird z. B. gegenüber der (Atem-)bewegten Umgebung festgehalten, eine Verklebung noch zusätzlich komprimiert und eine überspannte Linie oder Zone ebenfalls in Richtung der Spannung, quasi in Annäherung, gebracht. Man könnte das Verfahren mit dem Aushängen eines Hakens vergleichen: Ein fester Zug nützt dabei nichts, sondern die Aufhängung muss ein Stück weit entlastet werden, bis der Haken aus der Öse gleiten kann. Die wissenschaftliche Erklärung der Wirkweise der indirekten Technik steht noch aus, aber es scheint, der Körper würde seine lokale Fehlfunktion auf die Behandlung hin neu auswerten und als Ergebnis einen ausgeglicheneren Zustand herstellen (➤ Abb. 5.8).

Gerade in Behandlungsregionen oder unter bestimmten Umständen, wo die direkten Techniken eine zu große Strukturbelastung darstellen würden, ist das indirekte Arbeiten extrem hilfreich. Man denke nur an Fixierungen der HWS, gereizt-entzündliche Ischiasprobleme oder unerreichbar tief gelegene Verklebungen. In vielen Fällen ist dann ein indirektes Arbeiten effektiver und zugleich schonender für den Pati-

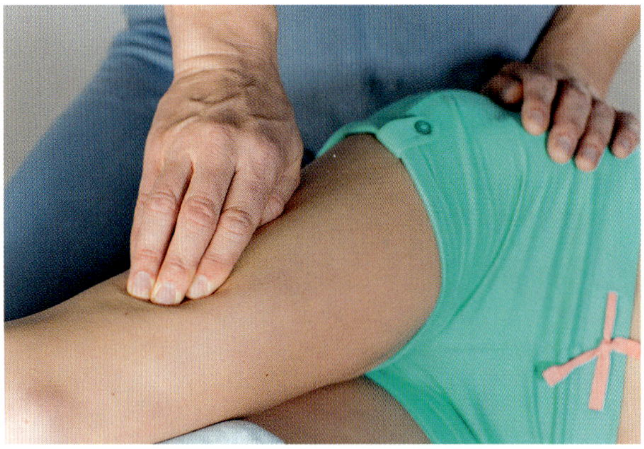

**Abb. 5.9** Bugwellentechnik an der Fascia lata. [J802]

enten. Wie wir im vorigen Abschnitt festgestellt haben, ist die indirekte Technik nicht immer sanfter als die direkte, lässt sich aber von ihrer langsamen, schonenden Art her sehr gut mit z. B. dem kraniosakralen und ähnlichen osteopathischen Ansätzen verbinden. Im dem Fall wird die Eigenbewegung des Gewebes bei einer Läsion asymmetrisch erscheinen, und ebendiese Asymmetrie lässt sich für die indirekte Technik nützen, indem man die gehemmt erscheinende Richtung fixiert und wie beschrieben einige Sekunden wartet, bis ein sogenannter Release, als Bewegung in die Zielrichtung, eintritt.



## 5.6 Bugwellenmodell

Bei oberflächlichen Faszienspannungen und -verklebungen ist die direkte Technik meistens erfolgversprechender als die indirekte. Man versucht also, die verklebten Faszien zu dehnen und gegenüber der nächsttieferen Schicht zu verschieben. Dies soll einerseits die Viskosität der Faszie herabsetzen, indem die Grundsubstanz flüssiger wird, und andererseits die kollagenösen Verbindungen, die Cross-Links zur Nachbarstruktur, reduzieren. In diesem Sinn geht es nicht um ein Weichkneten, wie man es aus der Massage kennt, sondern um eine Scherdruckbehandlung im Zeitlupentempo. Ob punktuell oder flächig, in jedem Fall muss während der Behandlung die Reaktion des Gewebes abgewartet werden, bevor man langsam weitergleitet. Analog zu einem Schiff, das während der Fahrt eine Bugwelle verursacht und diese nicht überholen sollte, versucht der Behandler eine Gewebebugwelle bewusst vor sich herzuschieben (➤ Abb. 5.9).

Nur in den Fällen, wo dieses bugwellenartige Aufwerfen des Gewebes nicht spürbar ist, lohnt es sich, das Behandlungstempo zu steigern und sich über einen wiederholten, etwas zügigeren Druck immer etwas tiefer in das Gewebe hineinzuarbeiten. Um im Bild der Bugwelle zu bleiben, liegt hier eine Gewebsspannung und -härte vor, die anfangs keine Bugwelle zulässt und erst durch den Druck auf die Oberfläche so nachgibt, dass nun der Druck in die Tiefe möglich wird. In habituell verspannten Regionen wie Nacken oder Interskapular-Region findet man häufig solche Verhältnisse.

## 5.7 Atem integrieren

Die Gewebebewegung beim Atmen wurde im Rahmen der Befundung bereits erwähnt (➤ Kap. 4.2.1). Sie muss gleichfalls unbedingt in die Behandlung mit einbezogen werden. Gerade bei Patienten mit eher harten und überspannten Faszien sind der durch die Atmung wechselnde Innendruck und das dadurch verursachte Gleiten der Gewebe perfekte Partner zum Außendruck und -schub des Behandlers. Diese beiden Drücke und Bewegungen sollten sich bestenfalls in der Tiefe der Zielregion treffen und dort als Scherdruck wirksam werden. Die Atemintegration hat also über die Lenkung der

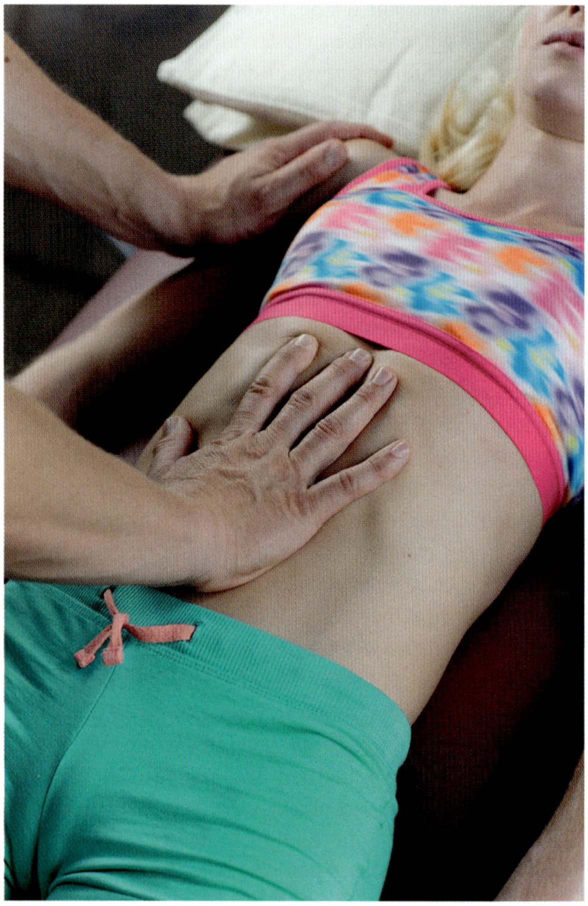

**Abb. 5.10** Atemarbeit: Der Patient wird aufgefordert, zum Druck hin oder auch gegen den Druck zu atmen. So lassen sich die inneren Kräfte ausnützen und der Patient nimmt aktiv an der Behandlung teil. Der Behandler versucht, die Atembewegung möglichst großflächig wahrzunehmen, zu begleiten und zu verbessern. [J802]

Patientenaufmerksamkeit hinaus eine wichtige mechanische Aufgabe, denn sie stellt den dynamischen Gegendruck des Gewebes dar. Um einiges deutlicher als die kraniosakrale oder fasziale Bewegung der Gewebe, lässt sich dieser Druckwechsel vor allem am Rumpf nutzen, um direkt oder indirekt an den Strukturen zu arbeiten. Zusätzlich ist die Atemtiefe variabel, sodass der Patient bei seiner eigenen Behandlung quasi aktiv mitwirken kann. Dabei geht es zum einen um die Atemtiefe und -symmetrie und zum anderen um die bewusste Atemlenkung in das aktuelle Behandlungsgebiet. In beiden Fällen will man dort eine vermehrte Entspannung und passive Bewegung erzielen. Gerne fordere ich meine Patienten also auf, „zu meinen Händen hin", in manchen Fällen auch „gegen meinen Druck" zu atmen, je nachdem, ob der Patient innerlich und äußerlich schon entspannt ist, oder ob er den Gegendruck braucht, um seine innere Stabilität zu erhalten, wie es z. B. bei der Rückenarbeit im Sitzen notwendig ist (➤ Abb. 5.10). Abhängig vom persönlichen Atemmuster lohnt es sich dann jeweils, die Ein- oder die Ausatmung mehr zu betonen, wobei das Ausatmen in den meisten Fällen mit dem erwünschten Loslassen verknüpft ist. In der Tat ist es in der Praxis oft so, dass die unbewusste Verspannung eher ansteigt, sobald die Atmung erwähnt wird, und diese erst durch den Hinweis auf ein betontes Ausatmen wieder sinkt.

Ist die Atembewegung durch ihre bewusste Steuerung anhaltend verkrampft, hilft manchmal auch der Hinweis auf die natürliche **Atempause:** Man wartet nach dem Ausatmen so lange, bis der Körper von selber wieder Luft holen will. Diese Art der Atmung induziert fast immer ein größeres Maß an Entspannung und mehr Gewebsbewegung.

Die gezielte Atmung zum Arbeitsgebiet führt in den flächigen Strukturen des Rumpfs zur Verschiebung der Gleitflächen zwischen Brustfell, Lungenfell, resp. Bauchfell und oberflächlichen Faszien. Eventuelle Adhäsionen dieser Strukturen werden dabei auf einfache Weise gelöst. Tiefer liegende Strukturprobleme lassen sich dagegen nur durch dreidimensionales Arbeiten korrigieren.

## 5.8 Dreidimensionales Arbeiten

Die dreidimensionale Körperarbeit verlangt den Einsatz von mindestens zwei Händen. Diese müssen in der Lage sein, einen gezielten Kontakt am Patienten herzustellen, um in der Tiefe des umfassten Raums die Strukturen und deren Einschränkungen zu erspüren. Durch diese beidhändigen Techniken bekommt die Arbeit einen zunehmend formenden Charakter, bei dem eine detaillierte Vorstellung von der sich zwischen beiden Händen befindlichen Anatomie für die erfolgreiche Behandlung immens wichtig wird. Sowohl die beteiligten Strukturen als auch deren eigene Bewegung müssen während der Behandlung genau wahrgenommen werden.

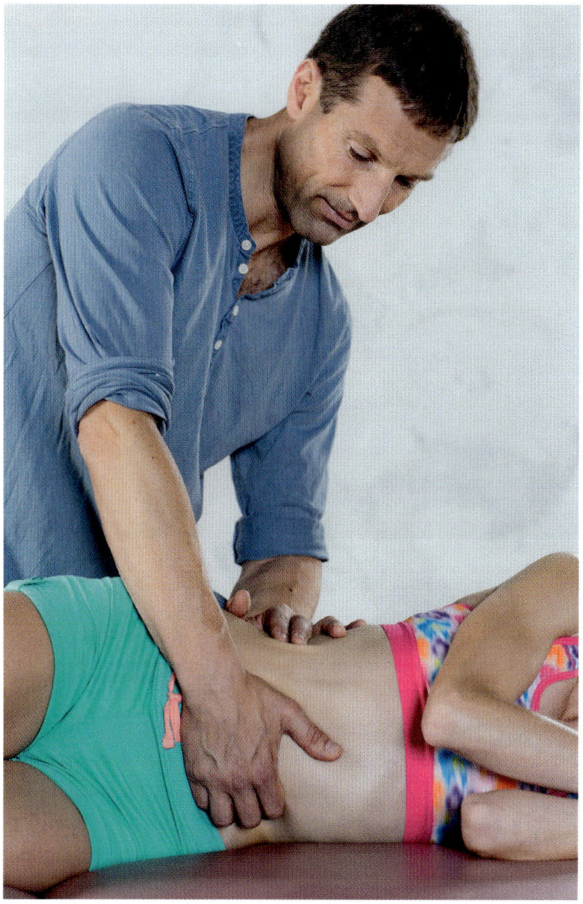

**Abb. 5.11** Dreidimensionales Arbeiten am Rumpf: Der Therapeut setzt beide Hände wahrnehmend an die gegenüberliegenden Seiten der zu behandelnden Region und gibt ggf. gleichzeitig einen zusätzlichen Druckimpuls ins Gewebe. Die beiden Kräfte sollten sich spürbar zwischen den beiden Kontaktflächen treffen. [J802]

Bei einer streng indirekten Vorgehensweise werden die Hände so passiv wie möglich aufgelegt, um die Bewegung in der Tiefe zu erspüren und der Gewebsspannung zu folgen. Gleichfalls kann eine der beiden Hände einen vorsichtigen Impuls ins Gewebe geben, während die andere Hand die darauf folgende Reaktion des Körpers erspürt. Letztlich ist es dem fortgeschrittenen Therapeuten auch möglich, beide Hände gleichzeitig sowohl impulsgebend als auch wahrnehmend einzusetzen. Wieder sind bewegte Atemräume hilfreich. Durch den ein- oder beidhändigen Impuls lässt sich die Technik aber auch sehr gut an den Extremitäten oder deren Verbindungen mit dem Rumpf einsetzen (➤ Abb. 5.11).

Eine Behandlung der Zwerchfellspannung ist eine typische Anwendung dreidimensionaler Techniken: Die Hände werden am auf dem Rücken liegenden Patienten dorsal und ventral auf Höhe des Zwerchfells platziert und nehmen in einem ersten Schritt die Bewegung des Zwerchfells beim Atmen wahr. Ist diese räumlich und zeitlich symmetrisch oder findet sie jeweils mehr in eine Richtung statt? Bewegen sich die umgebenden Strukturen wie Leber und Magen zusammen

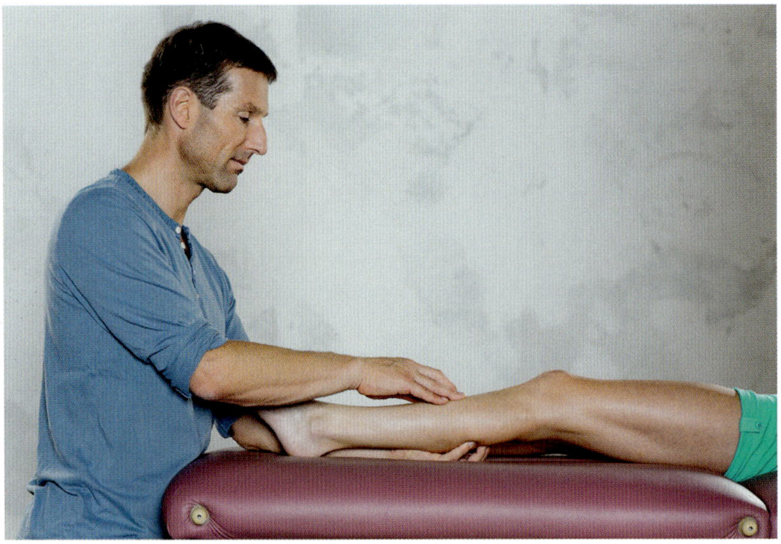

**Abb. 5.12** Dreidimensionales Arbeiten am Unterschenkel: Dasselbe Prinzip gilt auch an den Extremitäten. Versteht man das Bein als geometrischen Zylinder, kann man so nicht nur die Hülle, sondern auch den jeweiligen Inhalt des Zylinders bearbeiten. [J802]



mit dem Zwerchfell oder hemmen sie dessen Bewegung? Ist eine Nierenbewegung wahrzunehmen? Sind Lungen-/Brustfellfixationen spürbar oder die Rippenbewegung eingeschränkt? Diese zwerchfellbeeinflussenden Faktoren befinden sich also zumindest von der Wirkung her zwischen den beiden Therapeutenhänden und können von dort aus nun direkt korrigiert oder indirekt verstärkt werden, sodass die Korrektur vom Körper selbst erfolgen kann. Wie oben beschrieben benötigt das Bindegewebe dafür einen langsamen, eindeutigen und aufmerksamen Kontakt, der so lange anhält, bis die Gewebsreaktion erfolgt ist.

Ein dreidimensionales Arbeiten am Unterschenkel ermöglicht dem geübten Anwender eine Behandlung bis zur Tiefe der Interossealmembran zwischen Schien- und Wadenbein (➤ Abb. 5.12). Der Zugang gelingt am besten, wenn die Hände medial am Schienbein und lateral von dorsal um das Wadenbein herum platziert werden und von dort aufeinander zuführend dosiert Druck in Richtung dieser Membran aufgebaut wird. Die so kontaktierten Knochen geben den Druck entlastend an die dazwischenliegende Struktur weiter, gleichzeitig nehmen die Finger die Reaktion der Membran wahr und können diese direkt oder indirekt beeinflussen.

Weitere und detaillierte Anwendungsbeispiele sind in ➤ Kap. 6 aufgeführt.

## 5.9 Aktive Patientenbewegung

Neben der Atembewegung des Patienten, die die Behandlung von innen begleitet und Druck-/Scherkräfte entwickelt, ist es manchmal hilfreich, den Patienten auch aktiv mitarbeiten zu lassen. Es handelt sich dabei um differenzierte Minimalbewegungen von ähnlich geringem Ausmaß wie die Atmung. In Kombination mit dem Behandlungsdruck lässt sich da-

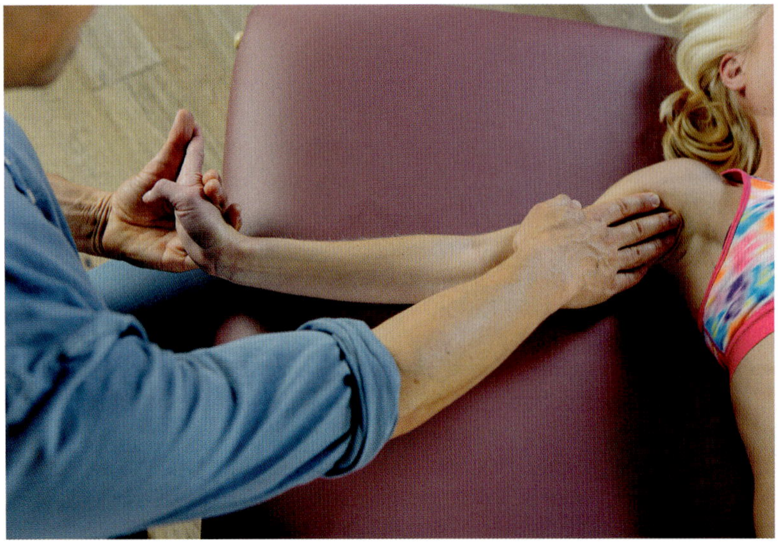

**Abb. 5.13** Aktive Patientenbewegung am Arm als langsame, geführte Handbewegung. Während die proximale Hand des Therapeuten das Gewebe fixiert, führt der Patient eine langsame Handbewegung aus. Das daraus resultierende Gewebegleiten sollte mit der Behandlungshand spürbar sein. [J802]

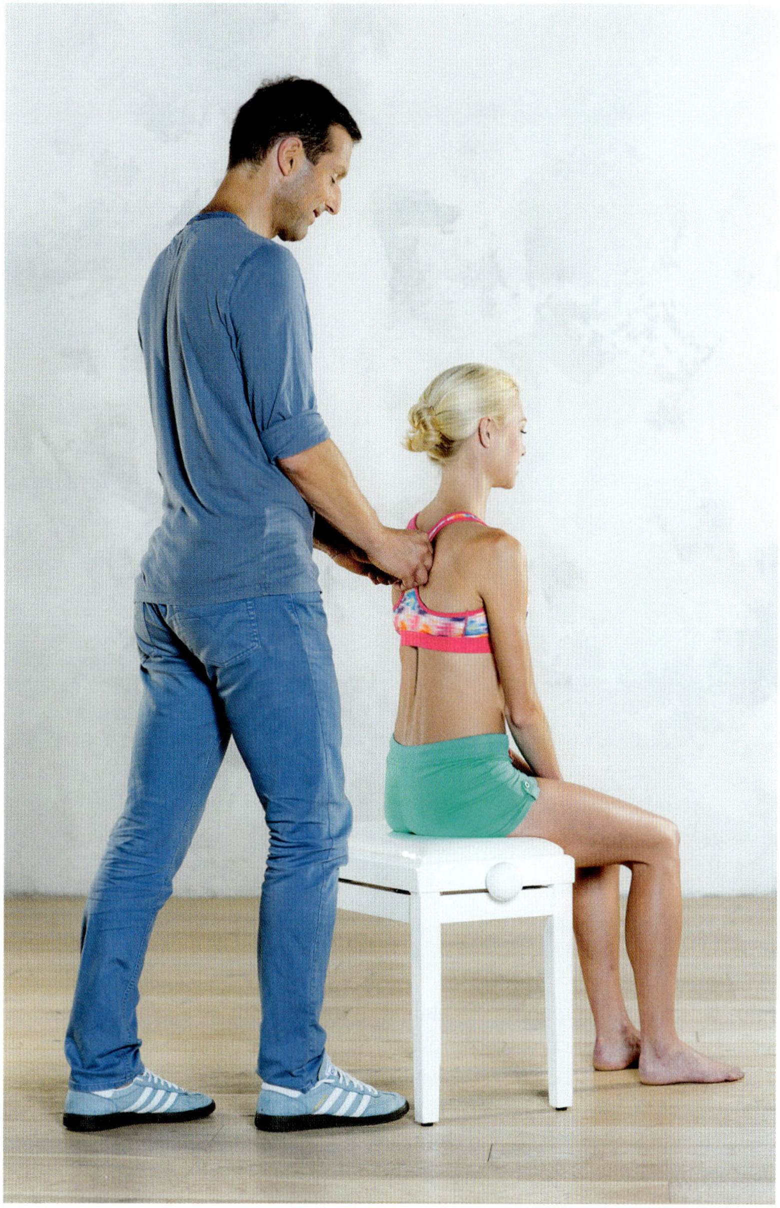

**Abb. 5.14** Aktive Patientenbewegung als stabilisierende Komponente bei der Rückenarbeit. Während der Therapeut einen Druck nach ventral aufbaut, kann der Patient aufgefordert werden, von innen heraus und mit stabilem Bodenkontakt, gegen die Hände des Therapeuten zu schieben. [J802]



durch die lösende Qualität der Behandlung verstärken und in spezifische Schichten lenken (➤ Abb. 5.13). Zusätzlich stellt sich ein neuromuskulärer Lerneffekt ein, wie die betroffenen Strukturen besser zu gebrauchen sind. Ida Rolf formulierte: „Bring das Gewebe dorthin, wo es hingehört und dann lass den Patienten sich bewegen". Die begründete Hoffnung dabei ist, dass der Körper ein ökonomischeres und gesünderes Bewegungsmuster neu programmiert.

In gelenknahen Bereichen wird damit die Kapselspannung reguliert, sodass die Position der Gelenkpartner verbessert wird. In muskulären Abschnitten lassen sich Anhaftungen und Verklebungen lösen. Bei der Rückenarbeit etabliert sich die innere Stabilität, während die Rückenstrukturen nachgeben dürfen (➤ Abb. 5.14), oder man nutzt den Effekt der antagonistischen Hemmung zur Verstärkung der muskulären Detonisierung.

## 5.10 Aufstehen lassen

Ein häufiger Fehler besteht darin, den Patienten nach einer erfolgreichen Behandlung einfach aufstehen zu lassen, ohne den Übergang von der liegenden Position ins Stehen schrittweise zu begleiten. Nicht nur die üblichen Kreuzbeschwerden nach langer Rückenlage verursachen dann unnötige Schmerzen, sondern die mitunter größere Bewegungsfreiheit

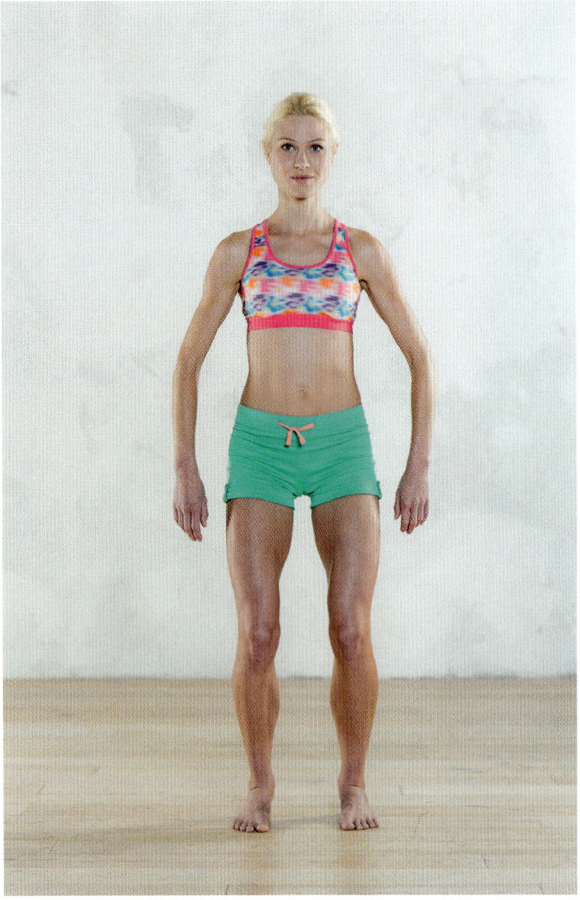

**Abb. 5.15a** a) Hahn, b) Schlange und c) Pinguin sind nur einige Beispiele, um die Natur als Vorbild zum lockeren Stehen heranzuziehen. [J802]

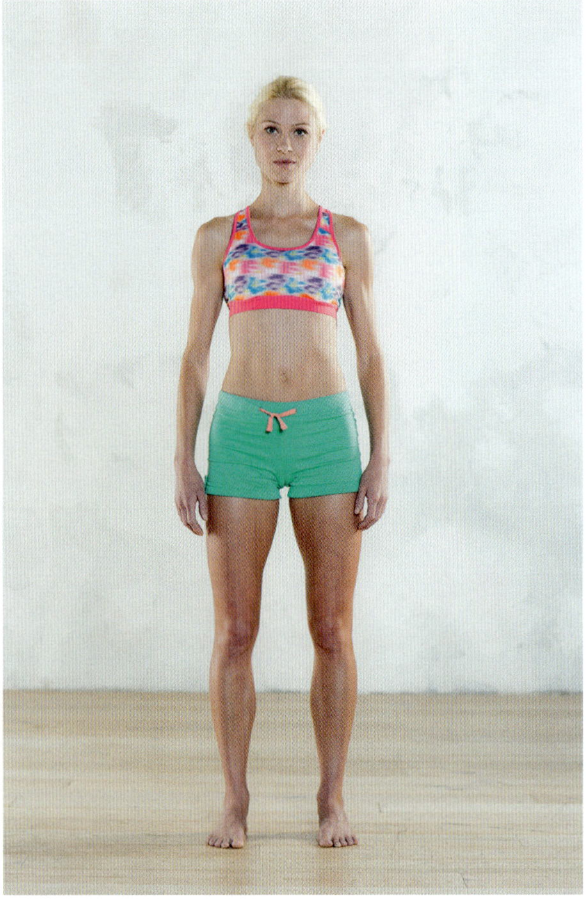

**Abb. 5.15b** (Forts.)

führt teilweise zu temporärer Instabilität. Insofern lohnt es sich, ggf. von der Rückenlage zur Seitenlage und von dort zum Sitzen überzugehen, diese Positionen mit bewusstem Atmen oder kleinen Bewegungen zu begleiten und erst allmählich zum Stehen bzw. in die Bewegung zu kommen. Ein paar aufmerksame Schritte durch den Raum – auch rückwärts – helfen dem Patienten, sein neues Lot zu finden, ebenso können einige leichte Kniebeugen oder kombinierte Ganzkörper-Atem-Arm-Bewegungen dabei unterstützend wirken.

Beispiele aus der Tierwelt können dabei helfen, den Patienten zur inneren Achtsamkeit anzuleiten. Der „Hahn geht" während des Einatmens etwas in die Knie, plustert sich und sein Gefieder (= Ellenbogen) ordentlich auf, um dann beim Ausatmen die Knie wieder zu strecken und wieder länger und lockerer zu werden (➤ Abb. 5.15a). Die „Schlange" lässt einen Bewegungsimpuls durch die Wirbelsäule laufen und verfeinert diesen immer weiter, bis sich die Wirbel wirklich einzeln ansteuern und bewegen lassen (➤ Abb. 5.15b). Der „Pinguin" kommt erst einmal etwas verkrampft daher, weil er seine Hände streng seitlich am Rumpf entlang Richtung Boden streckt und watschelt. Der Effekt für die Wirbelsäule ist, dass diese dadurch länger und entlasteter erscheint, als ohne die zusätzliche Spannung der Schultern und Arme. Diese positive Wirkung sollte auch nach Reduktion der aktiven Spannung noch spürbar sein (➤ Abb. 5.15c).

### Aus der Praxis

Neben den orthopädischen Problemen beim Lagewechsel spielen auch die vegetative Seite und der Kreislauf eine Rolle. Man sollte unbedingt sicherstellen, dass der Patient nach einer Behandlung nicht sediert aus der Praxis geht und v. a. nicht in einem solchen Zustand sein Fahrzeug lenken will. Bäume und Pfosten im Umfeld meiner Praxis mussten leider schon den ein oder anderen benommenen Fahrzeuglenker aushalten. Notfalls müssen meine Patienten inzwischen noch einmal zu Fuß um den Block laufen!

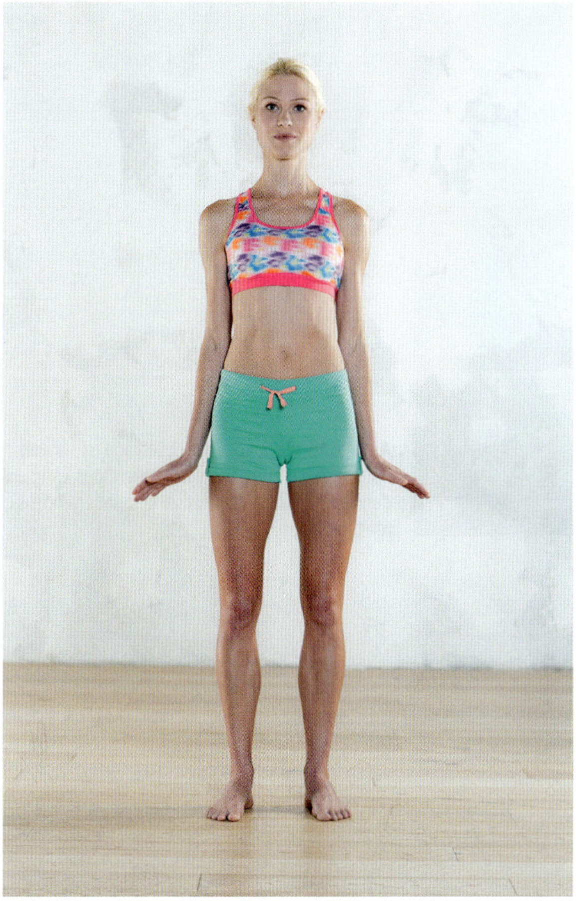

**Abb. 5.15c** (Forts.)

## 5.11 Integrierende Elemente

Die Trias „Backwork – Neckwork – Pelvic Lift" stellt quasi ein Schlussritual einer Rolfing-Behandlung dar. Im Sinne des Übergangs vom fokussierten Arbeiten an einzelnen Strukturen zur Integration der Korrekturen in die Gesamtspannung, wird

- durch die Arbeit am **Rücken** der Bezug zur Wirbelsäule hergestellt,
- durch die Arbeit am **Nacken** die zentrale Haltungskontrolle gelöst und eingeordnet und
- durch die integrative Dehnung der **Kreuzbeinstrukturen** die kraniosakrale Einheit der Wirbelsäule betont.

Alle drei Elemente können auch für sich stehen und einen Behandlungsschwerpunkt bilden, die Spannungsverhältnisse der drei Zonen sollten aber unbedingt zum Schluss noch einmal aufeinander abgestimmt werden.

### 5.11.1 Backwork

Schon während der Behandlung werden lokale Korrekturen in ein ausgeglichenes Spannungsverhältnis zur Wirbelsäule gebracht. Die Rückenarbeit am Ende der Sitzung betont jedoch die zentrale Stabilität der inneren Aufrichtung und soll diese als Ganzes noch einmal ordnen. Je nach vorangegangenen Themen kann sie im Liegen oder im Sitzen durchgeführt werden.

Im **Liegen** am Rücken zu arbeiten, bietet sich vor allem dann an, wenn der von sich aus stabil gebaute Patient eher noch einmal einen deutlichen Entspannungsimpuls für seine Wirbelsäule braucht. Der Patient liegt also auf dem Rücken und lässt sein Gewicht auf den Händen und Fingern des Behandlers ruhen. Der Behandler sitzt am Kopfende und führt beide Hände so weit wie notwendig paravertebral unter den Rücken des Patienten.

Mit dem geringen Muskeltonus in dieser Position lässt sich sehr tief und differenziert arbeiten, es lassen sich aber auch flächige Korrekturen erreichen. Die Hände halten den Kontakt zur Rückenfaszie und wandern dabei langsam nach kranial. Die Finger erspüren lokale Fixierungen und Seitenunterschiede und versuchen, diese direkt oder indirekt zu korrigieren. Fixierte und verklebte Strukturen brauchen naturgemäß etwas mehr Zeit, um sich zu lösen und man sollte unbedingt so planen, dass man hierbei nicht in Eile geraten muss (➤ Abb. 5.16).

Im **Sitzen** ist der Fokus nicht so sehr auf das tiefe Lockerlassen, sondern auf die innere Länge und Stabilität gerichtet. Abhängig von der Sitzposition variiert man über die Rückenrundung die Öffnung der Facettengelenke und die notwendige Stabilisierungsleistung. In einer hockenden Position, sowohl auf der Behandlungsliege als auch im Kutschersitz, kann der Patient noch relativ entspannt auf den Druck des Therapeuten reagieren. Manchmal muss man ihn direkt auffordern, aktiv gegen den Kontakt des Behandlers zu drücken (➤ Abb. 5.17).

Je freier der Sitz, desto mehr rückt die innere Stabilität in den Fokus, und desto mehr muss auf einen guten Bodenkontakt der Füße geachtet werden. Eine entsprechende Einstellung der Sitzhöhe und ein rutschhemmender Boden erleichtern dieses Thema ungemein. Der Patient wird aufgefordert, mit den Füßen gegen den Druck der Therapeutenhände zu schieben oder wenigstens gegenzuhalten, zu atmen und seine Muskelkräfte so ökonomisch wie möglich einzusetzen (➤ Abb. 5.18). Als Behandler spürt man den Unterschied zwischen einem verkrampften Sitz auf dem Hocker mit angespannter Nackenregion und einem sicheren, mit den Füßen stabilisierten Sitz ganz schnell, weil im erstgenannten Fall der Druck gegen den Rücken nicht in die tieferen Strukturen vordringt, sondern oberflächlich abzuperlen scheint.

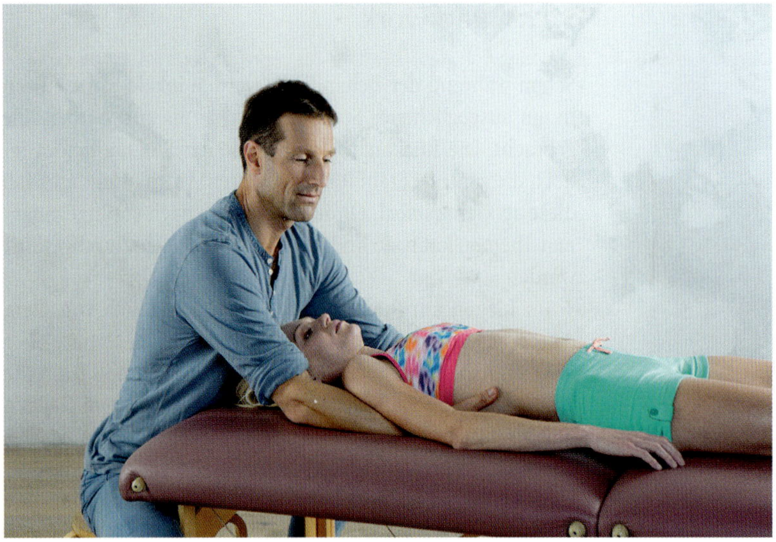

**Abb. 5.16** Backwork in Rückenlage ist für den Patienten am entspanntesten, allerdings kann er dann keine Eigenstabilisation einbringen, höchstens hinatmen. [J802]



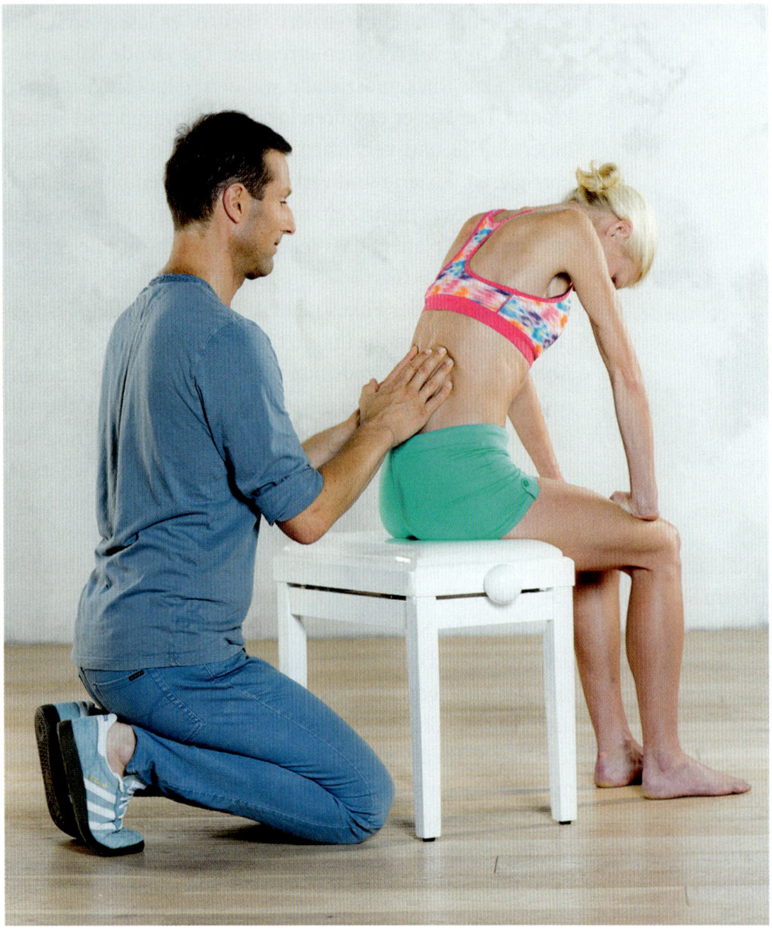

**Abb. 5.17** Backwork mit aufgestützten Armen und dem Druckimpuls nach kranial ist für instabile oder druckschmerzhafte Rücken oft am geeignetsten. Der Patient kann – nach eigenem Ermessen – mit Händen, Füßen und Rumpfspannung gegen den Behandlungsdruck schieben. [J802]

Je stabiler der Patient, desto fester kann am Rücken gearbeitet werden, klassischerweise auch mit dem Ellenbogen, allerdings unbedingt neben der Wirbelsäule, nicht auf den Dornfortsätzen. Unter Umständen kann man die freie Hand dazu heranziehen, dem Patienten etwas Halt oder Orientierung zu vermitteln, indem man sie auf dessen Schulter legt. Dadurch hat man selbst auch ein zusätzliches Feedback über die Reaktionen des Patienten. Nun kann man vorsichtig, aber bestimmt, und sehr langsam mit dem Ellenbogen auf der kontralateralen Seite der Wirbelsäule von kranial nach kaudal gleiten, immer unter Beachtung der jeweiligen Gewebefestigkeit, um nicht zu viel Druck aufzubringen. Das Feed-

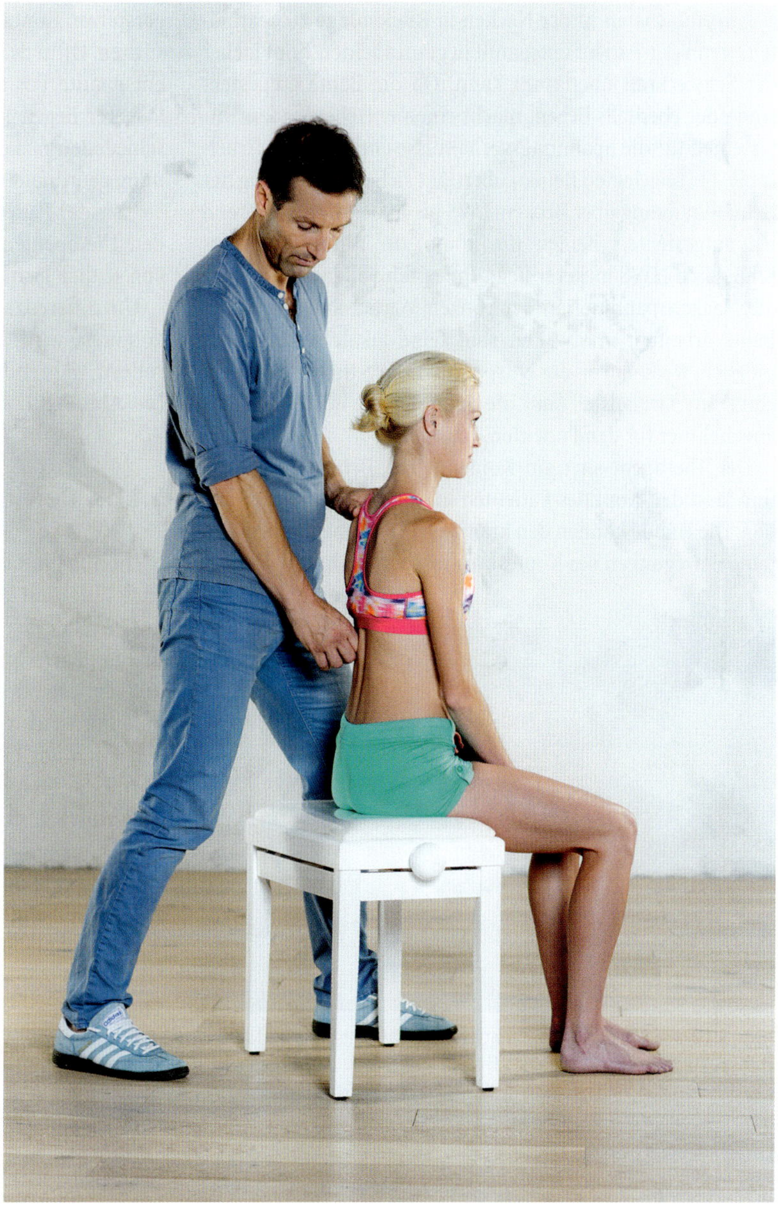

**Abb. 5.18** Backwork im freien Sitz (mit Händen und Ellenbogen) eignet sich für eine kräftige Behandlung am stabilen Rücken. So ungemütlich sich das anhört, hinterlässt es ein angenehm zentriertes Körpergefühl. [J802]

back des Patienten kann gleichfalls ein guter Anhaltspunkt sein, oder man fordert ihn von Anfang an auf, sich durch den eigenen Einsatz den Druck selbst zu dosieren.

### 5.11.2 Neckwork

Man hat den Eindruck, „die Arbeit am Nacken löst ein Ventil, sodass der Körper Druck ablassen kann." So oder ähnlich hört man immer wieder von Kollegen, wenn über die Arbeit am Nacken gesprochen wird. An diesem Bild ist etwas Wahres dran, nämlich die Erfahrung, dass wenn sich in den Strukturen des Körpers etwas löst, der Nacken unbedingt darauf reagieren muss. Gelöste Strukturen haben in der Tat die Eigenschaft, mehr Raum einzunehmen und könnten so wirklich zu veränderten Druckverhältnissen dort führen, wo Strukturen nicht nachgeben können. Weil der Nacken oftmals habituell verspannt ist, macht sich das dort am offensichtlichsten durch Kopfschmerzen, Kieferbeschwerden oder Seh- und Hörstörungen bemerkbar.

Das allein wäre schon Grund genug, den Nacken bei keiner Behandlung auszulassen, doch seine Schlüsselfunktion im Rahmen der Orientierung und des Gleichgewichts, die hohe Dichte an parasympathischen Nerven und die wichtige Rolle der Gefäße und Nerven vom und zum Gehirn geben ihm eine herausragende Schlüsselstellung im Rahmen jeglicher Körperarbeit. Einige Verfahren spezialisieren sich deswegen auf die Korrektur von Atlas, HWS und Nackenspannung, was bei manchen Patienten trotzdem gute Erfolge bringt.

Am einfachsten ist der Nacken in **Rückenlage** zu bearbeiten, wenn der Patient entspannt liegt und seinen Kopf locker der Schwerkraft überlassen kann. Ob die Beine aufgestellt sind oder ebenfalls liegen, macht einen entscheidenden Unterschied für die Spannungsverhältnisse entlang der Wirbelsäule. Bei abgelegten Beinen überträgt sich die Spannung der Beinaufhängung über Becken/LWS bis in den Kopf, während bei aufgestellten Beinen die komplette Wirbelsäule einschließlich HWS lockerer liegt. Im ersten Fall lässt sich über die Nackenspannung an der ganzen Wirbelsäule bis in die Beine arbeiten, im zweiten sind feine lokale Korrekturen möglich, weil man an der entspannten HWS tiefer behandeln kann. Im Zweifelsfall sind die aufgestellten Beine meistens angenehmer für den Patienten.

Der Therapeut sitzt am Kopfende der Behandlungsbank und lässt den Kopf des Patienten in seinen Handflächen ruhen. Die Hände können den kranialen Puls wahrnehmen und feine Bewegungen des Kopfes verursachen, während die Fingerspitzen Kontakt mit den Strukturen von Hals und Nacken suchen. Oftmals sind eine leichte Traktion und eine indirekt-entspannte Position des Kopfs hilfreich, damit der Patient lockerer liegen kann. Je nach Zielstruktur werden die verschiedenen fazialen Verbindungen bearbeitet, bis die Spannung geordneter und symmetrisch erscheint (➤ Abb. 5.19).

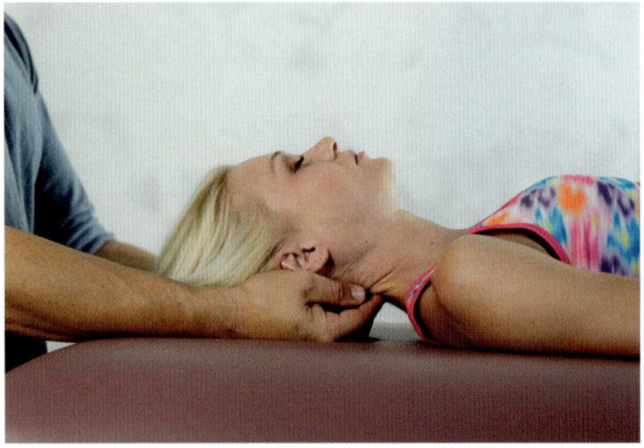

**Abb. 5.19** Neckwork: Der Kopf ruht mit möglichst entspannten Nackenstrukturen in den Händen des Therapeuten. Die Finger suchen nach den myofaszialen Verbindungen der Wirbelsäule, der Schultern und der Rippenaufhängung (Mm. scalenii/Bänder). [J802]

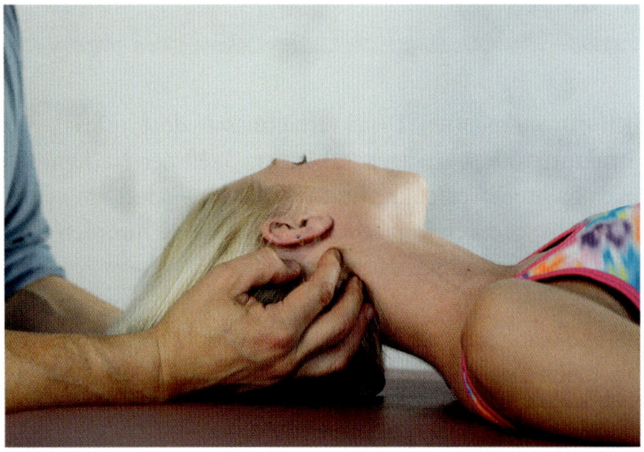

**Abb. 5.20** Neckwork mit Rotation der HWS ermöglicht eine Differenzierung der Nackenstrukturen, sollte jedoch mit möglichst wenig Nackenspannung einhergehen. Je nach Problematik und Herangehensweise ist das Arbeiten auf der einen oder anderen Seite möglich und vorteilhaft, im Rahmen der abschließenden Nackenarbeit wird aber vor allem die Symmetrie und die Verbindungen zum Rumpf verbessert. [J802]

Falls der Patient das Gewicht seines Kopfs nicht locker an den Therapeuten abgeben kann, muss mit abgelegtem Kopf von seitlich gearbeitet werden.

Um differenzierten Zugang zu einzelnen Strukturen zu bekommen, wird der Kopf ggf. mit einer Hand gehalten und rotiert, während die andere Hand das Gewebe bearbeitet (➤ Abb. 5.20).

### 5.11.3 Pelvic Lift

Nicht nur im Rahmen des kraniosakralen Zusammenhangs, auch aufgrund der myofaszialen Spannungszüge muss das untere Ende der Wirbelsäule ebenfalls in die Gesamtspannung integriert werden. Die Kombination von Nackenarbeit und entlastendem Ausrichten der Kreuzbein-Becken-Verbindung ist damit untrennbar miteinander verknüpft. Den Pelvic Lift ans Ende der liegenden Behandlung zu setzen, ist für die meisten Patienten die beste Reihenfolge, weil damit ganz zum Schluss ein Entspannungs- und Längenimpuls zur Basis hin gegeben wird – und eben nicht am Kopfende, wo die Aufmerksamkeit sowieso gewohnheitsmäßig präsenter ist.

Die Technik an sich ist sehr einfach, etwas schwieriger erscheint der Zugang zur Zielstruktur. Es gibt zwei prinzipielle Möglichkeiten.

Bei der ersten Variante liegt der Patient **mit abgelegten Beinen** auf dem Rücken. Der Therapeut steht seitlich an der Behandlungsliege. Dann muss der Patient sein entfernter liegendes Bein anwinkeln (lassen), der Behandler greift mit seiner kaudalen Hand unter diesem Bein hindurch und dreht mit der kranialen Hand das Becken des Patienten zu sich, sodass die kaudale Hand unter dem Kreuzbein des Patienten platziert werden kann. Das Kreuzbein des Patienten ruht nun in der Therapeutenhand und dieser wartet, bis es sich möglichst spannungsfrei und symmetrisch bewegt. Die Anwendung indirekter Techniken kann diesen Vorgang beschleunigen. Zum Schluss zieht der Therapeut seine Hand geradlinig nach kaudal unter dem Becken des Patienten hervor und bewirkt damit noch einmal eine Traktion auf die dorsalen Spannungsketten. Wie gezielt und wie stark diese Traktion sein soll, hängt von der Struktur des Patienten ab. Auch hier gilt: Weniger ist oft mehr. Durch die Finger- und Handposition lässt sich dieser Zug regulieren; auf sehr harten Behandlungsbänken ist manchmal eine Entlastung durch die andere Hand erforderlich (➤ Abb. 5.21, ➤ Abb. 5.22). Um die Wirkung dieser Technik abschätzen zu können, muss man sie unbedingt an sich selbst erfahren haben!

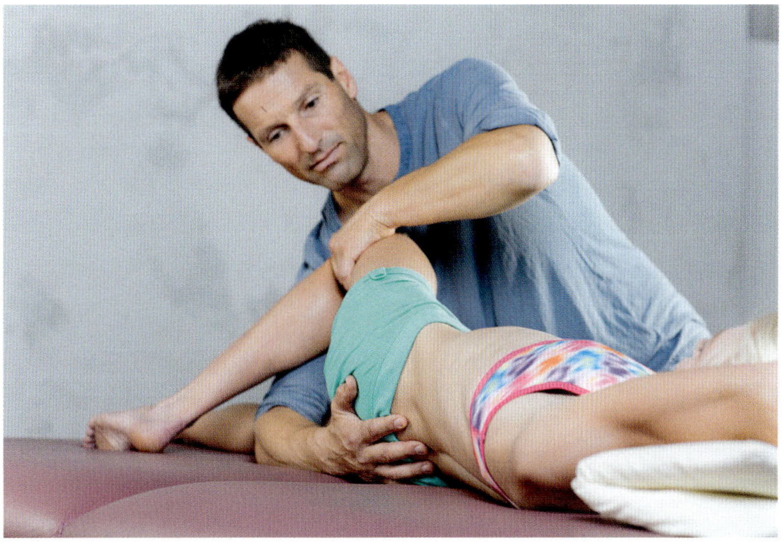

**Abb. 5.21** Der Weg zum Pelvic Lift mit abgelegten Beinen ohne/mit Unterstützung der zweiten Hand: Der Therapeut greift zwischen den Beinen des rotierten Patienten hindurch unter das Becken des Patienten und platziert seine Hand direkt unter dem Kreuzbein. [J802]

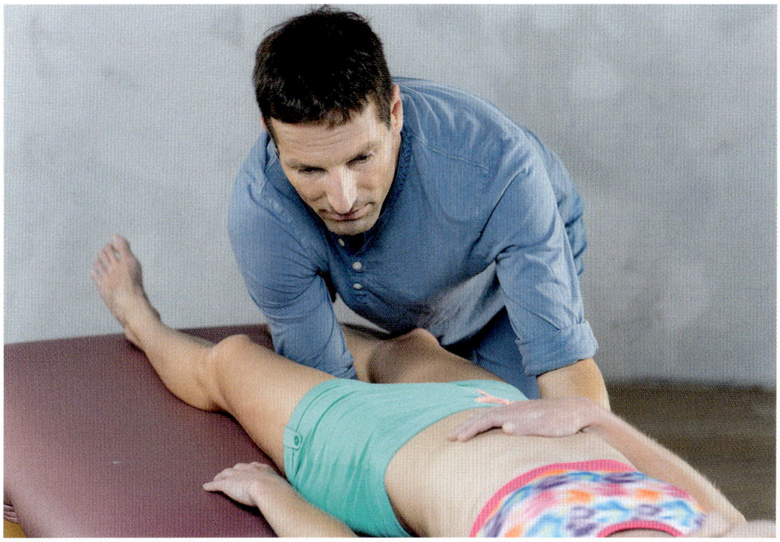

**Abb. 5.22** Der Pelvic Lift mit abgelegten Beinen ist für alle Patienten, die nicht unter einem übermäßigen oder schmerzhaften Hohlkreuz leiden, interessant und hinterlässt den Eindruck eines langen, lockeren Rückens. Die zweite Hand kann von dorsal unterstützend wirken oder auch im dreidimensionalen Sinn von ventral her mitarbeiten. [J802]

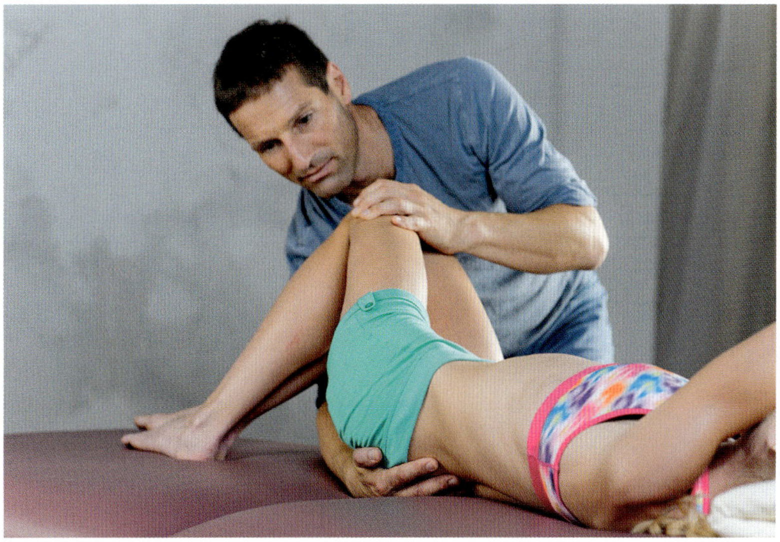

**Abb. 5.23** Der Weg zum Pelvic Lift mit aufgestellten Beinen, ebenfalls mit oder ohne Unterstützung der zweiten Hand: Der Therapeut greift unter den aufgestellten Beinen hindurch, rotiert das Knie samt Becken zu sich her, um dann seine Hand durch Rotation des Patienten unter das Kreuzbein zu legen. [J802]

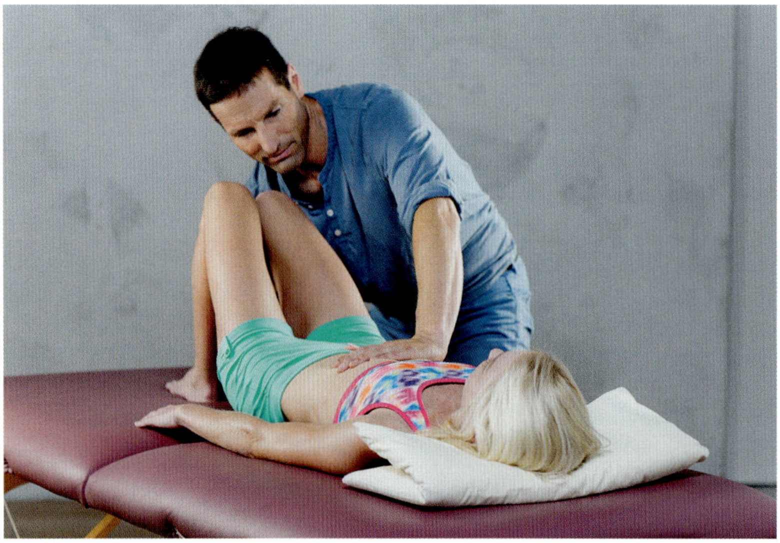

**Abb. 5.24** Der Pelvic Lift mit aufgestellten Beinen entlastet die LWS und ermöglicht durch die entspannte Ventralseite ein leichteres Arbeiten mit der Spannung in der Tiefe. [J802]



Bei der zweiten Variante liegt der Patient mit **aufgestellten Beinen** auf dem Rücken. Das ist die günstigere Position bei starker Hohlkreuzneigung. Der Therapeut steht wieder seitlich neben der Bank und greift nun mit der kaudalen Hand unter beiden Knien hindurch, dreht mit der kranialen Hand das Becken des Patienten zu sich (oder lässt ihn zur Not das Becken anheben) und platziert die kaudale Hand unter dem Kreuzbein (➤ Abb. 5.23). Die Korrektur erfolgt wie oben beschrieben, wobei dann sehr darauf zu achten ist, dass die Hand am Schluss nicht schräg nach kaudal gezogen wird.

Gerade bei den Patienten, die wegen des Hohlkreuzes die Beine aufgestellt haben, ist ein großflächiger Kontakt bei der finalen Traktion angebracht, damit die Lumbalspannung einen generellen Impuls zum Loslassen bekommt. Man kann dazu durchaus die Finger auffächern und aufstellen, trotzdem sollte die Hand weich und wahrnehmungsfähig bleiben. Auch hier kann die Entlastung durch die zweite Hand erforderlich sein (➤ Abb. 5.24).

KAPITEL

# 6 Ausgewählte Krankheitsbilder

## 6.1 Kranium

### Anatomie

Der menschliche Schädel besteht, je nach Zählart, aus mindestens 22 miteinander über Knochennähte verbundenen Knochen (➤ Abb. 6.1). Anatomisch unterscheidet man den **Hirnschädel** (Neurocranium), die stabile Hülle um das Gehirn, und den **Gesichtsschädel** (Viscerocranium), der die Knochenstruktur des Gesichts bildet.

Folgende Knochen gehören zum **Hirnschädel:**
- Hinterhauptbein (Os occipitale)
- Linkes und rechtes Scheitelbein (Os parietale dextrum et sinistrum)
- Linkes und rechtes Schläfenbein (Os temporale dextrum et sinistrum)
- Keilbein (Os sphenoidale)
- Ein Teil des Stirnbeins (Os frontale)
- Siebbein (Os ethmoidale)

Der Hirnschädel ist durch die Atlantookzipitalgelenke mit der knöchernen Halswirbelsäule verbunden.

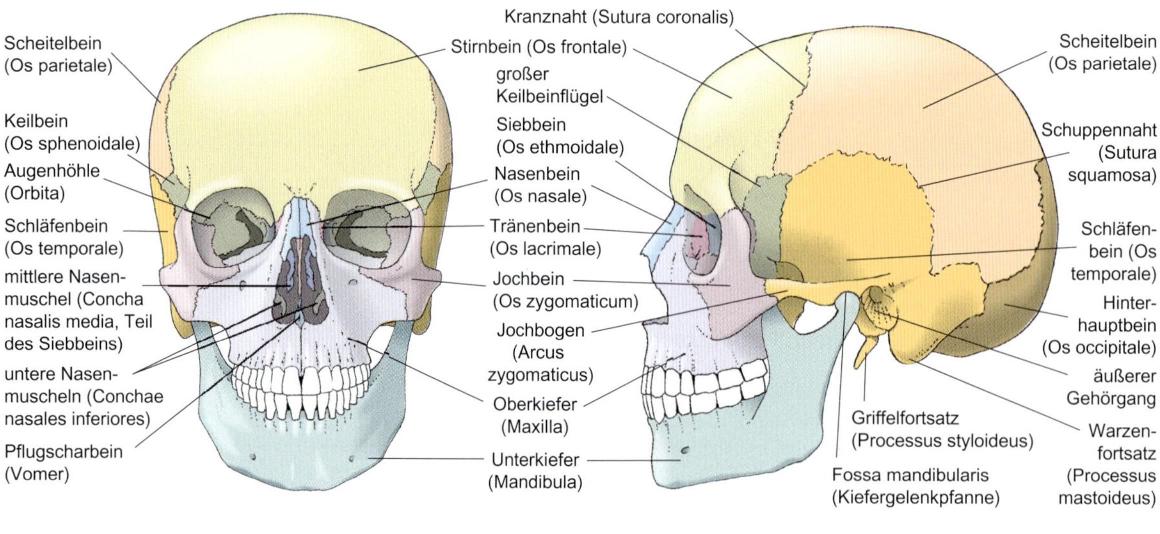


**Abb. 6.1** Die Kenntnis des knöchernen Schädels und der Schädelnähte ist zur Beurteilung kraniosakraler Bewegungseinschränkungen existenziell. Die Verbindungen untereinander und zu den verschiedenen Anteilen des Rumpfs ergeben oftmals entfernte Beschwerdebilder bzw. Therapiemöglichkeiten. [L190]

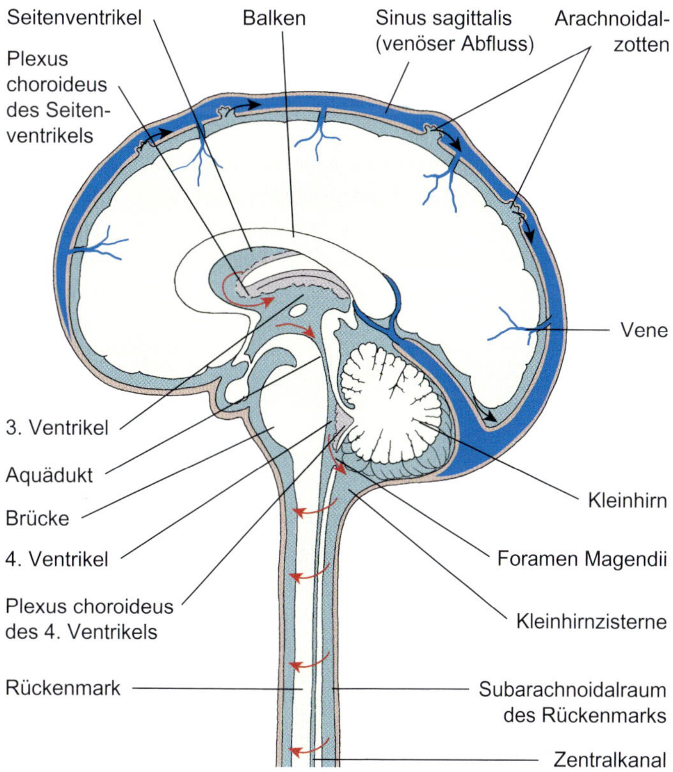


**Abb. 6.2** Hirnhäute und Rückenmark als zusammenhängende Struktur, mit Liquorräumen. [L190]



Zum **Gesichtsschädel** gehören alle Knochen, die Augen-, Nasen- und Mundhöhle bilden:

- Teile des Stirnbeins, die die Augenhöhle mitbilden
- Linkes und rechtes Jochbein (Os zygomaticum dextrum et sinistrum)
- Oberkiefer, besteht aus zwei eigenständigen Hälften (Maxilla dextra et sinistra)
- Unterkiefer (Mandibula)
- Linkes und rechtes Nasenbein (Os nasale dextrum et sinistrum)
- Paariges Nasenmuschelbein (Concha nasi inferior)
- Linkes und rechtes Tränenbein (Os lacrimale dextrum et sinistrum)
- Linkes und rechtes Gaumenbein (Os palatinum dextrum et sinistrum)
- Pflugscharbein (Vomer)

Beim Neugeborenen sind die Teile des Hirnschädels noch nicht vollständig verknöchert und verwachsen. Zwischen den einzelnen Schädelplatten befinden sich Knochenlücken, die **Fontanellen.** Im Lauf der ersten Lebensjahrs schließen sich die Fontanellen und bilden gelenkig-verzahnte Verbindungen, wobei sich die Anatomieschulen über den Grad der Verknöcherung immer noch streiten. An den Schädelnähten (Suturen) sind auch beim Erwachsenen noch die einzelnen Plattenknochen zu identifizieren und in der Behandlung, auch durch die kraniosakrale Bewegung, zu ertasten.

**Zum faszialen Teil** des Schädels gehört zunächst die **Kopfschwarte,** die funktionelle Einheit von Haut, Unterhaut und Sehnenhaube (Galea aponeurotica) über dem Schädel. Das lockere subaponeurotische Bindegewebe verbindet hierbei die Sehnenhaube mit dem Periost und ermöglicht so die freie Gleitbewegung der etwa 5 mm dicken Kopfhaut.

An der Innenseite des Schädels befindet sich die **harte Hirnhaut,** die Dura mater, die als „Hirnfaszie" Gehirn und Rückenmark umschließt, sowie die **weichen Hirnhäute** Arachnoidea und Pia mater, die die Zerebrospinalflüssigkeit umgeben (➤ Abb. 6.2). Die Dura mater ist am unteren Ende der Wirbelsäule mit dem Kreuzbein verwachsen und endet im Steißbein. Spannungen der Dura übertragen sich deswegen über die ganze Wirbelsäule und von den abgehenden Nervensträngen ausgehend auch auf den ganzen Körper. Eine häufige Ursache solcher Spannungen sind Blockaden und Bewegungsstörungen im Bereich der Schädelnähte. Ebenso werden über die Vena emissariae Spannungen zwischen Dura und Kopfschwarte übertragen.

## Ätiologie

**Verspannungen** der Dura entstehen häufig durch Stürze, Operationen, Traumata und Unfälle. Vor allem, wenn es sich um Symptome in angrenzenden Bereichen des Kopfs, seiner Funktionen und Sinnesorgane handelt, sollte die Bewegungsdynamik der Schädelknochen überprüft werden. Deswegen fassen wir diese Symptomgruppe zusammen und versuchen eine unspezifische, aber grundlegende Korrektur der Schädeldynamik, bevor wir eine detaillierte Ursachenforschung und Symptombehandlung starten.

**Gesichts- und Schädelasymmetrien** entstehen aufgrund von einseitigem Druck, wie er z. B. bei der Geburt vorkommt, durch seitenungleiche Spannung, wie sie bei idiopathischen Skoliosen auftritt, oder bei Unfällen mit einseitigen Kräften und folgender Fixierung der Schädelnähte.

## Klinik

Die Schädelasymmetrie kann erhebliche Auswirkungen auf kraniale Funktionen haben, wenn z. B. die Sinnesorgane nicht seitengleich versorgt werden. Eine Störung des Gleichgewichts mit **Schwindel** (Vertigo) ist in solchen Fällen leicht nachvollziehbar. Wenngleich nicht alle Arten des Schwindels von kranialen Störungen herrühren, sollte man diese trotzdem unbedingt in Betracht ziehen und ggf. näher untersuchen. Gleiches gilt für das **Sehen** und das **Hören,** die ebenfalls durch Schädelfixierungen in Mitleidenschaft gezogen werden können. Oftmals liegen schwer abgrenzbare Symptome vor, die sich bei entsprechender Behandlung jedoch schnell lösen oder wenigstens verändern lassen. Zu den Ursachen gehören z. B. Verspannungen im Kopf-, Nacken- und Schulterbereich, Wirbelsäulen- und Gelenksprobleme, Kiefergelenksbeschwerden, Schlafstörungen, Stress, emotionale Krisen, Ängste, Depressionen, chronische Schmerzen, hoher Blutdruck, wiederkehrende Infekte, Stoffwechselprobleme, Ohrgeräusche, Trigeminus-Reizung, Zahnschmerzen, Migräne oder Arthritis.

## Befund

Der geübte Therapeut sieht und erkennt die typischen Fixierungen schon bei der Inspektion und Palpation, spätestens jedoch am liegenden Patienten. Die Auffälligkeiten der asymmetrischen Anatomie stechen ins Auge, etwas hervorstehende oder unter Spannung stehende Strukturen, die sich bei leichtem Kontakt als blockierte oder asymmetrisch bewegte Strukturen zeigen. Die Asymmetrie zeigt sich sowohl in einem Seitenunterschied als auch in einer ungleich großen Amplitude der Kraniosakralbewegung: Die Bewegung schwingt in eine Richtung mehr und wird in die andere gebremst.

Bei der Palpation legt man die Hände möglichst symmetrisch und mit einem Druck von wenigen Gramm an den Schädel und versucht, die minimale Eigenbewegung der einzelnen Strukturen wahrzunehmen.

## Therapie

Ob nun die Fixierungen der Schädelknochen die Ursache oder die Folge faszialer Spannungsmuster ist, ist oftmals nicht eindeutig auszumachen. Entscheidend ist jedoch, beide Strukturen zu korrigieren und aufeinander abzustimmen bzw. die Knochen als Hebel zur Beeinflussung der faszialen Spannung zu nutzen. Indirekte Techniken sind meist nachhaltiger und risikoärmer in der Anwendung, weswegen nur in Ausnahmefällen ein Impuls aktiv in das System gegeben wird. Da der Körper schon auf die Untersuchung der kranialen Bewegung reagiert, gehen Befundung und Korrektur oftmals ineinander über (➤ Abb. 6.3).

Der Behandler legt die Hände mit leichtem Druck an die beteiligten Schädelknochen und folgt der spürbaren Pulsbewegung in beide Richtungen. Ist eine der beiden Richtungen eingeschränkt, wird der Druck auf dieser Seite etwas intensiviert, um die Fixierung noch zusätzlich zu verstärken. Ten-

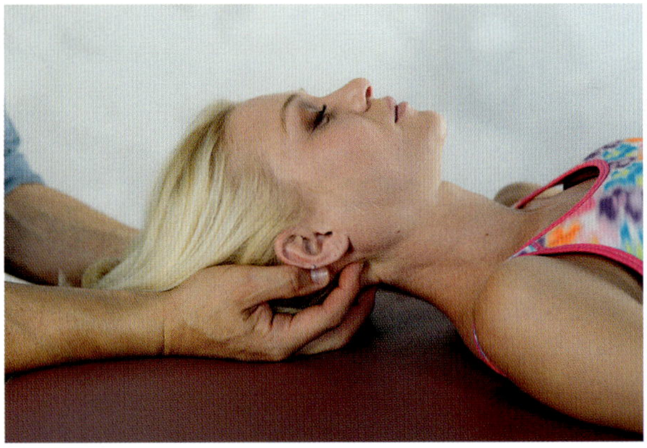

**Abb. 6.3** Befund und Behandlung des Schädels als Ausgangsbasis für differenziertere Techniken: Meist findet ein Listening der Schädeldynamik am Beginn der Behandlung statt, um einen ersten Eindruck der Spannungen zu bekommen. [J802]

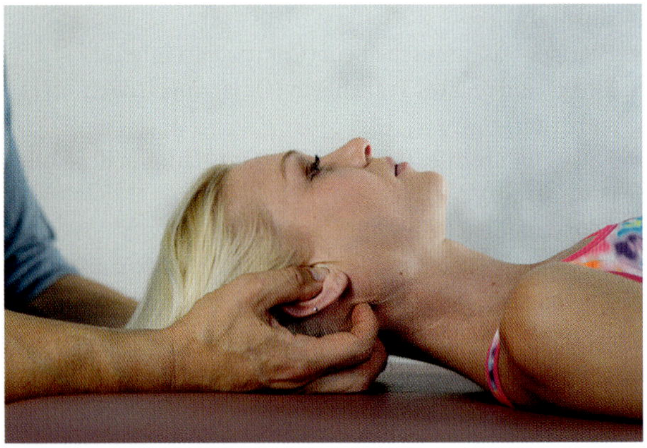

**Abb. 6.4** Befund und Behandlung des Schädels im Zusammenhang mit Kieferspannungen und Verbindungen zum Schläfenbein: Während der Kontakt der Fingerspitzen unvermindert am Okziput anliegt, untersuchen die beiden Daumen über die Gehörgänge die dort anliegenden Spannungs- und Bewegungsmuster. Diese sollten mindestens symmetrisch erscheinen. [J802]

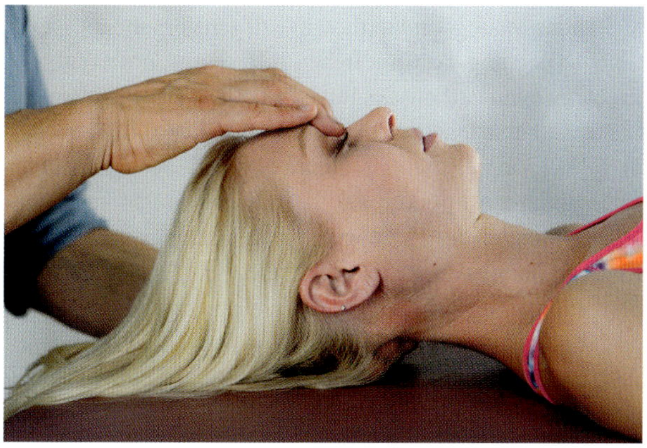

**Abb. 6.5** Befund und Behandlung des Neuro- und Viszerokraniums in der Hinterhaupt-Nasenbein-Ebene. Wie im gesamten Schädel ist auch und besonders hier auf ein äußerst aufmerksames und indirektes Arbeiten zu achten. Es sollten keinerlei ambitionierte Korrekturen von außen erfolgen.

Während der Schädel auf der einen Hand des Therapeuten ruht, dessen Finger den Kontakt zum Hinterhaupt halten, nehmen zwei Finger der anderen Hand Kontakt mit der Knochennaht an der Nasenwurzel auf und folgen der dazwischenliegenden Spannung. [J802]

dieren die Strukturen also in die flektorische Richtung, so erhöht man den Druck am Ende dieser Bewegung, in die expansorische Richtung würde man versuchen, die Strukturen in jener Position zu fixieren. Dieses Festhalten wird so lange aufrechterhalten, bis eine spürbare Lösung mit einer neuen Druck- und Bewegungsdynamik entsteht. Man hat den Eindruck, als gäbe es einen initialen Gegendruck und eine folgende Normalisierung der Bewegungsamplitude (➤ Abb. 6.4, ➤ Abb. 6.5).

**MERKE**

Auch wenn der Hinweis für die meisten Behandlungstechniken gilt, ist bei dieser feinen, differenzierten Arbeit die entspannte Haltung des Therapeuten immens wichtig. Nur wer selber entspannt und zentriert arbeitet, kann die Verspannungen und Fixierungen des Patienten wahrnehmen. Andernfalls läuft man Gefahr, die Patientenstrukturen nicht zu spüren, seine eigene Spannung zu projizieren und schlimmstenfalls mehr Unordnung ins System zu bringen.

## 6.2 Kraniomandibuläre Dysfunktionen (CMD)

Neben den Problemen des Hirn- und Gesichtsschädels treten Spannungsstörungen vor allem in der Aufhängung des Unterkiefers auf. In der Tat hat man als Therapeut den Eindruck, diese Art der Beschwerden würde heutzutage sprunghaft zunehmen. Das mag an der vermehrten Stressbelastung liegen, bei der der Mensch die Zähne zusammenbeißen muss, oder an vermehrten Zahn- und Kieferkorrekturen, Bissschienen und Kaugewohnheiten. Fakt ist, dass der kraniomandibuläre Übergang extrem störanfällig ist und auf viele An- und Verspannungen seiner Umgebung reagiert.

Der Begriff der kraniomandibulären Dysfunktion beinhaltet alle Fehlregulationen der Muskel- oder Gelenksfunktion der Kiefergelenke. Diese Fehlregulationen können bewegungseinschränkend und schmerzhaft sein. Im engeren Sinne handelt es sich dabei um myofasziale Schmerzen der Kaumuskulatur, eine Diskusverlagerung im Kiefergelenk oder deren entzündliche bzw. degenerative Veränderungen.

### Anatomie

Der Kiefer setzt sich aus dem Oberkiefer und dem beweglichen Unterkiefer zusammen. Der Oberkiefer besteht aus dem Oberkieferknochen und dem Gaumenbein. Er steht in fester Verbindung zum Gesichtsschädel, zum Nasenbein und zum Jochbein. Der Unterkiefer ist über das Kiefergelenk am Schläfenbein mit dem Schädelknochen verbunden und liegt in der im vorderen Teil mit Faserknorpel überzogenen Gelenkpfanne. Direkt anterior dieser Fossa mandibularis befindet sich das bei Kieferbewegungsstörungen beteiligte Gelenkhöckerchen (Tuberculum). Sowohl die knöcherne Form der Gelenkspartner, als auch die Größe und Beschaffenheit der Kapsel ermöglichen eine Vielzahl unterschiedlicher Bewegungen im Kiefergelenk. Geführt und gepuffert werden diese auf beiden Seiten von einem faserknorpeligen Discus articularis, den „Menisken" des Kiefergelenks.

### Ätiologie

Die CMD tritt vom Kindes- bis zum Erwachsenenalter mit unterschiedlichen Symptomen und aufgrund verschiedener Ursachen auf. Oft sind Fehlbisslagen oder Probleme in der Ganzkörperstatik wie Blockierungen der Wirbelsäule, dauernde Fehlhaltungen, Verspannungen und Dysbalancen an der Entstehung der Beschwerden beteiligt.

### Klinik

Die Beschwerden bei der CMD treten lokal und allgemein auf und reichen von Kopf-, Nacken- und Rückenschmerzen über Einschränkungen und Fehlfunktionen der kranialen Sinnesorgane (z. B. Tinnitus und Schwindel) bis hin zu funktionellen Kieferproblemen (z. B. Kieferknacksen oder eine Kiefersperre).

### Befund

Je nach Art der Beschwerden steht die Befragung des Patienten an erster Stelle. Oftmals lassen sich ein oder mehrere auslösende Ereignisse ausmachen, die dann in ihrem Entstehungszusammenhang behandelt werden müssen.

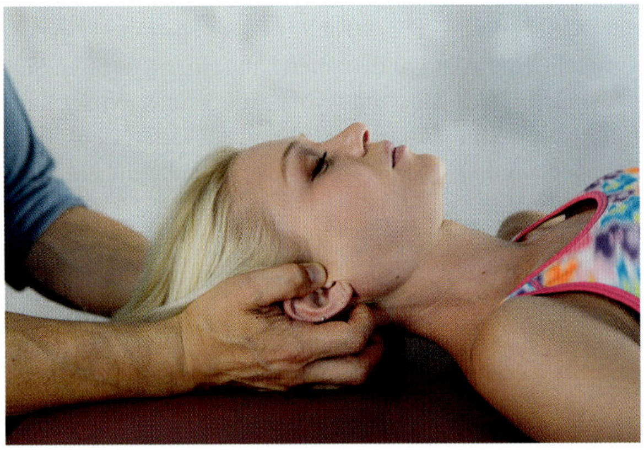

**Abb. 6.6** Erster Befund und Behandlung des Kiefers auf Überspannung und Symmetrie. [J802]

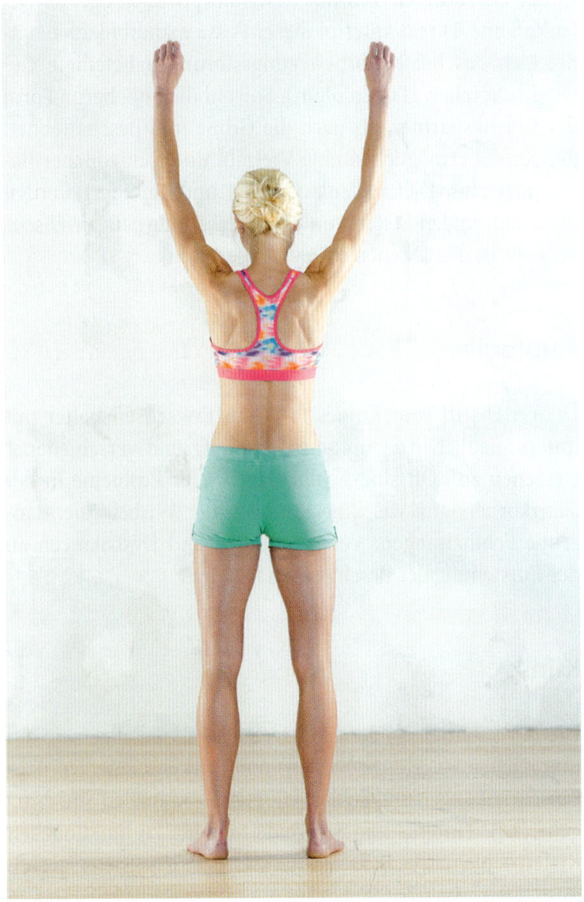

**Abb. 6.7** Innerer Längentest: Aus der normalen Standposition werden die Arme z. B. in Hochhalte gebracht und dort gehalten. Ist dies anstrengender als gewöhnlich oder muss die äußere Muskulatur offensichtlich die Verkürzung der inneren Strukturen kompensieren, liegt das Problem der kurzen inneren Strukturen vor. Man könnte den Test auch im Sitzen durchführen, um den Einfluss der Beine zu minimieren. [J802]

Standardmäßig, und in diesem Fall ganz besonders, ist ein Global-Listening-Test im Stehen interessant, um eventuelle Problemzonen entlang des inneren Lots zu identifizieren.

Lokale Funktionstests der Kieferbewegung sollten in allen drei Bewegungsebenen am besten gegen Widerstand durchgeführt werden (➤ Abb. 6.6). Der Kopf des Patienten ruht auf den Händen des Therapeuten, der mit seinen Daumen die Kiefergelenksspannung ertastet und diese über kleine Kieferbewegungen testet. Man erwartet eine symmetrische Initialöffnung des Gelenks. Zusätzlich kann der Unterkiefer gegen den leichten Therapeutenwiderstand in allen drei Bewegungsebenen bewegt werden, was schmerzfrei, gleichmäßig und kontrolliert durchführbar sein sollte. Zusätzlich muss unbedingt im Rahmen eines Bodyreadings auch die Gesamtkörperstatik betrachtet werden.

Beim Bodyreading richtet sich das besondere Augenmerk auf deutlich unbewegte Zonen sowie auf Zonen mit lokaler Überspannung. Damit lassen sich oberflächlich erkennbare Problemzonen identifizieren, deren Ursprung nicht immer nachvollziehbar ist. Im Verlauf der Behandlung taucht aber oftmals überraschend doch noch eine Erinnerung auf. Das Kernproblem scheint eine Differenz zwischen diesen äußeren Überspannungen und anderen, tiefer liegenden Schichten zu sein. Der umgekehrte Fall tritt etwa genauso häufig auf, ist aber schwerer zu erkennen. Eine innere Überspannung in Kombination mit oberflächlich normal erscheinendem Gewebe drückt sich durch einen Mangel an innerer Länge oder durch rasche statische Ermüdbarkeit aus. Zur Testung wird der Patient aufgefordert, die Arme und Hände zur Decke zu heben und sich evtl. zusätzlich noch etwas mehr zu strecken. Sowohl bei der Armhebung als auch beim folgenden Strecken sollte ein inneres Nachgeben in die Länge sichtbar werden. Anderenfalls bemerkt man vor allem die äußerliche Anstrengung, die mit hoher Muskelspannung und dem daraus resultierenden Eindruck einer lokalen Verkürzung einhergeht (➤ Abb. 6.7).

Zur Verstärkung des Tests lässt man den stehenden Patienten z. B. die Arme zur Seite halten und wartet ein paar Atemzüge, um im positiven Fall zu sehen, dass die Schulter-Nacken-Verspannung schnell und überproportional zunimmt, was beim gesunden Patienten nicht in dem Ausmaß auftreten würde.

## Therapie

Je nach Ursache der CMD ist eine unterschiedliche Vorgehensweise erforderlich.

### Lokale Problematik

Egal ob die CMD in einem größeren Zusammenhang steht oder als lokale Störung auftritt, muss die Kieferfunktion zumindest mitbearbeitet werden. Die myofaszialen Anteile der

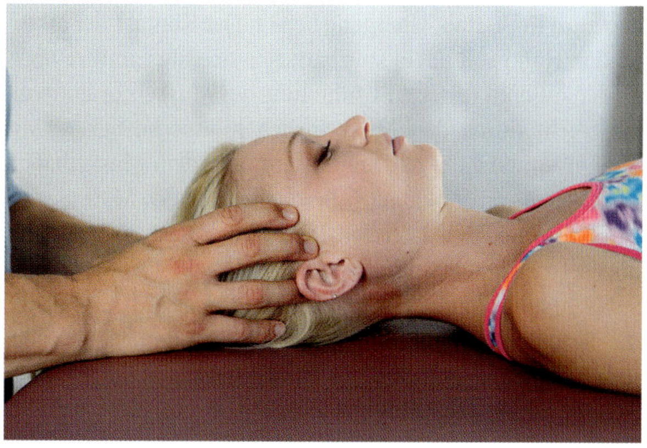

**Abb. 6.8** Kieferbehandlung des M. temporalis und M. masseter in Rückenlage. Die großen Kaumuskeln und ihre fasziale Hülle werden in Richtung kaudal bearbeitet. [J802]

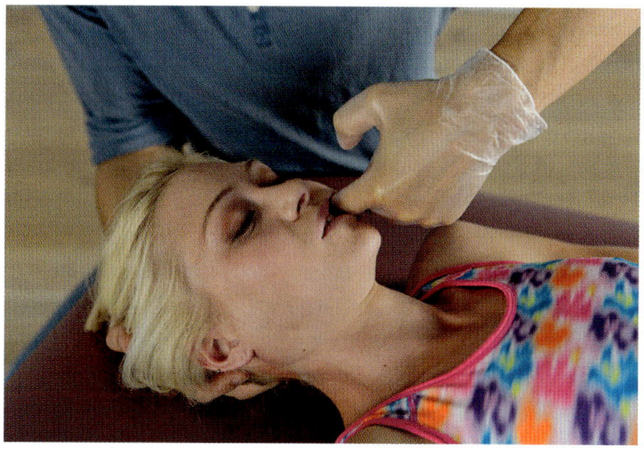

**Abb. 6.9** intraorale Behandlung der Mm. pterygoidei medialis und lateralis. [J802]

Kieferbewegung umfassen den M. temporalis, den M. masseter und intraoral die Mm. pterygoidei, die auf einen ungewöhnlichen Tonus hin untersucht werden sollten.

Der **M. temporalis** wird am Patienten in Rückenlage abgetastet und nach auffälligen und überspannten Stellen untersucht. Mit einem vorsichtig schmelzenden Kontakt können Verhärtungen in Kombination mit einer langsamen Kieferbewegung zugleich bearbeitet werden. Auch der **M. masseter** wird am besten von einer lockeren Kieferbewegung begleitet bearbeitet (➤ Abb. 6.8). Locker bedeutet in diesem Zusammenhang, dass sich der Kiefer beim Öffnen nach kaudal senken darf und sich nicht wie ein Scharniergelenk verhält. Während die Behandlung der Temporalstrukturen vom bloßen Öffnen und Schließen begleitet werden sollte, darf bei der Masseter-Behandlung auch eine Mahlbewegung des Unterkiefers stattfinden.

Die **Mm. pterygoidei** liegen etwas versteckter und sind nur von intraoral zugänglich, spielen aber eine wichtige Rolle bei der horizontalen Steuerung der Kieferbewegung. Falls einseitige Spannungen und Funktionsstörungen auftreten, muss an diese beiden myofaszialen Strukturen gedacht werden.

Der Patient liegt wiederum auf dem Rücken, sein Kopf ruht sicher in der freien Hand des Behandlers. Die Fingerkuppen des Therapeuten müssen unbedingt Kontakt mit der Hinterhauptskante bzw. dem atlantookzipitalen Übergang herstellen und dessen Reaktion auf die Behandlung aufmerksam verfolgen. In dieser entspannten Lage führt der Therapeut einen behandschuhten Finger durch den leicht geöffneten Mund des Patienten seitlich am Unterkiefer entlang, bis er am Kieferwinkel anstößt. Von dort führt er den Finger am Unterkiefer entlang nach kranial und wechselt so bald wie möglich auf die mediale Seite des Kiefers. Verfolgt er seine kraniale Richtung weiter, so trifft er auf die beiden Mm. pterygoidei, die vor allem mit einer kleinen Kieferbewegung gut zu identifizieren sind. Kann der Patient während dieser Minimalbewegung immer noch locker bleiben, so ermöglicht das dem Behandler, seinen Fingerdruck weiter nach kranial zu verfolgen, bis er nicht mehr weiter kommt. Während der Therapeut nun diese Position und seinen Druck aufrechterhält, wird der Patient aufgefordert, den Kiefer aktiv zu schließen. Dies ist in vielen Fällen nicht mehr ganz schmerzfrei möglich, bewirkt aber nach der Behandlung beider Seiten eine gelöste und symmetrische Kieferfunktion (➤ Abb. 6.9).

Nach einer solchen Korrektur ist unbedingt noch einmal die Gesamtschädelsituation zu bewerten und zu behandeln.

## Regionale Problematik

Eine über lokale Symptome hinausgehende Problematik kann sowohl Ursache als auch Wirkung der gestörten Kieferfunktion sein. Von der Behandlungsseite her gesehen ist es aber auf jeden Fall angebracht, die regionalen Störungen zeitlich vorrangig zu behandeln, sodass die später erfolgenden lokalen Korrekturen auf bessere Umgebungsbedingungen stoßen. Die über den General-Listening-Test, einen wiederholten Folding-Test oder das Stabilisieren einer aufrechten Position ermittelten benachbarten Probleme können in ihrem jeweiligen Zusammenhang gelöst werden. Weil sich diese jedoch meistens im Schultergürtel niederschlagen, soll an dieser Stelle auf den Schulter-Nacken-Kiefer-Zusammen-

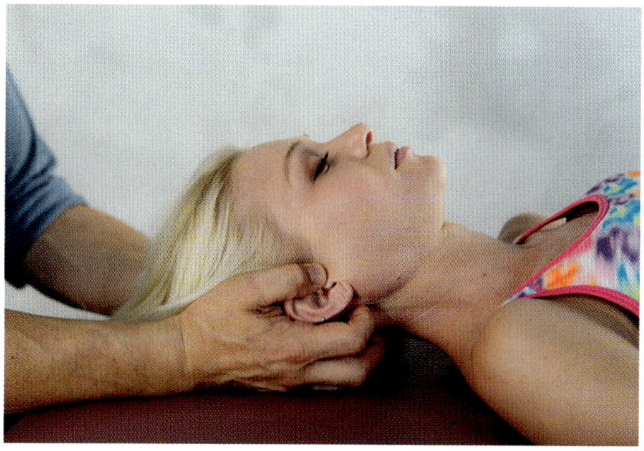

**Abb. 6.10** Atlantookzipitale Testung mit Kontakt zur Kaumuskulatur. [J802]

hang unter dem speziellen Aspekt der unterschiedlichen Spannung verschiedener Gewebelagen eingegangen werden.

Der erste Behandlungsschritt ist immer ein Listening-Test in Rückenlage. Der Kopf des Patienten liegt auf den Händen des Behandlers, der seine Finger unter dem atlantookzipitalen Übergang platziert (➤ Abb. 6.10). An dieser Stelle lässt sich mit etwas Übung durch Traktion und Minimalbewegung eine Vielzahl von Blockierungen entlang der Wirbelsäule erspüren. Gleichzeitig kann der Behandler über die seitlich angelegten Daumen Kontakt zur Kaumuskulatur aufnehmen und damit zu einem bewussten Loslassen des Patienten beitragen.

Falls die atlantookzipitale Testung keine dringenderen Störungen ergeben hat, hat es sich bewährt, die einzelnen Schichten von außen nach innen zu bearbeiten und dabei deren Verbindung zum Schädel zu beobachten. So bleibt gewährleistet, dass die regionalen Korrekturen auch wirklich lösend und ordnend auf die Kieferproblematik wirken. Im Großen und Ganzen ähnelt das Vorgehen der Nackenarbeit in ➤ Kap. 6.4. Deshalb wird es hier nur kurz skizziert und auf die eine oder andere Besonderheit hingewiesen.

Zunächst kann der **M. trapezius** von kranial nach kaudal bearbeitet werden, während die jeweils freie Hand den Kontakt zum Kopf-Hals-Übergang behält. Der Kontakt der arbeitenden Hand soll dabei spürbar sein, sich aber immer noch an der äußeren faszialen Umhüllung des Muskels orientieren und nicht durch den Muskelbauch hindurchdrücken. Mit diesem Kontakt soll das Epimysium über dem Muskelbauch verschoben werden. Je nach Beschaffenheit des M. trapezius kann vom deutlich lateralen Druck auch nach ventral oder dorsal gearbeitet werden (➤ Abb. 6.11).

Nach ventral gelangt man in Richtung der **Mm. scalenii,** die als tiefere Struktur die Verbindung zu den Rippen herstellen und deswegen mit Aufmerksamkeit auf die Atembewegung bearbeitet werden müssen. Will man diese wirklich bis in die tieferen Ansätze verfolgen, muss der Patient seinen Kopf wahrscheinlich etwas Richtung bearbeitete Seite neigen, weil sich damit die betroffenen Strukturen entspannen können (➤ Abb. 6.12).

Einen Schritt zurück, was die Arbeitstiefe anbelangt, macht man mit einer Kopfdrehung zur Gegenseite, verbunden mit der Rückkehr des Kopfs zu seiner axialen Position. In dieser Stellung lassen sich das Platysma und die oberflächliche Halsfaszie bis zum Schlüsselbein flächig von kranial nach kaudal bearbeiten (➤ Abb. 6.13). Gerade der klavikula-

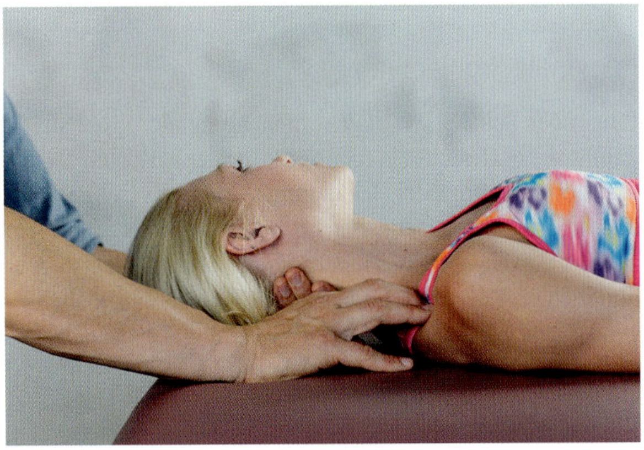

**Abb. 6.11** Arbeit am M. trapezius: Der Kopf des Patienten ruht auf einer Therapeutenhand, während dessen andere Hand die verschiedenen Aspekte der Hals-Schulter-Verbindung bearbeitet. [J802]

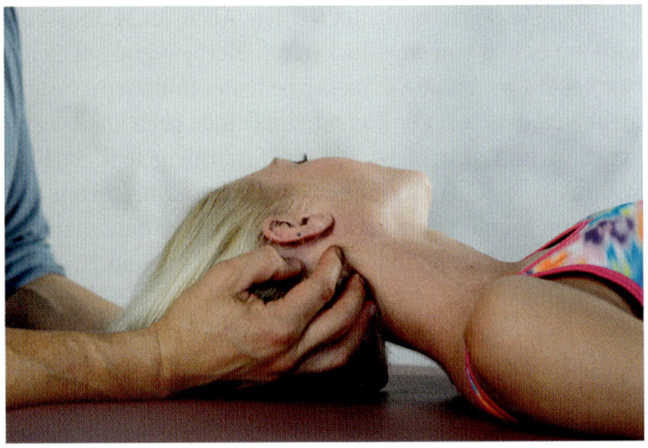

**Abb. 6.13** Arbeit an Platysma und Clavicula: Von der Kopfdrehung ausgehend gleitet die Arbeitshand flächig nach kaudal bis zum Schlüsselbein. [J802]

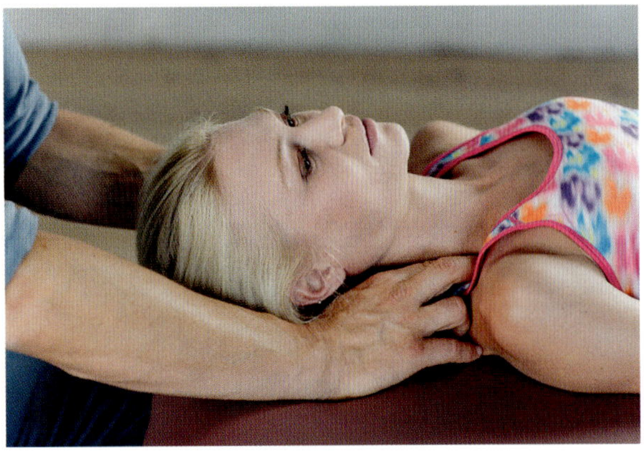

**Abb. 6.12** Arbeit an den Mm. scalenii und den Rippenansätzen. [J802]

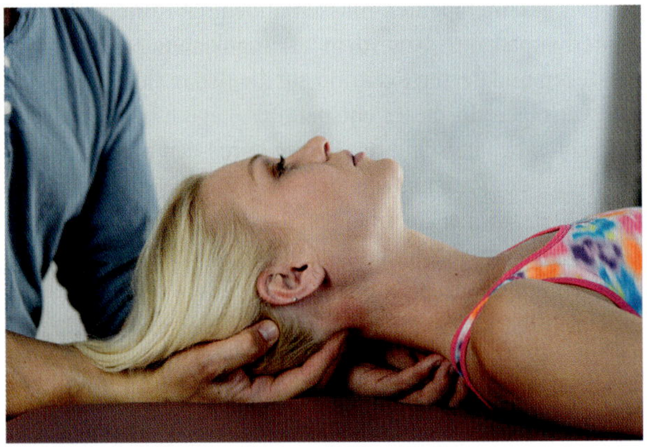

**Abb. 6.14** Grifftechniken für die dorsalen Nackenstrukturen: ipsi- bzw. kontralateraler Griff. [J802]

re Ansatz birgt oftmals viele Verspannungen und Verhärtungen, die geduldig gelöst werden sollten.

Spätestens zu diesem Zeitpunkt sollte der Behandler die **dorsalen Aspekte** der Nackenspannung bearbeiten. Wie tief kaudal er damit beginnt, hängt wieder vom Patienten ab, wobei eine Startposition zwischen den Schulterblättern meistens angebracht und notwendig ist. Immer noch befindet sich also der Kopf in der Hand des Therapeuten und wird zur ipsilateralen Seite geneigt oder gedreht. So kann mit der anderen Hand und recht punktuellem Druck lang in die Tiefe gearbeitet werden, und der Behandler wartet auf eine lösende Reaktion in der kopfunterstützenden Hand. Diese Technik bewährt sich vor allem bei sehr harten Verspannungen und flächigen Verklebungen, muss erfahrungsgemäß aber einige Male angewandt werden, bevor sich das Gewebe entsprechend angepasst und umgebaut hat.

Der Therapeut kann bezüglich der Handhaltung zwei verschiedene Techniken anwenden: Entweder nimmt er die freie Hand als Unterstützung für den Kopf und einen möglichst großen Anteil der Wirbelsäule, um mit der anderen Hand flexibel auf der ipsilateralen Seite zu arbeiten, oder er hält den Kopf, greift aber mit der arbeitenden Hand unter der Wirbelsäule hindurch, um mit maximaler Wirbelsäulenunterstützung an den kontralateralen Strukturen zu arbeiten (➤ Abb. 6.14).

Wenn die Lösungsreaktionen in den verschiedenen Tiefen der Gewebe gut in das bestehende oder sich entwickelnde Grundspannungsmuster eingeordnet werden können, lässt sich trotz dieser punktuellen Qualität der Technik relativ schnell eine Belebung und Integration verspannter – und vielleicht vergessener – Körperregionen erreichen. Angemessen ist sie aber eben nur bei sehr harten oder flächig verklebten Strukturen, während weniger verklebte Verspannungen einfühlsamer und fließender bearbeitet werden müssen.

In einem letzten Schritt werden, falls notwendig, die tiefen ventralen Halsfaszien behandelt. Der Kopf des Patienten liegt wiederum in einer Hand des Therapeuten, dessen zweite Hand sucht unter dem Hals hindurch von der anderen Seite her bis unter die Luftröhre nach Verspannungen der tiefen Halsfaszien. Um eine Kompression der dort verlaufenden Gefäße unbedingt zu vermeiden, muss der Druck sehr vorsichtig und parallel zur Oberfläche erfolgen.

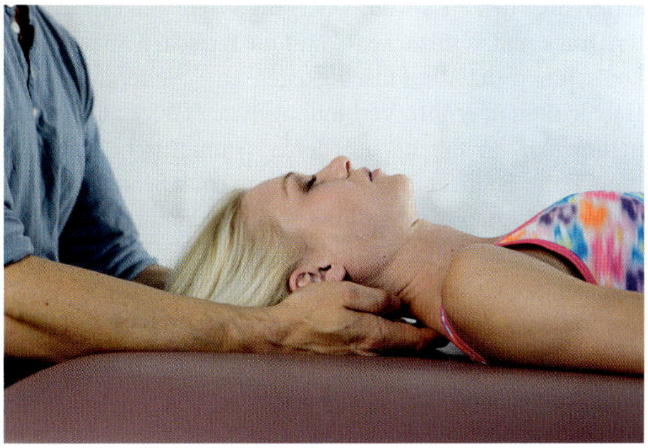

**Abb. 6.15** Abschließende Nackenarbeit mit verschiedenen Kopfpositionen. [J802]

Die weitere Arbeit am Nacken entspricht dann der allgemeinen integrativen Behandlung am Behandlungsende: Die dorsalen Strukturen am Nacken werden parallel und langsam nach kranial gleitend bis unter die Hinterhauptskante verfolgt und gelöst (➤ Abb. 6.15). Um eine entspannte Lage des Nackens zu erreichen, müssen Kopf- und Halsposition dabei den individuellen Gegebenheiten angepasst werden. Sie können behandlungstaktisch auch etwas in die Überstreckung oder Ventralisation geführt werden.

## 6.3 Atlantookzipitaler Übergang (AOÜ)

Der atlantookzipitale Übergang besitzt eine Schlüsselfunktion für die Lage und die Spannungsverhältnisse der Wirbelsäule. Abgesehen von den knöchernen Faktoren ist diese Region auch aus faszialer Sicht höchst interessant, zumal sich die von dort ausgehenden Asymmetrien durch die faszialen Verbindungen über den gesamten Körper ausbreiten. Dabei stellt sich immer die Frage, ob eine schiefe Position des Atlas die Ursache oder die Folge der sich darunter befindlichen Einseitigkeiten ist. Eine dauerhafte Korrektur irgendeiner Körperstruktur hin zu symmetrischen Verhältnissen muss zwingend die Korrektur der Spannungsverhältnisse am AOÜ miteinschließen. Häufige Behandlungsschwerpunkte dieser Region sind Symmetriestörungen, Wirbelsäulenabweichungen und Spannungskopfschmerz.

### Anatomie

In dem kurzen Abschnitt zwischen Schädelbasis, Atlas und Axis finden wir die unterschiedlichsten Gewebearten und -schichten, die allesamt ihren Anteil zur Gesamtspannung des Hals-Kopf-Übergangs beitragen. Unter der Haut verlaufen zahlreiche kurze subokzipitale myofaszialen Einheiten in unterschiedliche Richtungen. Etwas tiefer liegen stabilisierende Bänder der Wirbelsäule, die am Okziput enden bzw. über das Lig. nuchae ihre Fortsetzung in die Schädelspannung finden. Noch tiefer spielt die Spannung des Duraschlauchs am Übergang zum Wirbelkanal und im weiteren spinalen Verlauf eine Rolle. Die letztgenannten nehmen zusätzlich zu ihren lokalen Spannungsmustern auch weiter entfernt verursachte Spannungen auf und kumulieren diese am atlantookzipitalen Übergang, was sich entscheidend in der Behandlungstaktik widerspiegeln muss (➤ Abb. 6.16).

Die meisten Bänder und myofaszialen Strukturen im Bereich der Halswirbelsäule verfügen über eine nur geringe

6

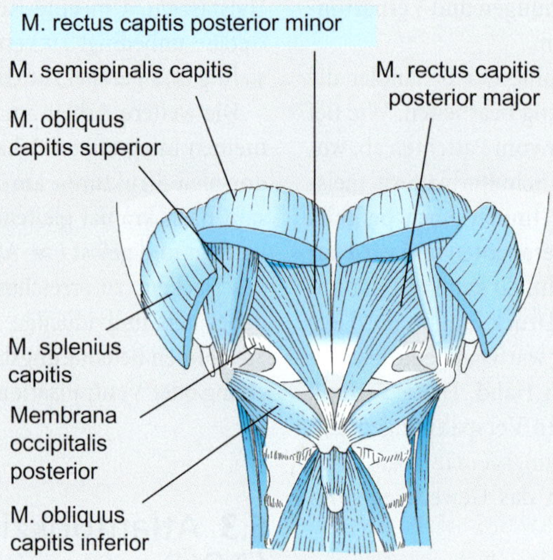


**Abb. 6.16** Atlantookzipitale Strukturen. [L190]

Grundspannung, weswegen diese beweglicher ist als die restliche Wirbelsäule. Das Lig. nuchae verbindet das Hinterhaupt mit dem Nacken, wo es sich mit dem M. trapezius und den tieferen Halsmuskeln vereinigt. Ebenso ist es direkt mit den Dornfortsätzen der Halswirbel verbunden und beeinflusst damit deren Beweglichkeit. Aufgrund seines hohen Elastingehalts gibt das Lig. nuchae gegen Dehnungen gut nach und ist bei manueller Bearbeitung selbst bei guter Palpierbarkeit entsprechend druckdurchlässig.

Neben den myofaszialen Strukturen sind die knöchernen Bedingungen erwähnenswert, weil sie über die Facettengelenke die Mobilität und Motilität der HWS zumindest mitbestimmen. Die zunehmend horizontal verlaufenden Flächen der Facettengelenke ermöglichen eine fast uneingeschränkte Beweglichkeit der einzelnen Wirbel zueinander. Deswegen finden wir kaum knöcherne Fixierungen, Abweichungen oder Blockaden, die nicht über eine myofasziale Behandlung nachhaltig korrigiert werden können.

Auch wenn chiropraktische Manipulationen schnellwirksam helfen würden, ist diesen die indirekte Korrektur über das Spannungsgefüge der Halswirbelsäule nicht nur wegen des hier vorhandenen relativen Behandlungsrisikos vorzuziehen. Neben der Reizung und Schädigung von Nervenwurzeln durch den Behandlungsdruck ist auch der Verlauf der Blutgefäße zu beachten: Die vordere und die hintere Hirnarterie sind für die Sauerstoffzufuhr des Gehirns verantwortlich. Obwohl beim gesunden Patienten keine Gefahr besteht, muss bei entsprechender Vorschädigung oder fortgeschrittenem Alter durchaus mit großer Sorgfalt und minimalen Impulsen gearbeitet werden.

## Ätiologie

Der AOÜ stellt eine Schlüsselstruktur dar, die dem ganzen Körper Ausrichtung gibt. Umgekehrt sind diese Strukturen auch immer involviert, wenn irgendwo im Körper eine Störung, Fixierung oder Blockade auftritt. Deshalb stellt sich wieder zunächst nicht die Frage nach der Ursache der Dysbalance am AOÜ, sondern welche Körperstruktur mit dieser verbunden ist.

Naheliegende Verbindungen sind die direkten Nachbarn: der Hals-Nacken-Bereich, die Schwingung und Beweglichkeit der Wirbelsäule sowie die Schädelstrukturen.

Die **Hals-Nacken-Strukturen,** die teilweise direkt am Okziput enden, beeinflussen die Stellung des Atlas am unmittelbarsten. Jegliche Überspannung oder Einseitigkeit, egal in welche Richtung, schlägt sich in dessen Aufhängung nieder. Eine Steilstellung der Wirbelsäule z. B. erhöht den auf die Kopfgelenke wirkenden Druck und führt damit zu hoch sitzenden Nacken- und Kopfschmerzen. Bei einer Vorverlagerung des Kopfs werden die Spannungen etwas tiefer spürbar, setzen aber den Hals-Kopf-Übergang von dorsal extrem unter Druck und verursachen damit die typischen Spannungskopfschmerzen. Alle Einseitigkeiten an Schultergürtel und Hals wirken über ihre Verbindungen zu HWS und Okziput naturgemäß irritierend auf deren symmetrische Ausrichtung. Dafür ist nicht die extreme Form eines Schiefhalses erforderlich, schon die gewöhnliche Seitendominanz kann zu einseitigen Spannungen führen.

Um nicht Gefahr zu laufen, zu „lokal“ zu befunden und die größeren Zusammenhänge aus den Augen zu verlieren, müssen wir uns bewusst machen, dass die **Schwingung der Wirbelsäule** nie nur in einem Segment betrachtet werden darf. Die erwähnten HWS-Abweichungen sind vielmehr meistens die Folge von mangelnder Unterstützung oder Fixierung der kaudal gelegenen Wirbelsäulenabschnitte. Eine interskapulare Überspannung der BWS fixiert diese häufig in Steilstellung und führt zu einer stufigen Verdickung am BWS-HWS-Übergang, was in einer steilgestellten HWS mündet. Andererseits führt eine fixierte BWS-Kyphosierung häufig zur übertriebenen Gegenschwingung der HWS mit den beschriebenen dorsalen Überspannungen. Der klassische Hohl-Rund-Rücken weist ebenfalls dieses Spannungsmuster auf.

Verfolgen wir die Verbindungen nach kranial, treffen wir auf Fixierungen im Schädelbereich, die sich unmittelbar auf die okzipitalen Spannungen auswirken und ebenfalls als Gesamtsystem befundet und behandelt werden müssen.

## Klinik

Offensichtlichste Symptome des gestörten atlantookzipitalen Übergangs sind Spannungskopfschmerzen sowie Asymmetrien, die teilweise auch weit entfernt vom AOÜ auftreten können. In vielen Fällen sind die Beschwerden chronisch oder rezidivierend, manchmal lässt sich ein Unfall oder ein anderes traumatisches Ereignis als Ursache eruieren. Isoliert tritt die Störung am AOÜ nie auf, es ist immer irgendein Abschnitt der Wirbelsäule mitbetroffen, in vielen Fällen ist eine Untersuchung bis zum Steißbein – als anderes Ende der Wirbelsäule – angebracht. In der Tat findet man bei vielen chronischen Atlas- und HWS-Beschwerden ein auffälliges Steißbein, das meistens durch einen unbehandelten Sturz in Schieflage geraten ist.

Bei kranialer Mitbeteiligung treten zusätzlich die in ➤ Kap. 6.1 erwähnten neurologischen und vegetativ-emotionalen Symptome auf. Die Behandlung des AOÜ und der Kontinuität der Wirbelsäulenschwingung ist dann zwingend erforderlich.

## Befund

Bei einem General-Listening-Test im Stehen zeigt sich die Störung am AOÜ deutlich. Die auf dem Kopf aufgelegte Hand spürt einen deutlichen Widerstand auf der Ebene des AOÜ, die rotatorische Motilität ist auf dieser Ebene komplett blockiert. In der Tat ist es fast unmöglich, ein weiter nach kaudal gerichtetes Endgefühl zu entwickeln, zu dominant ist die atlantookzipitale Störung.

Ebenfalls im Stehen lässt sich die Lage des Atlas ertasten, wenn man mit den Fingerspitzen beider Hände an dessen Querfortsätze fasst. Am besten stellt sich der Behandler dabei hinter den Patienten und formt mit seinen Fingern bzw. Fingerspitzen eine Ebene, auf der er ventral zum Processus mastoideus die Querfortsätze des Atlas erfasst und mit einer sanften Traktion leicht nach kranial anhebt. Führt der Patient zusätzlich ein Folding, also eine angedeutete Kniebeuge, durch oder geht einige Schritte im Raum, zeigt sich die Blockierung am AOÜ sehr deutlich, entweder einseitig oder symmetrisch auf beiden Seiten. Der Test kann auch im Sitzen durchgeführt werden (➤ Abb. 6.17).

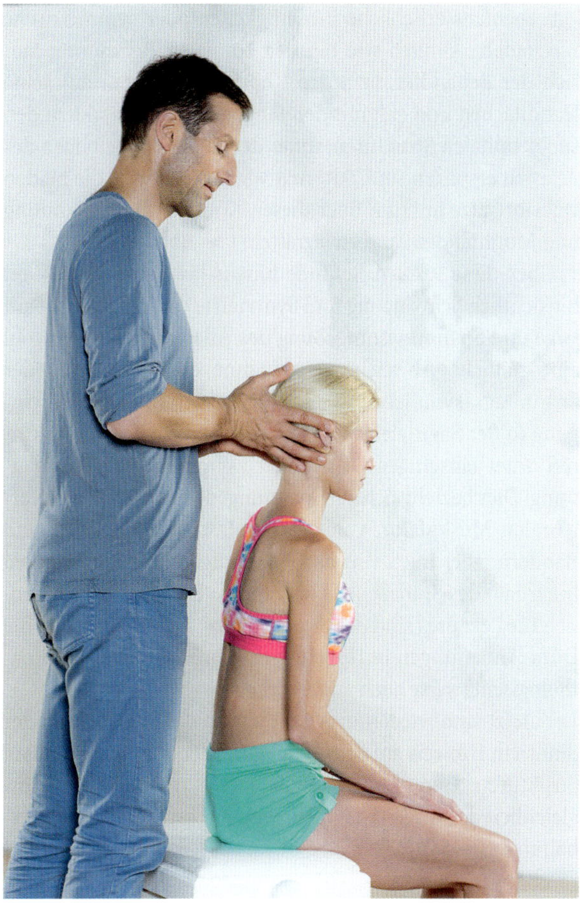

**Abb. 6.17** Um den AOÜ-Test im Sitzen gut durchzuführen, ist vor allem der eigene Stand entscheidend. Der Test selbst ist sowohl im Sitzen als auch im Stehen oder in der Fortbewegung durchführbar. [J802]

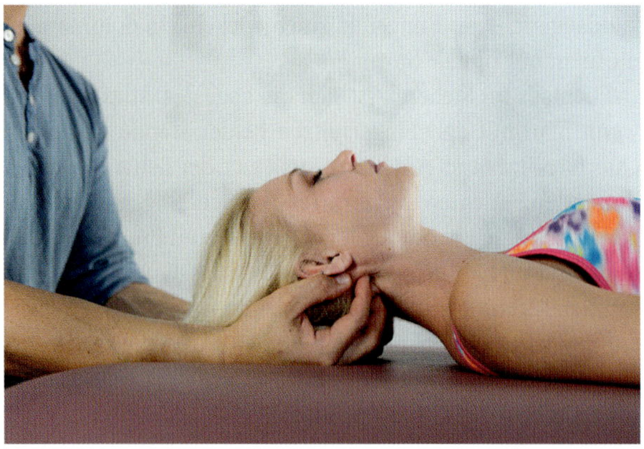

**Abb. 6.18** Befundung des Atlas im Liegen mit einem etwas überstreckten Atlas-Okziput-Gelenk, um die oberflächliche Spannung zu reduzieren. [J802]

In Rückenlage zeigt die Palpation der Atlas-Aufhängung ggf. ebenfalls erhebliche Einseitigkeiten oder symmetrische Blockaden. Ähnlich wie bei der kranialen Befundung lädt sich der Behandler dazu den Kopf des Patienten auf seine Handflächen und hält mit den Fingerspitzen Kontakt zu den subokzipitalen Strukturen, unter denen die Wirbelbögen des Atlas zu erspüren sind. Alternativ sucht er lateral die beiden Querfortsätze auf, um über diesen Kontakt Lage, Spannung und Motilität des Atlas zu ermitteln (➤ Abb. 6.18).

Über diese lokalen Befunde hinaus lässt eine Inspektion hinsichtlich Schwingung und Symmetrie der Wirbelsäule auf Lage und Spannungsumgebung des Atlas schließen. Sowohl eine seitliche Abweichung im Sinne einer Skoliose oder Spannungsasymmetrie als auch eine ungewöhnliche Schwingung in der Sagittalebene bringt die subokzipitalen Strukturen unter einseitigen Druck oder asymmetrische Zugspannung. Dies bezieht sich auf Spannungen, die von der paravertebralen Muskulatur, von den myofaszialen Einheiten und Bändern, aber auch von den Fixierungen und Spannungen innerhalb des Spinalkanals herrühren. Typische Lokalisationen für Letzteres sind das Steißbein (➤ Kap. 6.10) sowie die Dura-Anhaftungen in Höhe des dritten Halswirbels und pathologischerweise auch anderer Stelle.

Zuletzt sind wiederum Asymmetrien des Schädel und der Sinne ein Hinweis auf eine Beteiligung der atlantookzipitalen Strukturen. Gerade die oftmals auch stressinduzierte Ungleichheit der Augen ist ein Hinweis auf asymmetrische Verhältnisse am AOÜ.

## Therapie

### Lokale Dysbalancen

Die Korrektur der Strukturen um das Atlantookzipitalgelenk erfolgt am besten am Patienten in Rückenlage, weil die Muskulatur dann am wenigsten stabilisierende Aktivität aufbringen muss und – zumindest theoretisch – locker lassen kann.

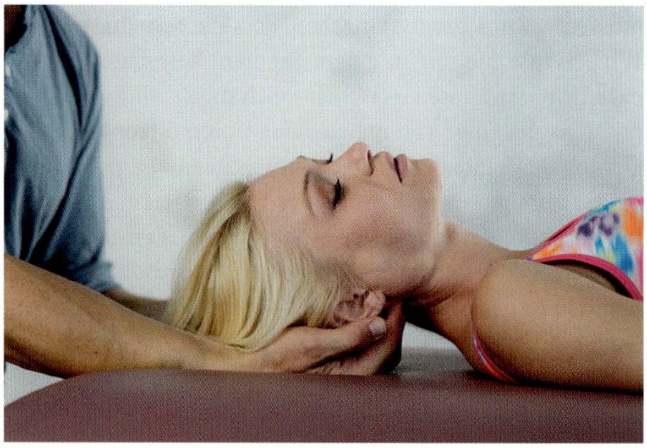

**Abb. 6.19** Behandlung des AOÜ mittels einer individuell angepassten Position des Kopfs. Der Kopf wird so gehalten, dass sich die kurzen Kopfwender entspannen und den Druck in die Tiefe ermöglichen. Dazu muss der Kopf meistens in der sagittalen Ebene nach ventral verschoben und zusätzlich in eine passende leichte Überstreckung oder Rotation gebracht werden. [J802]

Ähnlich wie bei der Befundung ruht der Kopf des Patienten in den schalenartig geformten und unterstützend gehaltenen Händen des Therapeuten. Die Fingerspitzen liegen am Okziput und können einerseits die dortigen Spannungsverhältnisse wahrnehmen und andererseits einen gezielten Druckimpuls ins Gewebe geben. Damit dieser Druck nicht an der gespannten Oberfläche bleibt, sondern bis in die Tiefe geht, muss unter Umständen die Kopfposition so gewählt werden, dass sich die kurzen Okzipitalmuskeln entspannen können. Durch ein sagittales Verschieben und horizontales Drehen des Kopfs versucht also der Behandler, die kurzen Muskeln zur Entspannung zu bringen, um so möglichst tief an die Strukturen das AOÜ zu gelangen (➤ Abb. 6.19).

Ist der Kontakt zu den tiefen Nackenstrukturen hergestellt, folgt das weitere Vorgehen wieder der Idee der indirekten Behandlung: Unter Beibehaltung des lokalen Drucks wird die Position des Kopfs so verändert, dass dieser weiter in die Richtung der Fixierung bewegt wird (➤ Abb. 6.20).

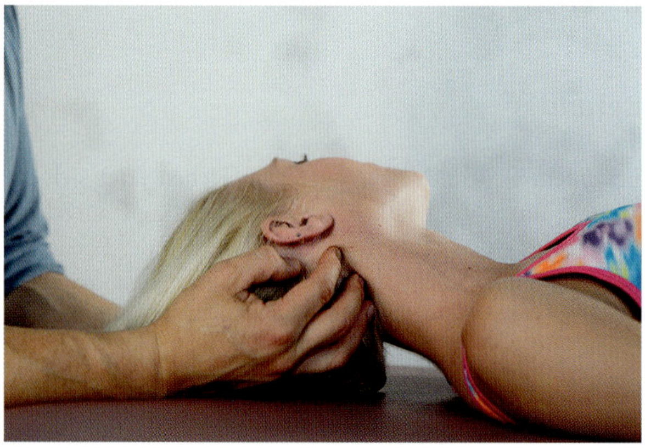

**Abb. 6.20** Behandlung des AOÜ mittels indirekter Technik: Die Position des Kopfes folgt der Läsionsrichtung und verstärkt diese, bis eine lösende Gegenbewegung im Gewebe erfolgt. [J802]

Am dortigen Bewegungsende angekommen wartet man auf die lösende Gegenbewegung der Strukturen und folgt diesen wieder zurück in die Normalposition. Falls notwendig kann dieser Schritt auch leicht variiert oder intensiviert wiederholt werden, weil häufig mehrere Strukturen betroffen sind und diese so spezifisch wie möglich angesprochen werden.

### Entfernt verursachte Asymmetrien am AOÜ

Liegt die Ursache für die atlantookzipitale Dysbalance weiter entfernt, so muss diese unbedingt auch dort korrigiert werden. Einseitige Spannungen der Wirbelsäule, Läsionen im Bereich der Dura und des Steißbeins oder auch kraniale Probleme können mit der Fehlspannung am Atlas einhergehen. Die einzelnen Techniken sind in den jeweiligen Kapiteln beschrieben. Wichtig ist die Kontrolle des Behandlungseffekts auf den AOÜ, möglichst nicht nur im Liegen, sondern zuletzt auch im Sitzen und Stehen sowie in der Bewegung.

Weil im Sitzen und Stehen andere Kräfte wirken und weiterreichende Verbindungen einen spürbareren Effekt auf den AOÜ haben, ist es sinnvoll, diesen auch in jenen Positionen zu testen und zu behandeln. Dazu setzt sich der Patient auf einen passend eingestellten Hocker und findet eine gelöst aufrechte Position. Oftmals muss man dabei die Lumbalschwingung unterstützen, weil sonst die Druckverhältnisse der Wirbelsäule eine ausbalancierte Bewegung des Atlas verhindern. Nun greift der Therapeut wie bei der Befundung unter das Okziput und sucht den Kontakt mit den knöchernen Querfortsätzen des Atlas. Über einen leichten Zug nach kranial entlastet er den AOÜ und bringt, bei vorhandenen Läsionen, den Kopf in die Richtung der Läsion, um die lösende Gegenbewegung abzuwarten und den Kopf wieder zurückzuführen. Die Atembewegung des Patienten kann dabei unterstützend genutzt werden, wenn diese am Okziput noch spürbar ist.

Das selbe Verfahren kann auch im Stehen angewandt werden, wobei dann nicht nur die Atembewegung, sondern auch ein vorsichtiges Folding oder Mitbewegung der Wirbelsäule beim Gehen unterstützend eingesetzt werden können. Dazu hält man wie gehabt den Patienten unter leichter Kranialtraktion am Okziput und lässt ihn die Bewegung durchführen. Wenn während des Foldings oder Gehens eine Fixierung spürbar wird, kann der geübte Behandler mittels einer gezielten entlastenden Traktion, also in diesem Fall einer direkten Technik, die Fixierung lösen.

## 6.4 Halswirbelsäule (HWS)

### Anatomie

Der hier betrachtete Abschnitt der Wirbelsäule beinhaltet die sieben Halswirbel und deren umgebende Strukturen bis hin zu den Verbindungen zu den Lungenspitzen und der oberen Thoraxapertur bis zur ersten Rippe. Interessant sind vor allem die drei Lagen der Halsfaszie, die oberflächliche, mittlere und tiefe Schicht (Lamina superficialis, praetrachealis und praevertebralis > Abb. 6.21).

Die direkt unter der Haut und dem Platysma liegende **oberflächliche** sowie die weiter innen liegende mittlere Halsfaszie ziehen vom Unterkiefer bzw. Zungenbein bis zum Schlüsselbein und zum Sternum. Die oberflächliche Faszie hat eine dorsale Verbindung zum Lig. nuchae und zum

6

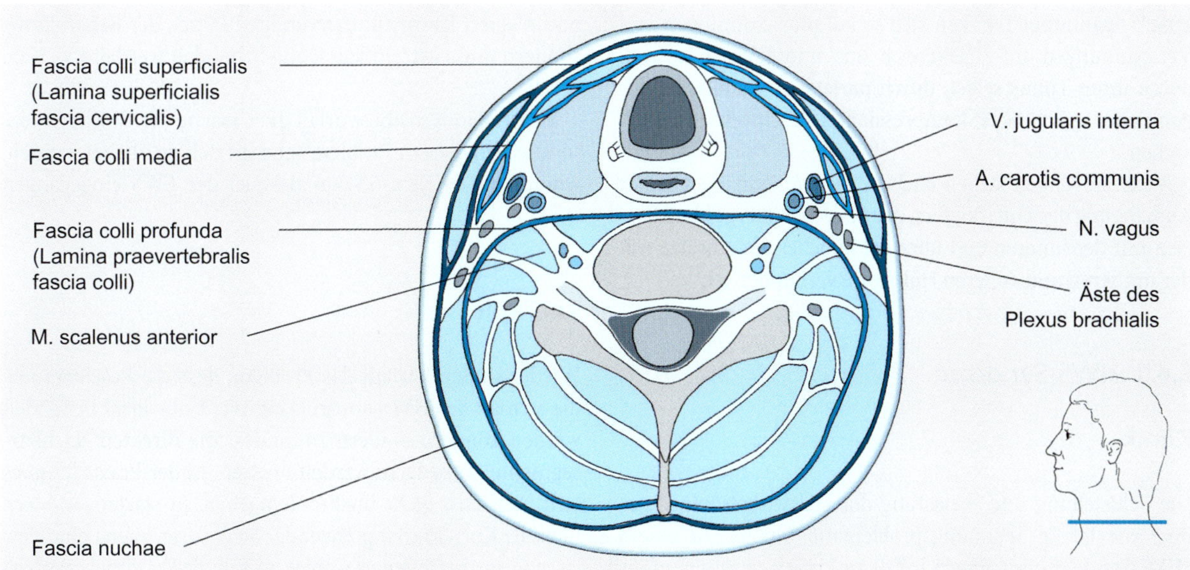


**Abb. 6.21** Schnitt durch die drei Halsfaszien. [L190]

M. trapezius, umhüllt den M. sternocleidomastoideus und ist über das Brustbein mit der Pektoralisfaszie verbunden.

Die **mittlere** Halsfaszie liegt nur wenig tiefer und umhüllt die meisten viszeralen und venösen Anteile des Halses, beteiligt sich an der Karotisscheide und überträgt ebenfalls Spannung auf die Pektoralisfaszie. Im kranialen Ansatz ist sie mit der oberflächlichen Faszie verschmolzen, im kaudalen treffen sich beide am Sternum bzw. an der Clavicula.

Die **tiefste** Schicht der Halsfaszie umgibt die prävertebralen Muskeln der HWS und nahezu alle Halsmuskeln nach lateral und dorsal. Sie besitzt Verbindungen nach ventral zum Pharynx, zu den seitlich verlaufenden Gefäßen sowie dorsal zur Oberflächenfaszie, zum Lig. nuchae und zur Trapezius-Muskulatur. Nach kaudal steht sie in enger Verbindung zur Fascia endothoracica, also jener Struktur, die die Thoraxapertur überspannt und die Lungenaufhängung darstellt. Nach kranial ist sie an der Schädelbasis fixiert und überträgt über die pharyngobasilare Faszie etwaige Spannungen vom und zum Nasen-Rachen-Raum.

### Ätiologie

Auch Beschwerden im Bereich der HWS haben häufig ihren Ursprung in entfernteren Strukturen, vor allem in den darunter liegenden Abschnitten der Wirbelsäule. Durch die von kaudal vorgegebene Schwingung der Wirbelsäule werden auch Form und Position der HWS bestimmt, die ihrerseits wieder einen Einfluss auf die auftretenden Spannungsmuster hat. Doch nicht nur die Wirbelposition wird von kaudal beeinflusst, es sind auch die Faszialspannungen selbst, die entweder über den Ansatz an Sternum und Clavicula auf die äußere und mittlere, oder über die tiefer liegenden Verbindungen vom Mediastinum in die tiefe Halsfaszie projiziert werden. Haltungsschwächen, Atemeinschränkungen und innere Spannungen wirken sich so auf die Spannungen und Verspannungen im Halsbereich aus und können sowohl durch ihren Tonus selbst, durch parietal-vertebrale Beteiligung oder durch Gefäßkompressionen Beschwerden verursachen.

Viele Störungen stehen auch in Zusammenhang mit der Aufhängung des Unterkiefers, der über die Pterygoideal-Faszien mit der inneren und über die knöchernen Ansätze mit der mittleren und äußeren Halsfaszie verbunden ist.

## 6.4.1 HWS-Syndrom

### Klinik

Die Fehlstellung und -belastung der Halswirbelsäule kann, über die lokale Spannungsproblematik hinaus, zu einem **HWS-Syndrom** mit einer Vielfalt an Einzelsymptomen führen. Typische Erscheinungen sind ausstrahlende Schmerzen im Kopf-, Hals- und Schulterbereich, vegetative Störungen, Vertigo, Tinnitus, Sehstörungen, bei Wurzelreizung auch neurologische Ausfälle, Empfindungsstörungen und Kraftminderung. Die Beschwerden können andauernd oder belastungsabhängig sein.

Ursachen für ein HWS-Syndrom gibt es viele, manche tauchen in Form von Unfällen, einseitiger Arbeitsbelastung oder familiärer Disposition in der Anamnese auf, andere entstehen langsam schleichend oder in Verbindung mit anderen Störungen, wie z. B. einem Bandscheibenvorfall. Häufig ist das HWS-Syndrom auch Folge eines heftigen Autounfalls oder Schleudertraumas, selbst oder gerade wenn dieser schon Jahre zurück liegt.

### Befund

Aufgrund der vielfältigen Ursachen für das HWS-Syndrom ist man bei der Befundung ebenfalls auf Spurensuche, um sich behutsam dieser Diagnose anzunähern. Wir finden bei der Palpation auf jeden Fall überspannte, myogelotische Abschnitte der Hals- und Brustwirbelsäule, oftmals mit einem deutlich prominenten Übergang zwischen beiden. Die Überspannung ist druckempfindlich, außerdem schränkt sie die Beweglichkeit des betroffenen Segments ein, was der Betroffene selbst nicht immer realisiert und sich deswegen erst in einer Testung offenbart.

Liegen ausstrahlende Schmerzen oder Empfindungsstörungen vor, lassen sich diese meist durch Druck oder Bewegung provozieren. Gleiches gilt für die Störungen von Seh-, Hör- und Gleichgewichtsinn.

Die Gewebequalität nach einem Schleudertrauma ist so charakteristisch unnachgiebig, dass sich der Verdacht bei der Palpation regelrecht aufdrängt und bei Nachfragen meist bestätigt wird. Die betroffene Region erscheint flächig verhärtet und reagiert kaum auf den direkten Druck der Behandlung, sondern muss extrem vorsichtig behandelt werden (➤ Kap. 6.4.2).

Ist ein Bandscheibenvorfall die Ursache der Beschwerden, so muss an diesem Problem sehr speziell gearbeitet werden, worauf im ➤ Kap. 6.9 am Beispiel der LWS eingegangen wird.

### Therapie

Wieder stoßen wir auf das Problem, dass die Beschwerden, die sich an der HWS ausdrücken, nicht nur lokal behandelt werden können, sondern zumindest die direkten Nachbarsegmente mitbedacht werden müssen. In der Praxis lohnt es sich meistens, nicht im Problemgebiet zu starten, sondern über die Korrektur angrenzender Strukturen zuerst eine Entlastung im betroffenen Gebiet zu schaffen. Oftmals verbessert sich dadurch schon die primäre Symptomatik. Im Fall

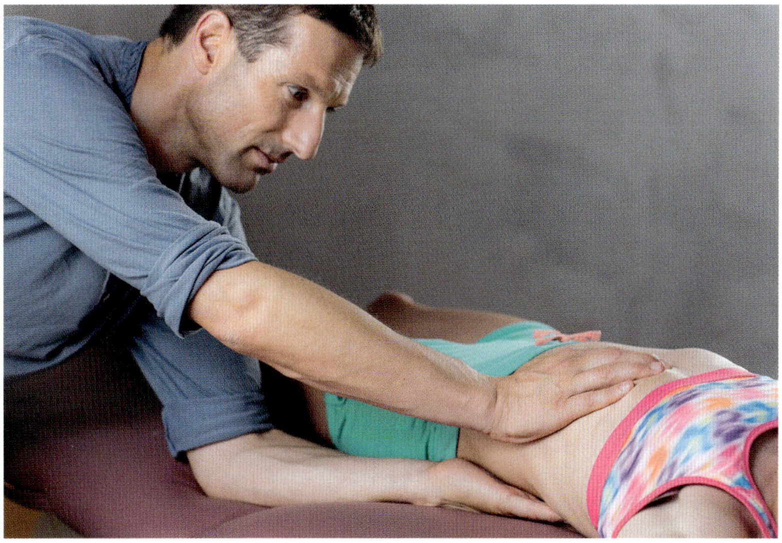

**Abb. 6.22** 3D-Behandlung der BWS mit Traktionsimpuls nach lateral. [J802]

des HWS-Syndroms müssen also Brustwirbelsäule, Brustkorb und Atemraum bis zum Zwerchfell mitbehandelt werden. Dazu positioniert man den Patienten am besten in bequemer Rückenlage, ggf. mit aufgestellten Beinen, sofern das die Lumbalregion entlastet. Der Therapeut führt seine kraniale Hand unter den Brustkorb des Patienten, sodass seine Finger noch ipsilateral an der Wirbelsäule zu liegen kommen und hakt sich dort medial zur Extensorenloge ins Gewebe. Die kaudale Hand liegt ventral gegenüber auf Höhe der selben Rippen. Der Behandler verfolgt die Idee, den Raum zwischen seinen beiden Händen einerseits unter Einbeziehung der Atembewegung zu formen und andererseits, die oberflächlichen Spannungen zu reduzieren, während die dorsale Hand einen Zug nach lateral ausführt (➤ Abb. 6.22).

Diese Technik funktioniert an den unteren Rippen sehr gut. Je weiter man jedoch nach kranial wandert, desto schwieriger wird es, einen Effekt mit der dorsalseitigen Traktion zu erzielen. Unter Umständen ist es dann besser, die Hand nicht von der Seite, sondern von kranial unter dem Patienten zu platzieren. Man unterwandert also den Patienten von der Schulter her und hakt sich wieder mit den Fingerspitzen in der Extensorenfaszie ein, um dort eine Traktion nach kranial durchzuführen. Die ventrale Hand wandert, die Rippenhöhe beachtend, gleichfalls auf dem Sternum nach kranial. Obwohl die dorsale Hand die eigentlich aktivere ist, sollte die ventrale ebenfalls auf die dortigen Spannungszüge und -anpassungen reagieren. Beide Hände verfolgen ihren Weg parallel so weit nach kranial, wie eine Reaktion des dazwischenliegenden Raums wahrzunehmen ist. Das kann durchaus bis zur die Schulter der Fall sein (➤ Abb. 6.23).

Im nächsten Schritt, und noch bevor wir direkt an die HWS gehen, sind die Übergänge zwischen den Wirbelsäulenabschnitten an der Reihe. Alternativ dazu, falls die HWS-Problematik dominanter von einem verspannten Schultergürtel herrührt, können auch die Arm-Schulter-Verbindungen zuvor gelöst werden. In diesem Fall würde man als Behandler recht direkten, aber schmelzend-langsamen Druck in die Schulterkapsel und deren umgebende Strukturen geben, bis der Arm des Patienten locker liegen kann und die oberen Rippen die Atembewegung mitvollziehen. Eine detailliertere Anleitung und Variationen dieser Technik sind in ➤ Kap. 6.6 aufgeführt.

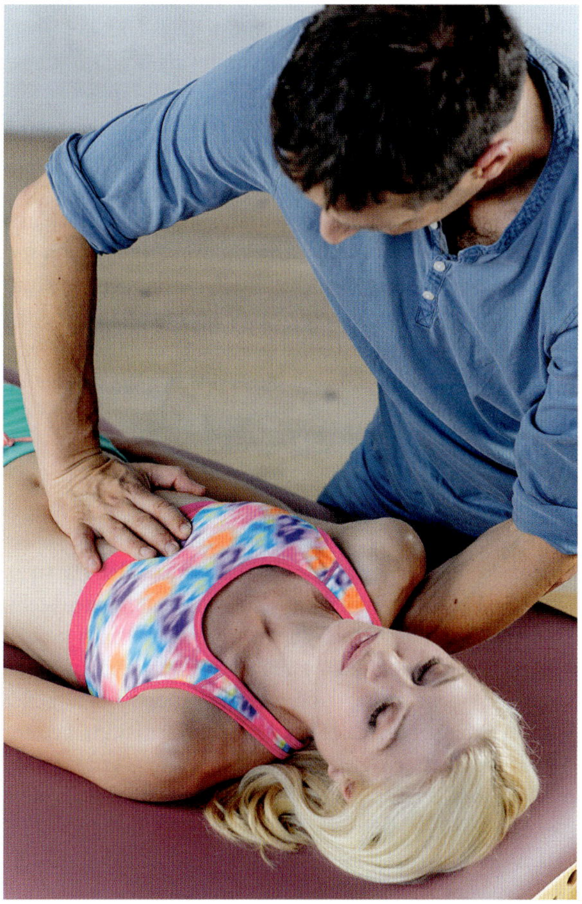

**Abb. 6.23** BWS-Behandlung mit Traktion nach kranial. [J802]

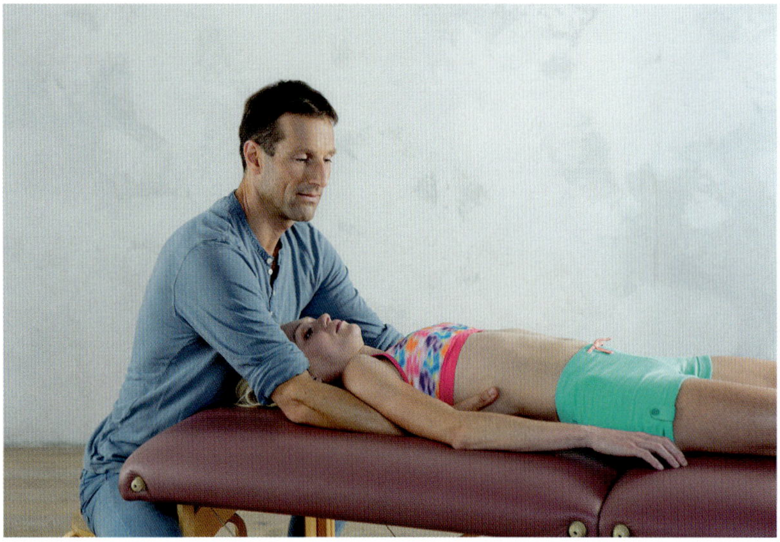

**Abb. 6.24** Behandlung des lumbodorsalen Übergangs in Rückenlage: Der Behandler schiebt das Gewebe deutlich nach ventral und die beiden Kontaktpunkte aufeinander zu. [J802]

Nachdem nun ggf. die Arm-Schulter-Verbindung verbessert wurde, widmet sich der Behandler jenen Wirbelsäulenabschnitten, an denen sich lordotische und kyphotische Schwingungsrichtung treffen, die Wirbelsäulenkrümmung also ihre Richtung ändert. Das ist normalerweise der Fall zwischen Lenden- und Brustwirbelsäule sowie zwischen Brust- und Halswirbelsäule, variiert aber bei vielen Patienten um einige Wirbelsegmente. Schlimmstenfalls fehlt der Übergang ganz, wenn die Wirbelsäulenschwingung sich eingeflacht oder paradox entwickelt hat.

Die Behandlung dieser Übergänge erfolgt entweder wieder in Rücken- oder in Seitlage und mit deutlichem punktuellem Druck ins Gewebe. Liegt der Patient auf dem Rücken, führt der Behandler von seitlich beide Hände unter den Übergang zwischen Lenden- und Brustwirbelsäule und schiebt mit seinen Fingern oder Fingerknöcheln beideitig das paravertebrale Gewebe nach ventral und gleichzeitig in einer indirekten Technik aufeinander zu (➤ Abb. 6.24). Er erwartet also die Reaktion im Gewebe und folgt dieser, bis sich die relative Fixierung etwas gelöst hat. Unter Umständen muss dieses Vorgehen auf der individuellen Länge des Übergangs wiederholt werden.

In Seitenlage wendet man dieselbe Technik an, setzt jedoch das eigene Körpergewicht ein, um den Druck ins Gewebe aufzubauen. Am einfachsten geht das mit beiden Daumen, wenn der Behandler hinter dem Rücken des Patienten steht. Alternativ kann der Druck auch paravertebral nach kranial erfolgen, wobei dann kein zweihändiges Arbeiten möglich ist. Umso mehr muss dann, unter Berücksichtigung der Schubrichtung in der Gelenkflächenebene der Facettengelenke, auf die lösende Gewebereaktion gewartet werden, während die zweite Hand die Position des Patienten unterstützt (➤ Abb. 6.25).

Um den Übergang zwischen Hals- und Brustwirbelsäule zu bearbeiten, dreht sich der Patient am besten wieder auf den Rücken und stellt zur Entlastung ggf. die Beine an. Der Therapeut umfasst mit einer Hand den Hals von dorsal und unterstützt damit die gelöste Lagerung des Nackens. Die andere Hand wird mit aktivem Finger- oder Daumenknöcheldruck einseitig unter die oberen Brustwirbel geführt und schiebt das Gewebe deutlich nach ventral (➤ Abb. 6.26). Im

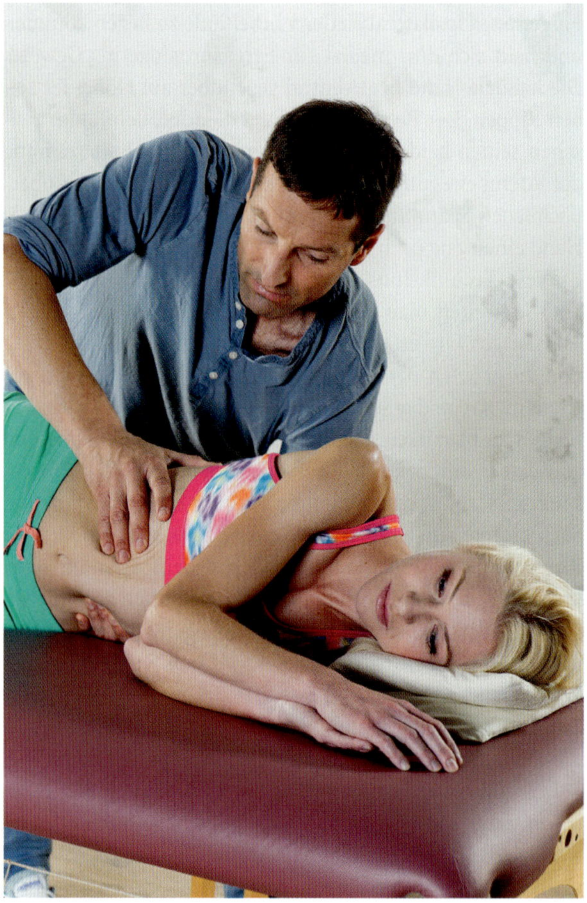

**Abb. 6.25** Ein- und beidhändige Behandlung des lumbodorsalen Übergangs in Seitlage. [J802]

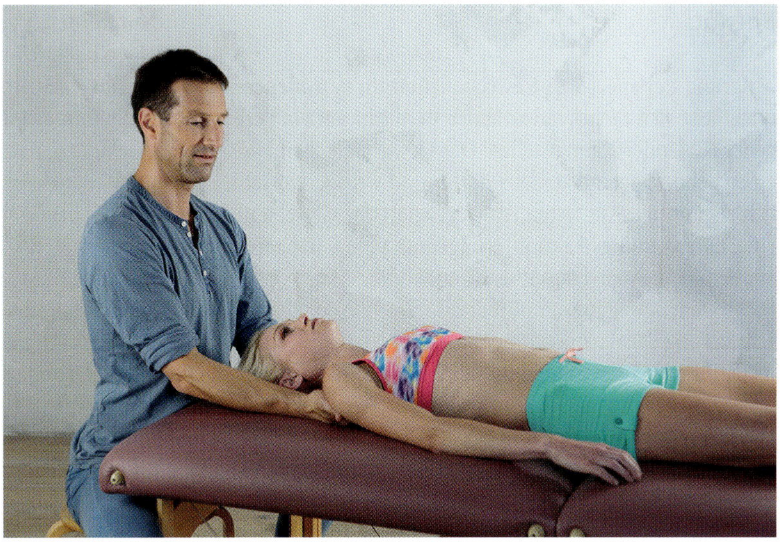

**Abb. 6.26** Behandlung des thorakozervikalen Übergangs in Rückenlage: Der Behandler unterstützt und schiebt das Gewebe beidhändig aufeinander zu. [J802]

Sinne der indirekten Technik nähern sich nun beide Hände einander an und induzieren so eine Lösung des Gewebes. Der Kopf wird dabei ggf. etwas zur bearbeiteten Seite geneigt und die Hand unter den Brustwirbeln sowohl nach ventral als auch nach kranial geschoben, bis die Gewebereaktion erfolgt. Entweder setzt man dann am nächsten Wirbel erneut an, oder die kaudale Hand gleitet langsam nach kranial während die kraniale Hand den Nacken weiter unterstützt und vorsichtig in die Fixierungsrichtung schiebt. Ein einfühlsames Vorgehen der Hand am Nacken minimiert die Druckbelastung und variiert die Neigung und Rotation der HWS, um die Technik so effektiv wie möglich zu gestalten.

Eine Anwendung dieser Technik in Seitlage ist nur in besonderen Fällen, wie beim Bandscheibenvorfall der HWS, sinnvoll, dann jedoch mit sehr viel Vorsicht, entlastender Traktion und korrekter Lagerung des Patienten hoch effektiv. Der erfahrene Therapeut kann damit die Repositionierung der vorgefallenen Bandscheibe induzieren und somit die Nervenwurzel entlasten.

Um die Behandlung des HWS-Syndroms einfach zu einem erfolgreichen Ende zu bringen, wird nun vorsichtig, lordoseunterstützend und entlastend beidhändig paravertebral die dorsale Spannung der myofaszialen Strecker am Nacken bearbeitet, indem der Behandler mit parallelem Druck langsam nach kranial wandert oder gleitet. Wieder nützt er das Eigengewicht des Nackens in Rückenlage, um durch den ventralen Schub eine Lösungsreaktion zu induzieren. Diese Technik wird bis zum Okziput fortgeführt, wo dann der Kopf des Patienten auf den Händen des Behandlers zum Liegen kommt. Mit dem symmetrischen Ausgleich der atlantookzipitalen Spannung kann diese Behandlungseinheit dann beendet werden.

## 6.4.2 Schleudertrauma

### Klinik

Das **Schleudertrauma** ist ein Symptomkomplex für sich und schließt weitere Segmente, mindestens jedoch die Brustwirbelsäule mit ein. Trotzdem soll die Thematik an dieser Stelle aufgegriffen werden, stehen doch die meisten Symptome mit den plötzlichen, mit großer Wucht wirkenden Kräfte auf die HWS in Verbindung. Der Betrag der Kraft steht dabei eigentlich weniger im Vordergrund. Entscheidender ist wohl, dass das Unfallgeschehen unerwartet und in einem ungünstigen Winkel auf die Körperstrukturen trifft.

Bildgebende Verfahren helfen bei der Diagnose des Schleudertraumas selten weiter, weil sich die Schädigungen in Bereichen befinden, die (noch) nicht dargestellt werden können. Dass knöcherne Strukturen einen solche Unfall unbeschadet überstehen, zeigt aber umso deutlicher, dass der größte Anteil der Wucht vom Bindegewebe bzw. von Faszien übernommen und kompensiert wird, was die betroffenen Kollagen- und Elastinfasern offensichtlich überfordert.

Anamnestisch geben Patienten oft beschwichtigend an, dass entweder „nichts passiert", oder „nach zwei Wochen alles wieder okay" gewesen sei. Jahre oder Jahrzehnte später zeigen sich dann aber oftmals die Spätwirkungen: chronische Verspannungen, Kieferprobleme, Schwindel, Konzentrationsschwäche, wandernde Schmerzen, Kopfschmerzen, Augenprobleme usw. Die Liste ließe sich endlos fortsetzen, der Grundtenor ist aber immer ein chronifiziertes, die Lebensqualität einschränkendes Leiden ohne akuten Anlass.

Bei der Palpation zeigen sich flächig verhärtete Zonen entlang der HWS und BWS, die auch die Atembewegung nur beschränkt mitvollziehen.

## Befund

Aufgrund der speziellen Gewebequalität im betroffenen Bereich lässt sich recht eindeutig der Verdacht auf ein vergangenes Schleudertrauma stellen. Das Gewebe erscheint wie in einen Schockzustand versetzt härter und weniger verschieblich als normal. Auf festen Druck reagiert das Gewebe nicht, eine Entspannungsreaktion erfolgt nur sehr verzögert und auf betont leichten, langsamen Kontakt hin.

Bei den Bewegungsamplituden findet man oft eine Einschränkung der dorsalen Rippenexkursion sowie der Beweglichkeit der Wirbelsäule in alle Richtungen. Je nach Unfallhergang ist auch jene Schulter protrahiert, die nicht vom Sicherheitsgurt zurückgehalten wurde. Die inneren Organe der zugehörigen Seite erscheinen bei viszeraler Untersuchung ebenfalls fixiert.

Ein General-Listening-Test im Stehen hinterlässt das Gefühl einer fixierten Instabilität in den betroffenen Wirbelsäulenabschnitten, vor allem, wenn er bei geschlossenen Augen durchgeführt wird (➤ Abb. 6.27). Legt man zusätzlich die freie Hand auf den hauptsächlich betroffenen Abschnitt der Wirbelsäule, kann der Eindruck einer inneren Zugwirkung zwischen den beiden Händen noch deutlicher wahrgenommen werden. Ein zusätzlicher Test im Sitzen lässt die Unfallfolgen noch deutlicher erscheinen, die Einbeziehung der Arme gibt zusätzliche Klarheit über die traumatisch verursachten Spannungsmuster.

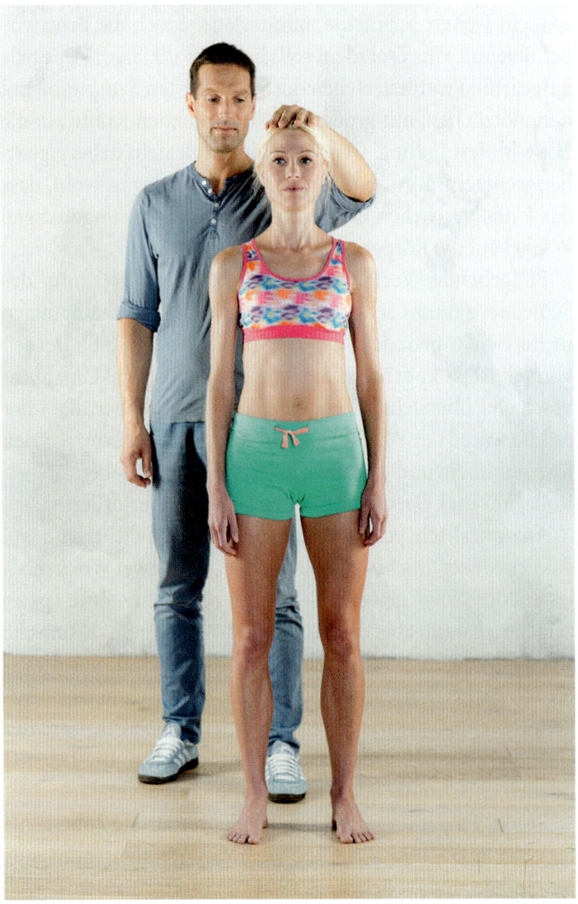

**Abb. 6.27** General-Listening-Test im Stehen bei Schleudertrauma. [J802]

## Therapie

Die Behandlung des Schleudertraumas muss betont langsam, vorsichtig und einfühlsam erfolgen. Auf keinen Fall darf sie den Charakter einer korrektiven Manipulationstechnik annehmen, sondern muss stets ein unter Berücksichtigung des aktuellen Feedbacks ablaufender Dialog mit dem Gewebe sein. Man muss sich vor Augen halten, dass die Kollagenstrukturen bereits so überdehnt wurden, dass sie eine lebenslänglich anhaltende Schonspannung aufgebaut haben, die sie nur ungern wieder verlieren wollen.

Zwei Dinge sind zusätzlich zu berücksichtigen: Kein Unfall gleicht dem anderen, genauso unterschiedlich stellen sich die jeweiligen Folgen dar. Ein Auffahrunfall von hinten ohne Vorwarnung belastet den Körper meistens lokal heftiger, als ein vorhersehbares Auffahren mit antizipierter Kraftwirkung. Im ersten Fall konzentrieren sich die Beschwerden eher auf BWS, HWS und kraniale Strukturen, während die Vorspannung in Kombination mit einem Bremsversuch auch Becken, Beine und Sprunggelenke miteinbezieht. Seitliche Krafteinwirkungen haben meist dramatischere Auswirkungen, als solche von vorn oder hinten. Fahrer und Beifahrer sind außerdem unterschiedlichen Kräften durch die Sicherungssysteme wie Sicherheitsgurt und Airbags ausgesetzt. Eine möglichst detaillierte Kenntnis des Unfallhergangs kann folglich sehr hilfreich sein, möglichst spezifisch zu befunden und zu behandeln.

Der zweite Aspekt betrifft die Vorschäden, die bereits vor dem Unfall vorhanden waren. Obwohl sie unterschiedliche Segmente und Systeme betreffen, werden sie durch einen Unfall oftmals aktiviert und müssen dann als Teil des Schleudertraumas und nicht als Einzelsymptom behandelt werden! Mitunter ist das Problem vieler erfolgloser Therapieversuche, dass die Einzelsymptomatik sehr spezifisch angegangen wird, im Grunde dadurch aber nur das Gesamtsystem noch weiter in die Schonspannung geht. Es muss mindestens in der umgekehrten Reihenfolge therapiert werden: das generelle Muster muss sich verbessern und stabilisieren, bevor einzelne Aspekte behandelt werden können.

Für den Patienten oftmals überraschend beginnt die Behandlung des Schleudertraumas am besten an den **Unterschenkeln.** Das liegt nicht nur an einer eventuellen Beteiligung der Beine am Unfallhergang, sondern weil im Sinne eines Listening-Tests in Rückenlage über die Beine auch die Verbindung über das ISG zum Rumpf getestet und ggf. gleich behandelt werden kann.

Findet man lokal verspannte oder verschobene Anteile des Unterschenkels, so lädt man sich die betroffene Seite auf die

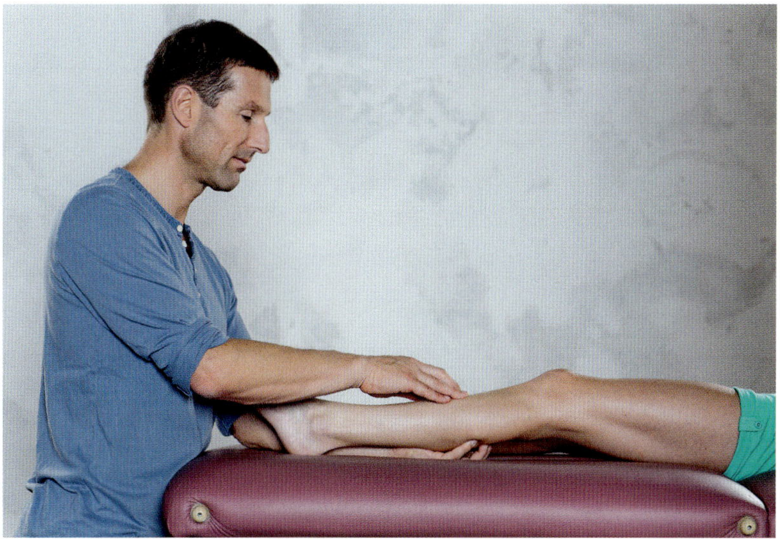

**Abb. 6.28** Behandlung eines Schleudertraumas am Unterschenkel. [J802]

Fingerkuppen beider Hände und versucht mittels des Eigengewichts des Beins, möglichst schonend in die Tiefe des Gewebes zu sinken. Das Ankommen ist dabei weniger wichtig als der Weg dorthin, währenddessen man sehr feinfühlig auf die auftretenden Spannungsmuster und Zugrichtungen reagieren muss, ganz im Sinne einer indirekten Behandlungstechnik. Man folgt erst den Spannungen, verstärkt diese Bewegung noch und hält diese Position, bis eine Entspannungsreaktion des Gewebes eintritt (➤ Abb. 6.28). Falls notwendig, wird diese Technik noch ein- bis zwei-mal mit versetzten Händen wiederholt, um möglichst die komplette Unterschenkelarchitektur zu erreichen.

Die nächste Etage in der Behandlung ist mindestens der **iliosakrale Übergang** und damit die Verbindung der Beine zum Becken und letztlich zur Wirbelsäule. Auch für die Behandlung dieses Übergangs liegt der Patient auf dem Rücken, der Behandler sitzt am Fußende der Bank. Der Therapeut nimmt beide Beine im unteren Drittel des Unterschenkels auf seine Handflächen und lässt das Gewicht der Beine auf seine Hände sinken. Ist zu diesem Zeitpunkt schon eine Seitendifferenz spürbar, so wird diese mittels der indirekten Technik wie gehabt über die Beinposition/-rotation behandelt.

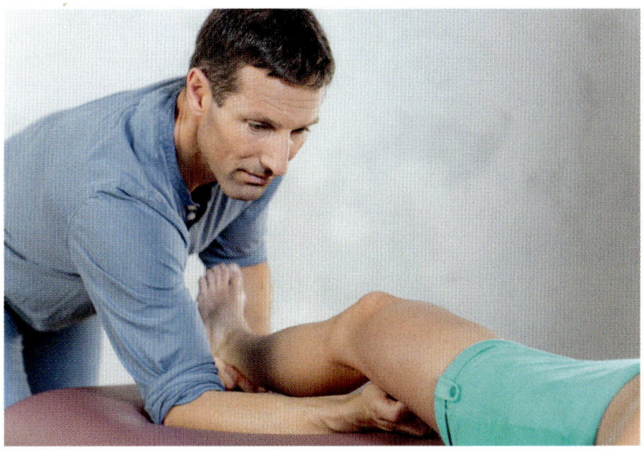

**Abb. 6.29** Behandlung eines Schleudertraumas vom Unterschenkel in den Rumpf. [J802]

Um die Verbindung zum Rumpf zu verstärken und detailliert zu behandeln, wird dann ein minimaler Druck eines Beins nach kranial ausgeübt (➤ Abb. 6.29). Dieser vorsichtige Schub erlaubt dem Behandler, die Druckweitergabe innerhalb der Strukturen auszuwerten. Man könnte dieses Verfahren mit einem Listening-Test vergleichen, weil genau wie bei diesem ein leichter Druck die Blockierungen entlang dieser Kraftlinie offenbart. Ein steter Wechsel oder bestenfalls die Gleichzeitigkeit von Test und Behandlung sollte die Übergänge vom Bein ins Becken, zur Wirbelsäule und die Wirbelsäule selbst von Fixierungen befreien und besser ordnen. Der erfahrene Therapeut bekommt so ein Distanzgefühl bis zum Nacken oder Kopf und kann dortige Strukturen auch korrigierend beeinflussen.

Als weiterer Schritt wird die Spannung bzw. Anhaftung der **Dura mater** am **Kreuzbein** betrachtet. Der Patient liegt auf dem Rücken, die Beine sind abgelegt. Der Therapeut steht seitlich an der Bank. Um Kontakt zum Kreuzbein aufzunehmen, muss die kaudale Hand des Behandlers sehr flächig unter dem Kreuzbein des Patienten platziert werden, was in drei Schritten ganz einfach zu bewerkstelligen ist:

- Der Patient stellt sein kontralaterale Bein auf.
- Der Behandler greift unter dem aufgestellten Bein hindurch und dreht den Patienten am Becken zu sich her.
- In selben Moment platziert der Therapeut seine Hand am Sakrum des Patienten, lässt ihn sich wieder zurückdrehen und das Bein ablegen.

In dieser Position suchen nun die Fingerkuppen das zweite Kreuzbeinsegment, wo sich die Anhaftung der Dura befindet. Die kraniale Hand wird zur Unterstützung und Entlastung unter die LWS geschoben, ohne diese knöchern zu berühren. Mit einem leichten Zug nach kaudal wartet der Behandler auf eine minimale Anpassungsreaktion, ein fast unmerkliches

6

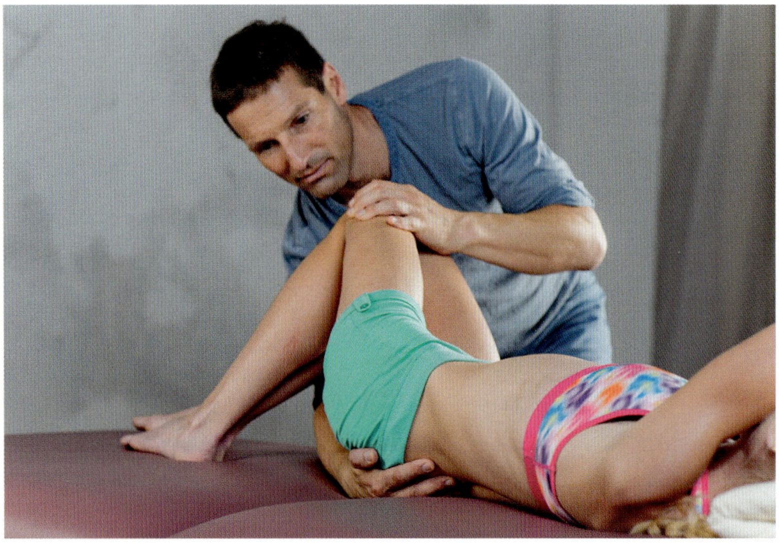

Abb. 6.30 Behandlung eines Schleudertraumas am Kreuzbein in Rückenlage: Die Hand wird unter dem Sakrum platziert, um die dortige Spannung und Bewegung zu beurteilen. [J802]

Loslassen dieser tief innen liegenden Spannung. In einigen Fällen ist dazu ein aufmerksamer Schub der Fingerspitzen nach ventral hilfreich, genau am zweiten Kreuzbeinsegment. Den dort wahrnehmbaren Minimalbewegungen folgend sollte sich die Spannung lösen und besser ordnen (➤ Abb. 6.30).

Die nächste Station ist die Behandlung der **Zwerchfellebene,** die aufgrund der heftigen Kräfte des Unfalls ebenfalls ein asymmetrisches Spannungs- und Bewegungsmuster aufbauen kann. Dieses wirkt sich dann nicht nur auf die äußere Rumpfspannung aus, sondern betrifft auch die Viszeralstrukturen.

Der Patient liegt auf dem Rücken mit abgelegten Beinen. Der Behandler steht seitlich an der Bank und umgreift mit beiden Händen die unteren Rippenbögen, um sehr achtsamen Kontakt zum dorsalen Atemraum aufzubauen. Dort versucht er, die Atemexkursion möglichst detailliert wahrzunehmen und, im Sinne einer indirekten Technik, den Druck auf der eingeschränkteren Seite in Richtung der Einschränkung angemessen zu erhöhen. Dieser Druck wird für einige Atemzyklen aufrechterhalten.

Nachdem der Behandler auf diese Art die Fixierung unterstützt und die Atmung meist vermehrt zur anderen Seite expandiert hat, kann über einen Gegendruck mit der zweiten Hand der Innendruck auf die Fixierung weiter erhöht werden. Nun beginnt der Therapeut, mit beiden Thoraxhälften die Symmetrie der Atmungsbewegung zu begleiten und, wiederum in einer indirekten Herangehensweise, dem asymmetrischen Muster erst zu folgen, es dann zu verstärken und schließlich in eine gelöstere Symmetrie zu entlassen (➤ Abb. 6.31).

Die nächste Etage befindet sich am **BWS-/HWS-Übergang.** Der Patient liegt immer noch auf dem Rücken, der Behandler sitzt am Kopfende der Behandlungsbank. Mit der einen Hand greift er möglichst schonend unter die BWS und versucht, den vierten Brustwirbel nach ventral zu unterstützen. Die Druckwirkung sollte bis ins Körperinnere gelangen und keine Traktion der dorsalen Strukturen verursachen.

Die andere Hand greift unter das Okziput und hakt mit den Fingerspitzen subokzipital ins Lig. nuchae ein. Mit dieser Hand folgt er den auftretenden Bewegungsimpulsen des

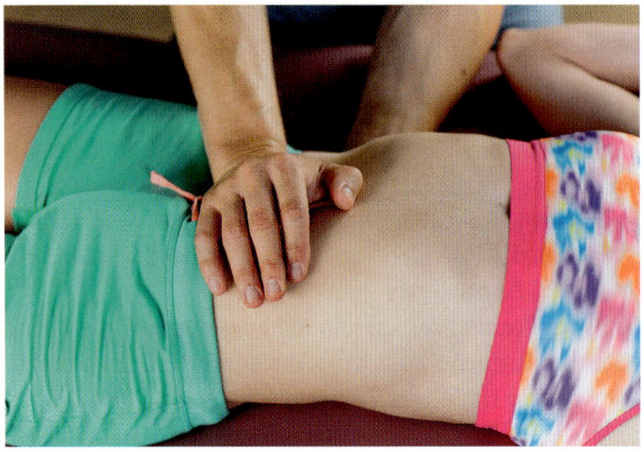

Abb. 6.31 Behandlung eines Schleudertraumas auf Zwerchfellebene. [J802]

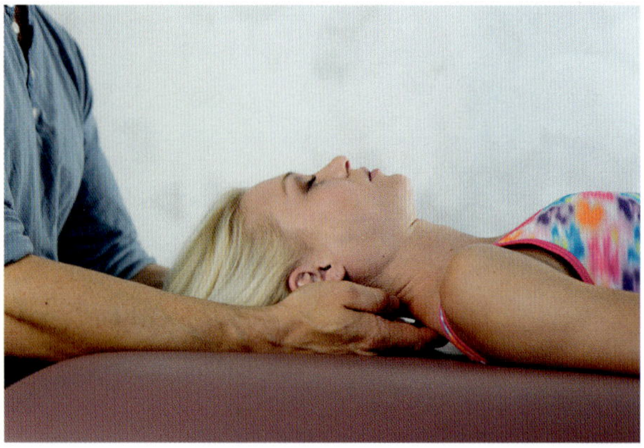

Abb. 6.32 Behandlung eines Schleudertraumas am BWS-/HWS-Übergang. [J802]

Kopfs, bis eine symmetrische Spannungsreduktion spürbar wird. Während die Kopfbewegung in ihr symmetrisches Muster zurückgeführt wird, muss der Druck unter der BWS unbedingt aufrechterhalten werden. Gegebenenfalls kann die Technik mit einer etwas mehr kranial positionierten, unterstützenden Hand an der BWS wiederholt werden (➤ Abb. 6.32).

Zuletzt wird der Übergang zwischen **HWS** und **Schädel** behandelt. Der Patient liegt auf dem Rücken mit aufgestellten Beinen, um den Nacken zu entlasten. Der Behandler unterstützt, am Kopfende der Behandlungsbank sitzend, mit der einen Hand die Strukturen der oberen HWS zwischen Axis und Okziput, während die andere Hand unter dem Hinterkopf liegt. Wie in der vorherigen Technik schiebt die Hand unter der HWS unterstützend nach ventral, während die kraniale Hand die daraus resultierenden Bewegungen des Schädels begleitet. Die kaudale Hand sollte dabei einen festen Kontakt zu den subokzipitalen Geweben haben und diesen erst lösen, wenn die Kopfbewegung symmetrisch zu Ende gekommen ist. Gegebenenfalls sollte auch diese Technik mit leicht unterschiedlichen Positionen oder Drucktiefen der subokzipitalen Hand durchgeführt werden.

## 6.5 Nacken- und Schulterbereich, M. trapezius

### Anatomie

Der Schultergürtel ist beim Menschen einzigartig beweglich gelagert und besitzt eine ausgeprägte Führung über Gelenkkapseln, Bänder und Muskulatur. Infolgedessen sind Abweichungen und Störungen in diesem Gebiet eher die Norm als die Ausnahme. Obwohl Patienten am häufigsten über Verspannungen der Trapezius-Region klagen, müssen wir den Schultergürtel als Gesamtkomplex mit in Betracht ziehen. Anatomisch finden wir einen unterbrochenen knöchernen Ring vom Brustbein über die Schlüsselbeine zu den Schulterblättern. Die Interskapular-Region wird myofaszial überbrückt und schließt die Verbindung zur BWS mit ein. Parallel zum knöchernen Verlauf setzt sich die Interskapular-Faszie als Fascia subdeltoidea und Fascia clavipectoralis fort und inseriert am Brustbein (➤ Abb. 6.33).

Man kann sich leicht vorstellen, dass ein Spannungsungleichgewicht oder Verhärtungen in diesem Bereich zur Verlagerung der Schulter bzw. zu Kompressionssymptomen führen können. Selbiges gilt für die Verbindungen in der Frontalebene, oberflächlich über die Fascia deltoidea und die Faszie des Trapezius, in der Tiefe über die Lungenbänder (Ligg. suspensorii) und die Fasciae scalenii.

In der Sagittalebene finden wir die großen, oberflächlichen Schichten des M. pectoralis und des M. trapezius, deren faszialen Elemente jedoch mehr mit der Armbeweglichkeit als mit dem Nacken selbst zu tun haben. Wichtiger für den Schultergürtel sind hier die tieferen, kürzeren Strukturen von M. pectoralis minor, M. infraspinatus und M. levator scapulae.

### Ätiologie

Alle Beschwerden der Halswirbelsäule, des Nackens und der Schultern, deren Behandlung nicht bereits in den vorangegangenen Kapiteln aufgeführt wurde, stehen höchstwahrscheinlich in einem größeren Zusammenhang der **Körperstatik,** der inneren Haltung oder einer Reaktion auf die jeweiligen Umweltbedingungen. Im Grunde kann man heutzutage bei fast jedem Menschen in die Trapezius-Region fassen und wird entweder eine Schmerzreaktion oder ein zustimmendes Entspannungsmoment erreichen. Der Nacken ist also ein Verspannungskandidat ersten Ranges. Folgende Faktoren sollten als Ursache für Beschwerden in diesem Gebiet in Betracht gezogen werden:

- Atmung (Aufhängung der Lunge auf Höhe der ersten Rippe)
- Zwerchfell (als Fundament für den Brustkorb insgesamt)

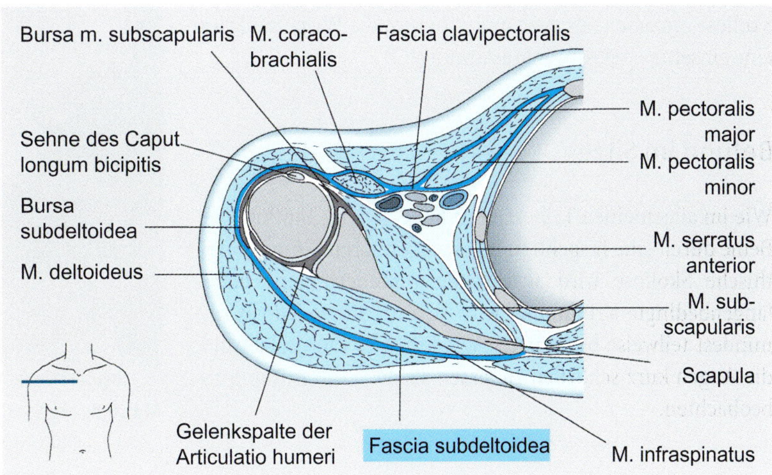


**Abb. 6.33** Der horizontale Faszienring des Schultergürtels: Fascia rhomboidea, Fascia subdeltoidea und Fascia clavipectoralis. [L190]

- Schwingung der Wirbelsäule (v. a. der BWS)
- Visuelle Orientierung und Arbeitshaltung sowie die allgemeine Anspannung aufgrund eines erhöhten Aktivierungsniveaus oder in Folge von Stress

### 6.5.1 Einseitiger Schulterhochstand durch Skoliose/Beckenschiefstand/ Beinlängendifferenz

#### Klinik

In der Frontalansicht steht eine Schulter höher als die andere, oft ist auch der Brustkorb einseitig verformt (Rippenbuckel). Beim Beckenschiefstand und bei der Beinlängendifferenz erstreckt sich der Seitenunterschied auch auf Becken und Beine, diese sind aber nicht zwingend mitbetroffen (➤ Kap. 6.13).

#### Befund im Stehen

Eine detaillierte Befundung ist anzuraten, um Veränderungen auf den verschiedenen Etagen nachvollziehen zu können. Wird z. B. eine Beinlängendifferenz erkannt, kann sich das direkt auf die Schulterlage auswirken. Vermutlich wird das Becken dann auch schief stehen, jedoch kann der Beckenschiefstand auch unabhängig von der Beinlängendifferenz auftreten.

Unbedingt ist die Symmetrie auch bei **geschlossenen Augen** zu prüfen, weil Haltungsfehler auch mit einer Augenachsenabweichung oder Fehlsichtigkeit des Patienten zusammenhängen können, was sich durch den Augenschluss überprüfen lässt. Dabei sollte besonders die spontane Spannungs- und Haltungsveränderung im Moment des Schließens bzw. Öffnens der Augen beobachtet werden.

Auch die **Atemsymmetrie** sollte kontrolliert werden, wobei hier Ursache und Wirkung noch nicht differenziert werden. Es kann sich sowohl die Atmung einer bestehenden Skoliose anpassen, als auch andersherum die Wirbelsäule an eine einseitig eingeschränkte Atmung.

#### Befund im Sitzen

Wie im allgemeinen Teil erläutert lässt sich der Einfluss der Beine durch eine Inspektion im Sitzen eruieren. Eine idiopathische Skoliose wird sich wenig verändern, eine beinlängenbedingte Krümmung wird sich im Sitzen jedoch zumindest teilweise begradigen. Wieder ist es ratsam, sowohl die Augen kurz schließen zu lassen als auch die Atmung zu beobachten.

#### Befund im Liegen

Einfache Tests zur Beinlängendifferenz lassen sich im Liegen durchführen. Bezugspunkte sind jeweils die Innenknöchel, einmal bei ausgestreckten und einmal bei angehobenen Beinen, außerdem die Kniehöhe bei angestellten Beinen. Die Höhe der Spinae iliacae anterior superior (SIAS) in Rückenlage geben über die symmetrische Lage des Beckens und damit primär über die skoliotischen Spannungsverhältnisse der Wirbelsäule selbst Auskunft. Gleiches gilt für die Atemexkursion der Rippen.

Zur Testung der Elastizität der Rippen sowie der Schultern liegt der Patient auf dem Rücken. Der Therapeut legt die flache Hand auf die Rippenbögen des Patienten, nimmt Kontakt auf und verstärkt mit seinem Druck nach zentral dessen Atembewegung (➤ Abb. 6.34). Kann das Gewebe samt Rippen unter diesem Druck nicht nachgeben, ist eine subkostale Spannung wahrscheinlich, die die Rippen bereits fixiert, sodass diese nicht weiter nachgeben können.

Der selbe Test kann auch für die Schultern durchgeführt werden, indem der Druck vom Kopf des Patienten her nach kaudal gegeben wird.

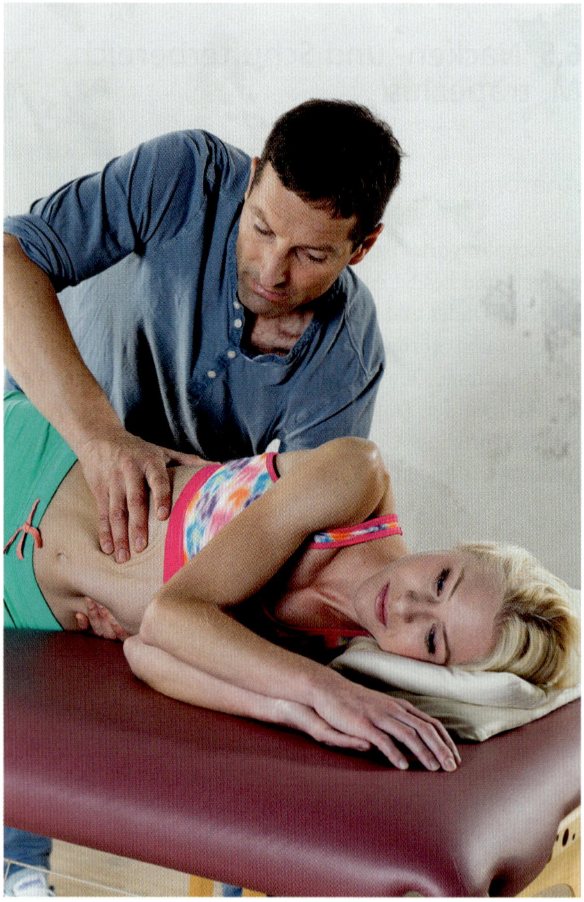

**Abb. 6.34** Elastizitätstest der Rippen. [J802]

### Therapie

Liegt die primäre Ursache des Schulterhochstands in einer Beinlängendifferenz, sollte vorrangig diese behandelt werden. Knöchern lässt sich der Unterschied nur operativ beheben, jedoch sind längst nicht alle längeren oder kürzeren Beine knöcherner Herkunft. In vielen Fällen spielen die Beinachse und das Gelenkspiel eine Rolle. Beides lässt sich in gewissem Rahmen korrigieren (➤ Kap. 6.13). Bei idiopathischen oder funktionellen Skoliosen ist eine Mobilisation der faszialen Schichten am Brustkorb entscheidend wichtig und wirkt zumindest einer progressiven Verschlechterung der Skoliose entgegen.

Ähnlich wie bei der Testung nimmt der Therapeut Kontakt mit der entsprechenden Region (Rippen/Schultern) auf, begleitet die Atembewegung und steigert allmählich seinen Druck, um die Atembewegung zu verstärken. Während des Einatmens entlastet man also das Gewebe, ohne den Kontakt zu verlieren, und während des Ausatmens intensiviert man den Kontakt in dem Maß, dass der Patient sich noch nicht „geschoben" fühlt. Die Be- und Entlastung sollte für den Patienten vielmehr unbewusst oder maximal als Einladung empfunden werden, in diese Region verstärkt zu atmen bzw. locker zu lassen (➤ Abb. 6.35).

Oftmals ist dabei eine innere Zugrichtung spürbar, die mit der eigentlichen Atembewegung in keinem direkten Zusammenhang steht, sondern eher parallel zur Körperoberfläche verläuft. Dieser Zugrichtung kann man nun in ähnlicher Weise wie der Atembewegung aufmerksam folgen und/oder nachgeben, sobald sie ihre Richtung ändert. Durch die damit applizierten Scherkräfte lösen sich Anhaftungen und Verklebungen zwischen den Faszienschichten, dem Brustfell und dem Lungenfell.

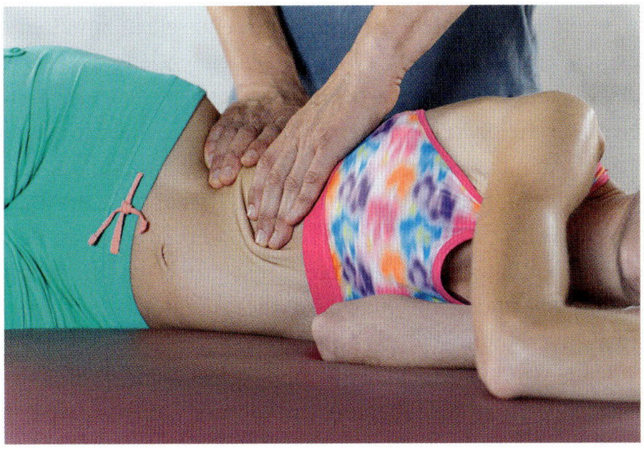

**Abb. 6.35** Indirekte Technik der Rippenbewegung: Die Strukturen werden in Richtung der Fixierung geschoben, sodass diese eher verstärkt wird. Nach wenigen Atemzügen bemerkt man ein Loslassen, dem man dann in die normale Position zurückfolgt. Diese Technik lässt sich auch in Rückenlage durchführen. [J802]

## 6.5.2 Einseitiger Schulterhochstand durch (einseitig) verminderte Zwerchfellexkursion

### Befund

Test in Rückenlage wie in ➤ Kap. 6.5.1 beschrieben.

### Therapie

Liegt beim Patienten keine ausgeprägte Skoliose vor, bzw. ist diese als Ursache des Schulterhochstands auszuschließen, sollte der Therapeut eine Beteiligung des Zwerchfells und der angrenzenden Organe (Leber, Magen und Nieren) in Betracht ziehen. In dem Fall liegt auch eine reduzierte Elastizität der Rippen und v. a. der betroffenen Schulter vor. Eine ähnliche Behandlung wie bei den Rippen (Begleiten bzw. Verstärken der Bewegungen, Wahrnehmung der inneren Spannungen und Lösen der Restriktionen) lässt sich auch beim Zwerchfell anwenden. Der Patient liegt auf dem Rücken. Der Therapeut legt seine Hand von kaudal an und um die unteren Rippen und nimmt nach kranial Kontakt mit dem Zwerchfell bzw. mit der sich darunter befindlichen Leber/dem Magen auf. Der Druck wird dabei etwas deutlicher, allerdings ist hier nur die indirekte Technik erfolgreich, um die Eigenbewegung der Organe zu nutzen und ggf. zu korrigieren. Nach einigen Atemzügen sollten die inneren Spannungen spürbar nachlassen und man lässt vorsichtig und langsam los. Diese Vorgehensweise ist aus viszeraler Sicht zwar undifferenziert, als erste Annäherung an die Atemdynamik der Zwerchfell-Rippen-Verbindung jedoch ausreichend und umgehend wirksam.

Ergänzend dazu lassen sich auch die oberen Rippen von kranial nach kaudal mobilisieren: Der Therapeut steht dabei am Kopfende der Behandlungsbank und nimmt mit den Handballen Kontakt zu den oberen Rippen unterhalb des Sternums auf. Die Handballen bleiben also in Kontakt mit dem Sternum, während sie wieder die Atembewegung der Rippen nachempfinden, verstärken und auf eine deutlichere Eigenbewegung warten.

## 6.5.3 Einseitiger Schulterhochstand durch dominante Einhändigkeit, einseitige Gewohnheitshaltung

### Befund

Es finden sich ein asymmetrischer Sichtbefund der Muskulatur, ein asymmetrischer Tastbefund im Liegen, ausgeprägte Muskelmasse an der höheren Schulter sowie oftmals eine Verlagerung der Schulter nach vorne (Protraktion).

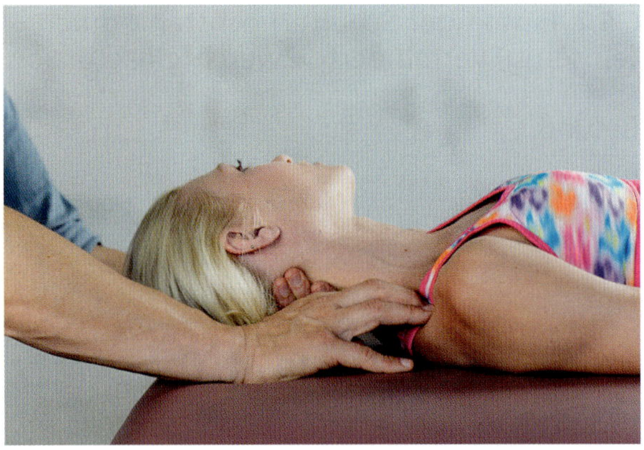

**Abb. 6.36** Manipulation der tiefen Schulter-Nacken-Verbindungen, Korrektur der Schulterlage. [J802]

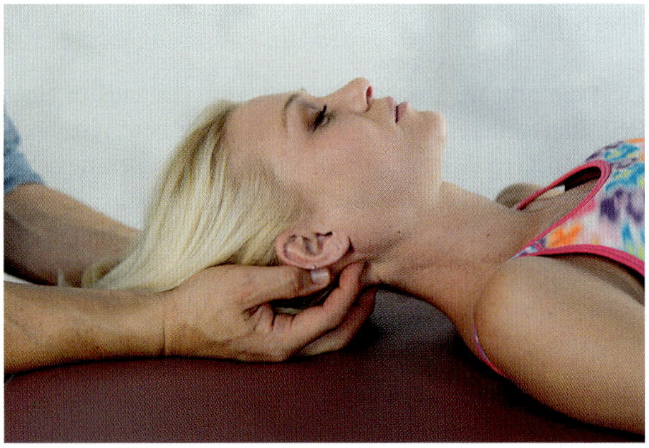

**Abb. 6.37** Der Zugtest in Rückenlage lässt über seine leichte Traktion erahnen, wie die faszialen Verbindungen im Köper funktionieren oder blockieren. [J802]

### Therapie

Um die Faszienspannung zu korrigieren, muss meistens erst die Muskelspannung reduziert werden. Das gelingt über ruhige, streichende Bewegungen am Patienten in Rückenlage von kranial. Je nach Tonus kann auch mit deutlichem Druck und tiefer ins Gewebe gegangen werden. Der Therapeut wird dabei auf derbere und weniger gleitfähige Schichten treffen, die er betont langsam und unter Einbeziehung der Atembewegung lösen kann. In diesem Fall ist die direkte Faszientechnik der indirekten vorzuziehen. Während die oberflächliche Muskulatur immer mehr entspannt, sucht der Therapeut nach den oben beschriebenen, tiefen Faszien, um letztendlich ein besseres Spannungsgleichgewicht und dadurch eine sichtbare Positionskorrektur der betroffenen Schulter zu bewirken (➤ Abb. 6.36).

## 6.5.4 Symmetrische Nackenverspannungen

### Klinik

Nackenschmerzen der Halswirbelsäule, Bewegungseinschränkungen, ggf. Vertigo.

### Befund

Bei allen (!) Beschwerden der HWS muss die Gesamtschwingung der Wirbelsäule betrachtet werden: In den meisten Fällen liegt die Ursache einer HWS-Störung dort.

Durch einen Sichtbefund der Wirbelsäule im Stehen und Sitzen kann auch die Rolle der Beine und Füße beurteilt werden. Eine zu steile BWS und/oder „unrunde" Übergänge von einer Schwingungsrichtung der WS zur anderen sind ausreichende Verdachtsmomente für eine Behandlung ebendieser Strukturen. Ein Global-Listening-Test (➤ Kap. 5) im Stehen kann diesen Befund weiter erhärten. Ein Zugtest von kranial in Rückenlage, bei dem über einen festen Kontakt zum Okziput mittels einer leichten Traktion der Zugverlauf erspürt werden kann, gibt ebenfalls weitere Informationen über die (fehlende) Kontinuität der WS (➤ Abb. 6.37).

### Therapie

Um einer zu steilen BWS zu mehr Kyphose zu verhelfen, reicht es nicht aus, nur den Rücken zu behandeln, sondern es müssen sowohl Vorder- als auch Rückseite des Oberkörpers bearbeitet werden. Indem die großen, oberflächlichen Strukturen gelöst werden, erlangt der Patient einen größeren Atemraum. Am besten befindet sich der Patient hierfür in Rückenlage. Der Therapeut übt, von kaudal nach kranial gleitend, flächigen Druck auf den Verlauf des Sternums aus. Für die komplette Strecke sollte sich der Therapeut gut zehn Atemzüge (oder mehr) Zeit nehmen und jeweils die Atembewegung des Patienten miteinbeziehen. Im selben Sinn lohnt es sich, ebenso langsam am Schlüsselbein entlang die Faszie des M. subclavius zu bearbeiten, bis diese spürbar nachgibt. Nehmen die oberen Rippen noch immer nicht ausreichend an der Atembewegung teil, könnte sich eine Behandlung der Faszie des M. pectoralis minor lohnen. Hierzu sinkt der Therapeut von seitlich, neben dem Patienten sitzend, an den Rippen entlang in die vordere Achselgrube und Richtung Acromion und dehnt und löst diese deutlich spürbaren Faszienverbindungen (➤ Abb. 6.38).

Ist der vordere Aspekt der Atmung gelöst, wandert die kontralaterale Hand des Therapeuten von der Patientenschulter nach kaudal greifend unter den auf dem Rücken liegenden Patienten. Dabei können, je nach Größenverhältnissen, durchaus die letzten Brustwirbel erreicht werden. Während diese sich unter dem Patient befindliche Hand nach den wirbelsäulennahen Gleitschichten greift, wandert sie im selben Zeitlupentempo wie zuvor an der Körpervorderseite Richtung kranial wandern. Dieser Kranialzug darf ein Stück weit auch die Rü-

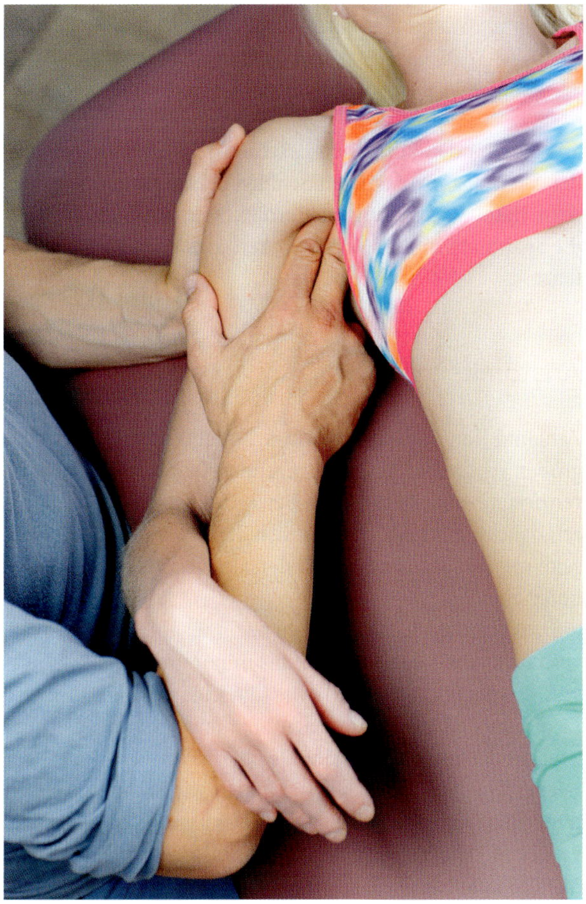

**Abb. 6.38** Behandlung der Faszie des M. pectoralis minor. [J802]

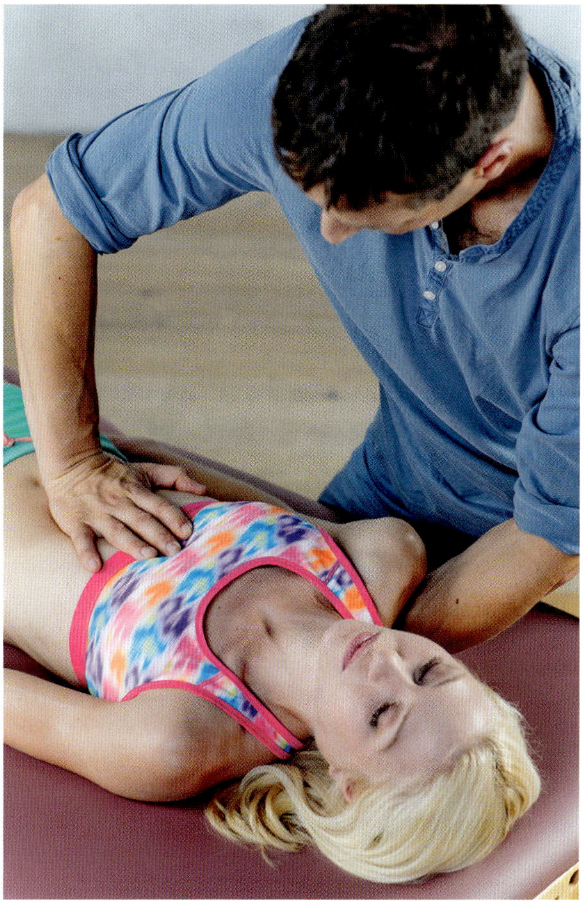

**Abb. 6.39** Dorsale Traktion zur Behandlung der Thoraxwand: Während die dorsale Hand nach kranial zieht, hält die ventrale Hand dagegen oder/und erspürt die Reaktion in der Tiefe des Rumpfs. [J802]

ckenfaszie des Patienten mitnehmen. Die andere Hand des Therapeuten sucht dabei nach Möglichkeiten, einen Gegendruck aufzubauen, um die Atembewegung des Patienten unterbewusst zu verstärken. Das ist z. B. an den Rippen oder an der Schulter möglich. Diese Technik wird bis zum Erreichen der Schulter fortgesetzt und dann die Seite gewechselt (➤ Abb. 6.39).

Eine symmetrische Behandlung des Nackens wie in ➤ Kap. 5.1.12 beschrieben ist danach sehr wichtig, um den Körper wieder zu zentrieren und damit stabilisiert zu entlassen.

### 6.5.5 Chronische Stressspannung beider Schultern

Die Schulter-Nacken-Region reagiert immer als erstes auf Anspannung und Stress. In freier Wildbahn befähigt dies den Organismus, schnell auf Gefahren zu reagieren. Während eines 12-Stunden-Bürotags führt es jedoch lediglich zu chronischen Beschwerden.

#### Klinik

Typisch sind schmerzhafte Nackenverspannungen, Bewegungseinschränkung, ggf. Kurzatmigkeit und allgemein nervöse Symptome.

#### Befund

Der Befund ergibt in der Regel einen beidseitigen Schulterhochstand, eine hypertone Nackenstreckmuskulatur, Muskelhärte, manchmal leichtes Schielen oder erhöhten Puls.

#### Therapie

Sobald der Muskeltonus ein Arbeiten an tieferen Strukturen zulässt, greift der Therapeut mit den Fingerspitzen beider Hände unter das Okziput und lässt den Kopf des Patenten schwer darauf ruhen, bis ein weicher werdendes Schmelzen unter den Fingern spürbar wird. Um dem Patienten dieses

6

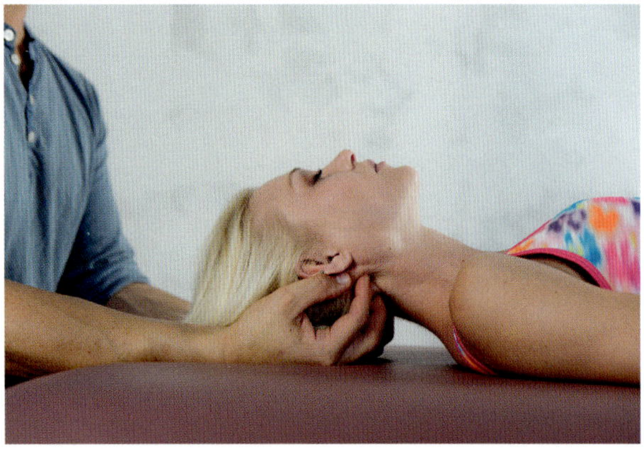

**Abb. 6.40** Okziput-Nacken-Arbeit. [J802]

Loslassen zu erleichtern, muss der Kopf sicher gehalten und (im Sinne eines indirekten Arbeitens) ggf. minimal in Richtung der Überspannung gebracht werden. Von diesem Loslassen ausgehend wird weiter der Muskeltonus langsam ausgestrichen sowie an den tiefen Halsstrukturen gearbeitet, indem die Skalenii-Faszien, die subklavikulare Faszie und die Supraspinatus-Region schmelzend bearbeitet werden. Der Therapeut hält dabei möglichst durchgehend den Kopf des Patienten in einer Hand, um die Wirkung der Arbeit an der jeweiligen Schulter auf das Okziput beurteilen und in die Schulterarbeit miteinbeziehen zu können (➤ Abb. 6.40).

Zum Ende der Behandlung muss der Kopf des Patienten noch einmal in beiden Händen des Therapeuten ruhen, um wieder ein symmetrisches Ergebnis zu garantieren.

## 6.6 Arme und Schulterlinie

Während der Schultergürtel sichtbar zur Haltung des Menschen beiträgt, indem er die Schultern hinter, auf oder vor der seitlichen Lotlinie platziert, scheinen die Arme durch ihre hängende Position zunächst keinen Einfluss auf die Statik eines Zweibeiners zu haben. Anders sieht es beim Vierbeiner aus, dessen Hauptgewicht und Antrieb in vielen Fällen vom Schultergürtel übernommen wird, der dann mächtig ausgeprägt seiner Stützfunktion nachkommen kann. Seine Beweglichkeit ist jedoch weitaus geringer als beim Menschen. Im Grunde liegt gerade in den erweiterten Bewegungsmöglichkeiten der größte Vorteil in der Konstruktion des menschlichen Schultergürtels, selbst gegenüber den uns nah verwandten Menschenaffen.

**EXKURS**

Laut einer wissenschaftlichen Untersuchung liegt der Hauptgrund dafür, dass in der direkten Konkurrenz zwischen Affen und Mensch letzterer nicht der Gejagte, sondern der Jagende ist, darin, dass unsere überlegene Schulterbeweglichkeit sich besser zur Beschleunigung von Wurfgeräten eignet. Affen können nicht so weit ausholen wie wir und sind deswegen fürchterlich schlechte Werfer.

Sowohl von den klinischen Beschwerdebildern als auch aus der Sicht der myofaszialen Schlingen kommt der Schulter-Arm-Hand-Verbindung eine große Bedeutung zu, die auch die Spannung in Brustkorb, Nacken und Wirbelsäule beeinflusst.

### Anatomie

Zahl und Komplexität der Arm-Schulter-Verbindungen sind größer als die der gewichtstragenden Beine, was uns differenziertere und komplexere Bewegungen mit den Händen ermöglicht. Funktional lassen sich die Beuger- und Streckerseite mit ihren ventralen und dorsalen Rumpfverbindungen unterscheiden.

Die **ventralen Verbindungen** beginnen mit der Fascia clavipectoralis, die den M. pectoralis minor und den M. subclavius umgibt und Sternum sowie Clavicula mit dem Proc. coracoideus und dem humeralen Septum verbindet. Darüber liegt der M. pectoralis major als oberflächlicher Muskel der Beugerseite. Weiter nach distal finden wir in dieser Verbindung eingebettet den M. coracobrachialis und das Caput breve des M. biceps brachii sowie den M. brachialis und den M. supinator, die jeweils ihren Anteil zur Flexion von Schulter und Ellenbogen und zur Supination des Unterarms beitragen. Die funktionellen Überschneidungen der kurzen und längeren Verbindungen verdeutlichen die Komplexität und Überschneidung von halte- und zielmotorischen Bewegungen. Erstaunlich ist auch der weitere Verlauf der Handbeuger, weil im Unterschied zum normalen anatomischen Muster die tiefen Muskeln am weitesten bis zu den Fingerspitzen ziehen, während die oberflächlichen Beuger nur das Handgelenk überspannen.

Funktional gesehen zählen der M. latissimus dorsi und der M. teres major ebenfalls zur ventralen Armlinie, da ihr Ursprung zwar dorsal liegt, der Ansatz aber auf die Armbeugerseite wechselt. Zur Kontrolle der Aktivitäten in Vor- und Seithalte macht dieses Arrangement unbedingt Sinn.

Die **dorsalen Verbindungen** beginnen mit der intraskapularen Thorakalfaszie und den zugehörigen Mm. rhomboidei, M. teres minor und M. subscapularis, die allesamt dorsal am Humerus inserieren. Von weiter kranial ziehen der M. levator scapulae und der M. infraspinatus in dieselbe Richtung. Oberflächlich werden diese Strukturen vom M. trapezius bedeckt, der an seinem distalen Ende in den M. deltoideus übergeht. Weiter nach distal verbindet sich diese Linie sowohl über den M. triceps brachii als auch über das laterale Septum mit den Streckern des Unterarms bis zur Hand, die eine vergleichbar ungewöhnliche Anordnung der kurzen und langen Muskeln aufweisen wie jene der Beugerseite.

## Ätiologie

Verkürzungen der tiefen ventralen Strukturen führen auf Dauer zu einer protraktorischen Verlagerung der Schultern mit skapulärer Instabilität, verminderter kostaler Atemexkursion und Kompressionssyndromen der dort verlaufenden Gefäße. Außerdem ist eine verminderte Schulterbeweglichkeit zu erwarten, die Arme können schlecht in Hochhalte gebracht werden, bzw. muss diese Bewegungseinschränkung mit einer Rumpfüberstreckung kompensiert werden.

Dorsale Verhärtungen und Fixierungen führen oft zu einer BWS-Steilstellung mit einer Tendenz zu Wirbel- und Rippenblockierungen sowie zu einem stufenartigen Übergang von BWS zu HWS mit den entsprechenden Nackenbeschwerden einer instabilen und fehlgestellten Halswirbelsäule.

## 6.6.1 Mausarm, Tennisarm, Golferellenbogen

### Klinik

Menschen mit Mausarm, Tennisarm oder Golferellenbogen klagen über eng begrenzte, stechende oder ziehende Schmerzen an den jeweils überlasteten Sehnenansätzen der Strecker- bzw. Beugemuskulatur, die sich bei erhöhter Muskelspannung durch Kontraktion oder Dehnen verstärken. Durch Druck auf die betroffene Stelle wird der Schmerz ebenfalls deutlich ausgelöst. Als typisches Überlastungssyndrom (RSI = Repetitive Strain Injury) werden die Beschwerden häufig so stark, dass der Betroffene seiner Tätigkeit nicht mehr nachgehen kann und therapeutischen oder ärztlichen Rat sucht.

### Befund

In der Hand- oder Armbewegung stellt sich der beschriebene Bewegungsschmerz ein, der den maximalen Gelenkausschlag oftmals begrenzt und den gezielten Einsatz der Hand oder des Arms unterbindet. Bei Palpation findet man nur eine geringe Erhebung oder Schwellung, dafür ist die Druckschmerzhaftigkeit der Insertionsstelle überdeutlich. Die dadurch in den Hintergrund tretenden schmerzhaften Verspannungen des Schulter-/Nackenbereichs sind durch Druck z. B. an den Ansätzen des M. levator scapulae, M. teres minor oder M. pectoralis minor provozierbar.

### Therapie

Erstaunlicherweise hilft bei diesen eng umgrenzten Schmerzsymptomen zumindest akut das Prinzip „Schmerz gegen Schmerz“, das in verschiedenen Methoden wie der Myoreflextherapie, der Schmerztherapie nach Liebscher und Bracht (LnB) oder dem Fasziendistorsionsmodell (FDM) zur Anwendung kommt. Grob vereinfacht wird der Patient bequem gelagert, der maximale Schmerzpunkt gesucht und in einem Maß gedrückt gehalten, das der Patient (gerade noch) aushalten kann. Dieser Druck wird minutenlang aufrechterhalten und dem sich reduzierenden Schmerzempfinden des Patienten angepasst, bis der Druck nicht mehr als schmerzhaft wahrgenommen wird, obwohl er im Vergleich zum Beginn der Behandlung objektiv deutlich zugenommen hat. Ob nun Dehnreflexe, zentrale Steuerungsmechanismen oder die Beseitigung lokaler Fasziendistorsionen für die eintretende Besserung verantwortlich sind, lässt sich an dieser Stelle nicht klären. Was jedoch nicht vergessen werden darf ist, dass alle diese Beschwerden sich zwar deutlich lokal äußern, jedoch in einen Spannungsbogen eingebettet sind, der ebenfalls mitbehandelt werden muss. So haben wir beim Tennis- und Mausarm jeweils die Streckerschlinge mitbeteiligt und beim Golferellenbogen die Beugerseite. Wandert man diese faszialen Verbindungen von distal nach proximal entlang, trifft man irgendwo auf dem Weg zum Rumpf auf verhärtete oder fixierte Bereiche, spätestens der Übergang zur Wirbelsäule ist von angespannt-unbeweglichen Stellen betroffen. Zur Korrektur dieser meist schon lange überlasteten Strukturen ist eine einfühlsame Behandlung entlang der jeweiligen Linie erforderlich.

**Schritt 1:** Dazu begibt sich der Patient am besten in Rückenlage, der Behandler steht seitlich an die Bank. Soll die **Streckerseite** bearbeitet werden, legt der Patient den Arm seitlich neben den Körper, die Handfläche zeigt nach unten, sodass der Therapeut die Streckerseite von einer handgelenksnahen Position Richtung Ellenbogen gleitend bearbeiten kann. Soll die Beugerseite behandelt werden, legt man den Patientenarm andersherum, ggf. gelagert, sodass die Beugerseite gut erreichbar ist, während der Arm entspannt liegen kann. Der Härte des Gewebes angepasst, kommen dabei vor allem die Finger oder Fingerknöchel zum Einsatz. Das Tempo ist gewohnt langsam, um die Bugwelle des Gewebes nicht zu überholen, der Ansatz jedoch eher direkt und teil-

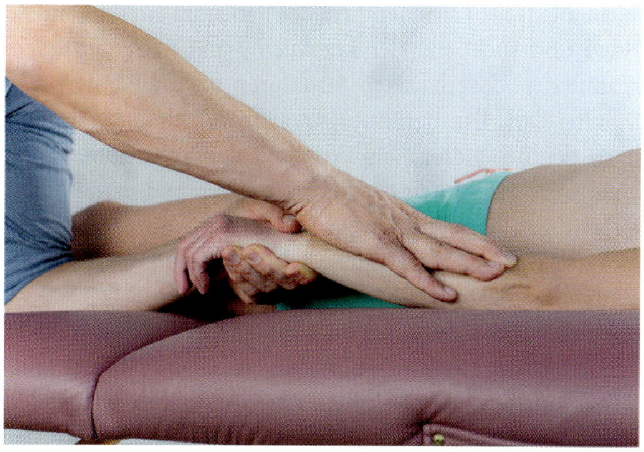

**Abb. 6.41** Behandlung der Faszien des Unterarms. [J802]

weise wiederholend, bis die Schichten durchlässiger und weicher werden. Leicht unterschiedliche Striche oder Winkel können dabei helfen, die verschiedenen Schichten zu durchdringen. Um die Tiefenwirkung zu verbessern, kann der Therapeut zusätzlich die Patientenhand halten und die Spannung mittels Unterarmrotationen variieren (➤ Abb. 6.41).

Durch diese Verschiebung der Spannungsschichten kann der Patient leichter locker lassen, und der Behandler kann sich einen individuellen Weg in die Tiefe des Gewebes suchen und die verspannten Züge von medial oder lateral erreichen.

**Schritt 2:** Da der betroffene Sehnenansatz für eine gleitende Behandlung meistens zu schmerzhaft ist, wird dieser ausgelassen und die Streckerschlinge proximal des Ellenbogens weiter verfolgt. Am einfachsten ist es, den Unterarm des Patienten mit der kaudalen Hand zu tragen und mit der kranialen Hand die Linie zwischen Septum des Oberarms und Trizepsmuskel bis zum Schulterblatt zu bearbeiten. Wieder erhöht man die Tiefenwirkung durch ein begleitendes Bewegen bzw. Rotieren des Unterarms während der Behandlung. In ständigem Feedback mit dem Patienten lassen sich die schmerzhaften Stellen leicht finden und lösen.

**Schritt 3:** Das gleiche Prinzip gilt es nun auch am Schulterblatt anzuwenden, indem man den ganzen Arm mit der kaudalen Hand trägt und die Skapularspannung und deren Verbindung zur Wirbelsäule bearbeitet.

### Aus der Praxis

Die Scapula wird in den meisten Skeletten sehr massiv dargestellt. Bekommt man ein Schulterblatt jedoch in echt zu sehen, ist dessen Fragilität und dünne Beschaffenheit offensichtlich. Aus einem faszialen Blickwinkel könnte man formulieren, dass sie nur eine verknöcherte Faszienplatte des Schultergürtels darstellt. Mit dieser inneren Einstellung lassen sich die Spannungen auf, um und unter der Scapula besser erreichen und in die Schultergürtelspannung einordnen.

Wieder lädt man sich den Arm des Patienten auf die kaudale Hand und sucht mit der kranialen Hand nach den überspannten und verhärteten Strukturen auf und unter dem Schulterblatt. Die Berührungsqualität ähnelt dabei immer noch der Behandlung am Arm mit der Vorstellung, man könnte die Strukturen flächig verschieben und damit deren Fixierungen lösen. Ein Bewegen des Patientenarms ist wieder hilfreich und präsentiert dem Behandler die verschiedenen Verbindungsspannungen.

Zuletzt ist aus derselben Position ein lösendes Arbeiten an den interskapularen Strukturen notwendig. Technisch einfacher und von der Dehnrichtung plausibel ist dabei ein Arbeiten von proximal nach distal, sodass man dem Körper signalisiert, in welche Richtung er loslassen soll. Die Armbewegung kann dabei eine leichte Traktion, aber auch ein vorsichtiger Schub zur Wirbelsäule hin sein, je nachdem, welche Schichttiefe mit der arbeitenden Hand erreicht werden soll. Die Bewegung muss aber so vorsichtig erfolgen, dass sich der Patient zum Loslassen eingeladen fühlt. Es sollte die gesamte Länge der Schulterblatt-Wirbelsäulen-Verbindung inspiziert und die Armbewegung entsprechend angepasst werden: Sollen die kranial gelegenen Verbindungen bearbeitet werden, erfolgt der Schub/Zug in diese Richtung. Auch bei den transversalen und kaudal gelegenen Verbindungen muss die jeweilige Richtung beachtet werden.

**Schritt 4:** Sollte man bei den bisher erfolgten Behandlungsschritten nur die oberflächlichen Strukturen erreicht haben, so ist der Versuch, die tieferen Membranen zu erreichen, unerlässlich. Dabei probiert man, im Unterarm die Interossealmembran zwischen Elle und Speiche zur Entspannung zu bringen, da diese aufgrund der dort einstrahlenden Muskelzüge in jegliches Verspannungsmuster involviert ist. Ein deutliches Zeichen für die Verspannung oder Verhärtung der Interossealmembran zeigt sich, wenn man die beiden Unterarmknochen gegeneinander komprimiert und diese nicht nachgeben können, man also keine Federwirkung spürt. In diesem Fall muss der Therapeut entweder mittels einer direkten Technik sehr langsam und intensiv mit dem größtmöglichen und gerade noch erträglichen Druck des Ellenbogens bzw. Unterarms am auf der Behandlungsbank liegenden Unterarm arbeiten, während der Patient versucht, seine Finger ein wenig zu bewegen ➤ Abb. 6.42). Alternativ dazu behandelt man über eine indirekte Technik und sanften Schub vom Handgelenk Richtung Ellenbogen mit gleichzeitiger aufmerksamer Entlastungskompression in Richtung einer Annäherung von Elle und Speiche. Der Therapeut umgreift dabei Elle und Speiche anfangs handgelenksnah, später zum Ellenbogen wandernd, und führt diese aufeinander zu, um ein Entlastungs-Unwinding abzuwarten und dieses zu begleiten, bis die Spannung ausgeglichen ist.

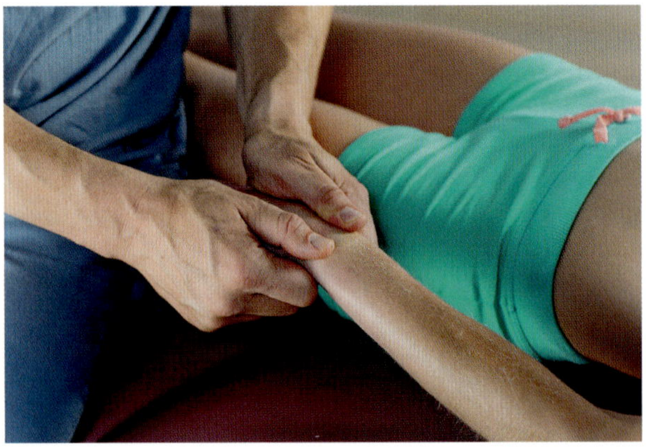

**Abb. 6.42** Direkte Arbeit am Unterarm: Mittels indirekter Technik werden die Gelenkspartner einander angenähert, bis die dazwischenliegende Spannung nachgeben kann. [J802]

6

## 6.6.2 Karpaltunnelsyndrom

### Klinik

Das Karpaltunnelsyndrom ist gekennzeichnet durch Schmerzen und Empfindungsstörungen an Hand, Handgelenk und bis in den betroffenen Arm hinauf. Die Symptome treten anfangs nur nach mechanischer Belastung auf, vor allem durch Druck, später zunehmend auch nachts und im weiteren Verlauf spontan auch tagsüber, dann gehen sie einher mit einer Muskelschwäche als Ausdruck der Schädigung des Medianus-Nervs. Oft sind beide Hände betroffen, wenngleich die Symptome auf der dominanten Seite meist ausgeprägter sind.

### Befund

Die Schmerzen lassen sich meist durch eine Dehnung durch Überstrecken des Handgelenks provozieren bzw. verschlimmern. Der Karpaltunnel ist außerdem druckempfindlich, ggf. die Daumenballenmuskulatur schon atrophiert und die Kraft beim Greifen vermindert. Eine Mitbeteiligung der Nervenwurzeln in der Gegend von HWK5/6 und den Engstellen in der Schulterpassage sollte getestet und ggf. mitbehandelt werden.

### Therapie

Bei der Behandlung des Karpaltunnelsyndroms ist Druck auf den Karpaltunnel selbst unbedingt zu vermeiden. Zum einen ist dies für den Patienten äußerst schmerzhaft, zum anderen verschlimmert es die Symptomatik akut. So bleiben, um die lokalen Strukturen zu lockern, nur indirekte Techniken zur Behandlung. Der Einsatz direkter Techniken beschränkt sich auf den Verlauf des Nervs von der HWS bis zum Unterarm. Diesen Verlauf können wir ähnlich wie im vorangegangenen Abschnitt von der Schulter bis zur Hand verfolgen.

**Schritt 1:** Im ersten Schritt greift der Behandler unter der Scapula in die interskapularen und zervikalen Verbindungen des Schulterblatts zu BWS sowie HWS und lässt seine Fingerspitzen ins Gewebe sinken, um die verschiedenen Schichten zu lösen und die Spannungsfixierung der Scapula zu beseitigen. Gegebenenfalls ist der Einsatz der kaudalen Hand zur Bewegung des Arms in seiner Verbindung zum Schultergürtel notwendig: Über den Arm muss auch in Richtung Schultergelenk geschoben werden, um die tieferen Verbindungen zu erreichen. Die kraniale Hand sucht unterdessen weiter nach verspannten und fixierten Verbindungen zu BWS und HWS (➤ Abb. 6.43).

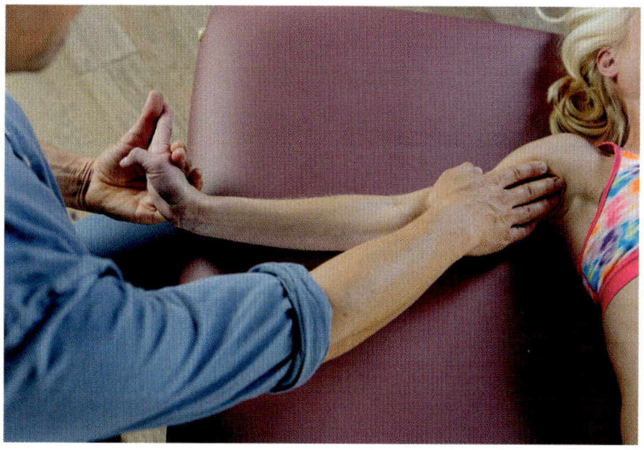

**Abb. 6.43** Schub gegen den Schultergürtel und Arbeit an interskapularen Strukturen. [J802]

Soll der Nerv in seinem Verlauf auch direkt gleitfähiger gemacht werden, muss die Armführung den Nerv soweit möglich unter Zug bringen und der Arm entsprechend nach ventral in Vorhalte und eleviert in Hochhalte gebracht werden. Ein lockerer gebeugter Ellenbogen ist für die Dehnung ebenfalls zielführend. Die Traktion erfolgt intermittierend, um das Gleiten des Nervs in seiner Umgebung zu fördern, während die rumpfseitige Hand eben diese Umgebung ertastet und gegen den Zug zu fixieren versucht.

**Schritt 2:** Ist der Nervenursprung an der HWS und die Passage durch die Schulter gelöst, kann der weitere Verlauf des Nervs durch ein gegenläufiges Verschieben der Beuger- und Streckerseiten des Ober- und Unterarms gelöst werden. Da die interessanteste Stelle des Nervenverlaufs zwischen Schulter und Handgelenk am Ellenbogen liegt, ist eine detaillierte Behandlung um den Ansatz des M. biceps brachii und den Ursprung des M. palmaris longus vonnöten. Ein möglichst tiefes Arbeiten ggf. unter leichter Fingerbewegung des Patienten zwingt die Gewebeschichten, gegeneinander gleitfähig zu werden. Dazu legt der Behandler den Arm des Patienten auf der Beugerseite ellenbogennah auf seine Fingerspitzen, setzt die Fingerspitzen der anderen Hand etwas versetzt gegenüber auf die Streckerseite und versucht nun, die

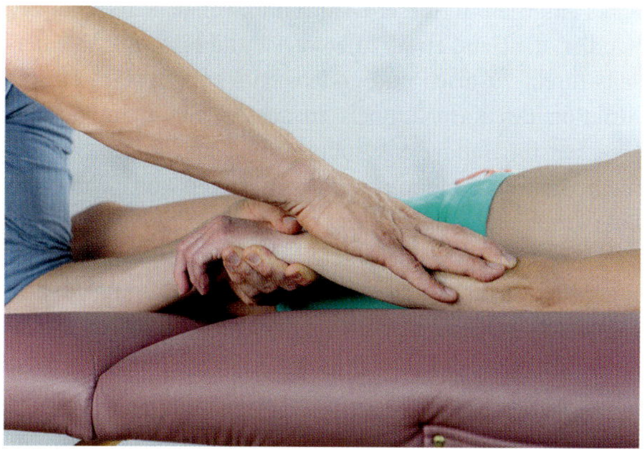

**Abb. 6.44** Ellbogennahe Unterarmtechnik an Beuger- und Streckerseite. [J802]

6

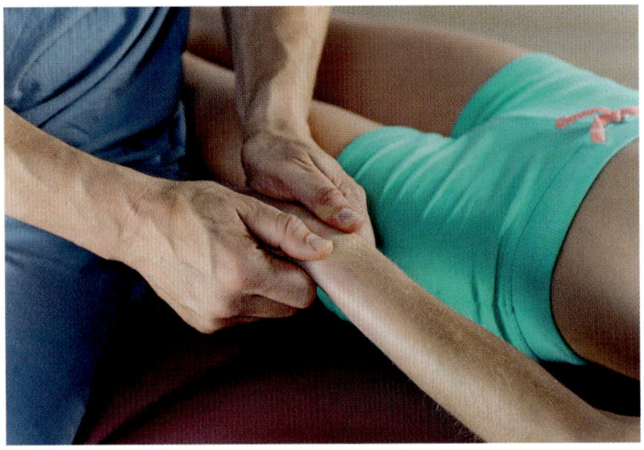

**Abb. 6.45** Indirekte Karpaltechnik. [J802]

Drücke der beiden Hände/Finger durch den Arm hindurch wahrzunehmen, zusammenzubringen und gegeneinander zu verschieben. Hat der Therapeut seine Finger um das Gewebe fixiert, kann der Patient nun durch vorsichtige Fingerbewegungen seinen Teil zum Gleiten der verschiedenen Schichten beitragen (➤ Abb. 6.44).

**Schritt 3:** Im letzten Schritt setzen wir direkt am Handgelenk an und versuchen, durch indirektes Arbeiten eine Entlastung des Karpaltunnels und der Interossealmembran zu erreichen. Der Behandler umgreift mit beiden Händen das Handgelenk von der Streckerseite her, sodass seine Fingerkuppen an den beiden Handwurzelknochen dies- und jenseits des Karpalbands angreifen. Nun versucht er, die Wölbung des Karpaltunnels zu verstärken, also die beiden Knochen aufeinander zuzuführen. Währenddessen greifen beide Daumen an Elle und Speiche an und schieben diese in einer direkten Technik vom Handgelenk weg, als wollte man mehr Platz auf der Dorsalseite des Handgelenks kreieren (➤ Abb. 6.45).

Diese Kombination von indirekter Karpal- und direkter Dorsaltechnik ist anspruchsvoll, wirkt jedoch genau dem pathologischen Spannungsmuster des betroffenen Handgelenks entgegen. In dieser Grifftechnik versucht nun der Behandler, die Hand etwas zu bewegen und Fixierungen einerseits direkt zu lösen und andererseits aufmerksam auf die Reaktion des Karpaltunnels zu achten. Ein manipulatives Knacken im Handgelenk sollte nicht beunruhigen, zu vermeiden ist aber ein vermehrtes Auftreten von Schmerzen oder Empfindungsstörungen.

Hat sich in Handgelenk und Karpaltunnel eine Entspannung eingestellt, ist eine kurze erneute Überprüfung der brachialen Verbindungen zum Schultergürtel ratsam. Oftmals lassen diese nun noch einmal ein Lösen tieferer Schichten zu.

## 6.6.3 Parästhesien

### Klinik

Engstellen im Schultergürtel und den schulternahen Passagen zeigen sich oftmals unabhängig von einer Karpalsymptomatik in nächtlichen Empfindungsstörungen, die Finger „schlafen ein". Je nachdem, um welchen Nerv es sich handelt, sind Daumen bis Mittelfinger, Mittelfinger bis zum kleinen Finger oder beide Regionen betroffen. Oft wachen Patienten von diesen Parästhesien auf und müssen dann die Hände bewegen, worauf die Beschwerden auch spontan aufhören.

### Befund

Meistens sieht man bei den Betroffenen eine deutliche Verspannung im Schultergürtel. Diese ist kombiniert mit einer Fixierung der oberen Rippen, oftmals in Verbindung mit verkürzten Pektoralis-Strukturen, v. a. des M. pectoralis minor. Diese Verkürzung bewirkt an der Scapula selbst in Rückenlage noch eine Kippung nach ventral, sodass sie sogar dann noch einen „Buckel" bildet. In der Bewegung verhindert diese Fixierung eine gelöste Armhochhalte, was den Bewe-

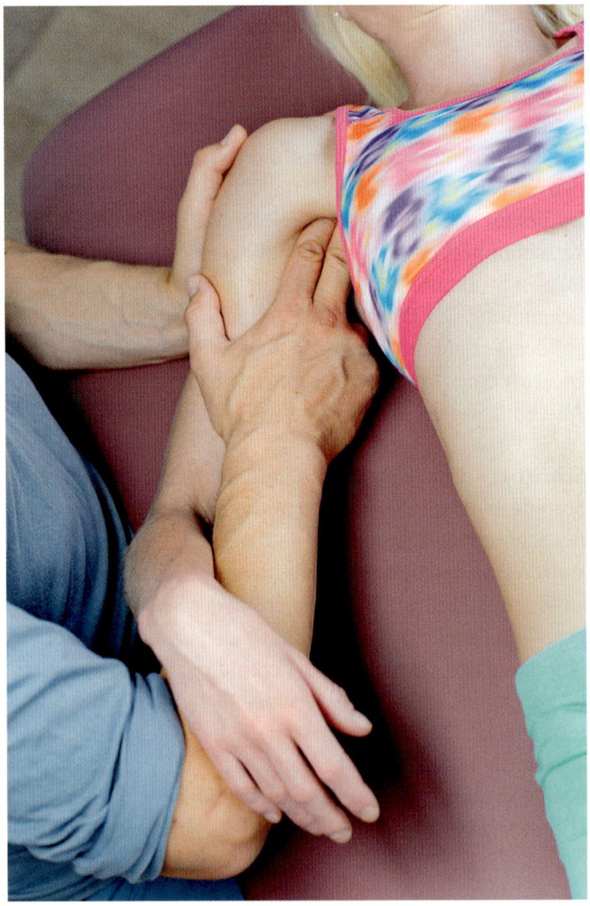

**Abb. 6.46** M.-pectoralis-minor-Technik in Rückenlage. [J802]

gungsradius einschränkt bzw. durch eine entsprechende Kompensation der Rumpf-/Rippenüberstreckung ausgeglichen werden muss.

## Therapie

**Schritt 1:** Zur Behandlung dieser schultergürtelinduzierten Kompression der Nervenpassagen versucht man, die betroffenen Strukturen zu lösen. Im ersten geht es um die M.-pectoralis-minor-Verbindung des Korakoids zu den Rippen. Der Patient liegt auf dem Rücken. Nun lädt der Therapeut mit der kaudalen Hand den Arm des Patienten auf seinen eigenen Arm und sucht mit derselben Hand entlang der vorderen Achselfalte, immer im Kontakt zu den Rippen, die Strukturen des M. pectoralis minor (➤ Abb. 6.46).

Die kraniale Hand unterlagert währenddessen die Schulter und sucht die Atembewegung der oberen Rippen auf, um die Schulter von dorsal von den Rippen zu lösen und die Scapula auf den Rippen verschieben zu können.

**Schritt 2:** Ist das Schulterblatt frei, lohnt es sich, die obere Thoraxapertur von ihren Verklebungen und Fixierungen zu befreien. Hierfür nutzt der Therapeut die Druckkräfte und Verschiebungen der Atmung aus und legt eine Hand an die Schultergrube, die andere an das Zwerchfell des Patienten. Beide Hände geben nun Druck aufeinander zu und versuchen so, durch das Innere des Brustkorbs eine Druckverbindung zu erspüren. Im Sinne einer indirekten Technik komprimiert man die Strukturen in dieser Art so lange, bis sie nachgeben und eine Gegenbewegung spürbar wird. Der Thorax scheint sich dabei auszudehnen und eine größere Bewegungsamplitude der Atmung wird spürbar.

Neben dem undifferenziert erscheinenden Arbeiten an der Apertur insgesamt lässt sich dasselbe Verfahren auch an einzelnen, lohnend erscheinenden Stellen durchführen und so eine differenzierte Wirkung erzielen (➤ Abb. 6.47).

**Schritt 3:** Für diesen Zwischenschritt setzt sich der Patient auf einen Stuhl oder Hocker. Der Behandler kniet daneben und schiebt die Daumen beider Hände in eine Achselgrube des Patienten. Dabei bleiben die Daumen achselfaltennah und weichen den dortigen Nerven und Gefäßen aus. In einer bestimmt-indirekten Vorgehensweise lädt sich nun der Behandler die eine Schulter auf seine Daumen und hebt die Schulter noch weiter nach kranial an. Nach wenigen Atemzügen ist dann normalerweise die entspannte Gegenbewegung spürbar, der Schultergürtel verliert seine Anspannung und senkt sich entspannt auf die oberen Rippen, wo er gelöst liegen kann (➤ Abb. 6.48).

**Schritt 4:** Wenn nun der Schultergürtel gelöst sowie die innere Verbindung hergestellt ist, und der Schultergürtel gut auf den Rippen platziert sitzt, muss die Arbeit am Schultergürtel durch ein Lösen der Verbindungen zur HWS komplettiert werden. Das sind oberflächlich vor allem die Trapezius-Strukturen, tiefer gelegen dann die Skalenii und Lungenbänder. Dazu begibt sich der Therapeut ans Kopfende des Tischs und lädt sich den Kopf des Patienten auf eine Hand, die andere bearbeitet langsam gleitend die seitlichen Nackenstrukturen, je nachdem, wie er an diese drankommt. Oftmals ist ein Bewegen des Kopfs, während die andere Hand den Nacken seitlich ausstreicht, hilfreich und bringt die Wirkung der Behandlung auf verschieden tiefe Verbindungen.

Ein kurzer Griff zum Atlas unter der Hinterhauptskante versichert uns den korrekten, symmetrischen Sitz des HWS-

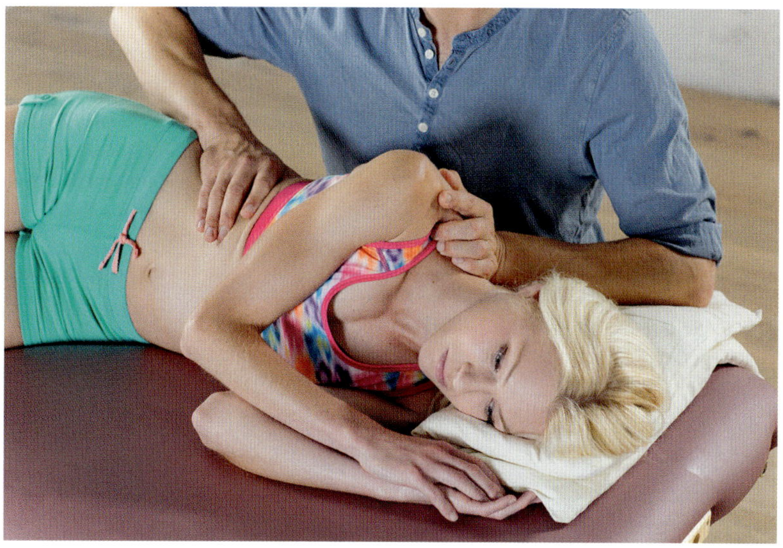

**Abb. 6.47** Thoraxapertur und Zwechfell. [J802]

6

Kopf-Übergangs, ohne den der Patient nicht aus der Behandlung entlassen werden darf (➤ Abb. 6.49).

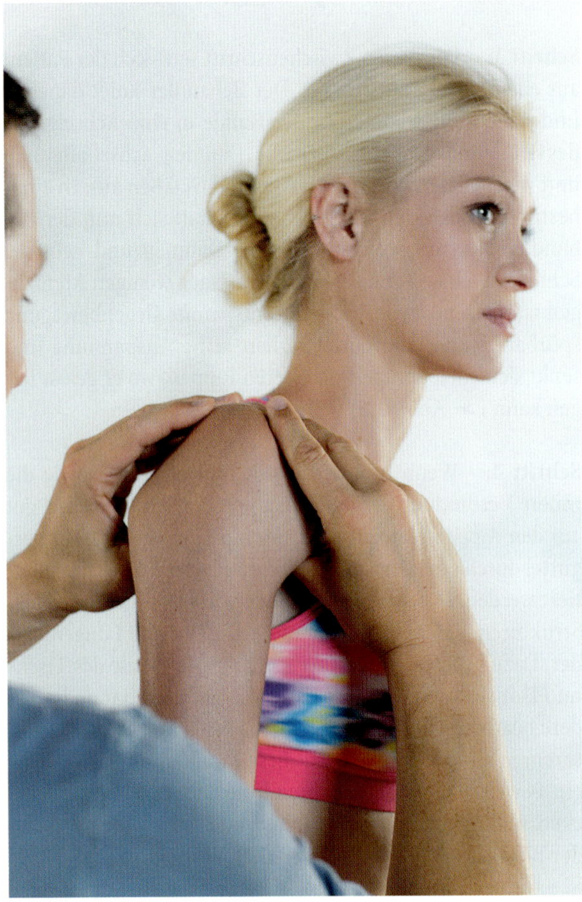

**Abb. 6.48** Schulterhebetechnik am sitzenden Patienten. [J802]

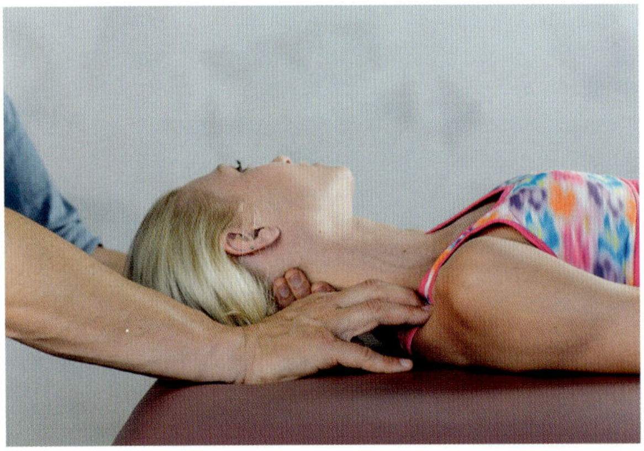

**Abb. 6.49** Neckwork am Patienten in Rückenlage. [J802]

## 6.7 Brustkorb und Zwerchfell

### Anatomie

Die Anatomie des Brustkorbs wird knöchern von den zwölf Rippenpaaren geprägt, wovon zehn über Knorpelsegmente mit dem Brustbein verbunden sind und die letzten beiden frei enden. Dorsal sind die Rippen über Gelenke mit den Brustwirbeln verbunden, die die Atembewegung, also ein Auffächern der Rippen gegeneinander, ermöglichen (➤ Abb. 6.50).

Im Inneren des Thorax liegen die beiden Pleurahöhlen, die durch das Mediastinum getrennt sind. Im Mediastinum liegen das Herz mit den großen Blutgefäßen, Luft- und Speiseröhre, verschiedene Nerven, Lymphknoten und Lymphgefäße. Aufgrund der Wölbung der Zwerchfellkuppel liegen auch einige Organe des Oberbauchs noch innerhalb des Thorax.

Faszial entscheidend sind alle Begrenzungswände des Thorax, weil deren Spannung und Bewegungsmuster direkt voneinander abhängig und die knöchernen Elemente tensegral eingewoben sind. Im Grunde sollten wir nicht von zweidimensionalen Flächen, sondern von einem dreidimensional eingefassten Atemraum sprechen. Den fundamentalen Aspekt dieses Atemraums stellt wiederum das **Zwerchfell** dar, auf dem der gesamte Thorax dynamisch gelagert ist. Es besteht aus einer zentralen Sehnenplatte, die nach allen Seiten zur Wirbelsäule, zu den Rippen und zum Brustbein hin muskulär aufgespannt ist. Aufgrund des relativ höheren Drucks im Bauchraum wölbt es sich in Ruhe nach kranial. Durch die Kontraktion der Zwerchfellmuskulatur wird es nach kaudal gezogen, der daraus folgende Druckabfall in den Lungen führt zum Einatmen. Das Ausatmen ist dagegen ein passiver Vorgang, der nur bei körperlicher Belastung von der Bauch- und Zwischenrippenmuskulatur unterstützt wird. Das Zwerchfell ist zwar ständig in Bewegung, stellt aufgrund des Druckunterschieds zwischen Bauchraum und Thorax aber die stabile Basis nicht nur für die inneren Organe des Brustraums dar, sondern spielt auch für diese Konstruktion insgesamt eine wortwörtlich tragende Rolle.

Als innere Auskleidung des Thorax befindet sich die **Pleura** mit ihrem parietalen und viszeralen Blatt als Rippen- und Lungenfell um den gesamten Atemraum. Die beiden Pleurablätter haften über einen serös gefüllten Spalt aufeinander und können so frei verschieblich übereinander gleiten. Im Fall von Verletzungen, Entzündungen oder langwierigen Bewegungseinschränkungen tendieren sie jedoch zu Anhaftungen, Verklebungen und zur Bildung kollagener Crosslinks. Dadurch werden diese funktionellen Restriktionen strukturell manifestiert und können nur durch gezielte Manipulation von außen korrigiert werden.

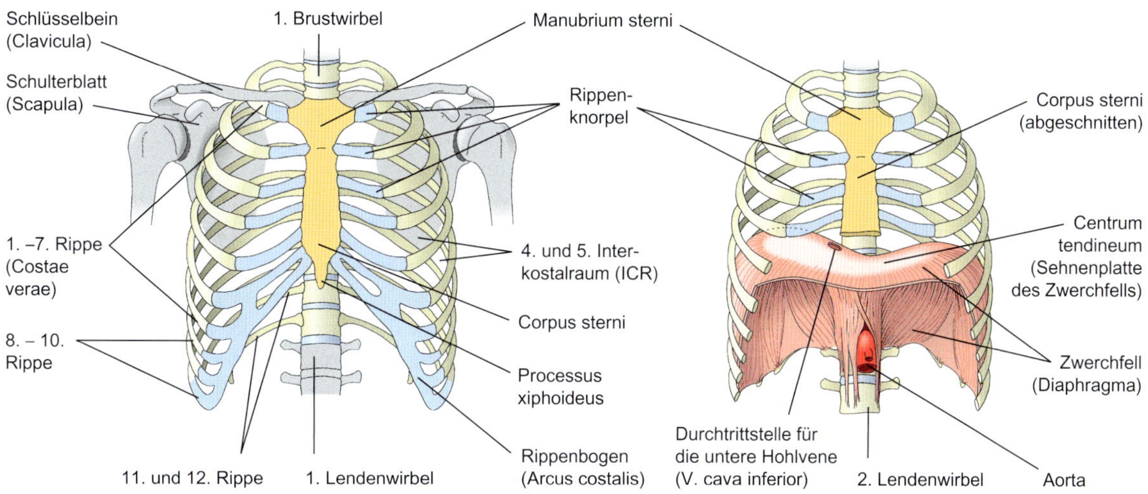


**Abb. 6.50** Anatomie des Brustkorbs. [L190]

Besonders erwähnt werden muss die **Pleurakuppel.** Sie befindet sich etwa zwei Zentimeter kranial der Clavicula und wird vollständig von den Lungenspitzen ausgefüllt. Außen ist sie von den Skalenusmuskeln eingefasst und über bindegewebige Faserzüge an das tiefe Blatt der Halsfaszie geheftet. Die tiefe Halsfaszie geht in diesem Bereich kontinuierlich in die Fascia endothoracica des Brustkorbs über. Ihre kranialen Anteile sind im Bereich der Pleurakuppel verstärkt und werden auch als Sibson-Faszie bezeichnet.

## Ätiologie

Aufgrund der relativen Kompaktheit des Brustkorbs und der knöchernen Stabilisierung über die Rippen scheint dieser Körperabschnitt für Störungen wenig anfällig zu sein. Doch die hier aufgeführten Symptome im Gebiet des Thorax haben alle mit einer zusätzlichen Bewegungseinschränkung der beteiligten Strukturen zu tun. Die faszialen Flächen passen sich den Bewegungseinschränkungen an, verkleben an unbewegten Stellen und halten diesen eingeschränkten Zustand dadurch aufrecht. Mit jedem Atemzug etabliert sich das einseitige Atemmuster immer mehr und beeinträchtigt mitunter auch weit entfernt liegende Strukturen oder Organe, der Stoffwechsel wird reduziert und die körpereigene Propriozeption eingeschränkt. Die zugrundeliegenden Ursachen können genetischer Art sein, wie man es bei einer Trichterbrust findet, oder gewohnheitsverursacht, wie bei einer Ein- oder Ausatemfixierung. Mechanische Auslöser können Unfälle oder ein Schleudertrauma sein, die das Gewebe lokal überdehnen und dysfunktional werden lassen, oder die Pleurablätter verkleben durch bronchialentzündliche Vorgänge lokal.

## 6.7.1 Inspirations- bzw. exspirationsfixierte Rippen

### Klinik

Ein häufig anzutreffendes Spannungsmuster im Brustkorb ist die Fixierung in eine Atemrichtung: Die Rippen bleiben entweder mehr in der Einatemposition oder in der Ausatemposition fixiert, anstatt die Atemexkursion in beide Richtungen symmetrisch zu vollziehen. In beiden Fällen bleibt aufgrund des verminderten Zugvolumens der Lunge weniger Atemraum übrig. Schlimmer noch sind die orthopädischen Konsequenzen für die darüber liegenden Segmente, die Halswirbelsäule und die Kopfposition.

Ein eingesunkener Brustkorb bietet ein schlechtes Fundament für die Stellung des Kopfs. Die der **Ausatmung** und der Schwerkraft folgenden Rippen ziehen die Halswirbelsäule nach vorne unten. Dieser Zug überträgt sich auf die Lagerung des Kopfs, worauf dieser ebenfalls der Schwerkraft folgend nach vorne unten wandert. Insofern geht die Problematik der Rippenposition eindeutig über das optische Erscheinungsbild hinaus. Der protrahierte Kopf ist einerseits ein Problem für die Gesamtstatik, andererseits verhindert eine Abweichung nach vorne die reguläre Durchblutung des Gehirns.

Genau umgekehrt und doch ähnlich fehlfunktional wirken die Rippen, wenn sie in der **Einatemstellung** fixiert sind. Sie fixieren damit die BWS in einer zu steilen Position und machen sie dabei sehr unbeweglich. Aufgrund der unbeweglich starren Basis muss die HWS einen Teil der Beweglichkeit der BWS übernehmen und ist durch diese Aufgabe gleichfalls überfordert. Dies äußert sich meist durch Schmerzen am BWS-/HWS-Übergang.

## Befund

Der optische Eindruck im Stehen zeigt die jeweilige Fixierung deutlich. Die oberen Rippen sind entweder vor allem eingesunken oder aber angehoben, in beiden Fällen jedoch wenig in die Atembewegung integriert. Ein Drucktest in Rückenlage würde die fehlende Flexibilität bestätigen. Wir finden im Fall des eingesunkenen Brustkorbs meistens Verspannungen der HWS, weil diese durch das Gewicht des Kopfes überfordert ist. Im Fall des aufgeblähten Brustkorbs treffen wir eine steilgestellte BWS mit einer sichtbaren Stufe und einer tastbaren Verhärtung am Übergang von der BWS zur HWS an.

## Therapie

**Schritt 1:** Aufgrund der an der HWS lokalisierten Symptome ist man versucht, genau dort zu therapieren, was zur Korrektur jedoch nicht ausreichend wäre. Es ist entscheidend, die Rippenbewegung in die Behandlung mit einzubeziehen. Dazu umfasst der Therapeut die Rippenbögen des seitlich oder auf dem Rücken liegenden Patienten möglichst vollständig und vollzieht die Atembewegung mit dem Patienten zusammen, übertreibt diese sukzessive in die fehlende Richtung und lädt so die Rippen zu mehr Bewegung ein. Im Fall der inspirationsfixierten Rippen muss die Bewegung also in Richtung Ausatmen mit vermehrtem Druck begleitet werden. Andersherum muss die Entlastung betont werden, um die exspirationsfixierten Rippen zu mehr Einatembewegung zu bewegen (➤ Abb.6.51).

**Schritt 2:** Ist die Bewegung der Rippen verbessert, muss die Verbindung des Brustbeins zur BWS, nämlich das Mediastinum bearbeitet werden, weil diese feste Struktur die sagittale Bewegung des Thorax limitiert. Dazu liegt der Patient auf dem Rücken. Der Therapeut nimmt wiederum flächigen Kontakt mit dem Brustbein auf und versucht, deutlichen Druck in Richtung BWS aufzubauen. Dieser Druck passt sich wieder der Atembewegung an und nimmt möglichst auch deren Richtung auf, sodass bei inspiratorischer Fixierung der Druck nach schräg zentral-kaudal geht, bei exspiratorischer Fixierung nach zentral-kranial. Wieder versucht der Therapeut, die Bewegung des Brustbeins in die gewünschte Rich-

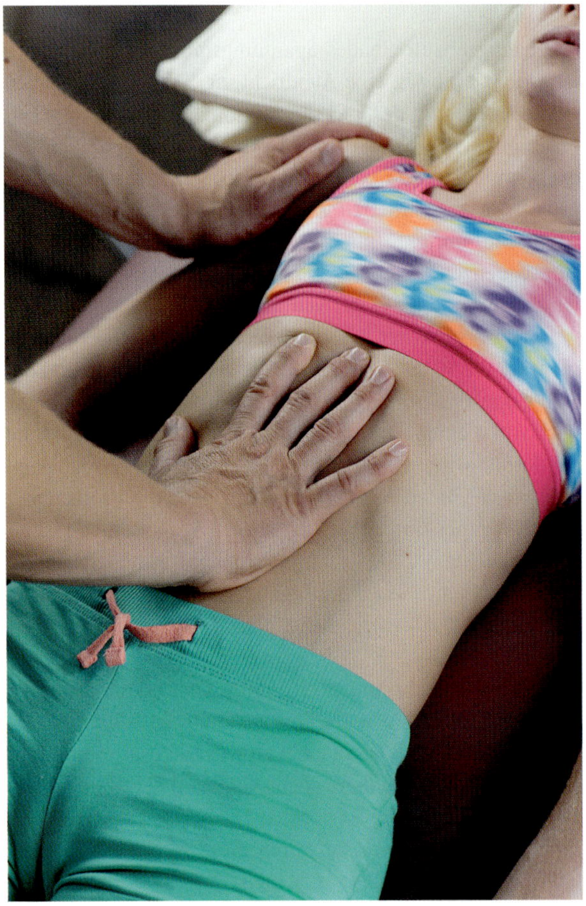

**Abb.6.51** Dreidimensionaler Druck zur Atembegleitung der Rippen. Die Hand wird möglichst flächig geführt und begleitet so die dreidimensionale Atembewegung. [J802]

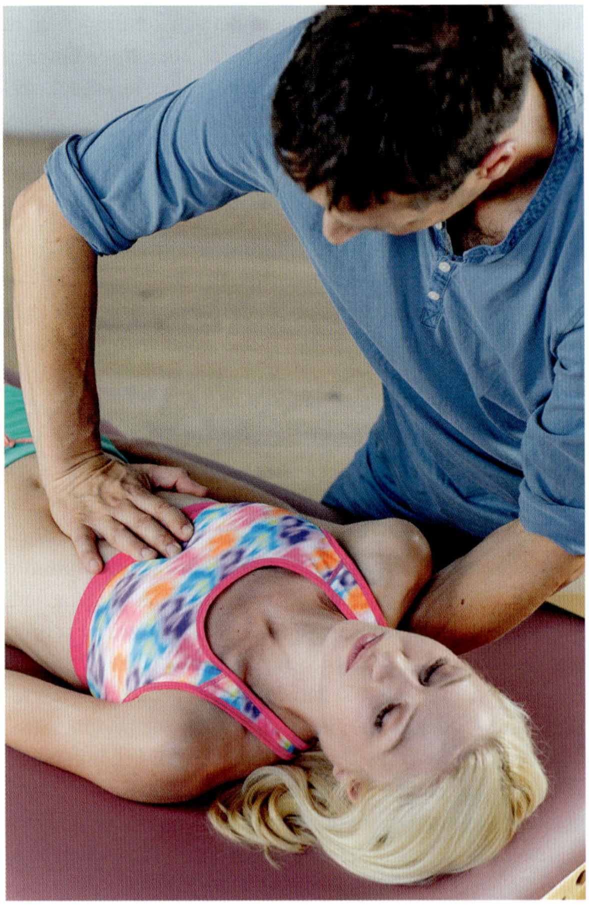

**Abb. 6.52** Beidhändiges, scherkräftiges Arbeiten am Mediastinum. [J802]

tung zu begleiten, während er die Fixierung und die Bewegungsreaktion im Mediastinum zu erspüren versucht.

Als weitere Möglichkeit, die Scherkräfte zur Lösung des Mediastinums einzusetzen, kann zusätzlich die zweite Hand unter die BWS des Patienten platziert und so von außen die beiden entgegengesetzten Richtungen appliziert werden. In diesem Fall sind beide Hände sowohl scherkräftig aktiv als auch wahrnehmend und formend einzusetzen (➤ Abb. 6.52).

**Schritt 3:** Spätestens jetzt, wenn die Atemexkursion ausgeglichener und beweglicher funktioniert, muss die Zwerchfellbewegung angeglichen und verbessert werden. Dazu begibt sich der Therapeut wieder seitlich an den auf dem Rücken liegenden Patienten. Er nimmt von dorsal und ventral flächigen Kontakt mit den Rippenbögen auf, begleitet und verstärkt wieder die Atembewegung und versucht, über die direkte Begleitung in ein verbessertes Muster oder über die indirekte Verstärkung der Einseitigkeit und den folgenden Release, die Bewegung des Zwerchfells in ein symmetrisches Muster zu bringen. Selbstverständlich sind beide Seiten auf diese Art und Weise zu behandeln.

**Schritt 4:** Abschließend wird das obere Ende des Brustraums, die obere Thoraxapertur (OTA), behandelt. Sie stellt zugleich den Übergang zum Hals/Nacken dar, der seinerseits danach unbedingt an die erfolgten Veränderungen angeglichen werden muss. Während der letzten Technik am Zwerchfell kann bereits Kontakt zur OTA hergestellt werden, indem eine Hand am Zwerchfell, die andere an den Lungenspitzen Kontakt mit der Atembewegung aufnimmt und diese im Zuge der Behandlung begleitet und verstärket.

Zur spezifischen Behandlung der OTA liegt der Patient auf dem Rücken. Der Therapeut steht am Kopfende und umfasst den Nacken mit der einen Hand, um die andere entlang der Skalenii und der Halsfaszie in Richtung erste Rippe sinken zu lassen. Spätestens auf Schlüsselbeinhöhe ist die Atembewegung deutlich spürbar und kann sanft begleitet und an den bewegungsgehemmten Partien gelöst werden. Hilfreich ist dabei ein unterstützendes Bewegen des Nackens/Schädels des Patienten, weil unterschiedliche Rotationen und Winkel auch jeweils unterschiedlichen Zugang zur OTA ermöglichen. Oft ist ein Unterschied zwischen den beiden Körperhälften spürbar, der in jedem Fall bestmöglich ausgeglichen werden sollte.

Die in dieser Region verlaufenden **Nerven und Gefäße** erfordern ein vorsichtiges Arbeiten, zumal sich die Anatomie nicht zwangsläufig an die Ordnung im Lehrbuch hält. Bei älteren Menschen oder Risikopatienten kann man sich als Behandler auch an die Knochengrenzen des Schlüsselbeins und der dorsalen Rippen halten, um eine Kompression empfindlicher Strukturen zu vermeiden. Dabei umfasst man quasi das Schlüsselbein bzw. sinkt dorsal in Richtung erster Rippe und begleitet dessen Atembewegung. Am Rücken ist es oftmals lohnend, den dorsalen Druck bis zum siebten Halswirbel zu verfolgen und wiederum mit der begleitenden Bewegung von Kopf und Nacken ein Lösen der verfestigten Strukturen abzuwarten.

Nachdem Lungen- und Thoraxfunktion nun verbessert wurden, ist unbedingt die HWS und der Hals-Kopf-Übergang mittels einer ausgleichenden Nackenarbeit darauf abzustimmen.

## 6.7.2 Brust-/Lungenfellverklebungen

### Ätiologie

Die Pleurablätter sollten aufgrund der im serösen Spalt zwischen ihnen befindlichen Flüssigkeit uneingeschränkt übereinander gleiten. Normalerweise sind sie auf diese Art frei verschieblich und haften durch den Unterdrucks eng aneinander. Durch Lungeninfektionen mit Brustfellentzündung, Narben oder Kontusionen wird die Gleitfähigkeit einerseits mechanisch und andererseits durch Entzündungen und überschießende Reparationsmechanismen eingeschränkt, und die Pleurablätter verlieren ihre Verschieblichkeit. Je länger dieser Zustand andauert, desto wahrscheinlicher stellt sich ein Aneinanderhaften der beiden Pleurablätter und damit eine bleibende Einschränkung der Atembewegung ein. Im Extremfall bildet sich die sog. Pleuraschwarte, die einige Zentimeter dick sein kann und sich zunehmend verfestigt. Vor allem aufgrund der zentralen Lage und der dreidimensionalen Verbindungen, die sich in und um die Pleura befinden, wirken lokale Verklebungen oder Verhärtungen weit über ihre Lokalisation hinaus und bringen das Spannungsgleichgewicht in eine grundlegende Dysbalance.

### Klinik

Die Verklebungen der Pleura äußern sich durch eine funktionelle Atemeinschränkung und langfristig durch die Verformung der Rippen und des Brustkorbs. Im Rahmen z. B. einer Skoliose kann sich diese Reihenfolge auch umdrehen. Selten wird die Verklebung an sich als schmerzhaft empfunden. Findet sich jedoch in der Krankheitsgeschichte eine Rippenfell- oder Lungenentzündung, kann diese durchaus schmerzhaft und schwerwiegend gewesen sein. Was Beschwerden bereitet, ist entweder die erwähnte Verformung des Brustkorbs oder die veränderte Spannung in der Bewegung der Viszera, die der Atembewegung normalerweise auf charakteristische Art und Weise folgen. Beide Begleiterscheinungen führen zu sekundären Schmerzen, weil sie die Beweglichkeit einseitig einschränken.

Im Fall der Rippenverformung ist die Pleuraverklebung offensichtlich und geht mit einer verminderten Atemexkursion einher. Eine Auskultation oder ein flächiger Tastbefund zeigt die eingeschränkte Lungenfunktion bei einer Atemuntersuchung jedoch auch schon lange vorher. In den meisten Fällen stehen Schmerzen an der Wirbelsäule oder chronische Blockierungen im Vordergrund, weil die einseitige Atmung die Spannungsverhältnisse aus dem Lot bringt.

## Therapie

So dramatisch die Auswirkungen einer Pleuraverklebung sein können, so banal ist die Behandlung: Im Grunde muss lediglich die Bewegung der Pleura unterstützt und wieder in Gang gebracht werden. Dazu stehen uns wiederum die direkte und die indirekte Technik zur Verfügung.

Bei der **direkten Technik** wird der Patient so gelagert, dass der zu mobilisierende Abschnitt des Brustkorbs frei beweglich und zugänglich liegt. Der Patient liegt also entweder auf dem Rücken oder auf der Seite. Der Behandler nimmt dann flächigen Kontakt mit dem zuvor identifizierten, verklebten Bereich auf und versucht, die Atembewegung der Rippen und der darunter liegenden Pleuraschichten über eine verstärkte Mitbewegung der Hand aufzunehmen und sukzessive zu verstärken. Je nach Hemmung der Atemexkursion muss dabei die Druckrichtung der Hand angepasst werden, mehr in die Ein- oder Ausatmungsrichtung, bzw. auch nach ventral oder dorsal. Meist ist dieses Verfahren über mehrere Atemzüge angewandt ausreichend, andernfalls muss mit spezifischerem Druck und weniger flächigem Kontakt noch detaillierter auf die Verklebungen eingewirkt werden, bevor die Bewegung wieder ungehindert verläuft.

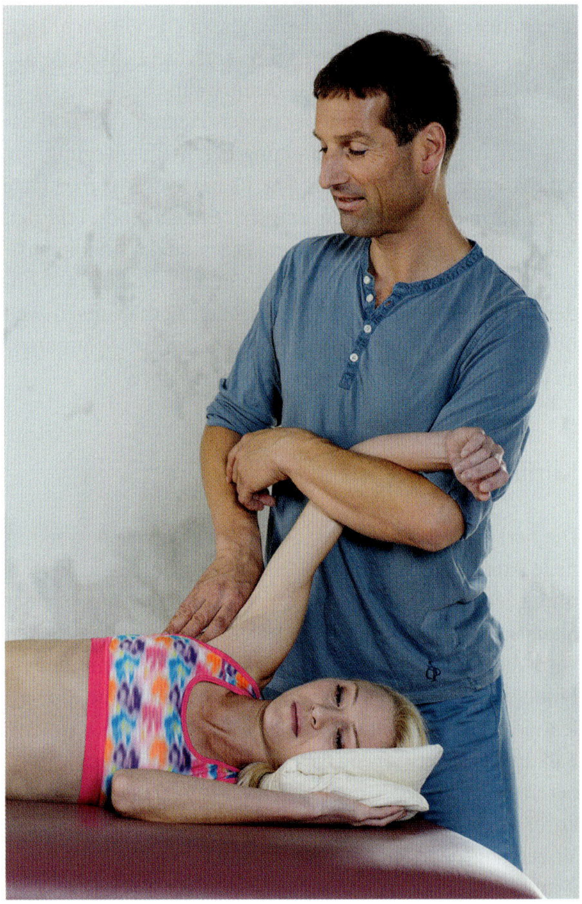

**Abb. 6.53** Seitlage/Rotation nach vorne, mit Armbeteiligung vorne. [J802]

Bei der **indirekten Technik** wird genau der entgegengesetzte Weg beschritten, indem die flächig aufgelegte Hand die Rippen- und Atembewegung in der Art verstärkt, dass die gehemmte Richtung betont und auf ein sich spontan einstellendes Lösen gewartet wird. Auch in diesem Fall kann, falls notwendig, zusätzlich ein sehr spezifischer Impuls gegeben werden.

Liegt der Patient auf der Seite, so kann das Auffächern der Rippen durch eine Rotation nach ventral zur detaillierteren Behandlung eingesetzt werden. Der Patient lässt dazu aus der Seitlage die freie Schulter nach vorne sinken und fächert so die Rippen auf, deren Bewegung dann deutlicher erkennbar wird. Während die eine Hand den Brustkorb unterstützend fixiert, kann die andere eine detaillierte Atembewegung zwischen den Nachbarrippen induzieren (➤ Abb. 6.53).

Für das seitliche Auffächern kann die Verbindung der Rippen zu den Armen genutzt werden. Der Patient überlässt in Seitlage den oberen Arm dem Behandler und dieser bearbeitet vom Kopfende der Bank über die Schulter-Rippen-Verbindung jene Strukturen, die eine freie Atembewegung verhindern. Die Traktion des Arms kann dabei variiert und bis in eine Schubbewegung geändert werden, um die verschieden tiefen Faszienschichten zu erreichen.

Zuletzt wird ein Seitenvergleich der Rippenbewegung am auf dem Rücken liegenden Patienten durchgeführt. Dazu platziert der Therapeut seine Hände paravertebral mit aufgestellten Fingern zwischen je ein Rippenpaar, ertastet die Bewegung im direkten Vergleich und korrigiert sie, falls nötig. Diese ggf. notwendige Korrektur erfolgt am einfachsten über einen einseitigen dorsalen Druck der Handflächen gegen den Brustkorb des Patienten. Der Therapeut hält also einerseits den Kontakt mit den Fingerspitzen, gibt gleichzeitig Druck über seine Handflächen auf den Brustkorb des Patienten und verlagert somit dessen Gewicht auf die Gegenseite. Mit dieser passiven Bewegung kann erneut ein indirektes Lösen der Verhärtungen oder Verklebungen induziert werden. Ist der asymmetrische Impuls der einen Hand nicht ausreichend, können natürlich auch beide Hände gegeneinander scherend eingesetzt werden. Auf diese Art und Weise arbeitet sich der Therapeut Stück für Stück nach kranial, um dort letztendlich wieder den Nacken zu bearbeiten bzw. anzugleichen.

## 6.8 Brustwirbelsäule (BWS)

### Anatomie

Die Brustwirbelsäule mit ihren zwölf Wirbeln gibt dem oberen Rücken seine typische kyphotische Form und bildet gemeinsam mit den gelenkig verbundenen Rippen den Brustkorb. Die Facettengelenke stehen senkrecht und sind nach hinten gerichtet, die Dornfortsätze überlagern sich wie Dachziegel. Alles zusammen trägt zur stabilen Kompaktheit, aber auch zur Unbeweglichkeit des Brustkorbs bei, weshalb dieser Wirbelsäulenabschnitt anteilsmäßig am wenigsten ernsthafte Beschwerden verursacht. Allerdings kann genau diese Unbeweglichkeit auch Symptome hervorrufen, vor allem, wenn sich die kyphotische Richtung der BWS verstärkt.

Die BWS samt Brustkorb passt sich meist an die lange währenden und gewohnheitsmäßigen Kräfte des Alltags oder der beruflichen Tätigkeit an, wodurch sich ihre **Beweglichkeit und Form** verändern können. Viele, vor allem früh im Beruf stehende Menschen erfahren eine derartige Prägung durch ihre körperliche Tätigkeit, die nur in seltenen Fällen durch sportliche Bewegung oder Gymnastik ausgeglichen werden kann. Die daraus resultierenden Einschränkungen der Beweglichkeit oder/und die Kyphosierung der BWS müssen nicht direkt schmerzhaft sein, führen langfristig aber zu Einseitigkeiten und Überlastungserscheinungen. Deutlich sichtbar wird das vor allem im fortgeschrittenen Alter und in Kombination mit einer Osteoporose, weil die degenerative Verformung der Wirbelkörper dann viel schneller vonstatten geht, bzw. diese unter geringer Last auch brechen. Zwei Syndrome, die in diesem Rahmen genannt werden müssen, sind Morbus Scheuermann und Morbus Bechterew. Beide verstärken, zwar aus unterschiedlichen Gründen, die Kyphose bzw. verfestigen sie strukturell, indem die Wirbel teilweise miteinander verwachsen.

Je nach Wirbelsäulenbelastung bilden sich auch **faszial verstärkte Züge** am oberen Rücken und unterstützen so die Aufrichtung des Rumpfs sowie das Heben oder Tragen von Lasten mit den Armen. Bei schwer arbeitenden oder hebend tätigen Menschen nimmt der thorakale Bereich der Rückenfaszie eine Qualität an, deren Festigkeit und Dicke mit der Lumbalregion vergleichbar ist.

Gleichfalls passt sich die **Elastizität** der rotatorischen Komponente an. Dies wird bei der Untersuchung von Sportlern verschiedener Disziplinen sichtbar, je nachdem, wie viel Beweglichkeit – oder auch Unbeweglichkeit – jeweils erforderlich ist.

Als proximales Ende der Arm-Rumpf-Verbindung stehen die interskapularen Faszien unter dauernder Spannung und haben in vielen Fällen erhebliche Auswirkungen auf die dortige Wirbelsäule. In den meisten Fällen eines **interskapularen Hypertonus** ist die Wirbelsäule in diesem Abschnitt dann zu steil gestellt, hat also zu wenig kyphotische Krümmung, und bietet damit auch eine schlechte Basis für die darüber liegenden Segmente. Die Therapie eines HWS-Syndroms, von Spannungskopfschmerzen und Kieferbeschwerden sollte deswegen unbedingt die Behandlung der Brustwirbelsäule mit einschließen.

Als letzte Möglichkeit der fixierten BWS-Abweichungen muss die **Skoliose** erwähnt werden, die als seitliche Schwingung entweder die Fortführung einer lumbalen Abweichung darstellt oder als dominante BWS-Skoliose mitunter eine mangelnde Sagittalschwingung ausgleicht.

### 6.8.1 Schleudertrauma

Auch beim Thema Brustwirbelsäule muss die Diagnose Schleudertrauma noch einmal erwähnt werden. Obwohl im Unfallgeschehen offensichtlich eine plötzliche und gewaltige Überdehnung der HWS-Strukturen erfolgt ist, sind die faszialen Auswirkungen, zumindest nach einem lange vergangenen Autounfall, am deutlichsten in der Thoakalregion auszumachen. Das Gewebe steht dann immer noch quasi unter dem Schock dieser plötzlich aufgetretenen Kraft. Die Behandlungssequenz des Schleudertraumas ist in ➤ Kap. 6.4 ausgeführt, an dieser Stelle sei aber ausdrücklich davor gewarnt, die bewegungseingeschränkte Thorakalregion erneut „gewaltsam" mobilisieren zu wollen. Das wird nicht funktionieren und die Symptomatik meist verschlimmern.



### 6.8.2 BWS-Bewegungseinschränkung/ -Kyphosierung

#### Ätiologie

Eine dauerhafte Be- oder Überlastung führt zwangsläufig zu einer Verfestigung von Strukturen, und das meistens nicht in der jeweiligen Optimalposition des Körpers. Gerade weil die meisten Tätigkeiten einseitiger Natur sind, passt sich der Mensch auch einseitig an, er spezialisiert sich sozusagen auf seinen eingeschränkten Bewegungsraum. Weil dieser meistens frontal vor ihm liegt, entwickelt sich die typische Kyphosierung oder Hyperkyphose der Brustwirbelsäule. Solange die beteiligten Wirbel noch nicht miteinander verwachsen sind, es sich also eigentlich noch um ein funktionelles Problem handelt, kann diese Krümmung wenigstens teilweise aktiv begradigt werden. Mit zunehmender Dauer und Festigkeit wird das aber immer schwerer, bis zu dem Punkt, wo die eigenen Muskelkräfte nicht einmal mehr dazu ausreichen, sich wenigstens kurzfristig aufzurichten. Eine langfristige Umstellung dieser Gewohnheitshaltung ist ohne eine Korrektur der faszialen Spannung fast unmöglich, weil ansonsten der fasziale Ruhetonus stets gegen die muskuläre Aufrichtung arbeitet.

**EXKURS**

Die typische Situation der wiederholt mahnenden Eltern, sich gerade zu halten und aufrecht zu sitzen, ist zum Scheitern verurteilt, weil der Angesprochene sich nicht nur gegen die Schwerkraft, sondern auch gegen seine eigene Faszialspannung anstrengen muss. Die Faszien sitzen aber am „längeren Hebel", weil ihre Kräfte keine Aufmerksamkeit oder Innervation brauchen, und damit nach einem kurzen Moment der Aktivität wieder die Oberhand gewinnen.

Aus sportlicher Sicht wäre es günstiger, wiederholt kurze aktive Dehnungen durchzuführen, weil den Faszien damit ein Signal zum Lösen gegeben wird und der Arbeitsbereich der Muskelspannung sich langfristig in Richtung Aufrichtung verlagert (➤ Kap. 7.1.2).

In der pubertären Wachstumsphase gesellt sich zu einer Haltungsschwäche schlimmstenfalls auch noch ein Morbus Scheuermann, der röntgenologisch nachweisbar mehrere Brustwirbel miteinander verwachsen lässt (➤ Abb. 6.54).

## Klinik

Die Kyphosierung der BWS ist auf den ersten Blick erkennbar, der Grad der Verknöcherung jedoch nicht durch die einfache Inspektion zu ermitteln, das Ausmaß des Leidensdrucks des Patienten ebenfalls nicht. Im Gegenteil gibt es genügend Fälle, bei denen man sich aus therapeutischer Sicht wundert, wie wenig Schmerzen der Betroffene hat. Eine Auswirkung auf die inneren Organe steht meistens auch nicht im Vordergrund, lediglich die Atmung ist bei einer starken Kyphose eingeschränkt. Die Schulter-Arm-Bewegung ist ebenfalls vermindert, weil die Schulterblätter nicht ordentlich auf den Rippen gleiten können und eine Mitbewegung des Thorax entfällt.

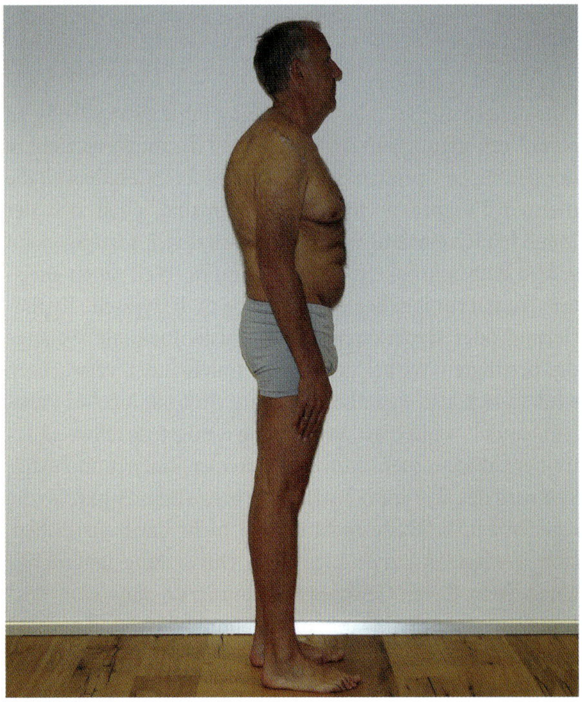

**Abb. 6.54** Kyphosierung der BWS, Morbus Scheuermann. [P146]

Oftmals findet man bei kyphotisch fixierten Patienten eine ähnlich starre Fixierung der Fußgewölbe und ein relativ gehaltenes Becken, was als Ausgleich zur BWS-Kurve auch notwendig und eine verbreitete Alternative zu einem verstärkten Hohlkreuz der LWS ist.

## Befund

In der Befundung der thorakalen Bewegungseinschränkung spielt wieder die sichtbare Krümmung der BWS die Hauptrolle, vor allem, wenn kein Röntgengerät zur Verfügung steht. Mit letzterem könnte ein exakterer Grad der Krümmung gemessen und angegeben werden, der jedoch auch nur eine Momentaufnahme des Zustands darstellt.

Interessant ist vor allem der Ort der maximalen Fixierung und wie die benachbarten Wirbel darauf reagieren. Manchmal sind es nur einzelne Wirbel, manchmal auch ganze Abschnitte der Wirbelsäule, in denen sich fixierte und überbewegliche Einheiten abwechseln. Zur gezielten Behandlung der fixierten Anteile müssen diese in allen drei Bewegungsrichtungen der Wirbelsäule identifiziert werden, also in der sagittalen, frontalen und rotatorischen Ebene bzw. Achse. Dabei spielen sowohl die Bewegungsamplitude als auch deren Symmetrie eine Rolle.

Vom Gedanken der Unterstützung und der Spannungslinien aus betrachtet müssen die Füße und deren Verbindung zur BWS ebenfalls getestet werden. Die erste Möglichkeit ist, den Patienten eine leichte Kniebeuge durchführen zu lassen und ihn dann aufzufordern, dieselbe Bewegung mit einer vermehrten Vorfuß-Großzehballen-Belastung zu machen. Bei diesem zweiten Versuch sollte, bei einer gesunden Verbindung der Füße zum Rumpf, eine deutlichere Aufrichtung der BWS beim Strecken der Beine erfolgen.

Ein zweiter bzw. alternativer Test wird im Liegen durchgeführt: Der Therapeut fasst die Mittelfußknochen der Großzehen und spürt durch eine leichten Traktion die Zugverbindung zum Thorax.

**Aus der Praxis**

**Test für die Aufrichtung der WS**

Gerne lasse ich meine Patienten oder Kursteilnehmer einen Gymnastikstab oder Ähnliches auf der Hand balancieren. Nach kurzer Zeit gelingt es den meisten, den Stab eine Zeitlang im Gleichgewicht zu halten. Dann fordere ich die Teilnehmer auf, sich auf einen bereitgestellten Hocker zu setzen, während sie den Stab in Balance halten. Zum großen Erstaunen der Zuschauer, und im Nachhinein auch des Ausführenden, setzt sich der Balancierende sehr ästhetisch und mit einem langen, geraden Rücken hin.

Man hat fast keine Chance und braucht ein „sehr gutes" Körpergefühl, um bei dieser Übung den Rücken wie gewohnt krumm zu machen. Es zeigt sich, dass das Objektgleichgewicht auf das Subjekt zurückwirkt und dieses ebenfalls in Balance bringt.

Falls diese Tests negativ ausfallen, also keine spürbare Verbindung zur BWS hergestellt werden kann, müssen die Füße und deren innere Verbindungslinien unbedingt mit in die Therapie einbezogen werden. Diese setzt sich aus einer Behandlung der Fußgewölbe (➤ Kap. 6.15) und einer Beinachsenkorrektur (➤ Kap. 6.13) zusammen, wobei der Verlauf der Verbindung individuell unterschiedlich ist und die Behandlung auf den jeweiligen Patienten angepasst werden muss.

## Therapie

Gemäß der drei Bewegungsmöglichkeiten der Wirbelsäule muss die Mobilisierung und Aufrichtung der BWS möglichst alle Richtungen einbeziehen. Die erste Richtung ist immer die **Flexions-/Extensionsbewegung.** Je nach Verhärtungsgrad der thorakalen Faszie lohnt es sich mitunter, mit einer Rückenarbeit im Sitzen zu beginnen. Der Patient sitzt dabei auf einem stabilen Hocker, der einen Kniewinkel von etwas mehr als 90° zulässt, und stellt die Füße stabil und rutschsicher vor sich auf den Boden. Das Becken sollte leicht nach vorne gekippt sein, sodass die Aufrichtung der BWS bereits von der Sitzposition her erleichtert wird. Der Therapeut stellt sich hinter den Patienten und setzt einen Ellenbogen bzw. Unterarm auf die gegenüberliegende Seite der paravertebralen Rückenstrecker, sodass sein Ellenbogen also nach medial und die Hand nach lateral gerichtet ist. Während er mittels Einsatz des Körpergewichts Druck auf den Rücken des Patienten gibt, wird dieser aufgefordert, mit den Füßen – und zwar mit der ganzen Fußsohle – gegen diesen Druck am Rücken gegenzuhalten. Diese Aktivität stabilisiert die aufrechte Sitzposition und bahnt die Verbindung zu den Füßen bereits an. Bei einem (über-)stabilen Rücken ist ein Arbeiten von kranial nach kaudal empfehlenswert. Allerdings erhöht diese Richtung gleichzeitig den Druck auf Bandscheiben und Nervenwurzeln, was zu unangenehmen Empfindungen oder Schmerzen führen kann. Um das zu vermeiden, können die Rückenstrecker auch von kaudal nach kranial bearbeitet werden. Sie erfahren dadurch eine Entlastung, der Patient hat eher das Gefühl, sich anlehnen zu können, und kann unter Umständen besser locker lassen. Dazu ist es für den Behandler ratsam, sich unter das Sitzniveau des Patienten zu begeben, am besten also einen einbeinigen Kniestand einzunehmen und sein Körpergewicht trotzdem bestmöglich einzusetzen (➤ Abb. 6.55).

Diese Rückentechnik wird so langsam angewandt, dass das Gewebe spürbar Zeit hat, zu reagieren, sich löst und weicher wird. Gegebenenfalls muss sie auch mit leichten Variationen, jedoch unter bestehender, aktiver Stabilisierung durch die Füße wiederholt werden. Auch hier kann der Patient die Wirkung durch eine Atemlenkung und durch lokalen Gegendruck zusätzlich steigern.

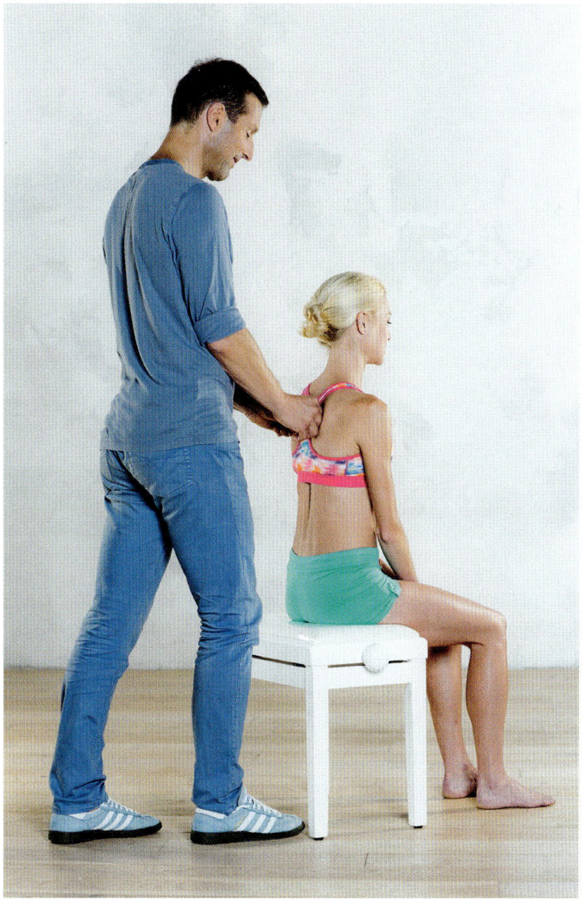

**Abb. 6.55** Aufrichtende Rückenarbeit im Sitzen. Der Patient muss dabei stabil sitzen und möglichst aktiv gegen die Therapeutenhände schieben. [J802]

Sobald die Aufmerksamkeit des Patienten nicht mehr ausreicht, um sich aktiv zu stabilisieren, müssen wir die sitzende Position aufgeben und im Liegen weiterbehandeln. Auch für jene Fälle, wenn die Stabilisierung aufgrund von Schmerzen oder Schwäche nicht denkbar ist, ist von vorneherein die Rückenlage die bessere Alternative.

In **Rückenlage** muss der Patient bequem gelagert werden, bei einer ausgeprägten Kyphosierung also der Kopf entsprechend erhöht, ggf. auch die Knie unterlagert oder die Beine aufgestellt werden. Ähnlich wie bei der Arbeit am Sternum (➤ Kap. 6.4) steht der Therapeut neben der Bank und platziert seine kraniale Hand von der Schulter her paravertebral neben der Brustwirbelsäule des Patienten und die andere Hand auf dessen Brustbein. Beide Hände sollten so Druck auf den Brustkorb geben können, dass sie in der Lage sind, den Druck der anderen Hand wahrzunehmen und darüber miteinander kommunizieren zu können. Nun arbeiten beide Hän-

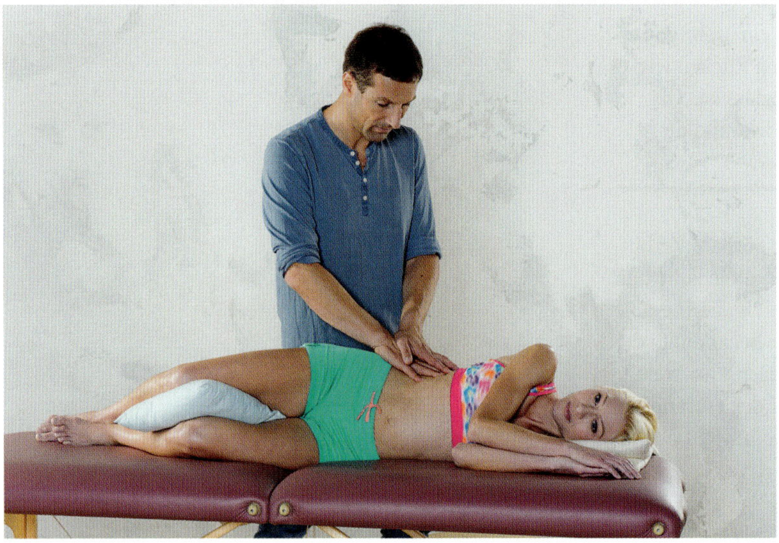

**Abb. 6.56** Laterales Lösen der Brustwirbelsäule. In Seitlage wird entlang der seitlichen Lotlinie behandelt, oder wie im Text beschrieben mit einem gleichzeitigen Kontakt an den Rippengelenken. [J802]

de formend und in gegensätzliche Richtungen, um Scherkräfte zu erzeugen und im Verschieben der Flächen eine lösende Reaktion zu erreichen. Die Atembewegung des Patienten ist dabei ebenso hilfreich wie die Vorstellung, Raum zu schaffen, bzw. diesen Raum ausweiten zu können. Die Hauptdruckrichtung ist wieder abhängig von der Grundeinstellung des Brustkorbs, also der Fixierung in Ein- oder Ausatemstellung.

Um ein Lösen der seitlichen Strukturen zu erreichen, also auch die **lateralflektorische Bewegung** zu verbessern, ist es am einfachsten, den Patienten in die **Seitlage** zu bringen. Der Therapeut steht neben der Bank hinter dem Patienten und bearbeitet Rückenstrecker und Rippen gleichzeitig mit beiden Händen (➤ Abb. 6.56). Der formende Gedanke sollte auch hier unbedingt mit einfließen, die Atmung einbezogen werden und die Geschwindigkeit so weit reduziert werden, dass die Gewebereaktion spürbar wird. Der laterale Kontakt an den Rippen erfolgt mit der Handfläche oder den flächig aufgespannten Fingern, am Rücken kann der Druck entschiedener und mit den Fingerknöcheln gegeben werden. Beide Kräfte stehen zumindest über die Rippen wieder in Verbindung und müssen so aufeinander abgestimmt werden, dass der dreidimensionale Charakter des Brustkorbs berücksichtigt bleibt. Weil die Rippen schräg verlaufen, kann die dorsal eingesetzte Hand weiter kranial versetzt arbeiten als die lateral arbeitende, was vor allem im Bereich des oberen Brustkorbs interessant wird, wenn die Schulter ansonsten zu sehr im Weg zu sein scheint.

Für die Arbeit an der **Rotation** der Wirbelsäule ist es sicherer, den Patienten auf dem Hocker zu platzieren, wenngleich ein Arbeiten in der rotierten Seitenlage auch möglich wäre. Aufgrund der Komplexität im Detail der rotatorischen Bewegung ist die sitzende Position der liegenden jedoch vorzuziehen.

Der Patient sitzt wieder aufrecht auf seinem Hocker und sollte unbedingt auf die Lordosierung der LWS achten, weil sonst nicht sauber an der BWS-Rotation gearbeitet werden kann. Seine Hände legt er an den jeweils anderen Ellenbogen oder auf die jeweils andere Schulter, sodass er über die Arme einen Schulterblock bildet, der vom Therapeuten getragen

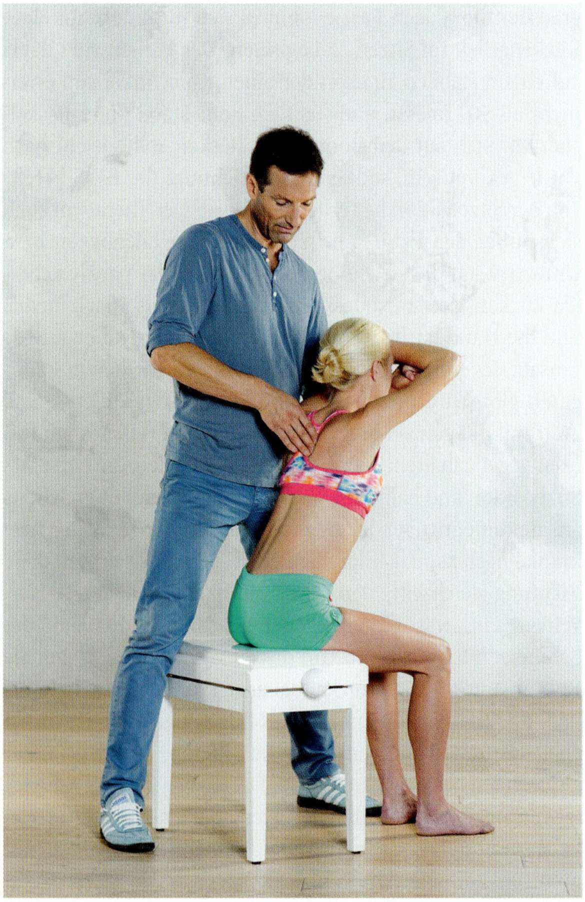

**Abb. 6.57** Rückenarbeit mit aufgeladenen Armen und geführter Rotation. Der Patient bleibt möglichst passiv, während er vom Therapeuten geführt und gleichzeitig behandelt wird. [J802]

6

und gesteuert wird. Der Therapeut lädt sich also die überkreuzten Arme auf seinen ventralen Arm auf und übernimmt das komplette Gewicht, sodass der Patient seine Arme nicht mehr halten muss. Über diesen Arm-Schulter-Block wird nun die Rotation in die Wirbelsäule des Patienten gebracht, während die dorsale Hand des Therapeuten von kranial nach kaudal so detailliert und langsam wie möglich an den Rotatoren der Wirbelsäule entlang gleitet und in die Tiefe des Gewebes sinkt. Der Patient wird dabei weiter passiv in der Rotation etwas hin und her bewegt, sodass die Rückenstrecker und -rotatoren besser nachgeben können. Wiederum ist es hilfreich, den Atem mit einzubeziehen. Natürlich müssen beide Seiten und Rotationsrichtungen auf diese Art behandelt werden (➤ Abb. 6.57).

Weil die Arbeit nicht einseitig beendet werden sollte, ist eine kurze Wiederholung der anfänglichen Rückenarbeit an den Streckern angebracht, ggf. mit Variationen durch Mikro-Mitbewegungen des Patienten oder auch eine Variation im Stehen mit an der Wand abgestützten Händen.

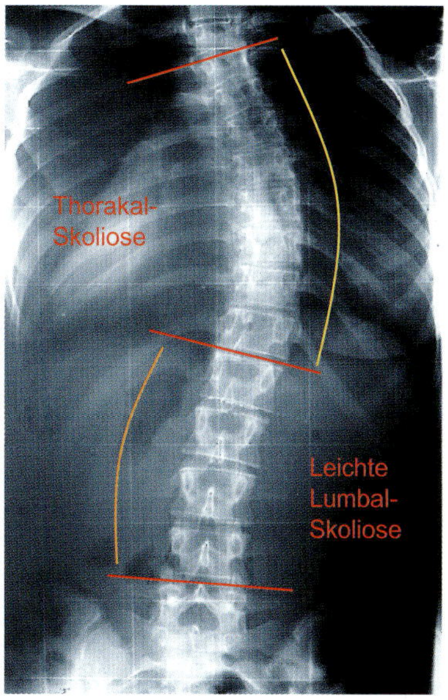


**Abb. 6.58** Das Röntgenbild einer Skoliose zeigt das wahre Ausmaß der Wirbelkörperrotationen und gibt damit ein deutlicheres Bild der Verhältnisse. [M158, L190]

## 6.8.3 Skoliose

### Ätiologie

Die seitliche Schwingung und die damit verbundenen Rotation der Wirbelsäule ist zu 90 % unbekannter Herkunft und tritt vor allem bei Frauen und verstärkt während der Wachstumsschübe auf. Eine ursächliche Behandlung ist also schwierig, jedoch kann bei rechtzeitigen Korrekturmaßnahmen der Verlauf gebremst und das Ausmaß vermindert werden. Im Vorfeld der sichtbaren seitlichen Schwingung ist bereits das Spannungsungleichgewicht der Rückenfaszien erkennbar, oftmals auch in Kombination mit einer zunehmenden Abflachung der sagittalen Schwingung. Die Schwingungsform variiert von einem C-Bogen über die S-Bögen bis hin zur Doppel-S-Schwingung, der hauptbetroffene Abschnitt der Wirbelsäule variiert ebenso.

Neben den idiopathischen findet sich noch ein geringer Anteil funktioneller Skoliosen, entweder aufgrund anatomischer Einseitigkeiten wie Beinlängendifferenzen oder durch andauernde einseitige Belastungen.

### Klinik

Deutlicher als die seitliche Schwingung ist, zumindest auf Röntgenbildern, die Rotation der betroffenen Wirbel zu erkennen (➤ Abb. 6.58). Auch die einseitige Bewegungseinschränkung ist oft besser zu sehen als die statische Schwingung. Trotzdem wird die skoliotische Krümmung in Grad der Abweichung angegeben und klassifiziert. Abhängig von der Schwere der Erkrankung muss man mit Überlastungsschmerzen und orthopädischen Abnutzungserscheinungen rechnen, es kommt fast immer zu Verspannungen und Verhärtungen der wirbelsäulenstützenden Strukturen. Die Muskelverspannungen, die teilweise sehr hart werden können, führen zu zusätzlichen Schmerzen im Bereich der Wirbelsäule. Schmerzen, die durch Myogelosen ausgelöst werden, können meist durch manuellen Druck auf die Muskelbäuche provoziert werden. Schmerzen, die durch eine Annäherung der Wirbelkörper entstehen, sind eher durch Bewegung provozierbar.

Die räumliche Einschränkung durch die Krümmung der Skoliose führt ab einem gewissen Schweregrad auch zu einer Beeinträchtigung von Organfunktionen, zunächst wieder die der Lunge und damit verbunden der Atmung, weil sie sich nicht genügend entfalten kann. Als nächstes wird oftmals der Herzraum komprimiert, was dessen Funktion beeinträchtigt. Wenn die zugehörigen Nervenbahnen mit betroffen sind, können Fehlfunktionen wie eine zeitweilige Tachykardie entstehen. Im Bereich der Atem- und Atemhilfsmuskulatur können Nerven komprimiert und gereizt werden, was dann zu einer gemeinen Interkostalneuralgie führen kann.

### Befund

Um eine Skoliose festzustellen, eignet sich der sogenannte Vorbeugetest. Der sitzende oder stehende Patient beugt sich mit dem Oberkörper nach vorne und legt z. B. die Hände auf die Knie. Von hinten betrachtet erscheint eine Vorwölbung im Bereich der Rippen, der so genannte Rippenbuckel. Der Rippenbuckel entsteht durch die Torsion der Wirbelkörper auf der konvexen Seite der Wirbelsäulenkrümmung. Da die Rippen am Wirbelkörper ansetzten und dieser verdreht ist,

6

werden die Rippen beim Vorbeugen auf einer Seite nach oben gedrückt. Liegt die Skoliose im Bereich der Lendenwirbelsäule, entsteht der so genannte Lendenwulst und die Taillendreiecke erscheinen ungleichmäßig hoch. Auch ein Schulter- bzw. Schulterblatthochstand kann auf eine Skoliose hindeuten.

Im Röntgenbild lässt sich das Ausmaß der Wirbelsäulenverkrümmung gut bestimmen. Hierzu dient der so genannte Cobb-Winkel. Durch die Basis der beiden Neutralwirbel (oberer bzw. unterer Wirbel am Wendepunkt der Seitenverbiegung) wird jeweils eine Linie gezogen. Auf diesen wird jeweils ein Lot gefällt und der Winkel am Treffpunkt der beiden Geraden bestimmt.

Bei Winkeln unter 40° handelt es sich um eine leichte Skoliose, mittelschwere Skoliosen liegen im Bereich von 40–60°, ab einem Winkel von 60° spricht man von einer schweren Skoliose.

### Therapie

6

Weil die Skoliose ein dreidimensionales Geschehen ist, eine Kombination von Seitneigung, Rotation und ggf. einer Verschiebung der Wirbel, muss die Behandlung ebenso dreidimensional erfolgen. Weil es sich um ein Ungleichgewicht der Spannungen handelt, muss sich die Therapie mit eben diesem Spannungsnetzwerk beschäftigen, auch wenn die Skoliose rein medizinisch leichter nur anhand der beteiligten Wirbeln beurteilt werden kann. Eine manuelle Behandlung, die diese räumlichen Spannungsgefüge aber nicht berücksichtigt, wird wenig Aussicht auf Erfolg haben.

**Schritt 1:** Der Patient liegt auf dem Rücken. Einleitend ist es sinnvoll, die kranialen und sakralen Spannungsfixierungen zu lösen, damit sich die dazwischen befindliche Wirbelsäule ihrerseits besser lösen und ungehindert ausdehnen kann. Dazu empfehlen sich die bekannten Techniken der Atlas-Okziput-Behandlung (➤ Kap. 6.3) und des Pelvic-Lift (➤ Kap. 5.11.3).

**Schritt 2:** In einem zweiten Schritt ist die Untersuchung und Behandlung flächig fixierter Lungen- und Brustfellanhaftungen sinnvoll (➤ Kap. 6.7.2). Dabei liegt der Patient am besten auf der Seite und der Therapeut nutzt die Atembewegung zur Durchführung direkter und indirekter Techniken, bis sich die Schichten frei bewegen.

**Schritt 3:** Nun folgt die dreidimensionale Herangehensweise. Der Patient sitzt locker aufrecht auf einem Hocker. Der Therapeut steht hinter ihm und umgreift flächig den konkav geformten Wirbelsäulen-/Rippenabschnitt, greift unter dem Rippenbogen in Richtung Zwerchfell und hebt dieses mit der Atembewegung etwas nach kranial und medial an. Durch diesen Druck wird die Skoliose noch etwas verstärkt und in der Position gehalten. Nun greift der Therapeut mit seiner zweiten Hand um den kontralateralen Rippenbogen und komprimiert diese Seite zunehmend nach medial und kranial, hebt also den kompletten Brustkorb sukzessive nach kranial, während er deutlich unterstützenden Kontakt zum Zwerchfell der konkaven Seite hält. Die Atembewegung sollte sich aufgrund dieser Druck-Hebe-Bewegung seitengleicher und gelöster entwickeln, worauf der Therapeut den Brustkorb wieder langsam und vorsichtig in eine Mittelposition entlässt. Falls notwendig kann man die Technik leicht variiert noch einmal wiederholen. Zu häufig nacheinander sollte man sie aber in derselben Behandlungseinheit nicht anwenden.

**Schritt 4:** Um die obere BWS im Sitzen speziell zu behandeln, bildet der Patient wiederum einen Schulter-Arm-Block, der dann, vom Therapeuten gestützt, gezielt in den oberen Brustwirbeln bewegt und behandelt werden kann (➤ Kap. 6.8.2).

**Schritt 5:** Eine abschließende symmetrische und detonisierende Rückenarbeit inkl. erneuter Untersuchung der Atlas-Okziput-Region ist dann auf jeden Fall sinnvoll.

## 6.9 Lendenwirbelsäule (LWS)

Die Lendenwirbelsäule mit ihren fünf Wirbelkörpern erscheint knöchern sehr massiv. Von daher würde man nicht vermuten, dass die meisten Schmerzen aus dieser Region des Körpers kommen. In der Tat mehren sich die Hinweise, dass es gar nicht die Lendenwirbel sind, die Beschwerden machen. Auch die Bandscheiben sind für die wenigsten Schmerzen in der Lumbalregion verantwortlich. Umso mehr lohnt sich ein Blick in die fasziale Anatomie des unteren Rückens.

### Anatomie

Von dorsal betrachtet stellt sich die **Lumbalfaszie** als eine rautenförmige Aponeurose dar, die von den Processus spinosi der unteren Brustwirbel bis zu Beckenkamm und Kreuzbein reicht und seitlich in die Faszien der Bauchmuskulatur übergeht (➤ Abb. 6.59). Neuere anatomische Studien beschreiben die Lumbalfaszie als dreischichtige, flächige Struktur. Das innere Blatt ist verbunden mit den Processus spinosi der Brust- und Lendenwirbelsäule und setzt sich nach lateral anterior des M. quadratus lumborum fort. Die besonders derbe mittlere Schicht liegt posterior des M. quadratus lumborum und weist eine direkte Verbindung zum M. transversus abdominis auf, der damit direkten Einfluss auf die Vorspannung der Lumbalfaszie nehmen kann. Die äußere Schicht liegt posterior zu den Mm. erector spinae und den Mm. multifidii und bietet dadurch den günstigsten Hebel bezüglich der Lordosierung der LWS.

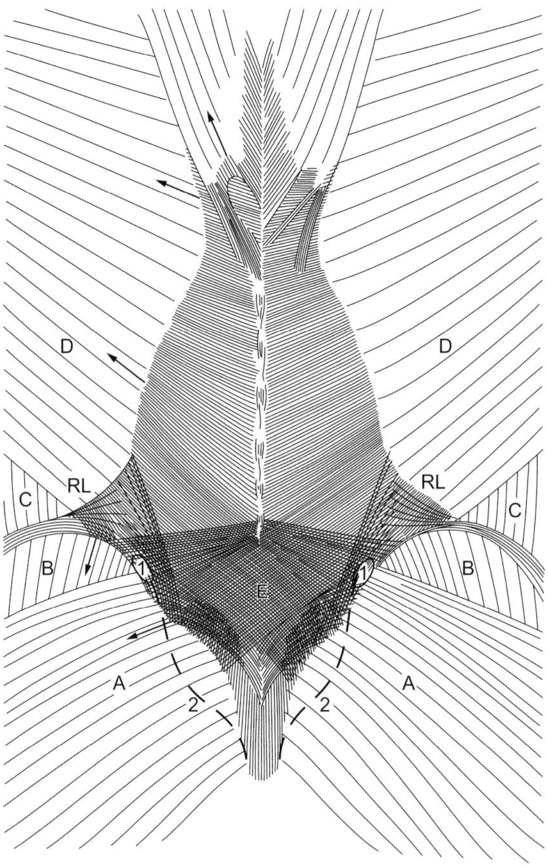


**Abb. 6.59** Lumbalfaszie als elastische Verbindung von Rumpf und Extremitäten. Die kontinuierlichen Fasern können präparatorisch nachgewiesen werden. [F550]

Weitere Muskeln, die an der Lumbalfaszie ansetzen, sind M. latissimus dorsi, M. serratus posterior inferior und, als Verbindung zu den unteren Extremitäten, auch die Glutealmuskulatur und der M. biceps femoris. Nichtmuskuläre Ansätze findet man an außer an den Processus spinosi auch an den Ligamentae supraspinales und interspinales sowie den Kapseln der Facettengelenke, was sowohl der Stabilität als auch der Kraftübertragung im lumbosakralen Bereich dient.

Eine zentrale Rolle der Lumbalfaszie begründet sich aus ihrer Lage und Funktion als elastisches Bindeglied zwischen Rumpf und unteren Extremitäten. Ihre rautenförmige Struktur ermöglicht die kontralaterale Kraftübertragung und unterstützt damit einen ökonomischen Gang resp. das schnelle Laufen. Bei Flexionsbewegungen des Rumpfs in der Sagittalebene gerät die Lumbalfaszie unter Zug und übernimmt beim gesunden Menschen mit zunehmender Vorbeuge einen Großteil der Spannung der Rückenmuskulatur, was jedoch bei Rückenschmerzpatienten nur eigeschränkt funktioniert. Je dicker und weniger verschieblich die einzelnen Lagen sind, desto eher leidet der Betroffene unter Rückenschmerzen.

## 6.9.1 Lumbalgie

### Ätiologie

Das medizinische lokale Lumbalsyndrom umfasst alle Beschwerden, die auf degenerative und funktionelle Störungen der LWS zurückzuführen sind und deren Symptomatik vor allem auf den Lumbalbereich beschränkt ist. Dazu gehören sowohl der akute Hexenschuss wie auch chronisch rezidivierende Kreuzschmerzen. Die typischen Symptome sind starke Schmerzen beim Bewegen, vor allem beim Aufrichten aus einer gebeugten Haltung, verbunden mit einer krampfartigen und willentlich nicht lösbaren Verspannung der Rückenmuskulatur.

Neben den normalerweise diskutierten Ursachen von Bandscheibenvorfall bis tiefer Muskelzerrung und Wirbelgelenkblockaden gibt es inzwischen eine Vielzahl von Hinweisen, dass vor allem die chronische Form von Rückenschmerzen mit den faszialen Rezeptoren zu tun hat. Nicht nur die erwähnte Dicke und Festigkeit der Faszie, auch deren Innervationsdichte und Myofibroblastenaktivität stehen im Zusammenhang mit Schmerzen.

### Klinik

Eine Lumbago äußert sich meist durch einen stechenden, bohrenden oder ziehenden Schmerz im unteren Rücken, der plötzlich auftritt und meist mit einer Bewegungseinschränkung einhergeht. Der Schmerz kann in den Brustkorb oder in den Oberschenkel bis zum Knie ausstrahlen, oft ist die gesamte Rückenmuskulatur verspannt, verhärtet und druckempfindlich. Taubheitsgefühle, Kribbeln oder Muskelschwäche treten hingegen in der Regel nur auf, wenn eine Bandscheibe als Ursache der Beschwerden auf einen Nerv drückt, im diesem Fall sollte auch umgehend ein Arzt konsultiert werden.

### Befund

Neben der Schilderung der Beschwerden sowie deren Entstehung und Verlauf kann die Beweglichkeit der Wirbel- und Iliosakralgelenke überprüft werden. Allerdings darf die therapeutische Notwendigkeit dieser im akuten Fall schmerzhaften Untersuchung infrage gestellt werden. Anstatt die Testung bis zum gerade noch erträglichen Schmerz hin durchzuführen, kann auch die Besserung der Beschwerden durch Entlastung der Strukturen Hinweise auf die Schmerzursache geben. Hilfreich ist zumindest herauszufinden, auf welcher Ebene die Schmerzursache liegt und welche Strukturen davon in Mitleidenschaft gezogen wurden. In vielen Fällen lässt sich die Ursachenwirkungskette im Nachhinein leider nur vage rekonstruieren, jedoch ist meistens spür- und

6

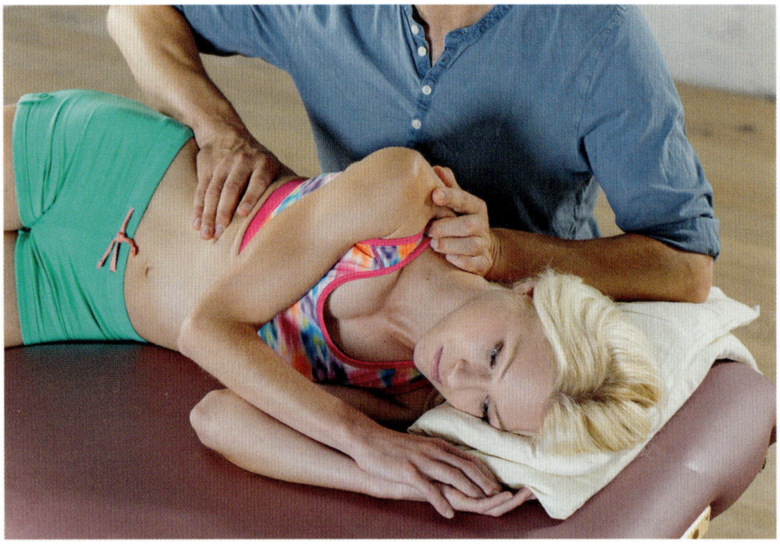

**Abb. 6.60** Indirekte Lumbaltechnik in Seitlage mit maximaler Griffweite. Kann das schmerzhafte Gebiet näher umrissen werden, arbeitet man mit einer engeren Handposition. [J802]

befundbar, welche Kompensationsmuster sich eingestellt haben, die den eigentlichen Heilungsverlauf hemmen.

Um eine Nervenbeteiligung oder eine Nerveneinklemmung durch einen Bandscheibenvorfall ganz sicher auszuschließen, können die Beine auf Sensorik und Reflexe getestet werden und ggf. ein Lasègue-Test durchgeführt werden. Ein Kauda-Syndrom, also eine Schädigung von Nerven des unteren Rückenmarks, sollte ebenso ausgeschlossen bzw. sofort operativ behandelt werden, um eine bleibende Störung der Harn- und Stuhlkontinenz zu vermeiden.



## Therapie

Fatalerweise kommen viele Patienten mit akuten Lumbalbeschwerden unter analgetischer Medikation zur Behandlung. Das macht die Befundung und Therapie zwar nicht unmöglich, wegen der erheblich verzögerten Gewebereaktion muss man aber umso langsamer und aufmerksamer arbeiten. Doch ob mit oder ohne Medikamente, die erste Maßnahme ist unbedingt die Entlastung der geschädigten Strukturen und das Erreichen eines schmerzfreien Zustands. Eine direkte Manipulation geschädigter Strukturen oder direkte Techniken, um das Gewebe zu dehnen, verbieten sich aufgrund der Gefahr der Retraumatisierung verletzter Gewebe. Die effektivste Möglichkeit, eine grundsätzliche Umstellung der Schonspannungsmuster zu erreichen und den Heilungsprozess zu beschleunigen, ist die konsequente Entlastung und das Anwenden indirekter Techniken.

**MERKE**

Einzige Ausnahme ist ein begrenzter, betont muskelgenerierter oder triggerpunktartiger Schmerz, der direkt und so lange unter Druck gebracht wird, bis der Schmerz deutlich nachgelassen hat.

### Behandlung in Seitlage

Der Patient wird am besten mit der schmerzhaften Seite nach oben in Seitlage und in eine Position gebracht, die ihm die maximale Erleichterung bringt, also Hüfte und Knie entlastend angewinkelt. Der Therapeut legt die Hände dann flächig kranial und kaudal des Schmerzgebiets auf die Seite des Patienten und versucht, das betroffene Gebiet durch ein Aufeinanderzuführen beider Hände im Sinne einer indirekten Technik zu entlasten (➤ Abb. 6.60). Während dieser Annäherungsbewegung folgt der Therapeut den auftretenden Spannungen im Gewebe, versucht sie zu verstärken und wartet auf die Lösungsreaktion im Rahmen der indirekten Technik. Je detaillierter die Läsion auszumachen ist, desto spezifischer kann darauf eingegangen werden. Die Technik kann – und muss in einigen Fällen – jedoch auch ohne die genaue Kenntnis des Schadens effektiv angewandt werden. Treten die Schmerzen nur einseitig auf, ist es ausnahmsweise sinnvoll, auch nur diese Seite zu behandeln.

### Behandlung in Bauchlage

Eine weitere bzw. alternative Möglichkeit ist die Behandlung des Patienten in Bauchlage. Der Vorteil der Bauchlage ist die beidseitige Entlastung und Behandlungsmöglichkeit der Lumbalregion. Hierfür wird die geschädigte Stelle entlastet, indem der Therapeut seine kraniale Hand unter die Rippenbögen und den kaudalen Arm unter die Oberschenkel des Patienten legt. Auf diese Art gerät die Lumbalregion in eine verstärkte Lordose, was an sich schon eine Entlastung darstellt. Diese Lordose wird über eine Bewegung der Arme unter den Oberschenkeln des Patienten in eine rotatorische Bewegung gebracht und innerhalb dieser Bewegung werden die beiden Hände aufeinander zugeführt. Die entlastende Lordose und die Verstärkung der Läsion bieten den Strukturen wieder den Raum, sich spontan zu lösen. Diese Reaktion muss abgewartet und in einen schmerzfreien Zustand entlassen werden.

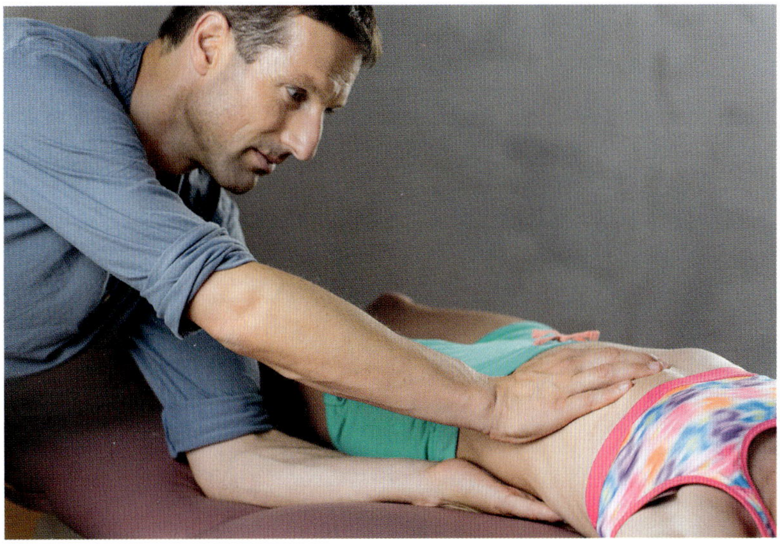

**Abb. 6.61** Lumbalbehandlung in Rückenlage: Beide Hände müssen unbedingt miteinander kommunizieren, damit sie die anliegende Spannung erspüren und ausgleichen können. [J802]

### Behandlung in Rückenlage

Nur in jenen Fällen, wenn die akute Phase der Lumbalgie abgeklungen ist oder es sich um einen chronischen Rückenschmerz handelt, ist eine Behandlung auch in Rückenlage denkbar. Auch in diesem Fall muss der Patient schmerzfrei liegen, ggf. müssen also die Beine angestellt oder die Knie mit einer Rolle unterlagert werden. Die entlastende Lordosierung der LWS kann in diesem Fall nur angedeutet werden, indem der seitlich an der Bank sitzende oder stehende Therapeut seine kraniale Hand unter den Thorakolumbalbereich sowie die kaudale Hand auf die ventralen Rippenbögen legt und so mit beiden Händen flächigen Kontakt zu den unteren Rippenbögen bekommt (➤ Abb. 6.61). Während die dorsal unterstützende Hand einen eher statisch unterstützenden Schub nach ventral gibt, nimmt die ventral platzierte Hand die Atembewegung des Zwerchfells auf und nutzt diese, um einen deutlich entlastenden Druck nach kranial zu erzeugen. Beide Hände sollten jedoch in achtsamem Kontakt miteinander bleiben, sodass einer sich einstellenden Lösungsreaktion zwischen den Händen gefolgt werden kann. Diese Technik sollte wieder von beiden Seiten durchgeführt werden, wobei ein leichter Unterschied in der Beweglichkeit und Verschieblichkeit der Rippenbögen aufgrund der unpaarigen Organe normal und unbedenklich ist. Die Verbindung zwischen beiden Händen sollte jedoch auf beiden Seiten spürbar sein.

## 6.9.2 Bandscheibenvorfall

### Ätiologie

Bandscheibenvorwölbungen und -vorfälle treten zwar entlang der gesamten Wirbelsäule auf, am weitaus häufigsten kommen sie jedoch an der LWS vor. Sie sind zwar fast ausnahmslos plötzliche und zufällige Ereignisse, es geht ihnen jedoch immer eine Überlastung und eine damit verbundene Schwächung des Faserrings voraus. Meistens sind es chronische Verspannungen, regionale Fixierungen und Bewegungsmangel, die zu einer Degeneration der Bandscheiben beitragen. Die Beseitigung dieser Ursachen ist an sich schon ein Therapieziel – und natürlich wäre es besser gewesen, der Patient hätte sich rechtzeitig darum gekümmert. Außerdem sind diese regionalen Erscheinungen unbedingt in die Gesamtkörperstruktur einzuordnen, sodass eine Behandlung des Bandscheibenvorfalls (BSV) gleichzeitig den Gesamtzustand des Patienten in der Art verbessert, dass die betroffene Region in Zukunft entlastet wird.

Neben den subjektiven Gründen für die Bandscheibenprobleme muss man als weitere Einflussgrößen sicher auch genetische Faktoren, körperliche und psychische Belastungssituationen, Erkrankungen, Konstitution, Schwangerschaft und das biologische Alter nennen.

Die Unterscheidung zwischen Vorwölbung und Vorfall ist zwar nur eine graduelle, sie hat aber therapeutische Konsequenzen: Die Vorwölbung hat eine bessere Prognose zum eigenen Rückziehen als der Vorfall, der unter Umständen mit einem operativen Abtrennen des vorgefallenen Materials endet.

### Klinik

Nicht immer treten bei Bandscheibenproblem auch Rückenschmerzen auf. Viele Bandscheibenvorfälle verlaufen so problemlos, dass die Diagnose ein Zufallsbefund ist. Bei anderen mag es genau andersherum sein und man sucht mittels bildgebender Verfahren verzweifelt Gründe für die extremen Beschwerden.

Unsere Patienten kommen meistens mit einer Kombination aus Schmerzen, Bewegungseinschränkungen und Sensibilitätsstörungen zur Behandlung. Die jeweils betroffene Region ist von der Lokalisation der Bandscheibe und der kom-

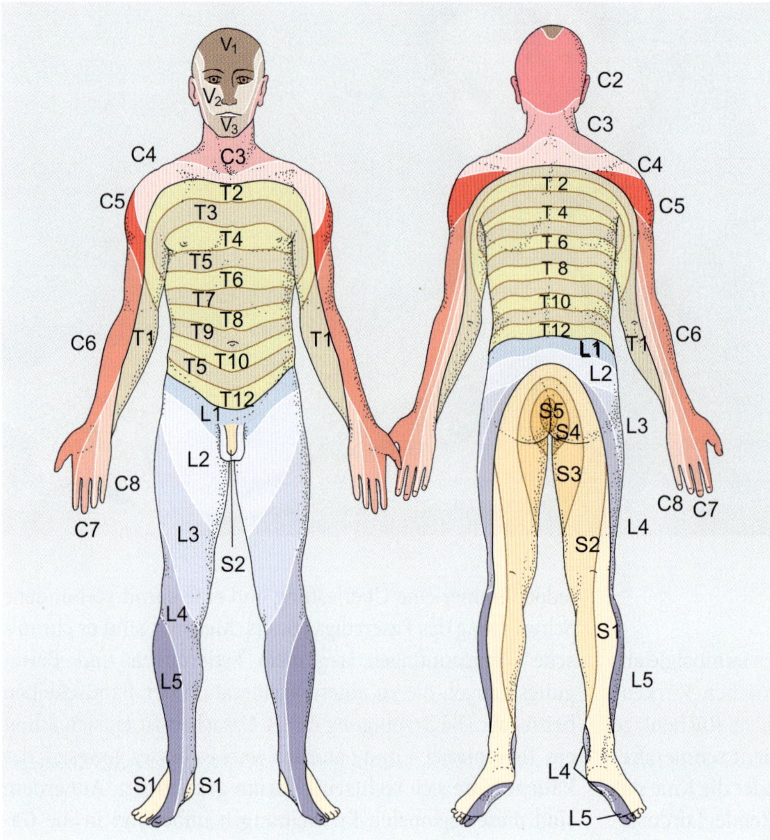


**Abb. 6.62** Schmerzlokalisation gemäß der Dermatome und Zuordnung zu betroffenen Nervenwurzeln. [L190]



primierten oder gereizten Nervenwurzeln abhängig und verteilt sich gemäß der Dermatome (➤ Abb. 6.62). Diese Zuordnung der Beschwerden ist für die gezielte Behandlung äußerst hilfreich, weil man selbst als erfahrener Therapeut die Läsion nicht immer palpieren kann.

Die Beschwerden bleiben beim Bandscheibenvorfall meist mehrere Wochen bestehen, bis sich das ausgetretene Material wieder zurückgezogen hat oder zumindest teilweise abgebaut wurde und sich der symptomfreie Zustand schnell stabilisiert. In etwa einem Drittel der Fälle bleiben die Beschwerden aber über Monate bestehen, um sich dann gleichfalls relativ zügig zu bessern.

Insofern lohnt sich das – für den Betroffenen immer zu lange dauernde – Abwarten, ob sich der Zustand nicht durch konservative Maßnahmen stabilisieren lässt. Bei den erwähnten motorischen Ausfällen sollte man jedoch keine Zeit verlieren und die Nerven operativ entlasten.

## Befund

Die Befundung läuft ganz ähnlich wie bei der Lumbago, weil man eben die beiden Zustände voneinander differenzieren will. Schmerzen, Parästhesien, Peripherpulse, Reflexe und Kraft werden geprüft. Belastende Tests sollten auch hier unbedingt vermieden werden.

Das Röntgenbild zeigt die knöcherne Wirbelsäule und über eine Kernspin- bzw. Magnetresonanztomografie lassen sich auch die weichen Gewebe darstellen.

Die faszial palpatorische Befundung geschieht parallel zur Behandlung, weil die feinen Gewebefixierungen im Rahmen indirekter Techniken am deutlichsten und für den Patienten am schonendsten auszumachen sind.

## Therapie

Spezifische Techniken beim BSV sind wieder äußerst schonend und aufmerksam einzusetzen, weil einerseits kein erneuter Schmerz ausgelöst werden soll und andererseits die ausgetretene Bandscheibenkernsubstanz möglichst einen sogartigen Zug an ihre angestammte Position erfahren soll. Alle direkten Techniken und direkter Druck auf das schmerzauslösende Gebiet sind dringend zu vermeiden, weil andernfalls die Nervenwurzel noch gereizter und die Schmerzen unerträglich werden können.

Der Patient wird am besten in Seitlage behandelt, die Beine wieder bequem und schmerzvermeidend angewinkelt. Der Therapeut steht neben der Bank hinter dem Patienten und greift unter die abgelegten Beine, etwa in Höhe der Fußfesseln. Nun bringt er die Beinhüftverbindung langsam und aufmerksam in Richtung Streckung bzw. Überstreckung, wäh-

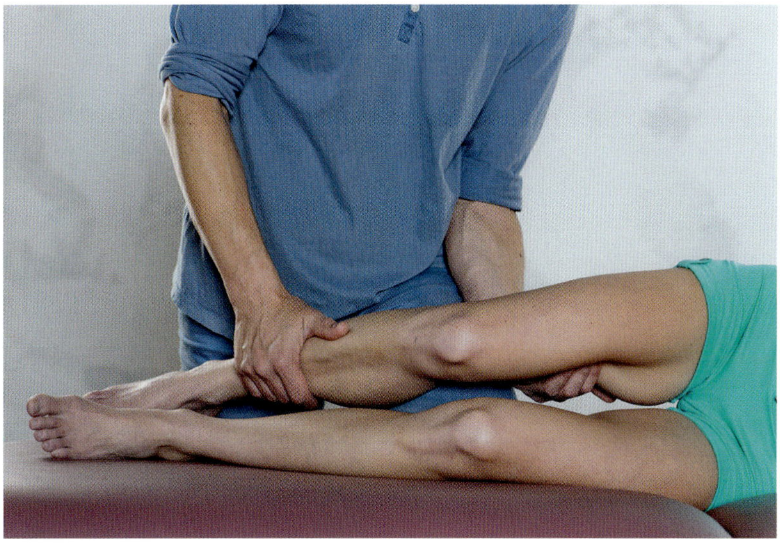

**Abb. 6.63** Einbeinige BSV-Technik in Seitlage: Entlastung der LWS über die feinfühlige Traktion des oberen Beins. Das Bein wird höchst vorsichtig angehoben und mit der zweiten Hand unterstützt, um dann mit minimalem Zug nach dorsal geführt zu werden, um eine Bandscheibenretraktion zu erleichtern. Dazu muss der Therapeut sehr aufmerksam mit dieser Verbindung arbeiten. [J802]

rend er dadurch versucht, einen differenzierten, lösenden Zug an der geschädigten Stelle zu erzeugen. Manchmal ist ein zusätzlicher Handkontakt im geschädigten Gebiet hilfreich, um die dortige Gewebereaktion zu erspüren, mitunter ist das aber auch schon zu viel des Reizes und die zweite Hand stabilisiert den Patienten nur am Becken. Der Gewebezug wird sehr langsam, vorsichtig und ausdauernd durchgeführt und sucht durch kleine Bewegungen der Beine nach Lösungsreaktionen im Lumbalbereich. Sowohl der Zug als auch die minimal-rotatorischen Suchbewegungen sollen schon in der Anwendung entlastend und schmerzlösend wirken und einen Impuls zur Repositionierung des Gallertkerns geben. Die Technik kann auch nur an einem Bein ausgeführt werden (➤ Abb. 6.63).

**Aus der Praxis**

Entgegen der sonst gründlichen und ausführlichen Behandlung möglichst sämtlicher beteiligter Strukturen ist es beim akuten BSV ratsam, nicht mehr als notwendig zu behandeln. Die Gefahr der Übertherapie mit erneuter Schmerzauslösung ist zu groß. Nach einer Entlastung und der damit verbundenen Schmerzreduktion sollte versucht werden, durch die Extensionsbewegung ein Vakuum zu erzeugen, das das Bandscheibenkernmaterial wieder in seine gesunde Position zurückbefördert. Nach einer Nachruhe wird der Patient dann auf möglichst schonende Art und Weise wieder in Bewegung gebracht.

### 6.9.3 Haltungsschwäche (Hohlkreuz, Flachrücken)

#### Ätiologie

Am weitesten verbreitet, aber vom Leidensdruck her gesehen das geringste Problem ist die Hyperlordosierung, also das Hohlkreuz der LWS, das oftmals verbunden mit abgeflachten Fußgewölben und einer Beinachsenabweichung in Richtung Genu valgum („X-Beine") auftritt. Nicht selten kommt auch noch eine Hyperkyphosierung der BWS dazu, der sog. Hohlrundrücken. Davon abzugrenzen ist das Nach-vorne-driften des Beckens, wenn die Lotlinie hinter den Hüften verläuft und der Körper in einer bananenartigen Überstreckung steht. Wir unterscheiden also eine Beckenkippung (Tilt), die direkten Einfluss auf die Wirbelsäulenschwingung hat, und eine Beckenverschiebung (Shift), die ungeachtet der Kippung das Becken nach vorne oder hinten verschiebt (➤ Abb. 6.64).

Entsprechend unterschiedlich stellen sich auch die Spannungsverhältnisse der Bein-Becken-Wirbelsäulen-Verbindungen dar. Für eine anteriore Beckenkippung sind vor allem die ventralen Beinverbindungen und die Lumbalspannung verantwortlich zu machen, für eine anteriore Verschiebung des Beckens kombiniert sich die dorsale Beinspannung zur Lumbalfaszie. Dagegen finden wir bei der dorsalen Beckenaufrichtung meist ebenfalls eine insgesamt überspannte Körperrückseite, die durch ihren Zug an den Sitzbeinen die Beckenknochen derart fixiert, dass das Becken nicht in seine mittlere Kippung geraten kann. Um das Becken nach posterior zu verschieben, wird eine Spannung der Bauchwand benötigt, mitunter auch der ganzen Vorderseite.

Eine Umstellung der angeborenen und/oder langjährig erworbenen Tendenz zu einer einseitigen Beckenkippung und WS-Schwingung ist zur Entlastung der beteiligten Strukturen und zur ökonomischeren Bewegung dringend ratsam. Lange Jahre mussten dabei fast ausschließlich anteriore Kippungen und Verschiebungen behandelt werden. Wahrscheinlich durch unsere geänderten Arbeits- und Bewegungsgewohnheiten hat sich das über die letzten Jahre aber gewandelt. Immer mehr Patienten kommen mit einer posterioren Kippung, einem ganzrunden Rücken zur Therapie und berichten über andere Beschwerden als die der klassischen Haltungsschwächen: Die Schmerzen wandern in Rich-

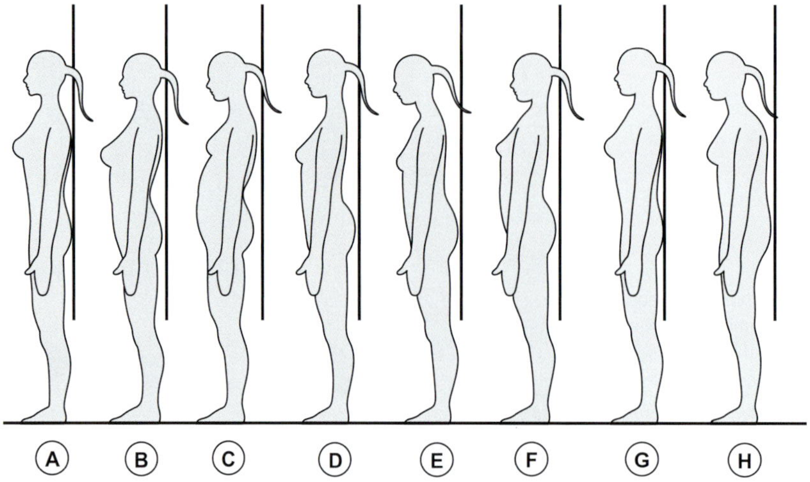


**Abb. 6.64** Tilt (= Kippung) und Shift (= Verschiebung): Jede Abweichung aus der Mittelposition des Beckens setzt sich in irgendeiner Weise in der Wirbelsäule und der gesamten Körperhaltung fort. [G459]

tung der beiden Enden der Wirbelsäule, anstatt in den Lordosen beheimatet zu sein.

## Therapie

Insofern ist ein gewisses Maß an Erfahrung und Einfühlungsvermögen oder wenigstens die Bereitschaft, Herangehensweisen auszuprobieren und ehrlich auszuwerten notwendig, wenn es um eine Umstellung der Grundspannung und damit der Gewohnheitshaltung geht. Die Techniken sind deswegen eher als allgemeine Herangehensweise beschrieben und müssen auf den jeweiligen Patienten und für die jeweilige Richtung der Haltungsabweichung entsprechend angepasst werden.

**Schritt 1:** Vom statischen Standpunkt aus gesehen ist es plausibel, mit den Füßen und den Fußgewölben zu beginnen. Der gesamte Körper ruht und bewegt sich auf dieser verhältnismäßig kleinen Fläche und muss dabei stabil und gleichzeitig anpassungsfähig sein. Die detaillierte Behandlung des Fußes wird im entsprechenden Kapital beschrieben. An dieser Stelle seien jedoch schon einmal diejenigen Techniken erwähnt, die eng mit der Wirbelsäulenschwingung zusammenhängen.

Zum einen ist das die Längselastizität der Plantaraponeurose in Verbindung mit dem inneren und äußeren Längsgewölbe. Diese Sehnenplatte, die als die erste Lordose des Körpers bezeichnet werden kann, ist beim Hohlkreuzpatienten meistens zu schwach ausgeprägt und tendiert dann zum Senk- oder Senkspreizfuß. Eine detaillierte Arbeit an den Fußwurzel- und Mittelfußknochen kann dem Fußgewölbe zu mehr Spannung verhelfen. Im Sinne einer spiraligen Verschraubung, wie sie aus der Spiraldynamik® bekannt ist, sollten die Strukturen zwischen den einzelnen Knochen des Fußes so bearbeitet werden, dass sie gegeneinander beweglich werden und sich in ebendieser spiraligen Vorspannung anordnen. Die Vorstellung, den Fuß wirklich mit den Händen formen

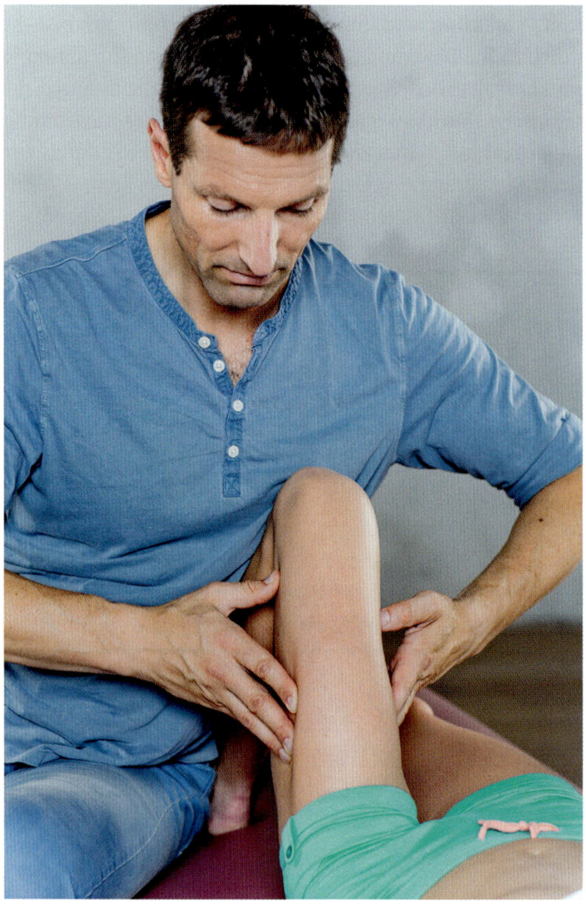

**Abb. 6.65** Die Knochen der Beine schwimmen in der dreidimensionalen Umgebungsspannung, die entsprechend bearbeitet werden muss. [J802]

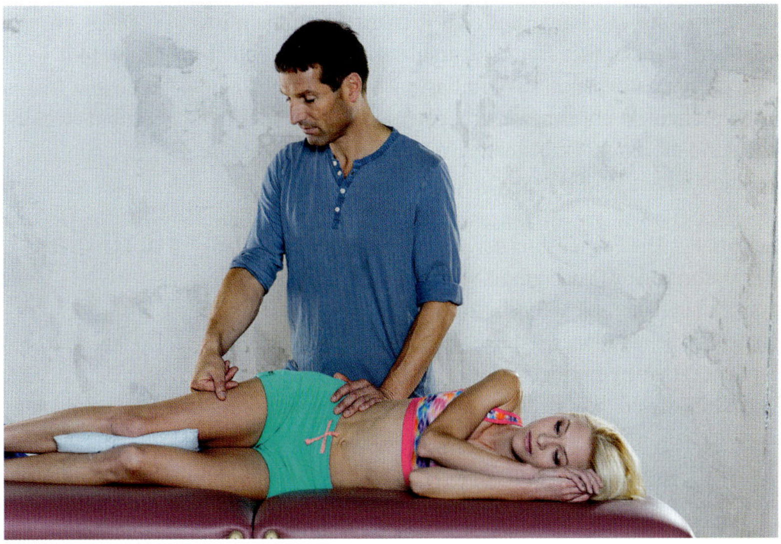

**Abb. 6.66** Arbeit am Trochanter in Seitlage. Der Patient führt aktiv eine kleine Beckenkippung durch, sodass die beteiligten Strukturen unter dem Druck hindurchgleiten müssen. [J802]

zu können, ist dabei äußerst hilfreich. Die Schlüsselstelle der Gewölbespannung liegt im Bereich des Kahnbeins/Würfelbeins, das dann mit dem Mittelfußknochen des Großzehs artikuliert. Hier sollte quasi der Eckstein des Gewölbes beweglich platziert sein.

Eine zweite statisch wichtige Struktur des Fußes ist die Ferse und ihre Positionierung innerhalb des Sprunggelenks. In vielen Fällen ist diese zu weit in Richtung Zehen gewandert, was dem Fuß sichtbar Stabilität nimmt. Meistens reicht bereits eine direkt dehnende Arbeit an der faszialen Umhüllung der Ferse, was wie ein langsames Ausstreichen von medial und lateral nach dorsal aussieht, um die Ferse ein Stück nach dorsal zu bewegen.

**Schritt 2:** Sinkt das innere Fußgewölbe zusammen, gerät zwangsläufig auch die Beinachse aus dem Lot und es bildet sich eine X-Bein-Stellung. Über die Korrektur der Fußgewölbe lässt sich die Beinachse zwar besser unterstützen, doch ist eine weiterführende Behandlung über die Knie bis zur Hüfte unumgänglich. Man könnte nun vermuten, die Spannung an der Außenseite der Beine sei höher als auf der Innenseite, wodurch die Valgus-Stellung erzeugt würde. Dabei ließe man aber außer Acht, dass die Schwerkraft an sich bereits jede Tendenz zur Achsenabweichung verstärkt und die Fehlstellung deswegen nicht aktiv erzeugt werden muss. Insofern ist es vorteilhafter, das Bein von der Innen- und Außenseite gleichzeitig zu behandeln und die innere Vorstellung zu pflegen, die jeweiligen Knochen wären in der Spannung der umgebenden Strukturen eingespannt und würden quasi in diesen schwimmen (➤ Abb. 6.65).

Der Therapeut verfolgt dabei sowohl am Unter- als auch am Oberschenkel entlang parallel die medialen und lateralen Spannungslinien und versucht, diese aufeinander abzustimmen. Die Knochen von Unter- und Oberschenkel sind in diesen Zügen eingespannt und lassen sich auf diese Art und Weise sowohl im Verhältnis zueinander, als auch in ihrer Rotation sanft regulieren. Das funktioniert beim auf dem Rücken liegenden Patienten sowohl mit ausgestreckten, als auch mit aufgestellten Beinen, wobei mit liegenden Beinen die Verbindungen besser wahrnehmbar sind.

**Schritt 3:** Die Verbindungen der Beine über das Becken zur Wirbelsäule sind am besten in Seitenlage zu behandeln. Der Therapeut steht hinter dem Patienten und inspiziert die Spannungen um den Trochanter major herum, um je nach Tendenz der Beckenstellung die lokalen Verhärtungen und Verklebungen mit deutlichem und langsamem Druck zu lösen. Finger, Fingerkuppen und sogar Ellenbogen können und müssen, der Verhärtung angepasst, jeweils als passendes Mittel eingesetzt werden. Begleitend zum langsamen Druck auf die verhärteten Stellen ist es für das Lösen des Gewebes hilfreich, den Patienten zu einer kleinen Bewegung unter dem Druck des Therapeuten aufzufordern (➤ Abb. 6.66). Dafür eignet sich vor allem die Kippung des Beckens nach anterior und posterior in einem geringen Umfang. In der Tat ist es sinnvoller, möglichst kleine Bewegungen durchführen zu lassen, weil dann die kleineren und eventuell tieferen Muskeln zum Einsatz kommen und sich in ebendieser Tiefe dann auch Verhärtungen bearbeiten lassen. Um dem Patienten die Bewegungsaufgabe zu erleichtern und außerdem die Ausführungsqualität zu verbessern, ist es hilfreich, die Bewegung taktil zu führen und zu begleiten. Am einfachsten nimmt die freie Hand Kontakt zur Lumbalregion auf, und der Patient wird aufgefordert, den Rücken etwas gegen die Hand zu runden bzw. wieder in die Hohlkreuzposition nach ventral zu bewegen.

Während dieser Minimalbewegung des Patienten kann sehr gut in tiefen Gewebeschichten gearbeitet werden. Der Druck kann sowohl ventral des Trochanters, als auch kaudal oder dorsal appliziert werden. Selbst die Fortführung auf der Gluteal-Linie vom Trochanter bis zum Kreuzbein/Steißbein ist, vor allem bei betonter Dorsalspannung, eine gute Möglichkeit, die Beckendynamik zu beeinflussen. Sobald nämlich die Beckenschaufeln etwas beweglicher werden, können das Becken und die darauf aufbauende LWS eine neue und bessere Position finden.

**Schritt 4:** Die Fortführung der aufrichtenden Arbeit entlang der Wirbelsäule ist auch gut in Seitenlage zu bewerkstelligen, zumal man dann freien Zugang zur Rückenstreckerloge sowie zu den seitlichen Rippen hat. Der Therapeut steht wieder hinter dem Patienten und legt die eine Hand auf die Seite des Patienten, die andere bearbeitet betont aktiv die Gegend der Rückenstrecker: wenn diese breit und weich sind, eher mit aufgespannten Fingern flächig formend auf die Wirbelsäule zu, wenn sie dünn, hart und gespannt sind, eher mit punktuellem Knöchelkontakt, durchpflügend fest und tief. Die lateral liegende Hand ist eher wahrnehmend und ergänzt den dorsalen Druck, sodass die Kraftwirkung durch die beiden sich treffenden Drücke genau vor und auf der Wirbelsäule wirksam wird.

Wenn möglich kann diese Arbeit wieder von einer aktiven Minimalbewegung des Patienten begleitet werden, um gleichzeitig auch tiefere Schichten zu erreichen. Der Patient wird dabei wieder aufgefordert, die Wirbelsäule möglichst isoliert und detailliert zum oder entgegen den dorsalen Druckkontakt zu bewegen, also eine lokale Flexion bzw. Extension anzusteuern. Besonders interessant ist diese Technik genau dort, wo die Bewegung nicht exakt gesteuert werden kann sowie grundsätzlich am Übergang der beiden Kurven (LWS-Lordose und BWS-Kyphose), ggf. auch deswegen, weil dieser Übergang zu weit nach kranial oder kaudal verschoben ist und wieder an seine physiologische Stelle gebracht werden muss.

**Schritt 5:** Um die Neuorientierung der Wirbelsäule abzuschließen, benötigt es am Ende der Behandlung eine ausreichende Arbeit an Nacken und Okziput, weil dieser Bereich entweder ebenfalls einer Korrektur bedarf oder entsprechend der vorangegangenen Korrekturen anpassen muss. Dazu ist es sinnvoll, den Patienten in Rückenlage und vom Kopfende der Bank her zu behandeln.

Wieder ist der Übergang zwischen den beiden Kurven, der BWS-Kyphose und der HWS-Lordose, entscheidend, um eine Harmonisierung der gesamten WS-Schwingung zu bewirken. Dafür ruht der Nacken des Patienten in der einen Hand des Therapeuten, während die andere Hand von dorsal die paravertebralen Strukturen vom Schulterblatt bis zum Übergang in die HWS langsam schmelzend bearbeitet. Um diesen Übergang mit seiner oftmals vorhandenen Bindegewebsverhärtung ausreichend zu behandeln, lohnt es sich, unter leichten Variationen der Kopfposition in Richtung Wirbelsäule zu arbeiten.

Diese Vorgehensweise muss natürlich auf beiden Seiten angewandt werden, bevor dann zum Schluss der Kopf des Patienten auf beide Handflächen platziert und die Atlas-Okziput-Region mit den Fingerspitzen angepasst wird.

## 6.10 Sakrum

Die knöcherne Anatomie der fünf keilförmig zusammengewachsenen Sakralwirbel, der durch die Dorn- und Querfortsätze gebildeten Knochenkämme sowie der vier Foramina ist hinlänglich bekannt. Die Iliosakralgelenke (ISG) mit ihren annähernd C-förmigen Gelenkflächen besitzen nur geringe Bewegungsmöglichkeiten, die hauptsächlich aus Nutation und Kontranutation bestehen.

Für die Stabilität des ISG sind neben den Gelenkflächen und der Lage des Kreuzbeins im Beckenring vor allem Faszien, Kapseln und eine Reihe von Bändern verantwortlich. Das ist einerseits die kapsuläre Umgebung, bestehend aus den Ligamenta sacroiliaca interossea, und andererseits die vielen Verbindungen in alle Richtungen in Form von Ligamentum sacrotuberale, Lig. sacrospinale, Ligg. sacroiliaca anteriora, Ligg. sacroiliaca posteriora und Ligg. iliolumbalia. Durch Fehlstellungen des Darm- oder Kreuzbeins werden die betroffenen Bänder vermehrt belastet. Diese Spannungszunahme der Bänder kann zu einer Bewegungsstörung des ISG und somit zu einer Blockierung führen. Über diese aus Lehrbüchern bekannten Ligamente hinaus gibt es Studien, die die Kontinuität der Kollagenfasern der Thorakolumbalfaszie in verschiedenen Schichtungen über Kreuzbein, Steißbein und die Sitzbeine in die ischiokrurale Muskulatur verfolgen. Auf diese Art wird die Spannungskontinuität der faszialen Ketten offensichtlich.

**MERKE**

Die Symptome der ISG-Blockade gehören in die Gruppe der pseudoradikulären Schmerzsyndrome.

Unter **pseudoradikulären Schmerzen** versteht man Schmerzen, die nicht auf eine Wurzelreizung zurückzuführen sind. Klassischerweise berichten die Patienten über Rückenschmerzen, die in das Bein ausstrahlen. Sie können Vorder- sowie Rückseite des Beins betreffen und enden meist im Kniebereich. Häufig wird die Kniekehle von den Schmerzen ausgespart. Auch Sensibilitätsstörungen in Form von Kribbeln und Ameisenlaufen können auftreten. Da der Spinalnerv bei den pseudoradikulären Schmerzsyndromen nicht betroffen ist, lassen sich die Sensibilitätsstörungen keinen Dermatomen (das von einem Rückenmarksnerv versorgte Hautgebiet) zuordnen.

Beim **radikulären Schmerz,** wie er bei einem Bandscheibenvorfall auftritt, kommt es zu einer Reizung der Nervenwurzel. Dementsprechend sind die Schmerzen und die Sensibilitätsstörungen, die in die Extremität ausstrahlen, dermatombezogen.

### Bewegungsachsen der Iliosakralgelenke

Flexions- und Extensionsbewegungen bzw. Nutation und Gegennutation finden um die **frontale Achse** der ISG statt. Diese gedachte Linie verläuft horizontal durch den zweiten Sakralwirbel. Durch eine Nutationsbewegung im Iliosakralgelenk und die damit verbundene Dehnung der Schambeinfuge vergrößert sich die Weite des Beckenrings. Bei jedem Hinsitzen weiten sich auch die Sitzknochen und geben diese Bewegung an die Iliosakralgelenke weiter. Bei einer Blockierung macht sich das als Schmerz bemerkbar. Auch schwaches Bindegewebe und zu lockere Bänder im Bereich des Iliosakralgelenks können die Entstehung von ISG-Schmerzen begünstigen, gerade während einer Schwangerschaft.

Das Kreuzbein dreht sich beim Gehen um die **longitudinale Achse** und lässt somit leichte Rotationsbewegungen zu. Diese gedachte vertikale Linie teilt das Kreuzbein in eine rechte und linke Hälfte. Dabei kommt beim Gehen die **diagonale Torsionsachse** zum Tragen, die vom oberen Pol der einen Seite des Kreuzbeins zum unteren Pol der anderen Seite verläuft.

Die **sagittale Achse** ist der Schnittpunkt der Bewegungsachsen und verläuft von vorne nach hinten durch den zweiten Sakralwirbel. Sie ist für das Gleichgewicht des Kreuzbeins von Bedeutung.

## 6.10.1 ISG-Blockade

### Ätiologie

Aufgrund seiner zentralen Position ist das Iliosakralgelenk an nahezu allen Störungen der Wirbelsäule, aber auch bei der Kraftübertragung der Beine zum Rumpf beteiligt und steht mit ziehenden Schmerzen oft im Vordergrund, obwohl die Ursache meist weit entfernt davon liegt. Sämtliche Einseitigkeiten, sowohl der Beine als auch der Wirbelsäule, lassen die Belastung asymmetrisch auf das Kreuzbein und die ISG treffen und können mit der Zeit oder bei hoher Intensität zu den erwähnten Gelenkblockaden führen. Dieser Zusammenhang muss deswegen sehr klar herausgestellt werden, weil eine sinnvolle Behandlung der ISG mit einer umfassenden Befundung beginnen muss. Eine isolierte Behandlung der Iliosakralgelenke macht höchstens kurzfristig Sinn, um die schmerzhafte Blockade zu lösen.

Für eine langfristige Verbesserung muss auch der **kaudale Zusammenhang** mit in Betracht gezogen werden: die Beinlängen bzw. deren Differenz, die Einseitigkeiten in der Anatomie bzw. Belastung der Beine, die Beinachsen sowie die zugehörigen Belastungslinien.

Als zweiter Faktor spielen oftmals Spannungen von **ventral** eine Rolle: Die viszeralen Verbindungen zwischen Kreuzbein und den Organen (sehr störanfällig scheint z. B. die Gebärmutter zu liegen), aber auch andere Organbezüge oder Narben im Bauchraum können die Lage des Kreuzbeins verändern.

Zuletzt stellt das Kreuzbein auch das untere Ende der Wirbelsäule dar und steht mit dieser sowohl über die dorsalen Spannungszüge, als auch über die Bandverbindungen und die Dura des Rückenmarks in Verbindung. Die ganze Familie der **kraniosakralen Verbindungen** ist am Kreuzbein spürbar und wirksam.

Neben diesen Gründen des einseitigen Gebrauchs und der morphologischen Anpassungen spielen auch Stürze, Schläge u. ä. Traumata eine Rolle, genauso wie arthritische oder arthrotische Veränderungen.

### Klinik

Charakteristisch sind ziehende Schmerzen im Bereich des Iliosakralgelenks, des Kreuzbeins oder aber im Gesäß. Die Schmerzen können auch bis in die Oberschenkel ausstrahlen und damit eine Ischialgie vortäuschen. Meist verstärken sich die ISG-Schmerzen, sobald man sich nach vorne beugt oder die Beine im Sitzen überschlägt. In schlimmen Fällen können die ISG-Schmerzen sogar auftreten, wenn man die Sitz- oder Liegeposition verändern möchte. Häufig klagen Betroffene auch über Bewegungseinschränkungen der Hüftgelenke, die zumindest in Bewegungstests offensichtlich werden.



### Befund

Neben dem subjektiven Schmerz lässt sich die ISG-Blockierung vor allem über die Bewegungseinschränkung befunden. Das ist in allen denkbaren Körperpositionen möglich, weil das Kreuzbein sich immer mitbewegen sollte.

Im **Stehen** wird das nichtsymmetrische Mitbewegen beim Kniebeugetest sichtbar. Am einfachsten legt man die Hände von dorsal an das Becken des Patienten und begleitet die ISG während der Bewegung mit den aufgelegten Daumen. Man kann die asymmetrische Bewegung auch beim Gehen, bei WS-Rotationen oder beim Vorbeugen beobachten. Die Art der Sakrumbewegung gibt außerdem Auskunft darüber, ob der Zug von kranial oder kaudal wirkt, je nachdem, wohin das Kreuzbein sich mitbewegt. Dieses Phänomen ist unter dem Begriff des Vorlauftests bekannt ist.

Im **Sitzen** ist dieser Test sinngemäß anwendbar, entweder über die Rumpfbeugung oder -rotation oder über eine Beinbewegung: Der Patient versucht, jeweils ein Knie nach anterior zu schieben, wodurch die ipsilaterale Kreuzbeinseite mitverschoben werden sollte.

Auch im **Liegen** lässt sich die ISG-Blockierung testen. Der Patient liegt auf dem Rücken. Der Therapeut drückt nach dorsal auf die SIAS und evaluiert die Elastizität im Seitenvergleich. Beim Test in Bauchlage ist der Druck auf das Kreuzbein flächig anzusetzen und die Nachgiebigkeit insgesamt sowie im Seitenvergleich zu befunden. Interessanterweise kann hiermit ebenfalls festgestellt werden, ob das Kreuzbein von ventral unter Zug steht und gehalten wird. Dann gibt das Sakrum unter dem flächigen Druck kaum oder gar nicht nach bzw. federt bei plötzlichem Nachlassen nicht zurück.

## Therapie

Um die Iliosakralgelenke isoliert frei zu bekommen, reicht es aus, den Patienten in eine Drehdehnlagerung zu bringen und, falls dann noch notwendig, einen chiropraktischen Impuls zu setzen. Die lokale Störung kann damit zwar behoben werden, die fehlende Einbeziehung der faszialen Spannungen der Umgebung führt jedoch oft zu einer rezidivierenden Problematik.

Je nachdem, wo die eigentliche Ursache des Problems liegt, muss also der Zugang entsprechend gewählt werden.

### Bei kaudalen Ursachen

Wenn die Spannung der Beine zu einer asymmetrischen Belastung des ISG führt, müssen in erster Linie die Beine in ihrer Verbindung zum Rumpf behandelt werden. Liegen offensichtliche Dysbalancen in den Beinen vor, sind diese natürlich möglichst zu korrigieren. Doch selbst nicht perfekt ausbalancierte Beine können eine gute Verbindung zum Rumpf aufweisen. Sinnvollerweise wird hierzu der auf dem Rücken liegende Patient von der Fußseite bzw. dem unteren Seite der Bank her behandelt. Der Behandler unterstützt, so gut es geht, das ganze Bein, indem er es mit der einen Hand unter dem Kniegelenk und mit der anderen am Sprunggelenk fasst. Um möglichst die tiefsten Schichten der Wirbelsäule-Becken-Bein-Verbindung zu erreichen, wird das Bein erst einmal möglichst zugneutral gehalten. Aus dieser völlig entspannten Position schiebt der Behandler das Bein entlang der Beinachse minimal nach kranial und versucht, die gelenkigen Verbindungen und die daran beteiligten Spannungen zu erspüren. Diesen Spannungen und ihren Bewegungen zu folgen, ist dann der Beginn der indirekten Technik, die in der bekannten Art den Restriktionen folgt, sie verstärkt und auf das spontane Lösen wartet. Beide Beine sollten in ihrer Verbindung bis zur Aufhängung im thorakolumbalen Übergang auf diese Art behandelt werden, bis sie frei gelagert sind bzw. frei hängen (➤ Abb. 6.67).

### Bei ventralen Ursachen

Kommt der Zug aus dem viszeralen Kontext von ventral, liegt der Patient auf dem Bauch und der Therapeut steht neben der Bank. Der Therapeut legt seine kraniale Hand unter den Unterbauch des Patienten und seine kaudale Hand flächig auf dessen Kreuzbein. Beide Hände sollten also den Bauchraum umfassen, ihre Kräfte treffen sich in diesem Zwischenraum. Man kann hier wiederum von einer „formenden“ Arbeit sprechen, wobei das Formen sehr langsam und aufmerksam geschehen muss. Im Grunde versucht die bauchseitige Hand, den Bauchraum des Patienten flächig anzuheben, während die dorsale Hand auf ein Loslassen der präsakralen Verbindungen wartet. Für den seltenen Fall, dass keine spürbare Reaktion eintritt, kann der ventrale Druck auch mittiger gegeben werden, als würde man die Viszera selektiv hinter dem geraden Bauchmuskel anheben wollen. Das Anheben der Bauchdecke bzw. der Viszera und der wahrnehmende Druck auf das Kreuzbein treffen sich im Bauchinneren. Der daraus entstehenden Bewegung muss der Therapeut indirekt folgen, sie also etwas verstärken oder in der größten Amplitude festhalten, und auf die spontane Lösungsreaktion warten.

Etwas schwieriger ist diese Technik in Rückenlage durchzuführen, sie lässt sich dann aber besser abbilden. Mit der einen Hand wird dabei die Lumbalregion unterstützt und ggf. etwas angehoben, während die andere Hand sehr flächig versucht, die Viszeralgruppe anzuheben, und damit die Verbindungen zum Kreuzbein und zur Wirbelsäule zu entlasten (➤ Abb. 6.68).

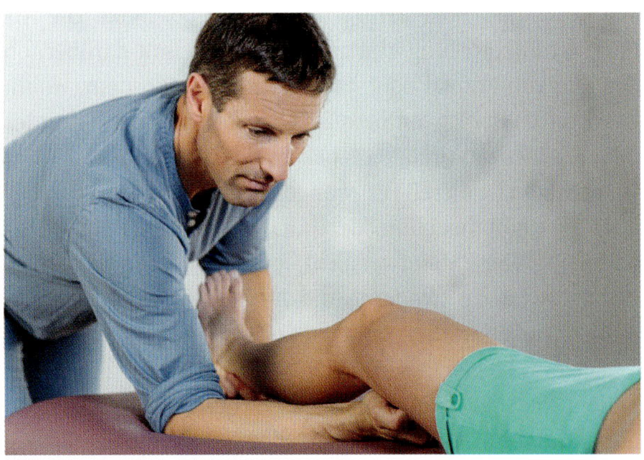

**Abb. 6.67** Behandlung der Beinaufhängung entlang der Beinachse. [J802]

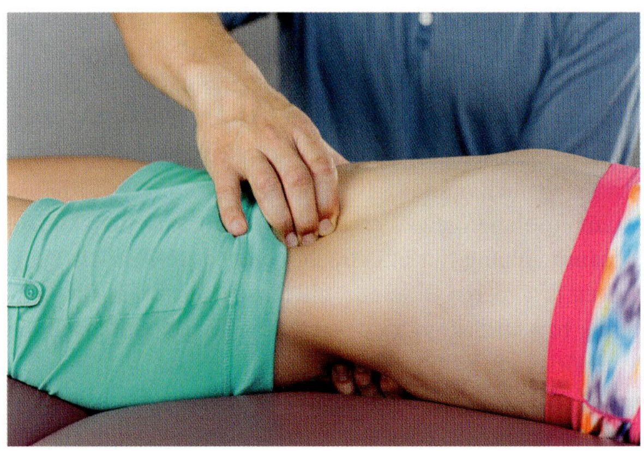

**Abb. 6.68** Kreuzbeintechnik in Rückenlage mit Entlastung von ventral. [J802]

### Bei kranialen Ursachen

Spannungen von kranialer Seite sollten so genau wie möglich lokalisiert und die beteiligten Strukturen bestimmt werden. Ähnlich wie bei den Beinverbindungen müssen dominant lokale Probleme auch lokal gelöst werden, die Verbindungswege können und müssen jedoch nachfolgend oder gar parallel bearbeitet werden.

Um diese Verbindungen zu bearbeiten, sollte der Patient wieder auf dem Rücken liegen, der Therapeut steht neben der Behandlungsbank. Im Grunde begibt man sich in die Position einer Kreuzbeintechnik, wie sie in ➤ Kap. 5.11.3 beschrieben wird.

Der Behandler positioniert seine kaudale Hand unter dem Kreuzbein des Patienten und die kraniale möglichst nahe an der identifizierten Fixierung, z. B. am thorakolumbalen Übergang. Die Hand unter der Fixierung intensiviert ihren Druck nach ventral und verstärkt damit die vorhandene Fixierung. Die kaudale Hand hat vornehmlich wahrnehmenden Charakter, sie folgt der Bewegung des Kreuzbeins, verstärkt diese und wartet auf dessen Lösungsreaktion. Beide Hände sollten also das Lösen bemerken. Manchmal ist es hilfreich – zumindest wenn die Distanz zwischen den Händen perzeptorisch zu überbrücken ist – ebenfalls im Sinne der Verstärkung einer Fixierung beide Hände aufeinander zuzubewegen und wieder mit beiden Händen die Lösungsreaktion abzuwarten. In diesem Sinne sind zumindest jene Distanzen im Zusammenhang behandelbar, für die die Spannweite der eigenen Arme ausreicht. Anderenfalls muss sukzessive oder im vierhändigen Stil gemeinsam mit einem Kollegen gearbeitet werden.

Als Grundtechnik ist die wirbelsäulenverbindende Arbeit, wenigstens im Zusammenhang von Kreuzbein und Lendenlordose, unersetzbar und sollte gerade als beidhändige indirekte Arbeit zum Grundrepertoire der faszialen Behandlung gehören.

## 6.10.2 Steißbein

### Anatomie

Das Steißbein verdient einen eigenen Abschnitt in diesem Kapitel. Es sieht so unscheinbar aus, hat jedoch eine zentrale Funktion, es liegt so versteckt, ist aber zentral verbunden. Das unverletzte Steißbein ist in der Tat unauffällig, doch sobald es z. B. durch einen Sturz geprellt oder gebrochen wird, entsteht nach einer Phase akuter, lokaler Schmerzen eine Vielzahl auch weit entfernter Probleme, vor allem entlang der Wirbelsäule und innerhalb der Viszera. Das ist nicht verwunderlich, denn einerseits treffen sich die duralen Spannungen des kraniosakralen Systems am Steißbein, und andererseits ist der Beckenboden als Basis des viszeralen Raums am Steißbein verankert. Jede Verlagerung dieses „unbedeutenden" Endes der Wirbelsäule verändert die Spannungsverhältnisse und die räumliche Anordnung der verbundenen Strukturen. Selbst die Verbindung zu den Beinen kann durch ein verletztes Steißbein über die faszialen Verbindungen in die ischiokrurale Gruppe gestört werden.

Die klassische Anatomie beschreibt das Steißbein als den untersten Teil der Wirbelsäule, aus drei bis fünf rudimentären Wirbelknochen bestehend, von denen die ersten drei in der Regel erkennbare Reste von Gelenk- und Querfortsätzen tragen. Das erste Knochensegment des Os coccygis ist das größte und kommt oft als separater Knochen vor. Es ähnelt dem untersten Sakralwirbel und läuft oben in die Cornua coccygea aus. Alle weiteren Segmente sind in der Regel miteinander verschmolzen. Das letzte Knochensegment ist meist nur als kleiner Kegel erkennbar.

Die Ligg. sacrococcygea articulare verbinden Kreuz- und Steißbein. Neben den Anteilen des M. levator ani stellt das Lig. anococcygeus die Verbindung zum Beckenboden her, das Lig. sacrotuberale und das Lig. sacrospinale jene zu den Sitzbeinen.

### Ätiologie und Klinik

Typischerweise durch einen Sturz auf das Gesäß wird das Steißbein geprellt, es kann luxieren oder brechen. Alle drei Verletzungen sind sehr schmerzhaft und im ersten Moment subjektiv nicht zu unterscheiden. Betroffene können wegen der Schmerzen kaum mehr sitzen. Nur bei Aufsetzen lediglich einer Beckenhälfte oder mit Hilfe eines Sitzrings ist das Sitzen erträglich. Ebenfalls schmerzhaft sind Niesen und andere Bewegungen, bei denen die Beckenbodenmuskeln angespannt und somit Kräfte auf das Steißbein ausgeübt werden.

Meistens weicht das Steißbein durch das Trauma aus seiner ursprünglich „hervorstehenden" Position zur Seite oder nach vorne aus und verändert dadurch die lokalen Spannungsverhältnisse, was wiederum weiter entfernte Probleme verursacht. Nach Jahren des ursächlichen Unfalls schmerzt das Steißbein nur noch auf direkten Druck, die entfernten Probleme bleiben jedoch bestehen oder werden eher schlimmer. In jedem Fall von unklaren Beschwerden im Kopf-, Wirbelsäulen- oder viszeralen Bereich ist es ratsam, das Steißbein in Betracht zu ziehen:

- Schmerzen am Steißbein oder im Beckenboden beim längeren Sitzen
- HWS-, BWS-, LWS-Dysfunktionen
- Rezidivierende ISG-Blockaden
- Urogenitale Beschwerden (Miktions-, Defäkationprobleme, Inkontinenz, Zystitis, Prostatitis, urogenitale Ptose, Probleme beim Sexualverkehr)
- Probleme der arteriellen und venösen Versorgung (Krampfadern, Hämorrhoiden, häufige bakterielle oder Pilzinfektionen)
- Störungen im kraniosakralen System

## Befund

Um das Steißbein zu befunden, dient neben den Symptomen und der dazugehörigen Entstehungsgeschichte auch die Palpation, am einfachsten in der Bewegung.

Der Patient sitzt auf einem Stuhl oder Behandlungstisch mit einer gepolsterten Auflage. Der Therapeut palpiert das Steißbein, indem er mit zwei Fingern nach kaudal am Kreuzbein entlang fährt, bis er die Bandstrukturen rechts und links des Steißbeins ertasten kann. An diesem Punkt ist oftmals schon die Schrägstellung des Steißbeins oder ein Unterschied der Bandspannung auf beiden Seiten tastbar. Zusätzlich nimmt der Patient oftmals eine unterschiedliche Schmerzhaftigkeit der beiden Seiten wahr.

Im weiteren Verlauf neigt sich der Patient entspannt jeweils zu einer Seite, das Steißbein sollte sich dabei auf dieselbe Seite bewegen. Ist die Bewegung nicht spürbar oder asymmetrisch, zeigt dies die Fixierung auf ebendieser Seite an.

## Therapie

Wie so oft, ist der Test bereits die Hälfte der Behandlung. Man könnte die Korrektur des Steißbeins in der Testposition mit einem ausdauernden Druck fortführen, was für den Patienten jedoch ziemlich ungemütlich und unangenehm sein kann.

Um sowohl die Zielstrukturen besser zu entspannen und der Korrektur zugänglicher zu machen, als auch dem Patienten eine entspanntere Position zu verschaffen, wird die Behandlung besser in Rückenlage durchgeführt. Ein Bein ist ausgestreckt, das andere angestellt. Der Therapeut steht seitlich an der Bank auf der Seite des angestellten Beins. Mit seiner kaudalen Hand nimmt er das Knie des Patienten und führt es etwas über die Mittellinie, greift mit seiner anderen Hand unter das Becken und bringt die Fingerspitzen direkt auf die Bandverbindungen zwischen Sitzbein und Steißbein (➤ Abb. 6.69). Während die Fingerspitzen gegen die Bänder schieben, wird die Hand am Knie aktiv und bringt das Bein wieder in die Normalstellung zurück. Aus dieser Normalstellung führt die kaudale Hand das Knie sehr langsam und vorsichtig in einem Kreis, während die andere Hand die unterschiedlichen Spannungsverhältnisse der Steißbeinbänder verbunden mit der Steißbeinbewegung wahrnimmt.

Eine Bewegung im Steißbein ist an sich schon ein gutes Zeichen. Sie sollte proportional vermindert, aber sinngemäß der Kreisform des Knies entsprechen und in alle Richtungen ungehindert erfolgen. Ist sie in eine Richtung gehemmt oder fixiert, kann wiederum mit der indirekten Technik die Fixierung verstärkt und auf ein spontanes Lösen gewartet werden. Das kann für den Patienten etwas unangenehm sein, deswegen sollte seine Reaktion unbedingt mit einbezogen werden. Da sowieso beide Seiten behandelt werden müssen, kann man zur Not zwischenzeitlich die Seite wechseln und die Fixierung von der anderen Seite her zu lösen versuchen. Ein Seitenunterschied ist bei jeder Steißbeinläsion vorhanden, dieser sollte nach Behandlung verschwunden oder zumindest vermindert sein.

Beim Aufstehen nach dieser spezifischen Technik zeigen sich oft deutliche Unterschiede in der Körperstatik und -wahrnehmung sowie in den kranialen Systemen und Sinnen.

## 6.11 Viszera: Leber, Nieren, Gebärmutter

Auch die inneren Organe sind von Faszien durchzogen und umhüllt, können Spannungen aufnehmen, Verhärtungen entwickeln und in ihrer Beweglichkeit blockiert sein. Jedes Organ zeigt eine äußerliche Beweglichkeit gegenüber seinen

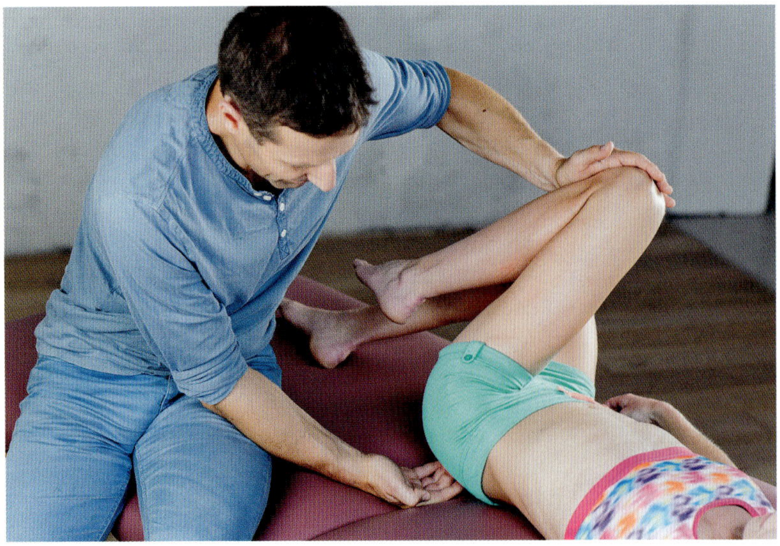

**Abb. 6.69** Korrektur der Steißbeinlage durch Druck auf die coccygealen Bandverbindungen, kombiniert mit einer passiven Beinbewegung. Im Bild ist die Platzierung des Kontakts zu sehen, zur Durchführung liegt das Becken des Patienten entspannt auf der Bank. [J802]

Nachbarstrukturen sowie zusätzlich eine innerliche und räumliche, von anderen Organen unabhängige, Beweglichkeit. Letztere ist für die Organfunktion unumgänglich und wird in osteopathischen Zusammenhängen als Motilität bezeichnet. Diese feinen, tastbaren Eigenbewegungen, die das jeweilige Organ als Ausdruck seiner Vitalität fortwährend ausführt, spiegeln die embryonalen Entwicklungsbewegungen der Organe wider, weshalb das Wissen um die embryonale Entwicklung der Organe sehr hilfreich ist. Senkungen von Niere, Gebärmutter und Blase mit bekannten Folgen wie relativer Inkontinenz, Zyklus- und Menstruationsstörungen sind typische Folgen dieser Motilitätsstörung.

Ein zweiter Faktor ist der Bauchraum als Ganzes, der durch das Peritoneum in drei große Räume getrennt wird, die nach ihrer Lage als Intraperitonealraum, Subperitonealraum und Retroperitonealraum bezeichnet werden. Jeder dieser Räume besitzt unterschiedliche Qualitäten der Bewegungsdynamik, die auch unterschiedliche Störungen verursachen können.

## Anatomie

Die Anatomie der Organfaszien folgt deren embryologischer Entwicklung und Wanderung, woraus sich auch die Motilität der Organe ergibt. Die Bewegungsachsen und -amplituden werden für jedes Organ separat beschrieben. Über die individuellen Möglichkeiten hinaus wird die Bewegungsdynamik auch vom Bauchfell, dem Peritoneum, geprägt. Dieses umschließt Leber, Milz, Magen sowie den größten Teil des Dünn- und Dickdarms. Bei der Frau liegen auch die Eierstöcke, Eileiter und Gebärmutter intraperitoneal. Die Harnblase, Enddarm und Prostata bzw. Gebärmutter befinden sich im sogenannten Subperitonealraum, sie sind nur auf ihrer Oberseite vom Peritoneum überzogen.

Hinter dem Peritoneum liegt der dritte große Bauchraum, der Retroperitonealraum. In diesem befinden sich die Nieren, Nebennieren und Harnleiter. Funktionell interessant sind dabei vor allem die Nieren, weil sie eine relativ große Beweglichkeit besitzen und diese auch im Zuge der Atembewegung des Zwerchfells nutzen. Ihre Amplitude beträgt sechs bis zwölf Zentimeter in der Vertikalen. Dabei werden sie nicht von Bändern gehalten, sondern nur von den eigenen Gefäßen und dem Nierenfett, was ihre Wanderung entsprechend störanfällig macht. Geraten sie ins Stocken, spricht man von einer Ptosis.

## Ätiologie

Jedes Organ reagiert individuell auf bestimmte Situationen, um gesund zu bleiben. Die Magenschleimhaut wird z. B. verstärkt durchblutet, wenn gerade eine Mahlzeit eingenommen wurde. Dasselbe passiert aber auch unter emotionalen Situationen wie z. B. Stress. Hält diese Stresssituation lange an, kommt es zur Ermüdung des Organs. Die daraus resultierenden Spannungsänderungen vermindern die Stabilität des Organs, führen zu Blockierungen und zu entsprechenden Kompensationsversuchen des Organismus. Chronische lokale Symptome wie Nackenschmerzen können Folge dieser Überlastung bestimmter Bereiche sein. Auch Wirbelgelenke und Bandscheiben können in diesen Prozess integriert sein. Weitere Ursachen für funktionelle sowie Motilitätsstörungen von Organen können einseitige Haltungsmuster, Narben, Entzündungen, traumatische Ereignisse wie Unfälle, Operationen sowie starke emotionale Schocks sein.

## Klinik

Viszerale Beschwerden sind klinisch schwer zu greifen, da sie sich erst sehr spät als funktionelle Störungen im jeweiligen Gebiet offenbaren. Zuvor zeigen sie sich in den Kompensationserscheinungen, auch anderer Körpersysteme. Symptome für Viszeralstörungen sind z. B.:

- Chronische Verdauungsbeschwerden
- Magenschmerzen und Erkrankungen des Magens, der Leber oder Galle
- Chronische Blasenentzündung
- Funktionelle Nierenerkrankungen (z. B. Stauungsproblematik bei Nierensenkung)
- Organsenkungen (Ptosen)
- Lungenleiden (Asthma, Krupp, chronische Bronchitis)
- Allergien, Heuschnupfen
- Allgemeine Immunstimulation
- Chronische Müdigkeit
- Chronische organbedingte Rückenbeschwerden
- Lymphatische Stauungen
- Schlecht heilende Wunden

## Befund

Für die Befundung kann man mutmaßen, dass die Organe im kleinen Becken am ehesten Beschwerden im Beckenbereich verursachen, die Organe unterhalb des Zwerchfells vor allem die Atmung beeinflussen und die Organe des Brustraums sich auf den Nacken und die Halswirbelsäule auswirken. Grundsätzlich ist ein lokales Nachspüren der Organeigenbewegung in entspannter Körperlage die Methode der Wahl. Selbst wenn der Behandler nur wenig Kenntnisse über die natürliche Organbewegung hat, kann er mit einer guten Portion Achtsamkeit und anatomischen Kenntnissen bzw. Erfahrung die Symmetrie und Dynamik der Bewegung beurteilen.

Auf jeden Fall sollte bei unklaren Beschwerden bzw. chronischen und rezidivierenden Läsionen an eine Beteiligung der Organe und der Bauchräume gedacht werden und wenigstens eine generelle Befundung gemacht werden.

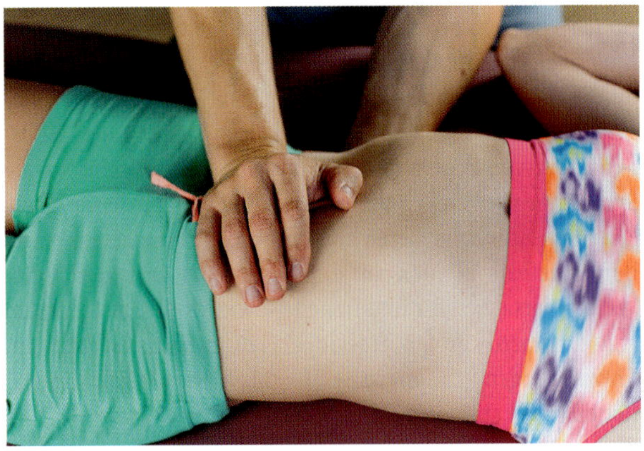

**Abb. 6.70** Befund und Behandlung viszeraler Spannungen. [J802]

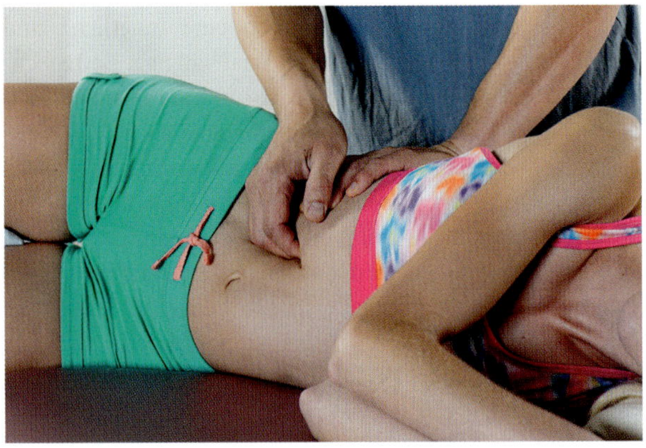

**Abb. 6.71** Befund und Behandlung der Leberblockierung in Seitlage. [J802]

Dazu liegt der Patient auf dem Rücken und hat die Beine angestellt, um die Bauchdecke entspannt zu halten. Alternativ dazu können die Beine auch unterlegt werden, es sollte jedoch durch die Unterlegung keine Traktion entstehen. Der Behandler legt in einem ersten Schritt seine flache Hand auf die Bauchdecke des Patienten und lässt sie dort mit nur wenigen hundert Gramm Gewicht liegen (➤ Abb. 6.70). Er folgt der Atembewegung und versucht, abgesehen von dieser, die weiteren Bewegungen, Spannungen und Züge wahrzunehmen. Diesen zu folgen, gibt mindestens Hinweise auf die Lokalisation einer Störung und kann bestenfalls schon zu deren Behandlung führen: Der indirekten Technik gemäß wird die Spannung oder Bewegung verstärkt und auf eine Lösungsreaktion gewartet.

In manchen Fällen ist ein deutlicher Seitenunterschied spürbar. In diesem Fall kann mit der Handfläche verstärkt etwas Druck nach zentral und medial gegeben werden, um wieder die Reaktion der Abdominalspannungen abzuwarten und sie zur weiteren Befundung oder zur direkten Behandlung einzusetzen.

## Therapie

Ziel einer lokal-viszeralen Behandlung ist es, die natürliche Organbewegung wiederherzustellen. Die Behandlung soll nicht nur die Symptome lindern, sondern vor allem die Ursachen beheben, Auslöser der Beschwerden beseitigen, Schonhaltungen lösen und somit dem Organismus wieder mehr Energie zur Verfügung zu stellen, sodass alte Muster verschwinden und durch eine bessere Ordnung ersetzt werden.

Grundsätzlich ist es natürlich am einfachsten, Störungen im noch funktionellen Stadium zu behandeln, also so lange noch keine sichtbaren Gewebeveränderungen stattgefunden haben. Hier können die Probleme oft spontan beseitigt werden. Dauert das Problem schon länger an und haben morphologische Anpassungen stattgefunden, kann der Therapeut auch hier regulierend auf die Organfunktion einwirken und dadurch die körpereigene Regeneration in Gang setzen. Der vollständige Regenerationsprozess kann durchaus mehrere Wochen bis Monate in Anspruch nehmen.

### Leber

Die Leber liegt intraperitoneal direkt unter dem Zwerchfell und bewegt sich mit diesem bei jedem Atemzug mit. Ihre Bewegungsachse liegt schräg von medial-kranial nach lateral-kaudal und beinhaltet eine leichte Rotation um diese Achse.

Um diese Bewegung wahrzunehmen, liegt der Patient mit angestellten Beinen auf der linken Seite. Der Therapeut steht an der Bank hinter ihm und legt eine Hand auf die Leber unter den rechten Rippenbögen (➤ Abb. 6.71). Mit dieser Hand gibt er Druck entlang der Leberachse nach kranial-medial, um die Eigenbewegung wahrzunehmen und ihre Symmetrie zu beurteilen. Diese Bewegung wahrzunehmen, zu verstärken oder deren Läsion zu übertreiben und mittels indirekter Technik zu lösen, bringt die Leber in ihre harmonische Bewegung zurück.

Eine verbesserte Leberbeweglichkeit kann sich auf den unteren Rücken, die Atmung und die obere Thoraxapertur auswirken.

### Nieren

Die Nieren befinden sich retroperitoneal in direkter Nachbarschaft zur rückseitigen Rumpfwand und zum M. psoas. Sie werden nicht durch Bänder fixiert, sondern sind sehr beweglich gelagert und sollten sich beim Atmen mit dem Zwerchfell mitbewegen. Die leberseitige Niere hängt dabei etwas tiefer als die magenseitige. In vielen Fällen von chronischen Rückenschmerzen sind eine oder beide Nieren mitbeteiligt, wenn deren Wanderamplitude eingeschränkt ist oder die Niere sogar komplett fixiert ist.

Um die Niere zu erreichen, muss der Behandler sehr tief in den Bauchraum dringen. Deshalb liegt der Patient am besten auf dem Bauch, der Therapeut steht neben der Bank und platziert seine Hand unter dem Bauch des Patienten. Er sucht

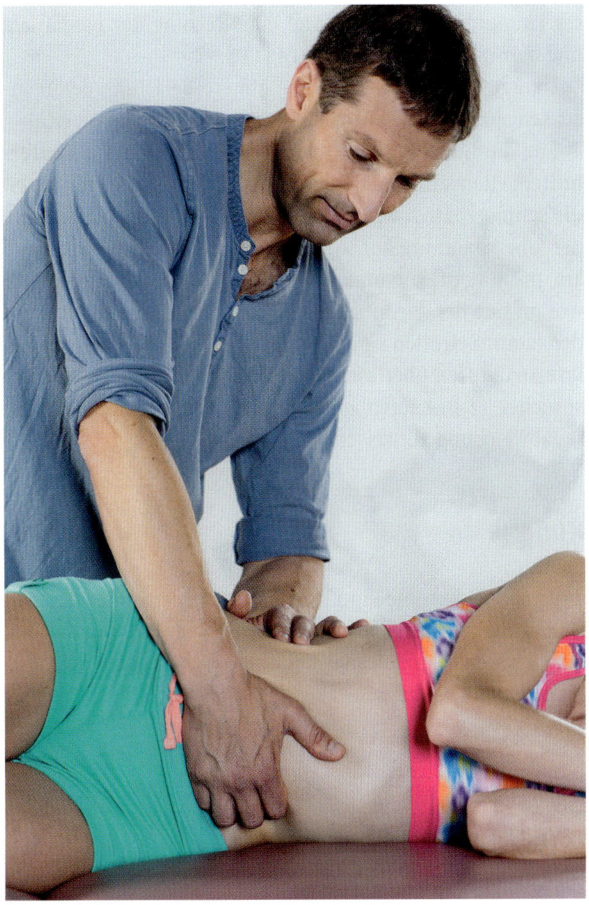

**Abb. 6.72** Behandlung von Nieren und M. psoas in Seitlage: Der Griff durch die entspannte Bauchdecke muss sehr vorsichtig erfolgen und kann durch die Atembewegung des Patienten unterstützt werden. [J802]

mit sanften Fingerspitzen die weichste Stelle der Bauchwand neben der geraden Bauchmuskulatur und sinkt von dort so tief wie möglich Richtung Wirbelsäule in den Bauchraum. Nach einiger Zeit kommt man in die Nähe der Nieren und des M. psoas. Aufgrund ihrer direkten Nachbarschaft ist es zielführend, eine sanfte Kontraktionsbewegung der Psoas-Muskulatur durch eine Beinbewegung anzuleiten. Diese Bewegung sollte auf den Fingerspitzen spürbar sein, die sich ihrerseits wieder differenzierend und lösend im Gewebe orientieren.

Für eine alternative Methode, die Bauchdecke zu entspannen, liegt der Patient auf der Seite, die Beine sind angewinkelt. Der Behandler greift nun mit weichen Fingern von ventral unter den Bauch und sucht sich einen sanften Weg durch die Bauchwand in Richtung Wirbelsäule, während er den Bauchinhalt unterstützend etwas anhebt. Allein durch die Atembewegung des Patienten und den manuellen Gegendruck geraten die Nieren oftmals schon in Bewegung. Der erfahrene Therapeut erfühlt jedoch den M. psoas und die Position der Niere und kann diese mit Vorsicht in eine wohlgeordnete Bewegung begleiten (➤ Abb. 6.72).

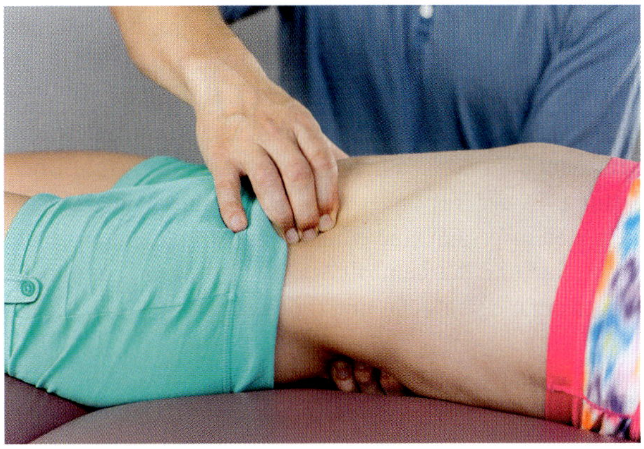

**Abb. 6.73** Befund und Behandlung der Uterus-Mobilität. Die Unterstützung durch die dorsale Hand muss bei einer rein viszeralen Behandlung nicht so deutlich ausfallen, umso mehr soll diese Hand wahrnehmen, welche Spannungen sich von ventral lösen. [J802]

### Uterus

Die Gebärmutter liegt subperitoneal, reicht weit in den intraperitonealen Raum hinein und ist leicht palpierbar und zugänglich. Am besten liegt die Patientin mit angestellten Beinen auf dem Rücken (➤ Abb. 6.73). Der Uterus befindet sich mittig im Bauchraum und kaudal Richtung kleines Becken. Weil diese Struktur eher weicher Natur ist, muss sie auch sehr umsichtig behandelt werden. Der Therapeut nimmt am besten seine kraniale Hand und umfasst von beiden Seiten die Region des geraden Bauchmuskels. Dabei versucht er, nicht nur den Muskelstrang zu erreichen, sondern tiefer zu greifen und die dann spürbare Gebärmutter mit zu umfassen. Mit diesem weichen Umgreifen kann wieder sehr achtsam auf Spannungen und Fixierungen reagiert werden und mit den bekannten indirekten Techniken eine Lösung herbeigeführt werden.

Dieselbe Technik kann sinngemäß auch in Bauchlage angewandt werden. Hier kommt die Schwerkraft den Organen zur Hilfe, die so unter Umständen besser palpierbar in der Therapeutenhand zu liegen kommen. In dieser Position sucht die kraniale Hand unter dem Bauch der Patientin nach der Gebärmutter.

Eine Korrektur der Uterus-Bewegung kann sich positiv auf den unteren Rücken auswirken und die urogenitale Organfunktion verbessern.

## 6.12 Fascia lata

Wenn über Faszien gesprochen wird, kommt die Rede fast immer auf die Fascia lata, quasi die Referenzfaszie des Körpers. Neben der Lumbalfaszie ist sie sicher auch die am meisten strapazierte und am besten trainierbare Faszie des Menschen. Bei Läufern ist sie extrem fest ausgebildet, weil sie im Moment des Einbeinstands des Stützbeins die Spannung übernimmt, um das Becken horizontal zu halten. Das ist sinnvoll und für einen elastischen Laufstil unabkömmlich. Sie nimmt jedoch auch viel Spannung auf, wenn andere Einseitigkeiten im Leben auftauchen, wie z. B. Stress und Überlastung. In der Tat findet man bei chronisch überlasteten Personen insgesamt eine erhöhte Faszienspannung – in der Fascia lata und der Lumbalfaszie werden diese Spannungen jedoch am meisten sicht- und spürbar.

### Anatomie

Die Fascia lata umfasst mehr als nur den lateralen Zug, mit dem sie häufig gleichgesetzt wird. Sie ist eine breite, tiefe Faszie, die die Muskelmasse des Oberschenkels insgesamt umhüllt. Ihre Spannung ist z. T. variabel, weil sie vom M. tensor fasciae latae über den Tractus iliotibialis an der Außenseite des Oberschenkels eingestellt werden kann.

Der proximal gelegene Rand der Fascia lata entspringt an der Rückseite von Kreuzbein und Steißbein, an der Crista iliaca, am Leistenband und am Schambein, an den Sitzbeinhöckern und am Lig. sacrotuberale. Sie geht proximal in die Fascia glutaea über. Distal ist sie an der äußeren Femur-Kondyle, an der Kniescheibe und am Wadenbeinköpfchen befestigt. Sie setzt sich dann weiter distal in der Fascia cruris fort.

Die Dicke der Fascia lata variiert sehr stark. In ihrem proximalen Teil empfängt sie verstärkende Fasern vom M. gluteus maximus. An der Außenseite des Oberschenkels, der umgangssprachlich als Fascia lata bezeichnet wird, wird sie durch den Tractus iliotibialis verstärkt. Dies ist für die sogenannte Zuggurtung wichtig, da der Femur sich unter Belastung nach lateral biegt.

## 6.12.1 Iliotibialbandsyndrom (ITBS)

### Ätiologie

Das ITBS (auch Läuferknie) tritt bevorzugt bei Läufern auf und ist die häufigste Ursache für Schmerzen am äußeren Kniegelenk. Es handelt sich um ein Schmerzsyndrom, dessen Ursache meist in einer Überbeanspruchung liegt, wenn der Tractus iliotibialis am äußeren Femur-Kondylen über dem Kniegelenk reibt. Vor allem bei Langstreckenläufern kommt es durch die Reibung während des ständigen Beugens und Streckens des Kniegelenks zu Reizzuständen an dem Faserzug und damit zum ITBS.

Ein ITBS kann auch entstehen, wenn ein schwacher M. gluteus medius beim Laufen das Becken auf der entgegengesetzten Seite nicht mehr halten kann. Auf diese Weise erhöht sich die Zugbelastung auf den Tractus iliotibialis und somit die Reibung am äußeren Kniegelenk. Eine ungünstige Stellung der Beinachsen in Form von O-Beinen verstärkt dieses Phänomen und begünstigt eine Reizung der Fascia lata und damit die Entstehung eines ITBS.

Übergewicht kann durch die höhere Belastung der Beinachsen ebenfalls die Entstehung eines ITBS begünstigen.

Für die hüftseitigen Schmerzen, die sogenannte **Läuferhüfte,** gelten sinngemäß dieselben Mechanismen, nur treten die schmerzhaften Symptome hier auf der proximalen Seite der Überspannung auf. Auch hier kann das iliotibiale Band am prominent hervorstehenden Trochanter major reiben, worauf sich der darunter befindlichen Schleimbeutel entzünden kann. Betroffen sind Sportler, die durch zu viel Training ihre Strukturen überlasten, ihre Beine unterschiedlich beanspruchen (z. B. Laufen am Hang) oder bereits eine Beinachsenabweichung aufweisen.

### Klinik

Typische Symptome sind stechende Schmerzen an der Außenseite des Kniegelenks und/oder an der Hüftschaufel. Die Knieschmerzen treten meist erstmals beim Laufen auf, später auch beim Gehen.

### Befund

Zur Befundung wird durch mechanischen Druck bzw. durch Einbeinstand der Schmerz ausgelöst. Ergänzend dazu ist die Begutachtung der Beinachse entscheidend für die langfristige Korrektur des Problems. Diese sollte von frontal betrachtet so gerade wie möglich durch das Kniegelenk fallen. Die Kniescheiben sollten von der Rotation her in Richtung der Großzehen zeigen, was sich am besten bei einer leichten Kniebeuge testen lässt.

### Therapie

Die Therapie verfolgt zwei Aspekte: Zum einen wird versucht, die akute Überspannung aus dem iliotibialen Zug zu bekommen, zum anderen muss die Ursache der Überlastung, also die eventuelle Beinachsenabweichung, korrigiert werden. Ersteres ist recht einfach zu behandeln, wenn der Schmerz nicht zu schnell anspringt.

**Schritt 1:** Der Patient liegt auf einer Seite, am besten mit einem Kissen zwischen den Knien. Dieses vermindert den direkten Druckschmerz zwischen den beiden Knien, vor allem, wenn noch ein Zusatzdruck hinzukommt, und lässt aufgrund seiner Dicke die Oberschenkelaußenseite etwas besser entspannen. Der Therapeut geht nun mit Fingern, Händen oder Ellenbogen direkt auf den herkömmlich als Fascia lata bezeichneten Teil der Oberschenkelbinde und sinkt mit einem Druck, der die entstehenden Schmerzen gerade noch

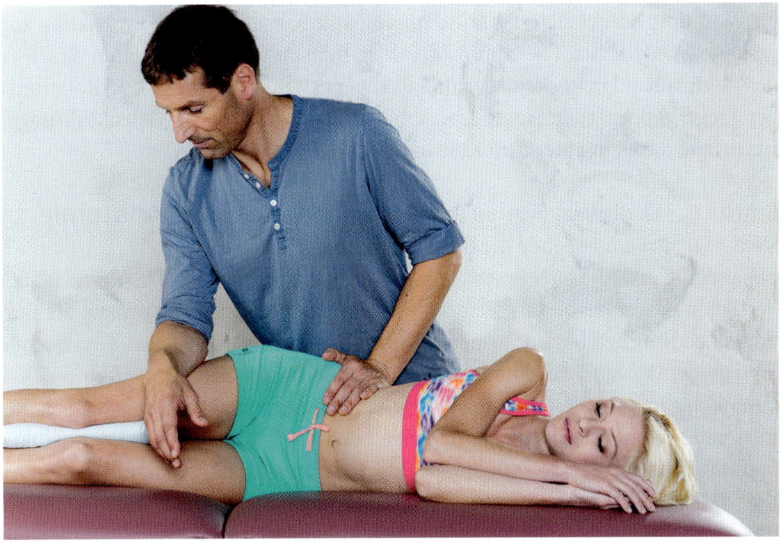

Abb. 6.74 Behandlung des Sitzhalfters, der verstärkten Züge um den Trochanter major. [J802]

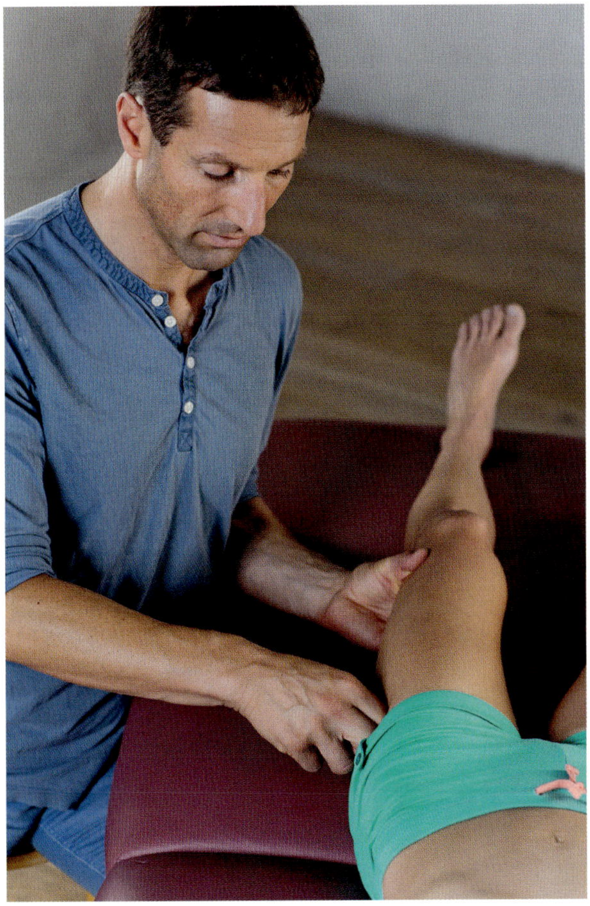

Abb. 6.75 Alternative und schonendere Technik zur Behandlung schmerzhafter oder entzündlicher Vorgänge entlang der Fascia lata. Am Patienten in Rückenlage kann etwas feinfühliger behandelt werden. [J802]

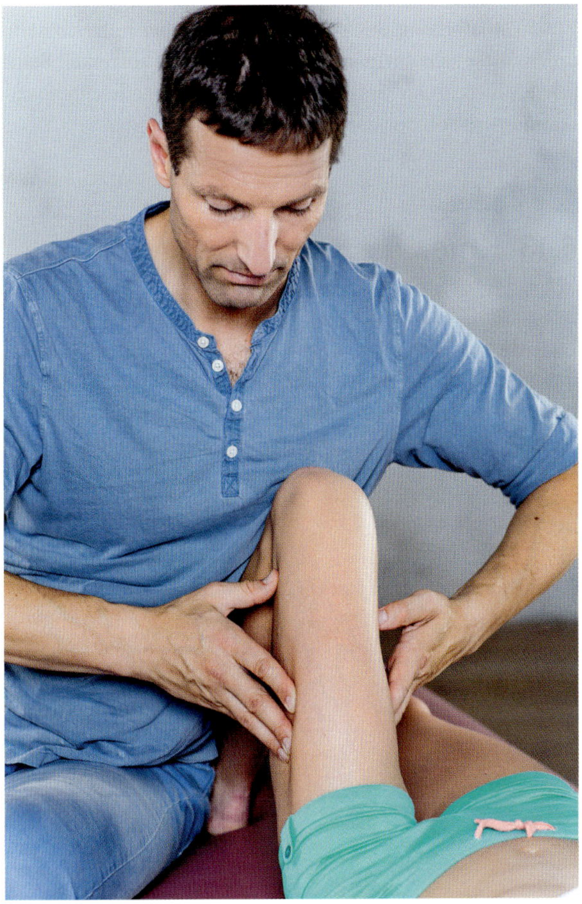

Abb. 6.76 Behandlung der Beinachse entlang der inneren und äußeren Spannungszüge der Beine. Der Behandler nimmt einerseits die Spannungsverhältnisse und Fixierungen wahr, andererseits versucht er die darin „schwimmenden" Knochen besser auszutarieren. Dies ist mit angestelltem oder abgelegtem Bein möglich, je nachdem, wie weit die Spannungszüge behandelt werden sollen. [J802]

erträglich hält, in die Struktur. Wenn möglich, kann langsam gleitend und damit dehnend auf der Faszie entlang behandelt werden. Falls das aufgrund der Schmerzen nicht möglich ist, konzentriert man sich am besten auf die Region um den Trochanter major herum bis in die Verbindung zur Glutealregion. Von dort breitet sich die Entspannung spürbar auf die gesamte Struktur aus (➤ Abb. 6.74). Oder man behandelt das Iliotibialband in Rückenlage und mit angepasstem Druck der Fingerkuppen oder Finger (➤ Abb. 6.75), während die freie Hand das Bein unter dem Knie unterstützt.

**Schritt 2:** Der Patient liegt auf dem Rücken, der Therapeut steht oder sitzt am Fußende der Behandlungsbank. Durch die Behandlung soll die dreidimensional tensegrale Spannung der Beine so weit verbessert werden, dass sich die darin befindlichen Knochen besser zueinander ausrichten. In diesem Sinn greift man von medial und lateral zugleich in die fasziale Umhüllung und wandert mit diesem beidseitigen, aufmerksamen und miteinander im Dialog stehenden Kontakt von den Sprunggelenken langsam nach kranial und wartet jeweils auf die lösende Reaktion des Spannungsbetts des Beins (➤ Abb. 6.76). Wahrscheinlich muss man dies abschnittsweise tun, weil ein beidseitiges Gleiten schwerlich möglich ist. Eine Mitbewegung des Patienten kann dabei hilfreich sein, indem diese sehr entspannt, aber exakt in der korrekten Beinachse, abwechselnd Sprung- und Kniegelenk in leichte Flexion und zurück Extension bringt (➤ Kap. 6.13).

## 6.13 Knie

Ein beliebter Satz unter Therapeuten lautet: „Kniebeschwerden sind immer Probleme der Nachbarstrukturen und -gelenke“. Und meistens trifft das auch zu. Das Kniegelenk scheint der verwundbarste Teil in der gesamten Beinkonstruktion zu sein. Das bezieht sich auf die Familie der patellaren Beschwerden genauso wie auf Probleme der Beinachse, Rotationen und Knorpelschäden in der femurotibialen Gelenkführung.

### Anatomie

Die Kniescheibe ist das größte Sesambein des menschlichen Körpers. Sie liegt dem Kniegelenk von vorne auf und ist in die Ansatzsehne des M. quadriceps femoris eingebettet (➤ Abb. 6.77). In der Faszienanatomie wird diese Einbettung auch als Retinaculum bezeichnet, was ihren gelenkführenden Charakter deutlicher hervorhebt als die Vorstellung einer Kapsel-Band-Struktur. Gleichfalls zeigt sich in den Retinaculi eine größere Anzahl von sensorisch-afferenten Fasern, die die Gelenkführung propriozeptiv verarbeiten.

### 6.13.1 Patellofemorales Schmerzsyndrom (PFSS)

#### Ätiologie

Zum patellofemoralen Schmerzsyndrom gehören diejenigen Schmerzen, die die Kniescheibe, das Patellagleitlager sowie das Bindegewebe betreffen. Es ist sehr komplex und wird unterschiedlich definiert. Synonyme sind Chondropathia patellae, parapatellares Schmerzsyndrom und Chondromalacia patellae.

Oft bleibt die Ursache eines PFSS trotz gründlicher medizinischer Untersuchungen ungeklärt. Die Schmerzen entste-

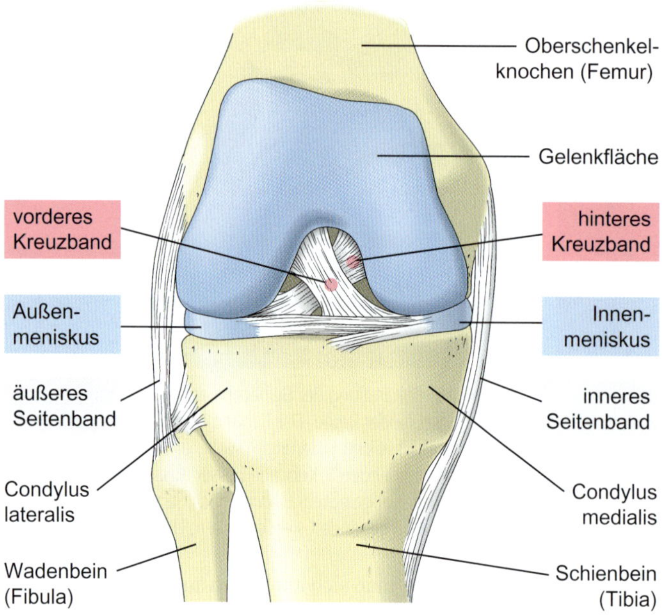


**Abb. 6.77** Anatomie des Knies. [L190]

hen durch eine Fehlstellung der Kniescheibe, die durch die umliegenden Bänder und Muskeln ungünstig zu einer Seite gezogen wird. Außer dem Iliotibialbandsyndrom kann auch eine Schleimbeutelentzündung oder eine Sehnenentzündung die Ursache für ein PFSS und somit das zu behandelnde Problem sein.

In jedem Fall ist bei einem bestehendem PFSS eine ausführliche Ganganalyse hilfreich, um über die statischen Probleme hinaus auch die dynamische Gelenkführung zu befunden. Fehlstellungen der Wirbelsäule, insbesondere der Lendenwirbelsäule, können eine weitere zu behandelnde Ursache für ein PFSS sein. Eine zu starke LWS-Lordose führt zu einer verstärkten Kniebeugung, die bei ungleichmäßig ausgebildeter Muskulatur eine Innenrotation des Kniegelenks nach sich zieht.

## Klinik

Häufig treten beim PFSS die Beschwerden erstmals beim Treppensteigen, bei sportlichen Aktivitäten mit hoher Belastung des Kniegelenks oder beim Bergablaufen auf. Sowohl in Ruhe als auch unter Belastung werden diffuse, stechende oder dumpfe Schmerzen im vorderen Kniebereich wahrgenommen. Diese bessern sich während der Belastung nicht, sondern werden eher schlimmer und ziehen mitunter eine entzündliche Reaktion nach sich.

## Befund

In der Diagnostik wird durch Andrücken der Patella gegen das Kniegelenk oder manuelles Ziehen der Kniescheibe nach außen (sogenannter Alignement-Test) der Schmerz reproduziert. Die Kompression mit Bewegung der Kniescheibe erzeugt einen Druckschmerz, der auch mit Knirschen, einem feinsandigen Krepitus oder Bluterguss einhergehen kann.

Je nach Kausalität wird eine Beinachsenfehlstellung oder/und eine Wirbelsäulenfehlhaltung festzustellen sein, die wahrscheinlich mit dem Schmerzsyndrom in Verbindung steht.

## Therapie

Im ersten Schritt werden die lokalen Beschwerden gemindert, im zweiten Schritt die kausalen Zusammenhänge zur Entlastung der lädierten Strukturen korrigiert.

### Lokale Schmerzbehandlung

Der Patient liegt auf dem Rücken und hat das Knie möglichst schmerzfrei gelagert, wenn notwendig mit einer Knierolle unterstützt. Der Therapeut befindet sich seitlich neben der Bank. Mit vorsichtigem, aufmerksamem Druck palpiert er die Patella von zwei Seiten und erspürt die lokalen Spannungen, die die Kniescheibe aus ihrer Position ziehen. Sehr vorsichtig und schmerzvermeidend, eventuell durch ein leichtes Anheben der Kniescheibe, kann wieder im Sinne der indirekten Technik den Spannungen nachgegangen und abgewartet werden, bis die erwartete Lösungsreaktion eintritt. Dabei sollten und müssen alle drei Bewegungsdimensionen von Gleiten, Rotieren und Kippen bedacht und behandelt werden.

Behandelt man einen achtsamen Patienten, kann in diesem Sinn auch in den Schmerzbereichen selbst gearbeitet werden. Dafür ist das ständige Feedback des Patienten notwendig, um den Druck entsprechend anzupassen und das Nachlassen des Schmerzes abzuwarten, während der Therapeut noch immer im Sinne der indirekten Technik die Spannungsanpassung wahrnimmt und dieser nachgeht.

Nach der Behandlung der Kniescheibenumgebung ist es sinnvoll, auch die nach kranial vorhandene Miss- oder Überspannung des M. quadriceps zu befunden und zu behandeln. Dessen unterschiedliche Anteile ziehen in verschiedene Richtungen und beeinflussen damit die Kniescheibenposition in der Bewegung. Oftmals finden wir in den knienahen Muskelanteilen ebenfalls behandlungsbedürftige Spannungen und Verhärtungen.

Um diese von kranial wirkenden Einflüsse insgesamt zu bearbeiten, geht man praktisch in die Behandlung der Beinachse über.

### Behandlung der Beinachse

Wieder liegt der Patient auf dem Rücken und hat, wenn notwendig, das Knie unterlagert. Der Therapeut befindet sich am Fußende der Behandlungsbank und befundet die Abweichung der Beinachse. Normalerweise kommt uns das Bein nicht formbar vor. Mit der erwähnten Idee der tensegralen Spannung jedoch ist es durchaus möglich, das Spannungsbett der Ober- und Unterschenkelknochen so zu regulieren, dass auch die dortigen Röhrenknochen ihre Position und Ausrichtung ändern. In diesem Sinne versucht der Therapeut, die Spannungszüge von zwei gegenüberliegenden Seiten der Beine wahrzunehmen und indirekt zu regulieren: Er bringt die Seite mit der größeren Spannung durch seinen Druck noch mehr unter Spannung, und bleibt sich dabei immer gewahr, dass sein Druck auch eine Auswirkung auf die gegenüberliegenden Seite hat. Im besten Fall spürt der Therapeut sogar die Richtung der Spannung und kann dieser spezifisch folgen, sie verstärken und auf die Lösungsreaktion warten. Da die Beinachsenkorrektur sich nicht nur auf lineare Abweichungen, sondern unbedingt auch auf die Rotation des Oberschenkels im Hüftgelenk bezieht, fasst man das Bein am besten mit der einen Hand unter dem Knie und mit der anderen Hand von der Fußsohle her. Die knieseitige Hand bringt das Gelenk in eine leichte Beugung, während die ande-

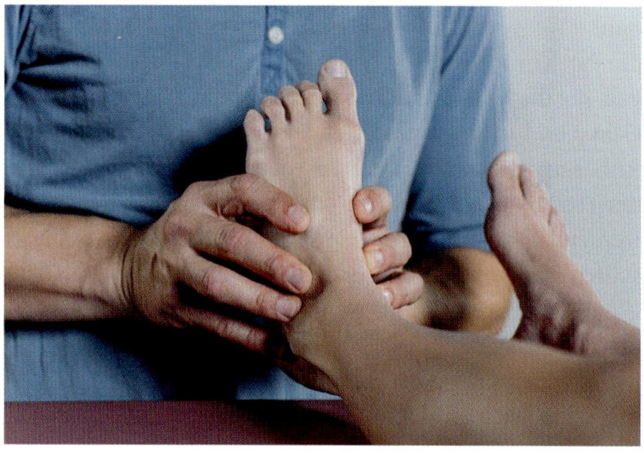

**Abb. 6.78** Eine der Möglichkeiten der Beinachsenkorrektur ist es, den leichten Endgefühl-Druck von der Fußsohle her zu geben und somit das komplette Bein zu befunden bzw. zu behandeln. [J802]

re von der Fußsohle einen leichten Druck Richtung Hüfte gibt. Während dieses Drucks entlang der Beinachse lassen sich die einzelnen Rotationen erspüren und mittels der indirekten Technik beeinflussen. Man verstärkt also sehr vorsichtig die Fehlrotation zweier Gelenkspartner und wartet auf die Eigenkorrektur des Körpers (➤ Abb. 6.78).

Für das Kniegelenk ist neben der beschriebenen Technik auch ein Kontakt kranial und kaudal des Kniegelenks möglich. Der Therapeut umgreift dazu von ventral die beiden Gelenkpartner und versucht, die Spannung im und um das Gelenk wahrzunehmen. Verstärkend kann er die beiden Gelenkpartner vorsichtig aufeinander zuführen und wartet wieder die Gewebereaktion und den Release ab. Wer mit den kraniosakralen Bewegungen vertraut ist, kann auch diese integrieren und auf eine symmetrische Gewebebewegung warten.

### Hohlkreuz

Im Rahmen der Behandlung des Hohlkreuzes wurden schon die notwendigen Behandlungsschritte erläutert (➤ Kap. 6.9.3) und auf die Beziehungen zur Beinachse hingewiesen. Deswegen sei hier der umgekehrte Weg nur kurz skizziert.

Der Patient bleibt nach der Behandlung der Beinachse auf dem Rücken liegen. Der Therapeut legt seine kraniale Hand unter die Lumbalregion des Patienten und stützt diese, sodass sich der Patient auf der Therapeutenhand bestmöglich entspannen kann. Während die Hand unter dem Rücken also die natürliche Lordose unterstützt, arbeitet die kaudale Hand des Therapeuten an der Spannung rund um den Trochanter, je nachdem, welche Spannungen und Verhärtungen dort spürbar sind. Ein nach anterior gekipptes Becken hat wahrscheinlich sekundär kürzere und stärkere Verbindungen ventral des Trochanters, ein nach posterior gehaltenes eher dorsal. Die um den Trochanter identifizierten Verhärtungen werden entweder direkt – langsam gleitend – oder indirekt – schmelzend und abwartend – bearbeitet. Die Technik richtet sich nach der effektiver erzielbaren Gewebereaktion, während die Hand unter dem Rücken unbedingt laufend die Spannungsveränderungen in diesem Bereich registriert. Falls notwendig kann sich die lumbal platzierte Hand auch auf die ipsilaterale Seite der Lumbalfaszie konzentrieren, statt die LWS-Region insgesamt zu stützen, sodass beide Hände miteinander arbeiten.

Aufgrund der vielfältigen unterschiedlichen Kombinationen von Spannungen und Kompensationen und wegen der vielen beteiligten Gelenke sei an dieser Stelle noch einmal jeder Therapeut ermutigt, dem eigenen Behandlungsgefühl eine Chance zu geben und im Feedback mit dem Patienten auch eigene Ideen auszuprobieren. Beim schmerzfreien Patienten ist es auch problemlos möglich, ihn nach Bearbeitung der einen Seite aufstehen zu lassen und die Wirkung mit der anderen, unbearbeiteten Seite zu vergleichen. Mit einem Rückenschmerzpatienten ist dieser Zwischenschritt nicht unbedingt geeignet, weil der Rücken in diesem Moment eher noch instabiler sein könnte als vor der Behandlung.

Zum Schluss ist in den meiste Fällen eine zumindest kurze Arbeitssequenz an den Füßen angebracht, um die erfolgten Veränderungen besser auf dem Boden zu gründen. Ganz erstaunlich ist in diesem Fall die durch den Körper sichtbare Unterstützung der Basis zu den kranial folgenden und recht entspannten Strukturen.

## 6.13.2 Meniskusläsionen

### Anatomie

Das Kniegelenk wird von Femur, Tibia und der davor liegenden Patella gebildet. Zwischen den beiden Gelenkpartnern Femur und Tibia befinden sich der medial liegende Innen- und der lateral liegende Außenmeniskus. Diese Faserknorpelscheiben liegen halbmondförmig zwischen Tibiaplateau und Femurkondylen. Gemeinsam polstern sie die Gelenkflächen ab, gleichen bestehende Inkongruenzen aus und gewährleisten so eine optimale Druckverteilung im Kniegelenk. Die Menisken sind über das Lig. transversum genu miteinander, mit dem Oberschenkelknochen, dem Unterschenkelknochen und über das Lig. patella menisceale mit der Kniescheibe verbunden.

### Ätiologie

Abrupte Drehbewegungen beim Laufen oder allgemein im Sport können zu Einrissen des meist ohnehin bereits angegriffenen Knorpelgewebes des Meniskus im Knie führen. Entgegen vieler Vermutungen ist jedoch die Hauptursache für einen Meniskusriss nicht ein Sportunfall, sondern der normale Alterungsprozess. Denn ebenso wie z. B. die Haut oder die Bandscheiben verliert auch das faserige Gewebe, aus dem die Knorpelscheiben bestehen, mit zunehmendem Alter sowie durch chronische Über- oder Unterforderung an Stabilität und Elastizität.

### Klinik

Bei einem Meniskusriss oder -schaden machen sich stechende Schmerzen, meist an der Innenseite des Kniegelenks, bemerkbar. In seltenen Fällen tritt bei einem Meniskusriss auch eine Schwellung am Gelenkspalt des Kniegelenks auf. Liegt der gerissene Teil des Meniskus displatziert im Gelenkspalt, so kann es zu Bewegungseinschränkungen, meistens im Sinne einer Streckhemmung kommen.

### Befund

Heutzutage wird vor allem auf die bildgebenden Verfahren Kernspin oder MRT zurückgegriffen, wenn der Verdacht auf einen Meniskusschaden oder -riss besteht. Im Grunde könnte man jedoch auf klassische Testverfahren der Manuellen Medizin zurückgreifen und einen Apley-Test oder vergleichbare Knierotationstests durchführen.

### Therapie

Leider lässt sich ein gerissener Meniskus nicht durch manuelle Techniken reparieren, bei anhaltenden Beschwerden im Sinne eines Reizknies muss der abgerissene Teil endoskopisch entfernt werden. Allerdings gibt es einige Zwischenstufen der meniskealen Instabilität, bei denen die Repositionierung eines verlagerten Teils möglich ist und eine Optimierung der Beinachse auch Erleichterung für den Meniskus bringen kann.

Der Patient liegt wieder auf dem Rücken, das betroffene Bein ausgestreckt auf der Bank, bei Schmerzen oder Bewegungshemmung empfiehlt sich eine weiche Unterlagerung. Das Verfahren der Beinachsenoptimierung muss in diesem Fall wieder sehr sanft erfolgen, es empfiehlt sich dazu die Technik mit dem proximalen Schub des Beins in den Rumpf. Der Therapeut lagert dazu das betroffene Bein auf seinen Händen, d.h. eine Hand stützt das Knie, die andere das Sprunggelenk. Nachdem die Neutralposition ohne Traktion oder Schub hergestellt und vom Therapeuten bewusst wahrgenommen wurde, gibt er minimalen Schub entlang der Beinachse nach proximal und nimmt die dabei auftretenden Spannungen und Rotationsbewegungen des Beins wahr. Diese Bewegung kann die Qualität einer sich selbst lösenden Release-Bewegung annehmen, dem sogenannten Unwinding. In diesem Fall muss der Therapeut dieser Bewegung nur folgen und sie vorsichtig und aufmerksam minimal übertrieben unterstützen, bis sich eine gelöste, symmetrische Entspannung eingestellt hat.

Zusätzlich oder auch alternativ, wenn sich das Unwinding nicht spontan einstellen will, ist es hilfreich, wenn der Patient sein Knie aktiv, bewusst und sehr langsam, aber mit viel Muskelspannung streckt. Diese Streckung sollte unbedingt im Sinne eines Wegdrückens wie bei einer Bankpresse, also in einem relativ geschlossenen System erfolgen, und nicht als Curl-Bewegung wie bei einem Knie-Curl-Gerät, wo das Knie fest ist und nur der Fuß sich bewegt. Der Therapeut gibt also vom Fuß her etwas Widerstand gegen die Streckbewegung das Knie des Patienten und dieser versucht wiederum, gegen den Widerstand aktiv seine Ferse nach kaudal zu verlängern und dadurch das auf den Therapeutenhänden liegende Bein zu strecken. Die Vorstellung, dass dafür viel Anspannung nötig ist, hilft der tensegralen Spannung, das Gelenk besser zu führen und damit dem Meniskus, seinen Platz wieder zu finden.

## 6.13.3 Springerknie/Patellaspitzensyndrom

### Ätiologie

Durch ungewohnte starke Zugbelastung am Knochen-Sehnen-Übergang am unteren Ende der Kniescheibe kommt es beim Springerknie zu einer Reizung der Patella-Sehne, die auch Patellaspitzensyndrom genannt wird. Ein Kniescheibenhochstand oder eine kontrakte Oberschenkelmuskulatur können weitere Ursachen eines Springerknies sein, auch eine Fehlstellung des Beckens, der Wirbelsäule oder der Füße kann seine Entstehung begünstigen.

### Klinik

Sprünge bzw. langdauernde oder starke Belastungen des Kniegelenks rufen beim Springerknie druckähnliche Schmerzen unterhalb der Kniescheibe hervor. Gerade am Anfang treten die Schmerzen nur während des Aufwärmens auf und lassen dann im Laufe der Tätigkeit nach. Häufig machen sich die Schmerzen nach der Belastung bzw. nach dem Laufen jedoch wieder bemerkbar.

Im fortgeschrittenen Stadium bleiben die Schmerzen während der gesamten Belastung bzw. Laufeinheit bestehen. In ungünstig verlaufenden Fällen können die Patella-Schmerzen auch im Alltag unter geringer Belastung auftreten oder permanent bestehen. Oft ist bei einem Springerknie das Strecken des Kniegelenks im Sinne einer Curl-Bewegung oder gegen Widerstand schmerzhaft.

### Befund

Der Druck gegen die Kniesehne ist beim Springerknie schmerzhaft. In fortgeschrittenen Fällen lassen sich Verdickungen und Verhärtungen der Kniesehne palpieren, in den meisten Fällen zumindest Überspannungen und Verhärtungen der knienahen M.-quadriceps-Anteile.

Um die Ursachen der Überlastung zu finden, ist eine Laufanalyse hilfreich, sie kann einen unausgewogenen Bewegungsablauf darstellen. Eine übermäßige Belastung der vorderen Funktionskette der Beine, wie sie bei technisch nicht korrektem oder übermäßigem Vorfuß-Lauftraining eintritt, wäre ein Hinweis auf eine entsprechende Überlastung, ebenso wie eine Fußfehlstellung im Sinne eines Senkspreizfußes.

### Therapie

Für all jene Fälle, in denen das Springerknie nicht alleine von einer quantitativen Überlastung, also einem Übertraining herrührt, sondern durch Fehlbelastung, körperliche Fehlstatik oder funktionelle Probleme bei nicht korrekter Lauftechnik hervorgerufen wird, muss über die akute Schmerzbekämpfung hinaus an der Ursache des Problems gearbeitet werden. Erfahrungsgemäß lässt sich diese Knie-Spannungs-Problematik am besten im Zusammenhang mit den Füßen und der Schien- und Wadenbeinstruktur korrigieren. Obwohl diese in den nächsten Kapiteln detailliert beschrieben werden, soll hier die symptomorientierte Herangehensweise aufgeführt werden.

Der Patient liegt auf dem Rücken, der Therapeut steht am Fußende der Behandlungsbank. Die erste Maßnahme ist die Differenzierung der Strukturen der Fußsohle. Sowohl die Plantaraponeurose selbst als auch die darunterliegenden Strukturen, Bänder und kurzen Fußmuskeln müssen entweder direkt – wiederholt langsam gleitend – oder indirekt – schmelzend und abwartend – bearbeitet werden, sodass bei überspannten Strukturen eine Entspannung in den verschiedenen Strukturen eintritt, in hypotonen „Plattfüßen" ein differenziertes Sortieren der Strukturen erfolgt. Gerade bei hypotonen Strukturen ist wieder eine aktive Mitbewegung des Patienten hilfreich, indem er alle (!) Zehen mit- oder nacheinander beugt und streckt, als würden sie etwas greifen wollen.

Nachdem die Fußsohle ausreichend bearbeitet wurde, geordneter erscheint und in ihrer Bewegung differenzierter ansprechbar ist, sucht der Therapeut jenen Punkt auf der Fußsohle, durch den im Stehen die Lotlinie führen würde. Im Liegen ist das der Punkt, wo ein Schub nach proximal genau durch die Beinachse verlaufen sollte. Man findet dieses „Auge des Fußes" vor der Ferse unter den Fußwurzelknochen.

EXKURS

**Augen der Füße**

Es gibt eine schöne Geschichte, die ich meinen Turnkindern gerne erzählte, wenn es um die Aufmerksamkeit und das Fühlvermögen der Fußsohle ging. Sie beschreibt, dass Indianer deswegen so leise, ja unhörbar durch den Wald schleichen können, weil sie die Augen an den Fußsohlen geöffnet halten. Mit jedem Schritt schauen sie den Untergrund an und passen sich auf diese Weise optimal den unterschiedlichen Bodenbeschaffenheiten an.

Wir zivilisierte Menschen halten dagegen die Augen der Füße geschlossen, packen die Füße in schwere oder unpassende Schuhe und nehmen damit den Untergrund nicht mehr wahr. Schritt für Schritt können jedoch auch wir unsere „Indianer"-Qualitäten wieder zum Leben erwecken und spüren dann zunehmend den aktiven Einsatz der Füße am Boden.

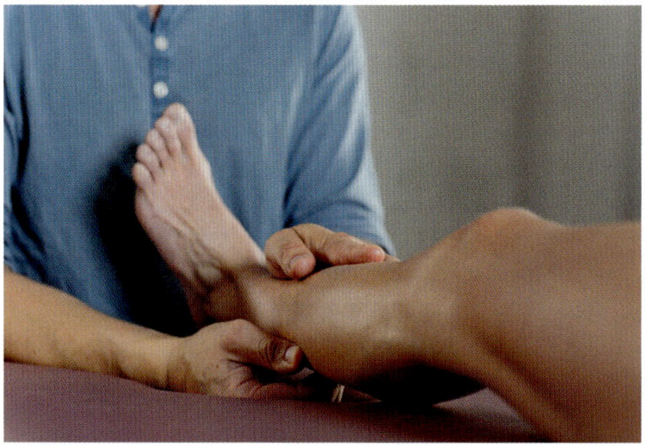

**Abb. 6.79** Behandlung der Spannungen der Interossealmembran. [J802]

Von diesem Punkt aus gibt der Behandler wieder einen aufmerksamen Schub nach proximal, während er mit der anderen Hand das Knie unterstützend hält. Mit dieser knieseitigen Hand hält einerseits gegen den proximalen Druck der anderen Hand und nimmt parallel dazu die Spannungen und Verwringungen zwischen den beiden Händen im Zusammenspiel von Schien- und Wadenbein wahr (➤ Abb. 6.79). Diesen Spannungen folgend kann indirekt, erst verstärkend und dann auf ein Lösen wartend, eine ausgeglichenere Balance im Unterschenkel erreicht werden, die sich sowohl auf die Knie- als auch auf die Sprunggelenksmechanik auswirkt.

In diesem verbesserten Zusammenspiel scheint ein Schlüssel in der Behandlung des Patellaspitzensyndroms zu liegen, auch wenn es unter Umständen mehrere Behandlungseinheiten dauert, bis sich die neue Ordnung schmerzmindernd etabliert hat.

Die weitere Behandlung der Kniemechanik und der kranial liegenden Spannungen, vor allem im Bereich des M. quadriceps, kann an die Situation des Patienten angepasst analog zu den zuvor beschriebenen Techniken beim Patellaspitzensyndrom und der Meniskusläsion durchgeführt werden.

## 6.14 Unterschenkel

### 6.14.1 Achillessehne

#### Anatomie

Der Wadenmuskel (M. triceps surae) besteht aus drei Anteilen, dem M. soleus und dem zweiköpfigen M. gastrocnemius. Diese drei Muskelanteile vereinigen sich im unteren Bereich der Wade zur Achillessehne, die am Fersenbein ansetzt bzw. diese überspannt. Die Achillessehne überträgt somit die Kontraktionskraft der Wadenmuskulatur direkt auf das Fersenbein, aber in einigen Anteilen auch direkt in die Fußsohle. Der Ansatz der Achillessehne am Fersenbein ist eine der am stärksten belasteten knöchernen Regionen des menschlichen Körpers.

## Ätiologie

Eindeutige Ursachen von Achillessehnenbeschwerden, die Ausdruck einer Achillodynie oder einer Achillessehnenentzündung sein können, sind trotz intensiver Forschungsbemühungen bis heute nicht belegt. Die aktuelle Forschung vermutet eine Beteiligung der Sehnenscheide bzw. des Sehnenlagers der Achillessehne. Entzündungen, Schmerzen, Verfilzungs- und Abbauprozesse scheinen eher in dieser Umhüllung stattzufinden und die Sehne in ihrer Gleitfähigkeit zu hemmen. Erst in einem sehr fortgeschrittenen Stadium ist dann die Sehne mit den bekannten Symptomen selbst betroffen.

Schnelles Lauftempo bei hohem Körpergewicht belastet die Achillessehne, auch Tempo- und Bergaufläufe üben eine erhebliche Belastung auf die Achillessehne aus, ebenso wie eine kurzfristige Trainingssteigerung und allgemeines Übertraining. Weitere Faktoren sind zu steife Schuhe, die eine Verdrehung der Sehne erzwingen, Schuhe mit ungünstig platzierter Fersenkappe sowie Überpronation.

Die Folge sind Reizungen, Entzündungen, Mikrotraumen und damit einhergehende Vernarbungen in der Sehne und ihrem Lager, die bei andauernder Fehl- bzw. Überbelastung zum Riss oder gar Abriss der Achillessehne führen können.

## Klinik

Achillessehnenbeschwerden äußern sich als diffuse, dumpfe oder stechende Schmerzen, vor allem nach dem Aufstehen als Anlaufschmerz. Sie können im Bereich der Achillessehne selbst auftreten, meist jedoch direkt am Sehnenansatz, am Fersenbein. Eine Verhärtung der unteren Wadenpartie tritt ebenfalls häufig auf sowie, bei Druckausübung auf die Achillessehne mit Daumen und Zeigefinger, Druckschmerz. im weiteren Verlauf kommt es zu einer eingeschränkten Beweglichkeit des Sprunggelenks beim Anziehen des Fußes. In seltenen Fällen treten im betroffenen Bereich die klassischen Entzündungszeichen Schmerz, Rötung und Überhitzung auf. Bei chronischem Verlauf kommt es zu tastbarer Knotenbildung durch vernarbtes Gewebe.

## Befund

Die klinischen Zeichen von Schmerz, Rötung und Überhitzung des Gewebes sind sichere Entzündungszeichen. Im Vordergrund steht vor allem der Schmerz, der sich durch Dehnung der Sehne reproduzieren lässt. Eine Dorsalextension des Fußes im belasteten Zustand, z. B. mit dem Vorfuß auf einer Stufe stehend, ist Test und Therapie des Sehnenlagers zugleich. Neben der Zugempfindlichkeit der Sehne ist die Druckempfindlichkeit ein sicheres Zeichen für die Entzündung der Sehne bzw. des Sehnenlagers.

## Therapie

Klassischerweise werden dem Achillessehnen-Patienten exzentrische Übungen auf einer Stufe stehend verschrieben, was die Gleitfähigkeit der Sehne und die Schmerzsymptome mit der Zeit durchaus verbessern kann.

Manuell zielt man auf dieselbe Eigenschaft der Achillessehne. Anstatt also den applizierten Druck zur Dehnung der Sehne einzusetzen, versucht der Therapeut mit sehr viel Feingefühl die Gleitschichten um die Sehne zu fassen. Er wartet lange und aufmerksam auf eine jeweilige Reaktion dieses minimalen Gebiets, verschiebt die Schicht etwas und wandert so an der Achillessehne entlang.

Der Patient kann in diesen Prozess der Verbesserung der Gleitfähigkeit durch aktive Bewegung mit einbezogen werden: Der Therapeut fixiert das Sehnenlager sanft und fordert den Patienten auf, den Fuß wieder in eine kleine, vorsichtige Bewegung zu versetzen. Die Fixierung sollte so aufmerksam erfolgen, dass der Behandler das Lösen der einzelnen Kollagen-Crosslinks möglichst wahrzunehmen meint. Die Bewegung des Patienten sollte mit der Zeit von der rein linearen Flexion und Extension in eine komplexere, die Möglichkeiten beider Sprunggelenksabschnitte ausnutzende, dreidimensionale Bewegung übergehen. Die komplexe Bewegung bringt die Achillessehne ebenfalls differenzierter unter Spannung, was erfahrungsgemäß in einer Entlastung einseitig fixierter Verbindungen mündet. Anders ausgedrückt: Wenn die Achillessehne sich immer auf genau dieselbe Art und Weise bewegt, verfilzen die nicht in Anspruch genommenen Möglichkeiten, sodass der sowieso belastete Anteil immer wieder dieselben Belastungen abbekommt und alsbald in die Überlastung kommt.

EXKURS

**Wie kann sich die Achillessehne differenziert bewegen? Besteht sie nicht aus kompaktem Fasermaterial?**

Forschungen zeigen, dass etwa ein Drittel bis die Hälfte der Fasern der Achillessehne nicht am Fersenbein inseriert, sondern direkt in die Plantaraponeurose übergeht. Dieser Anteil der Achillessehne wird bei einer nichtlinearen Bewegung des Fußes unterschiedlich unter Spannung gesetzt, was sich in den Spannungsverhältnissen der Achillessehne widerspiegelt. Dies könnte mit ein Grund sein, warum das Laufen auf unebenem Untergrund weniger ermüdet, als Laufen auf ebener Fläche. Nicht nur der Fuß, sondern auch die Achillessehne wird in unterschiedlicher Art und in unterschiedlichen Anteilen belastet und kann die Belastung damit besser aufnehmen. Bestenfalls macht ein differenziertes Training die Sehne auch belastbarer.

### 6.14.2 Kompartmentsyndrom

Das Kompartmentsyndrom ist eine Durchblutungsstörung innerhalb der Fußheberlogen. Es kann durch einen Ermüdungsbruch beim Lauftraining akut, aber auch durch zu starke Belastung beim Laufen entstehen. Die straffe Muskelfaszie verhindert eine schnelle Ausdehnung der darin liegenden Muskulatur. Daher können Verletzungen, bei denen sich Blutergüsse oder entzündliche Flüssigkeit bilden, aber auch anstrengende Muskelarbeit an sich, zu einer Druckerhöhung in einer Muskelloge führen. Besonders häufig tritt das Kompartmentsyndrom an Unterschenkel und Unterarm auf.

#### Ätiologie

Neben den Ursachen für ein akutes Kompartmentsyndrom wie Knochenbruch, Weichteilquetschungen, Einblutungen oder manchmal auch nur eine zu enge Bandage ist faszial betrachtet vor allem das **chronische Kompartmentsyndrom** interessant.

Bevorzugt bei Langstreckenläufern und/oder Läufern beim Marathon tritt das chronische Kompartmentsyndrom durch eine Überlastung der Muskulatur auf. Mitunter steigt bei diesen Läufern das Volumen der einzelnen Muskeln sehr schnell, sodass sich das übrige Gewebe nicht schnell genug anpassen kann. Dadurch entstehen Engpässe, die wiederum zu einer Druckzunahme führen. Der Druck wirkt beim chronischen Kompartmentsyndrom auf die Blutgefäße, die folglich gequetscht werden und weniger Sauerstoff transportieren können. Beim Laufen kommt es dann durch Sauerstoffmangel in der Muskulatur zu den für ein Kompartmentsyndrom charakteristischen starken Schmerzen. Außerdem entwickeln sich eine ausgeprägte Muskelschwäche, sobald die Schmerzen auftreten, sowie ein Taubheitsgefühl in den Zehen beim Laufen.

#### Klinik

Wegweisend für ein Kompartmentsyndrom sind starke Schmerzen, sowohl in Ruhe als auch beim Laufen, Schwellung und Druckzunahme sowie ein Druckgefühl im betroffenen Gebiet. Die Schmerzen, die bei einem Kompartmentsyndrom entstehen, sind mit herkömmlichen Schmerzmitteln meist nicht beeinflussbar. Bei ausbleibender Behandlung eines Kompartmentsyndroms können Sensibilitätsausfälle und -störungen, Bewegungsstörungen, Blässe und Temperaturminderung der Haut auftreten.

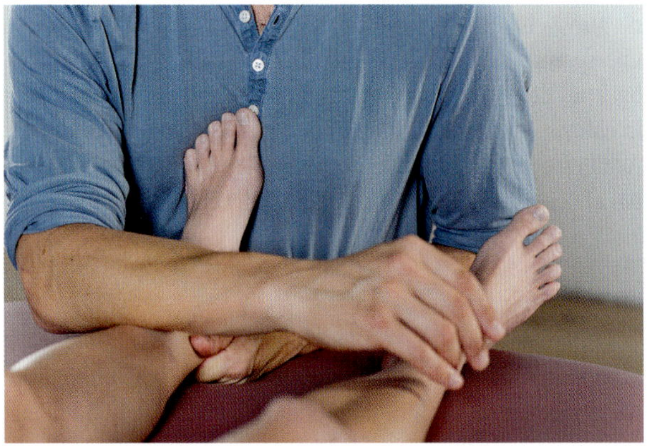

**Abb. 6.80** Behandlung der Fußheberloge beim Kompartmentsyndrom. [J802]

#### Befund

Das Kompartmentsyndrom ist in seiner Entstehung so charakteristisch, dass die ätiologische Schilderung zur Befundung fast ausreicht. Zusätzlich kann die Druckschmerzhaftigkeit befundet und ein eventueller Kraftverlust gemessen werden. Ärztlicherseits werden zur Diagnose eines Kompartmentsyndroms Blut- und Harnanalysen sowie Ultraschall und Kernspinuntersuchungen durchgeführt.

#### Therapie

Neben eventuell bestehenden Fehlhaltungen und -bewegungen der Beine und Füße steckt die Problematik in der individuellen Veranlagung zu festerem oder weicherem Bindegewebe. Für die Betroffenen lohnt sich dann die Anwendung lösender Techniken direkt im betroffenen Gebiet und in der benachbarten Interossealmembran.

##### Lösende Technik im betroffenen Gebiet

Für die direkte Behandlung der Kompartments liegt der Patient auf dem Rücken, die Beine sind auf der Bank ausgestreckt. Der Behandler kommt vom Fußende der Behandlungsbank und fährt mit Fingerspitzen, Knöcheln oder Unterarm die ganze Fußhebergruppe entlang, um das verhärtete Gewebe weicher und gleitfähiger zu machen. Im Grunde ist es der genau entgegengesetzte Prozess wie bei der Achillessehne. Wo die feste Struktur innerhalb einer weicheren Umgebung gleiten sollte, soll hier die feste Umgebung nachgeben, sodass sich der weichere Inhalt besser bewegen kann. Für diese Zielsetzung benötigen wir viel und andauernden Druck, möglichst wieder kombiniert mit einer Eigenbewegung des Patienten, der mit dem Fuß eine Beuge-Streck-Bewegung durchführt (➤ Abb. 6.80).

Die Gleitrichtung ist dabei zweitrangig, in erster Linie ist die Mischung aus Scherkraft des Drucks und der Eigenbewegung unter diesem Druck entscheidend.

### Interossealmembran

Als zweite Maßnahme wird die Interossealmembran behandelt. Die krurale Membrana interossea, auch Syndesmose genannt, spannt sich zwischen Schien- und Wadenbein und verbindet diese beiden Knochen miteinander, ohne ein echtes Gelenk zu bilden. Allerdings lässt diese flächige Verbindung eine gewisse Beweglichkeit der Partner zu und kann diese andererseits durch ihre eigene Spannung und Verhärtung auch einschränken. Eine Verhärtung der Interossealmembran hat dabei nicht nur Konsequenzen für die beiden Unterschenkelknochen, sondern auch für deren Gelenkspartner, Knie und Sprunggelenk, samt der daraus resultierenden Position des Fußes. Anders gesagt: Um die Verhältnisse im und um den Unterschenkel nachhaltig zu beeinflussen, kommt man nicht um eine Korrektur dieser Syndesmose herum.

Um die Syndesmose zwischen den Unterschenkelknochen zu erreichen, könnte man dieselbe Technik wie im betroffenen Gebiet selber anwenden. Der entschiedene Druck von ventral zwischen Schien- und Wadenbein erreicht, bei entsprechender Zielsetzung, irgendwann auch die Tiefe der Membran.

Mühsamer ist der Versuch, von dorsal durch die Wadenmuskulatur hindurch auf die Membran einwirken zu wollen – das ist fast unerreichbar und somit ineffektiv. Führen man jedoch die Fingerspitzen etwas nach lateral, kommt man in Kontakt mit dem Wadenbein, das man als Hebel zur Arbeit an der Interossealmembran nutzen kann. Alternativ kann man medial dazu versuchen, in die Tiefe zu sinken und diese fast unerreichbar tiefe Struktur direkt oder indirekt zu behandeln (➤ Abb. 6.81).

Am besten legt man den Unterschenkel auf die beiden versetzten Hände ab und sinkt sehr passiv und abwartend – das Eigengewicht des Unterbeins nutzend – zunehmend tiefer ins Gewebe. Auch hier ist eine zeitweilige vorsichtige Mitbewegung des Patienten hilfreich. Alternativ dazu stellt der Therapeut den Fuß des Patienten an sein eigenes Sternum und bewegt damit den Fuß am passiv-wahrnehmenden Patienten.

Nach der Behandlung sollte der Patient kurz aufstehen, um die Veränderung wahrzunehmen, auf die sich auch der restliche Körper erst einstellen muss.

## 6.15 Füße

Nur etwa 20 % der deutschen Bevölkerung haben gesunde Füße. Der volkstümlich bezeichnete Plattfuß ist ein besonders häufiges Phänomen, dicht gefolgt vom Hohlfuß. Ungefähr 5–10 % der Bevölkerung werden von Schmerzen an der Ferse geplagt, der Plantarfasziitis, die einen Fersensporn nach sich ziehen kann – manchmal kommt mir dieser Prozentsatz jedoch als viel zu gering angesetzt vor.

Den „Durchschnittsverbraucher" tragen die Füße im Leben etwa 150 000 km weit. Bei Sportlern sind es noch viele Kilometer mehr. Ursprünglich waren der menschliche Fuß zum Barfußlaufen konstruiert, in den letzten Jahrzehnten unserer Kultur hat sich dies aber extrem gewandelt. Dass schon im Kindesalter feste Schuhe, teilweise mit Fußbett, getragen werden, ist zur Normalität geworden. Zusätzlich wurde der Untergrund zunehmend plan und gleichförmig gestaltet. So haben die Füße keine Chance, sich optimal zu entwickeln. Barfußlaufen auf interessantem, abwechslungsreichem Untergrund würde die Fußmuskulatur stärken, die Gewölbeentwicklung fördern und die Koordination schulen.

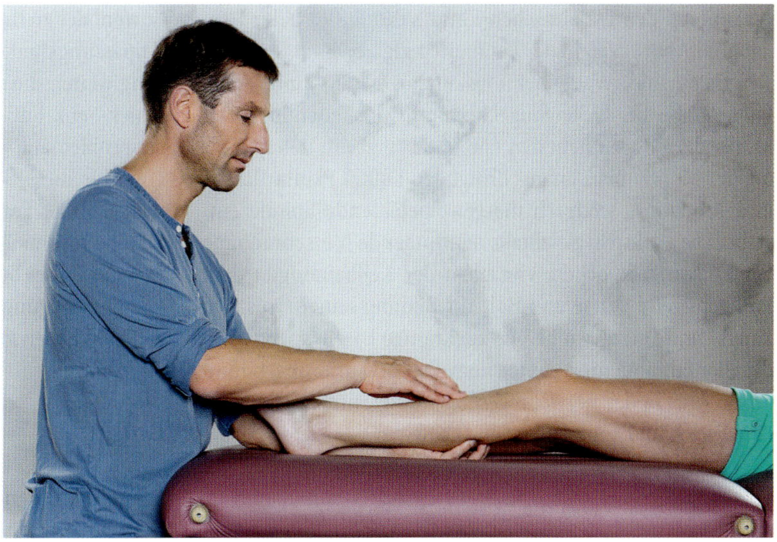

**Abb. 6.81** Befund und Behandlung der Interossealmembran von beiden Seiten. Der Therapeut sucht sich die Muskel- bzw. Logenlücken, um beide Druckkräfte in die Tiefe des Unterschenkels, möglichst bis zur faszialen Verbindung von Schien- und Wadenbein wirken zu lassen. [J802]

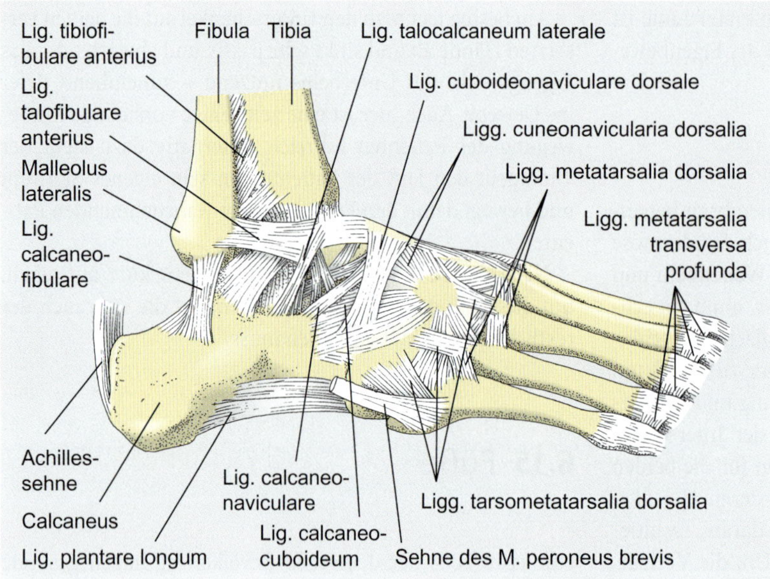


**Abb. 6.82** Anatomie des Fußes. [L190]

**MERKE**
*„Der Fuß ist ein Kunstwerk aus 26 Knochen, 19 Muskeln und 107 Bändern. Ein Kunstwerk braucht einen Rahmen, keinen Käfig."*
Leonardo da Vinci

## Anatomie

Im Fuß bilden die je nach Zählung 26 bis 28 Knochen vier Hauptgelenke, die die menschliche Bewegung ermöglichen (➤ Abb. 6.82). Das obere Sprunggelenk dient dank seiner Beuge- und Streckfähigkeit der Fortbewegung, das untere Sprunggelenk gleicht mit Hilfe seiner Kipp-Dreh-Bewegung gröbere Unebenheiten des Bodens aus. Die Mittelfußgelenke ermöglichen die Verschraubung zwischen Vorfuß und Ferse und den Aufbau der Fußgewölbe. Die Zehengrundgelenke garantieren den dynamischen Einsatz des Fußes beim Landen und Abdrücken in der Laufbewegung.

Schien- und Wadenbeinmuskulatur bilden unter dem Fußgewölbe die als Steigbügel bekannte Muskelschlinge. Der M. tibialis anterior hebt den Fuß und bringt ihn in Supination, der M. peroneus longus bringt den Fuß in Plantarflexion und Pronation, wodurch die gewölbebildende Spirale entsteht. Die dadurch gleichfalls stattfindende Verschraubung der Fußwurzelknochen, vor allem der Keilbeine, gibt dem Fuß genügend Stütze und Halt zur Bildung seiner typischen Längs- und Quergewölbe. Als zugkräftige Faszie spannt sich die Plantaraponeurose unter dem Fuß aus und übernimmt große Anteile der notwendigen Spannung, um die Gewölbe dynamisch und anpassungsfähig zu halten.

## 6.15.1 Fußfehlstellungen

### Ätiologie

Eigentlich sollte der menschliche Fuß drei Gewölbe besitzen: ein inneres Längsgewölbe, ein Quergewölbe und ein manchmal übersehenes äußeres Längsgewölbe. Sind die Spannungsverhältnisse im Fuß zu hypoton, tendiert der Fuß zum **Plattfuß.** Sind sie sehr gespannt und verhärtet, bildet sich ein **Hohlfuß,** dessen Abdruck auf den ersten Blick zwar dem eines gesunden Fußes ähnelt, der jedoch einen hochgradigen Mangel an Elastizität und Beweglichkeit aufweist.

### Klinik

Sowohl der zu flache, als auch der zu hohle Fuß können ihrer Anpassungsfunktion nicht nachkommen und geben Belastung weiter, die sie eigentlich selbst aufnehmen sollten. Der Knick-Senk-Fuß ist uns deswegen bereits bei der Beinachsenproblematik sowie beim Hohlkreuz begegnet. Die Ursachen für diese Schwäche sind vielfältig. Dazu gehören z. B. das zu frühe Tragen fester Schuhen sowie schlecht sitzende Schuhe mit mangelhaftem Fußbett, die ein nach innen Kippen des Fußes begünstigen. Auch dauerhaftes Sitzen und zu wenig Bewegung können die Fußmuskulatur schwächen. In seltenen Fällen kann ein Senkfuß angeboren sein.

### Befund

Wenn die Diagnose für einen Plattfuß nicht alleine anhand des reinen Erscheinungsbildes des Fußes zu stellen ist, kann eine Röntgenaufnahme weiterhelfen. Diese zeigt im beschriebenen Fall eine Abflachung des Fußskeletts.

Beim Senkfuß sinkt das natürliche Längsgewölbe des Fußes in der Belastung nach unten hin ab, der Spreizfuß verliert durch ein Absinken der Zehengrundgelenke seine Querwölbung. Ein einfacher Test zeigt auf, ob von den Gewölben noch etwas zu retten ist: Man hebt beim stehenden Patienten den Großzeh in Dorsalextension und erwartet dadurch eine Spannungsänderung im inneren Längsgewölbe. Nur wenn dieses vom Zehenanheben völlig unbeeindruckt bleibt, sollte man dem Patienten orthopädische Einlagen empfehlen, alle anderen Betroffenen profitieren eher von struktureller und funktioneller Arbeit.

## Therapie

Ziel der Behandlung des **Senk-Spreiz-Fußes** ist es, die Strukturen besser zu differenzieren und zu ordnen, sodass sie ihrer angestammten Funktion wieder nachgehen können.

Der Patient liegt dabei auf dem Rücken, die Beine ausgestreckt auf der Behandlungsbank. Der Therapeut sitzt am Fußende und streicht in einem ersten Schritt von den Ballen bis zur Ferse die Plantaraponeurose entlang, um diese insgesamt durchlässiger zu gestalten. Das Sprunggelenk kann sich dabei in verschiedenen Winkeln befinden, um unterschiedliche Grundspannungen und Lagen der Fußsohle zu erreichen.

Nach diesem flächigen Ansatz lohnt es sich, ins Detail zu gehen und die Fußsohle im entspannten Zustand, vor allem zwischen den Mittelfußknochen, langsam gleitend zu bearbeiten (➤ Abb. 6.83). Während dieser Technik wird man feststellen, dass die Zehen besser und differenzierter zu funktionieren beginnen. Dieser tiefe und differenzierende Ansatz wird dann an bzw. unter den Fußwurzelknochen weiterverfolgt und diese entspannt in eine verbesserte Ordnung gebracht. Oftmals ist man als Behandler überrascht, wie viel Spannungsschmerz in den scheinbar so hypotonen Geweben steckt.

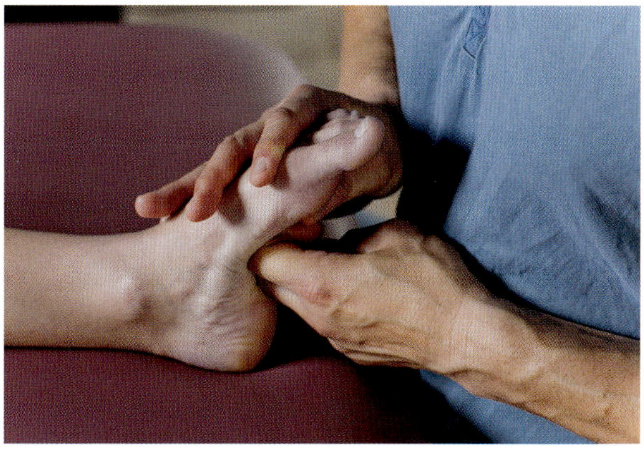

**Abb. 6.83** Befund und Behandlung der Fußstrukturen im Detail. Ein langsames, schmelzendes Vorgehen macht nicht nur die Behandlung effektiver, sondern schont auch die eigenen Finger. Man erwartet eine Entspannung und/oder eine bessere Beweglichkeit des Fußskeletts. [J802]

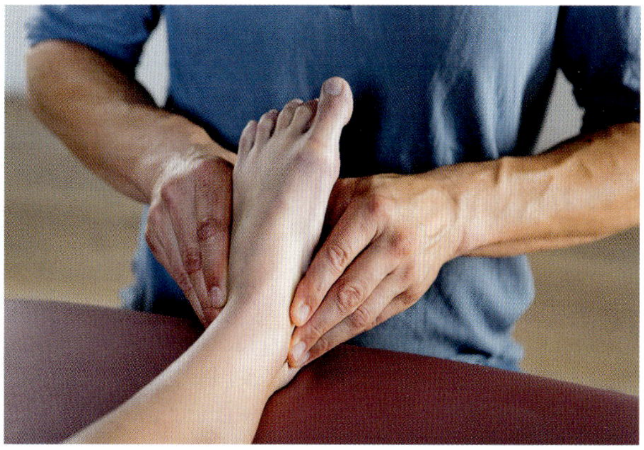

**Abb. 6.84** Fersenbeine: Der Behandler versucht, die Spannungen und Fixierungen zu reduzieren und dadurch die Ferse besser zu positionieren. [J802]

Nach den Fußwurzelknochen sind dann die Fersenbeine an der Reihe. Diese werden nicht auf der Plantarseite behandelt, sondern von medial und lateral. Ziel ist es, die Einbettung der Ferse verschiebend gleitfähiger zu machen. Dazu schiebt der Behandler die Gewebe innen und außen nach dorsal und sucht sich für dieses Vorgehen mehrere nebeneinanderliegende Bahnen (➤ Abb. 6.84). Obwohl sich das Gewebe hier nur wenige Millimeter bewegen lässt, hat diese Technik mitunter erstaunliche Auswirkungen auf die Fersenposition. Fast ausnahmslos sollte die Ferse innerhalb der Sprunggelenksordnung weiter nach dorsal wandern, was der Gelenksmechanik und der Kräfteverteilung entgegenkäme.

**MERKE**

**Fersenposition**

Die Ferse sitzt wie in einer Schlinge, deren Fasern teilweise direkt an ihr inserieren, andere überspannen sie nur, ohne einen festen Knochenkontakt. Wenn letztere unter Spannung geraten, schieben sie die Ferse nach ventral, nehmen ihr so zunehmend die entspannte Erdung und vermindern gleichzeitig den Kräftehebel, den die Achillessehne auf die Ferse hat.

Sind die Fersen besser platziert, nimmt der Therapeut sanften Kontakt mit den Fußfesseln, den Retinakuli, auf und versucht auch hier, durch ein sanftes Verschieben die Strukturen zu differenzieren und dadurch besser wahrnehmbar zu machen.

Zum Schluss muss noch einmal der komplette Fuß im Zusammenhang bearbeitet und geformt werden. In der Vorstellung der spiraligen Verwringung wird dabei die Ferse stabil gehalten, während der Vorfuß langsam in seine Verschraubung nach innen geformt wird. Dies kann wieder, je nach Gewebezustand, langsam gleitend oder tief schmelzend und egal in welche Richtung geschehen. Man muss auf jeden Fall beidhändig arbeiten: Die eine Hand fixiert die Ferse, während die andere aktiv formend wirkt.

Für den Fall eines **Hohlfußes** gelten die Schritte sinngemäß auch. Man muss nur anfangs viel mehr Druck und Zeit in die Behandlung der Fußsohlenspannung investieren.

## 6.15.2 Plantarfasziitis

Bei Menschen mit Plattfuß befindet sich die Plantarfaszie durchgehend in einem undifferenziert überdehnten Zustand. Die ständige Überdehnung führt zu einer Reizung und später einer Entzündung der Plantarfaszie, der Plantarfasziitis.

Die Plantarfaszie erhält die Längswölbung des Fußes und verhindert ein Absinken des Fußgewölbes und somit die Entstehung eines Plattfußes. Beim Laufen federt die Plantarfaszie also den Schwung in der Standbeinphase beim Auftreten ab und stabilisiert das Fußgewölbe nach unten hin.

Plantarfaszien von Läufern mit Hohlfuß reagieren ähnlich. Das übermäßig ausgeprägte Fußgewölbe bringt eine enorme Dehnung auf die Plantarfaszie, die auch hier einer dauerhaften Reizung bei Bewegung ausgesetzt ist. Bei regelmäßiger Belastung reagiert die Sehnenplatte der Fußsohle auch hier mit einer Entzündung.

Beinlängendifferenzen, muskuläre Dysbalancen v.a. der Hüft-, LWS-, Kniegelenks- oder Rumpfmuskulatur allgemein, Fußfehlstellungen wie Überpronation, Plattfuß, Senkfuß, Supination bzw. eine schlichtweg mangelhaft ausgebildete Fußmuskulatur können die Entstehung einer Plantarfasziitis begünstigen.

Weitere mögliche Ursachen sind langes Stehen und Übergewicht bzw. Adipositas. Auch das ständige Tragen von zu engen oder nicht passgenauen Schuhen kann ein Risiko darstellen.

### Klinik

Bei Fersenschmerzen muss man zwischen Schmerzen an der Fersenunterseite und Schmerzen an der hinteren Ferse unterscheiden. Eine Plantarfasziitis äußert sich durch unteren Fersenschmerz, während Schmerzen an der hinteren Ferse eher auf ein Überbein oder einen entzündeten Schleimbeutel hindeuten. Eine Druckschmerzhaftigkeit ist lokal gegeben. Mit bildgebenden Verfahren wie Ultraschall und MRT lässt sich die lokale Entzündungsreaktion nachweisen. Von medizinischer Seite her ist aufgrund der Entzündung auch ein Blutbild interessant.

### Therapie

Die Plantarfasziitis kann je nach Schmerzhaftigkeit analog zu den Fußsohlentechniken bearbeitet werden, hat sie ätiologisch doch viel mit diesen Miss-Spannungen zu tun. Allerdings ist es nicht ratsam, direkt auf entzündetem Gebiet zu behandeln, weil das Gewebe dort sowieso schon geschädigt ist. In diesen Fällen muss man in der Umgebung bzw. entlang der myofaszialen Schlingen arbeiten.

## 6.15.3 Fersensporn

### Anatomie

Der Fersensporn ist ein Knochenauswuchs, der vom Fersenbein aus in Form eines Zahns an der Fußsohlenseite in Richtung der Zehen zeigt.

### Ätiologie

Als Reaktion auf eine übermäßige Beanspruchung der Plantarfaszie kommt es zur Entzündung der Plantarfaszie. Daraufhin lagert der Körper zum Schutz der Plantarfaszie knöchernes Material am Übergang der Sehne zur Knochenhaut ab, den sogenannten Fersensporn. Dies führt z.T. zu einer Verknöcherung der Sehne.

Beinlängendifferenzen, muskuläre Dysbalancen v.a. der Hüft-, LWS-, Kniegelenks- und Rumpfmuskulatur allgemein sowie Fußfehlstellungen wie Überpronation, Plattfuß, Senkfuß und Supination können die Entstehung eines Fersensporns begünstigen. Auch eine mangelhaft ausgebildete Fußmuskulatur kann zur Entstehung eines Fersensporns führen.

Weitere mögliche Ursachen eines Fersensporns sind langes Stehen und Übergewicht bzw. Adipositas.

### Klinik/Befund

Wieder stehen das Schmerzgeschehen und dessen Entstehung im Vordergrund und geben genügend Hinweise zu Diagnose und Behandlung. Der Fersensporn kann von ärztlicher Seite her ebenfalls in bildgebenden Verfahren dargestellt werden.

Typische Symptome eines Fersensporns sind Schmerzen an der Fußsohle oder direkt am Fersenbein. Diese Schmerzen sind vor allem stechend und treten überwiegend morgens oder nach längerem Sitzen auf. Auch Schmerzen im Längsgewölbe des Fußes und der Wadenmuskulatur sind bei einem Fersensporn möglich.

### Therapie

In der Trias Fußgewölbe – Plantarfasziitis – Fersensporn ist letzterer der Superlativ, was die Schmerzhaftigkeit anbelangt. Deswegen gilt auch hier wieder, nicht in den Schmerz hineinzuarbeiten, bzw. die größeren Zusammenhänge zu bedenken und am besten ebendort anzusetzen. Vielleicht hängt die

Spornbildung ja mit Verhärtungen auf der myofaszialen Rückenlinie zusammen und kann deswegen besser von den Waden oder den Nackenstrukturen her korrigiert werden.

Andererseits gilt für die Plantaraponeurose dasselbe wie für die Achillessehne auch: Je differenzierter sie sich bewegen und belasten lässt, desto weniger und weniger einseitig wird sie belastet. Insofern ist eine lokale Behandlung der direkten Umgebung auch zielführend effektiv. Die konkreten Techniken finden sich in den vorhergehenden Abschnitten

## 6.15.4 Hallux valgus, Hallux rigidus, Hammerzehen

### Anatomie

Wenn die Großzehe von der Mittellinie nach außen (also in Richtung der anderen Zehen) abweicht, spricht man vom **Hallux valgus.** Bei solch einer Stellung bildet sich ein Knochenanbau an der Stelle, wo der Winkel am größten ist.

Der **Hallux rigidus,** die sogenannte steife Großzehe, entsteht durch eine arthrotische Abnutzung der Gelenkflächen. Wiederholte geringfügige Verletzungen der Gelenkoberfläche des Großzehengrundgelenks führen zu diesem Beschwerdebild. Der Hallux rigidus ist einer der Gründe, wieso Langstreckenläufer einen Lauf abbrechen müssen. Der Schmerz ist so groß, dass er das normale Weiterlaufen verhindert, da die Plantarflexion nicht mehr durchgeführt werden kann. Der Läufer rollt gezwungenermaßen über den Fußaußenrand ab, was andere Schäden wie eine frühzeitige Arthrose und chronische Schmerzen nach sich ziehen kann.

**Hammerzehen** entstehen durch dauerhafte Beugung oder Verkrampfung des zweiten, dritten oder vierten Zehs. Der fünfte Zeh ist nur in seltenen Fällen betroffen. Hammerzehen beginnen meist mit einer leichten Fehlstellung, die sich im Laufe der Zeit verschlimmert.

### Ätiologie

Zu den Ursachen für **Hallux valgus** zählen ein zu flaches vorderes Quergewölbe und eine zu starke Pronation mit ungleicher Zehenmuskulatur. Obwohl sich der Hallux am deutlichsten am Zehengrundgelenk zeigt, liegt seine Ursache bereits in den Keilbeinen der Fußwurzelknochen. Dort ist die Bewegung blockiert oder undifferenziert, sodass der Mittelfußstrahl in eine Einwärtsrotation und der Großzeh in eine Auswärtsrotation gerät, was letztlich die Seitenabweichung bewirkt oder begünstigt.

**Hammerzehen** entstehen z. B. durch muskuläres Ungleichgewicht, Sehnenverkürzungen oder unpassendes, meist zu enges Schuhwerk. Auch genetische Veranlagung sowie ein vorhergehender Zehenbruch können die Entstehung von Hammerzehen begünstigen.

Auslösende Faktoren für einen **Hallux rigidus** sind Fehlbelastungen des Fußes, die z. B. durch das Tragen falscher Laufschuhe oder ein ungünstiges Abrollverhalten beim Laufen entstehen. Viele Betroffene haben zudem ein abgeflachtes Fußgewölbe, z. T. sogar einen Plattfuß, der kombiniert mit einer verstärkten Pronation beim Laufen eine starke Belastung auf das Großzehengelenk ausübt. Bei einigen Sportlern ist die Ursache sogar im Knie- oder Hüftgelenk oder gar in der Wirbelsäule zu suchen. So kann der Ursprung des Hallux rigidus eines Läufers auch eine Fehlbelastung an Hals- oder Lendenwirbelsäule, Hüfte, Knie oder Sprunggelenk sein, die, über einen langen Zeitraum bestehend, zu einer Überbelastung des Großzehengrundgelenks geführt hat.

### Klinik/Befund

Beim **Hallux valgus** findet sich meist eine Hornhautschwiele unter dem zweiten Mittelfußknochen. Zeigt die Großzehe über 10° nach außen und wird gegen die zweite Zehe gedrückt, die sich wiederum an die nächste drückt, verändert sich die Anatomie der Zehen insgesamt. An der Innenseite des Fußes, an der die Abwinkelung der Großzehe am stärksten ist, kann es zu Rötungen und zu Druckempfindlichkeit kommen.

Schmerzen im Bereich des Zehs, oft einhergehend mit einer Entzündung, können ein Zeichen für **Hammerzehen** sein. Hühneraugen können, ebenso wie Schwielen, ebenfalls ein Symptom bei Hammerzehen sein. Dabei handelt es sich um Hautverdickungen, die durch dauerhaftes Reiben der Zehen am Schuh entstehen.

Ein Hallux valgus kann zusätzlich mit Hammerzehen einhergehen.

Läufer, die unter einem **Hallux rigidus** leiden, klagen über Schwellungen und Druckempfindlichkeit im Bereich der Großzehe. Häufig berichten Marathonläufer darüber, dass ihnen aufgrund der Schwellung im Großzehenbereich plötzlich die Laufschuhe im Vorfußbereich zu eng sind. Wenn sie den Fuß im Sitzen, Stehen oder Liegen in Richtung Plantarflexion strecken, treten dieselben Schmerzen auf, die sich meist bei der Abrollbewegung, auch beim Laufen, bemerkbar machen. Es kommt zu einer zunehmenden Steifigkeit der Großzehe, besonders nach längerer Immobilität und bei niedrigen Temperaturen. In schweren Fällen kann es zu einer vollständigen Einsteifung des Großzehengelenks kommen.

### Therapie

Je nach zugrundeliegender Problematik muss die entsprechende Kausalstruktur bearbeitet werden. Beim Hallux valgus ist dies das Fußgewölbe, dessen Behandlung bereits aufgeführt wurde (➤ Kap. 6.15.1). Eine besondere Betonung ist in diesem Fall auf die Differenzierung und Mobilisierung der Fußwurzelgelenke und die Rotation der Mittelfuß- und Zehengelenke zu legen (➤ Abb. 6.85).

Der Hammerzeh kann erfahrungsgemäß nur verbessert werden, wenn man eine Kombination von regionalen Korrekturen und einer streng lokalen Behandlung anwendet. Also muss wieder der Fuß in seinem Gewölbeaufbau bearbeitet werden, um danach auf die speziellen Verkürzungen und Verhärtungen an den Zehen einzugehen.

Wie beschrieben hat auch der Hallux rigidus mitunter weit entfernte Ursachen, deren Behandlung möglichst noch rechtzeitig eine Entlastung auf den Zeh bringen, bevor die Arthrose zu weit fortgeschritten ist. Eine zusätzliche lokale, entlastende Arbeit an den betroffenen Gelenken kann jedoch auch zumindest zeitweilig Linderung verschaffen.

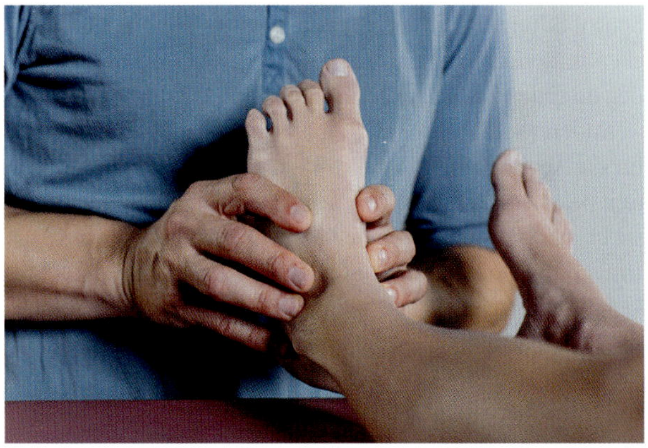

**Abb. 6.85** Behandlung der Fußgewölbe und der Beweglichkeit des Fußes. [J802]

KAPITEL

# 7 Faszientraining und Prävention



Was vor Jahren noch undenkbar war, kommt auf einmal sehr häufig vor: Patienten fragen gezielt nach Faszientherapie, berichten von Faszienschmerzen und möchten gerne wissen, wie sie ihre Faszien besser pflegen, trainieren und unterstützen können. Dieser Gedankengang ist schlüssig, denn schließlich können Herz-Kreislauf-System, Muskelkraft und Koordination auch trainiert werden. Wieso sollte das nicht ebenso auf das Fasziengewebe zutreffen? Die gute Nachricht ist, dass dies durchaus möglich ist, die schlechte jedoch, dass es sehr lange dauert, bis man Erfolge direkt in den Faszien messen kann. Wenn man jedoch mit Ausdauer dranbleibt, erntet man nach etwa sechs Monaten die ersten Erfolge und nach etwa einem Jahr sollte die Kollagenstruktur zur Hälfte erneuert sein.

Weil das Training der Faszien eine Regelmäßigkeit voraussetzt, die durch die Therapie selten abgedeckt wird, sind Übungen für zuhause eine gute Möglichkeit, die erforderlichen Trainingsreize zum Faszienaufbau zu liefern. Zudem bleibt der Patient auch innerlich an seinem Thema dran und merkt bestenfalls, dass er den Heilungsverlauf selbst positiv beeinflussen kann. Der präventive Gedanke beim Faszientraining ist meines Erachtens jedoch noch entscheidender: Wie kann Bewegung gestaltet werden, sodass die Faszien mittrainiert werden? Wie sieht eine faszial gesunde Bewegung aus? Wie können die Faszien zu mehr Leistung und Bewegungsfreude beitragen?

Gemeinsam mit dem Wegbereiter der Faszienbewegung, Dr. Schleip, und einer wechselnd besetzten Gruppe von Medizinern, Sportwissenschaftlern, Therapeuten und Trainern waren wir mehr als zwei Jahre aktiv auf der Suche, um die Antworten auf diese Fragen in ein verständliches und vermittelbares Format zu bringen. Das Ergebnis des „Fascial-Fitness"-Konzepts war und ist so erfolgreich, dass es inzwischen vielfältig kopiert und übernommen wurde, manchmal mit etwas abgeänderten Benennungen, aber mit auffällig ähnlichen Inhalten. Darüber darf man sich nun nicht beklagen, denn die Inhalte beziehen sich auf die offensichtlichsten Bewegungsqualitäten der Faszien. In diesem Sinne wäre es eher überraschend, wenn andere zu einem anderen Ergebnis gekommen wären…

Wie im ➤ Kap. 2 beschrieben gibt es vier Hauptaufgaben, die die Faszien im menschlichen Organismus erfüllen. Quantitativ gesehen muss als erstes die Fähigkeit genannt werden, das freie **Gewebswasser** zu binden, sodass dieses ortsständig und, entgegen der Schwerkraft, elektrostatisch angedockt im Extrazellulärraum verbleibt. Entscheidend dafür sind die Hyaluron(säure)ketten sowie andere Glykosaminoglykane. Sie liefern das strukturelle Gerüst, woran fast die Hälfte des interstitiell vorhandenen Wassers gebunden ist. Mit steigendem Hyalurongehalt wird die Fähigkeit des Interstitiums gesteigert, Wasser zu binden. Dies machen sich einige kosmetische und orthopädische Methoden zu Nutze, indem Hyaluron in Cremes gemischt, knorpelunterstützend in Gelenke injiziert und korrigierend unter Hautfalten gespritzt wird. Zumindest über einen gewissen Zeitraum führen diese Maßnahmen auch zum gewünschten Erfolg. Doch der Körper ist auch selbst in der Lage, seine Hyaluronproduktion zu steigern. Zumindest im Reagenzglasversuch ist es ausreichend, Fasziengewebe zu be- und entlasten, damit die für den Faseraufbau zuständigen Fibrozten mehr Hyaluron produzieren.



Erstaunlicherweise konnte man bei schockgefrorenen und damit definitiv nicht mehr mit lebenden Zellen besiedelten Faszien feststellen, dass über diese zelluläre Reaktion der Fibrozyten hinaus auch die Faszienstruktur an sich in der Lage ist, die Wasserbindungsfähigkeit zu verbessern. Zuständig dafür sind die Glykosaminoglykane (GAGs) als Andockstellen der Wassermoleküle. Je größer deren Anzahl, desto mehr Wasser kann gebunden werden. Nun lässt sich kurzfristig nicht die absolute Menge von GAGs verändern, jedoch werden normalerweise einige der Andockstellen der Wassermoleküle von freien Radikalen belegt und stehen somit für das Wasser nicht mehr zur Verfügung. Eine mechanische Be- und Entlastung, wie sie beim Sport vorkommt, scheint diese belegten Bindungsstellen wieder freizuräumen, sodass nach Stretching, sportlicher Belastung oder langsamer Druckmassage messbar mehr Wasser in den Faszien gebunden werden kann.

Die zweite herausragende Qualität von Faszien ist ihre **dreidimensionale Netzarchitektur,** die „alles mit allem" verbindet. Auf der einen Seite werden sämtliche Strukturen in kleinere und größere Einheiten verpackt, auf der anderen Seite gibt es zwischen diesen Taschen und Täschchen eine Vielzahl von loseren und festeren Verbindungen. Über die langfristige Festigkeit der Verbindungen entscheidet beim gesunden Menschen alleine der Gebrauch, also die mechanische Belastung. Die Kenntnis dieser engeren Spannungsbeziehungen ist im therapeutischen Kontext wertvoll und wurde in ➤ Kap. 6 besprochen. Im präventiven Bereich nutzt man diese Anatomy Trains, um langkettige Verbindungen dehnbar und elastisch zu halten. Besonders spürbar werden sie beim Stretching. Entsprechend langkettig sollten deswegen die Dehnpositionen gewählt werden, um diese Linien möglichst kontinuierlich insgesamt und in beide Richtungen zu verlängern.

Weil dreidimensionale Verbindungen aber naturgemäß nicht nur linear verlaufen, kann das Spannungsnetzwerk während der Dehnphase gleichzeitig die Aufgabe übernehmen, die Gelenke zu stabilisieren. Was auf den ersten Blick verwirrend klingt, weil sich Dehnung und Stabilisierung klassischerweise widersprechen, erschließt sich jedoch bei näherer Betrachtung, z. B. der Dehnbewegung einer Katze: Diese begibt sich nicht wie der Mensch in eine Position, um eine Struktur auf passiv gehaltene Art und Weise möglichst lange zu stretchen, sondern räkelt und streckt sich mit einer genüsslichen inneren Einstellung in verschiedene Positionen hinein, spannt damit einerseits das Gewebe vor und schiebt andererseits unter kontinuierlicher Bewegung verlängernd in den Raum hinein. Auf diese Art und Weise wird das Stretching dreidimensionaler, variantenreicher und vom Effekt her wirksamer, weil es eine muskuläre Aktivierung im endgradigen Bereich beinhaltet, die nicht nur die passiven Elemente in die Länge dehnt, sondern auch die tensegrale Spannung in diesem Bewegungsbereich nutzt und etabliert.

EXKURS

**Aktuelles aus der Stretching-Debatte**

Über das „richtige Dehnen" wird diskutiert, seit gedehnt wird. Ob und wie Stretching überhaupt einen Längengewinn erzielt, welche Methode die beste darstellt und ob Dehnen der Gesundheit dient, sind gängige Fragen an das Stretching-Konzept. Eine aktuelle Studie unterstreicht die Wichtigkeit der Aktivierung der Muskelspannung im endgradigen Bereich: Zwei Gruppen wurden miteinander verglichen. Die eine durchlief ein klassisches passives Stretching-Programm, die andere ein Krafttraining im endgradigen Bereich. Als am Schluss beide Gruppen verglichen wurden, hatte die zweite Gruppe signifikant mehr an Beweglichkeit gewonnen als die erste und war zusätzlich in der Lage, in dieser Position auch noch Kraft aufzubringen, was der ersten Gruppe nicht möglich war. Für die Beweglichkeit und die Verletzungsprophylaxe ist demnach ein endgradiges Kraft-Dehn-Training einem passiven Stretching vorzuziehen.

Die dritte Eigenschaft der Faszien ist ihre Fähigkeit, bei elastischen Bewegungen **Energie zu speichern.** Das ist nicht nur für Kängurus und Sportler interessant, sondern findet bei jedem flotten Gehen und bei jedem Ausholen statt. Je fester die Faszie dabei ist, desto besser kann sie ihre bei der Landung oder beim Ausholen auftretende Dehnung wieder in Energie in die Zielrichtung freisetzen. Eine nachgiebige Faszie und eine langsame Bewegung nützen diesen Effekt nicht aus, sondern verbrauchen vor allem muskuläre Kontraktionsenergie. Bei der elastischen Bewegung hält jedoch die Muskulatur die Faszie „nur" unter Spannung, sodass diese bestmöglich ihren Dehnungs-Verkürzungs-Zyklus durchläuft. Das macht die Bewegung deutlich ökonomischer und lässt sie ästhetischer aussehen.

Folglich ist die fasziale Beteiligung über zwei Faktoren trainierbar: Einerseits muss die Faszienarchitektur in Form der durch die Kollagenfasern vorgegebenen Festigkeit trainiert werden, andererseits muss von der muskulären Koordination eine passende Vorspannung im Gewebe erzeugt und aufrechterhalten werden. Ersteres ist eine Anpassung, die zwar langsam, aber vom Organismus reguliert selbstständig erfolgt, weil durch die Strukturbelastung spontan einige Wachstumsfaktoren zum Kollagenaufbau freigesetzt werden. Letzteres geschieht ebenso automatisch als Koordinationsschulung beim Bewegungstraining oder im Sport. Studien zu diesem Thema zeigen eine signifikante Verschiebung von einer muskulär gesteuerten hin zu einer faszial-elastischen Bewegung innerhalb weniger Wochen. Im Alltag ist dieser Umstand deutlich zu beobachten, wenn z. B. ein Anfänger beim Seilhüpfen noch sehr unelegant und unelastisch bei der Sache ist, nach relativ kurzer Zeit aber schon weitaus eleganter und elastischer springt. Oder auch beim alpinen Skilauf: Solange die Schneehärte noch nicht „erfahren" wurde, sind die ersten Schwünge eher vorsichtig unelastisch. Nach kurzer Gewöhnung hat sich der gute Skifahrer aber darauf eingestellt und seine Vorspannung so angepasst, dass die Bewegung mühelos erscheint.

In diesem Sinne wird beim Training der Faszienelastizität vorsichtig, aber wiederholt in die Dehnung der Faszie hineingewippt, bis das myofasziale Zusammenspiel sich eingestellt hat und die Bewegung auf den Trainierenden angepasst und in seinem Elastizitätsrhythmus erfolgt.

**MERKE**

Trotz oder wegen des spielerischen Charakters elastischer Bewegungen muss beim Training auf kurze Übungssequenzen geachtet werden, damit die Strukturbelastung nicht zu hoch wird und damit einem Faszienkater vorgebeugt wird!

Die letzte der vier Eigenschaften der Faszien wurde im Grunde schon bei allen vorhergehenden Prinzipien berührt: die **Körperwahrnehmung (Propriozeption).** Diese wird vor allem in den Faszien generiert und informiert den Menschen über seine Körperhaltung, Spannung und Bewegung, aber auch über Druck und Schmerzen. Bei der Arbeit mit den Faszienrollen ist z. B. genau der Schmerz, über dem der Anwender entspannen soll, ein Thema. Beim Stretching gilt es, in die Dehnung hinein zu spüren, um die persönlich geeignetsten Positionen und Richtungen zu finden. Beim elastischen Federn ist die Wahrnehmung gefragt, um die Vorspannung zu regulieren und eine Überlastung zu verhindern. Insofern wäre dieses Thema durch die vorhergehenden schon ausreichend behandelt – und trotzdem muss es auch als eigene Qualität der Faszien noch einmal bedacht und beübt werden.

Ein zentraler Schwerpunkt beim propriozeptiven Training ist wieder die muskuläre Spannung. So wichtig sie beim Stretching und Wippen als Vorspannung war, beim Training der Körperwahrnehmung soll diese Spannung durch ein konzentriertes Loslassen bewusst gemacht und stattdessen die im Körper sowieso vorhandene Grundspannung der Faszien genutzt werden. Dem aufmerksamen Anwender wird dann bewusst werden, dass und wie seine Bewegungssteuerung meistens von immer denselben muskulären Festhaltemustern geprägt ist, z. B. von seiner dauernden Nackenspannung. Selbst wenn es beim Laufen um eine Bewegung der Beine geht, wird dann diese Bewegung unbewusst von der Nackenspannung initiiert und gesteuert. Das tut weder dem Nacken noch der Bewegungsqualität gut. Der Nacken ist hierbei nur ein Beispiel, dieses Steuerungszentrum kann sich auch an einer anderen Stelle des Körpers befinden, es bleibt aber meistens trotz unterschiedlicher Bewegungsaufgaben relativ konstant.

Genau diese Konstanz, dieser Automatismus muss bewusst gemacht und quasi „neu programmiert" werden, damit Bewegungen nicht einseitig, sondern ökonomischer und ergonomischer gesteuert werden können. Kritische Menschen werfen an dieser Stelle ein, dass es sich eigentlich nicht um ein fasziales Training handle, wenn wir Bewegungsmuster bewusst machen und neu beüben. Und natürlich haben sie Recht, weil man die Faszien- nicht von der Muskelspannung trennen kann. Darüber hinaus liegt der Schwerpunkt hier aber eben genau auf der faszialen Grundspannung, die wahrgenommen und zur Auslösung und Ökonomisierung der Bewegung genutzt wird. In diesem Sinn trainiert man die muskuläre Nicht-Spannung, um vermehrt die Faszienspannung zu nutzen und damit die Bewegung insgesamt zu verbessern.

Die Frage, ob das propriozeptive Training etwas mit dem körperlichen Schmerzgeschehen zu tun hat, lässt sich ebenfalls mit „ja" beantworten, denn je differenzierter der Körper seine Strukturen wahrnimmt, desto früher kann er pathologische Prozesse melden und muss folglich weniger auf schmerzhafte Informationen zugreifen. Man lernt, die Signale des Körpers früher und feiner wahrzunehmen. Ist allerdings schon ein akuter Schmerz vorhanden, steht seine Beseitigung unbedingt im Vordergrund – ein propriozeptives Training unter Schmerzen macht definitiv keinen Sinn.

## 7.1 Faszienfitness

In der praktischen Umsetzung der aus den erwähnten Faszienqualitäten resultierenden Trainingsprinzipien müssen verschiedene Situationen berücksichtigt werden: Einerseits können die Übungen individuell angepasst und dem Patienten als Übungsempfehlung gegeben werden, andererseits wird ein Faszientraining auch vermehrt in Gruppen unterrichtet, was die Übungsinhalte immer auf das Niveau des schwächsten Teilnehmers reduziert.

Im ersten Fall sind es wahrscheinlich einzelne Übungen, die man therapiebegleitend als unterstützende Hausaufgaben gibt, im zweiten Fall sollte es ein passendes Gesamtprogramm für die ganze Gruppe sein. Für beide Fälle wäre es wünschenswert, dass Übungen aus allen vier Bereichen im Programm auftauchen, auch wenn das zeitlich etwas aufwändiger ist. Oder um es ganz deutlich zu formulieren: **Faszientraining ist mehr als nur „Rollen".** Die Gerätehersteller betonen natürlich die gerätegebundenen Übungsformen, wichtiger jedoch ist es, das Faszientraining möglichst in allen vier Aspekten ins Wochen- oder Trainingsprogramm aufzunehmen. Meistens lassen sich die Übungen auch in ein bestehendes Training integrieren, manche müssen auch nur ein wenig abgewandelt werden, damit sie in ein herkömmliches Trainingsprogramm passen. Um das zu ermöglichen, betonen wir jeweils die Prinzipien, die beachtet werden müssen und möchten vermeiden, ein starres „genau-so-ist"-Faszientrainingsprogramm zu verbreiten. Es lohnt sich also, die Übungen zu den vier Aspekten selber auszuprobieren, um sie dann so umsichtig wie möglich an die Patienten oder Teilnehmer weiterzugeben.

7

In den vier Aspekten des Faszientrainings finden sich Trainingsgrundsätze, die prinzipiell und auch außerhalb eines expliziten Faszientrainings gelten. Sie beleuchten im Detail, was in den verschiedenen Aspekten zusammengefasst ist. Um die Trainingsinhalte besser nachzuvollziehen und angepasster planen zu können, ist es wichtig, die Prinzipien zu kennen und zu verstehen.

**MERKE**

**Prinzipien für das Faszientraining**

**1. Benutze lange myofasziale Ketten**

Dieses Prinzip findet in allen Aspekten des Faszientrainings seine Anwendung. Beim Training einer Struktur, deren offensichtlichstes Merkmal die dreidimensionale Vernetzung des ganzen Körpers ist, wäre eine kurzkettige, eingelenkige Trainingsform auch völlig unangemessen. Beim Rollen versucht man also, die berollten Strukturen entlang betroffener Ketten auszuwählen; beim Stretchen sollte diese verlängert werden; beim elastischen Training sollte sich die Elastizität mit den längeren Ketten vergrößern; bei den propriozeptiven Übungen sollen die myofaszialen Ketten spür- und wahrnehmbar werden.

**2. Benutze möglichst viele unterschiedliche Richtungsvektoren**

Die Variation einer Bewegung und die differenziert unterschiedliche Belastung der Strukturen hilft, die Netzarchitektur der Faszien aufzubauen. Um eben nicht nur lineare und stupid gleichartige Bewegungen einzuschleifen, ist die ständige Variation, möglichst kreativ und nach eigenem Ermessen, wichtig. Das ist wieder in allen vier Bereichen möglich und fördert die harmonische Entwicklung der Bewegungs- und Spannungsmuster.

**3. Nutze die Elastizität der Strukturen**

Die Elastizität zu nutzen bedeutet, diese auch zu schulen und damit einen wirksamen Reiz zur Kollagenproduktion zu setzen. Das führt letztendlich zu den erwünschten morphologischen Anpassungen, die dem Körper zu Flexibilität und Kraft verhelfen. Beim Rollen wird die Elastizität zwar erhöht, man nutzt sie aber nicht zur Durchführung. Beim Dehnen kann man sie einbauen, indem man am Bewegungsmaximum sanft wippt. Bei den elastischen Übungen ist die Elastizität auf jeden Fall gefragt und bei den propriozeptiven Themen kann man die Bewegungsaufgaben dahingehend gestalten, dass die Elastizität wohltuend spürbar wird.

**4. Betone die Ausholbewegung in der Gegenrichtung**

Um die vorher erwähnte Elastizität maximal auszunützen, ist die Betonung des Ausholens das Mittel der Wahl. Je engagierter man in die Endposition der Gelenke federt, desto größer und eindeutiger geht der Reiz in die faszialen Gewebe. Dies findet wieder hauptsächlich bei den elastischen Bewegungen statt.

**5. Propriozeption als fester Bestandteil des Trainings**

Dieser Grundsatz gilt wieder für alle Bereiche: Die Übungen dürfen nicht unachtsam durchgeführt werden, nebenbei passieren oder stupide langweilig sein. Im Gegenteil sollen sie das Interesse des Übenden wecken und sein Körperfühlvermögen herausfordern, Details zu entdecken oder etwas Neues zu lernen. Das ist wieder für alle vier Bereiche angebracht: beim Rollen als Loslassen über dem Schmerz, beim Dehnen im Suchen nach eigenen Variationen, im Rahmen der Elastizität, um die Dosierung der Kraft und Anspannung zu steuern und bei den propriozeptiven Übungen, um ebendiese muskulären Anstrengungen zu minimieren.

**6. Respektiere den Wasserhaushalt der Faszien**

Genug zu trinken und Belastungspausen einzuplanen, diese beiden Aspekte garantieren die laufende Regeneration während einer sportlichen Tätigkeit. Da die Faszien während der sportlichen Tätigkeit ihr gebundenes Wasser immer mehr verlieren und damit an elastischer Bewegungsqualität einbüßen, sollen die Faszien schon während einer längeren Belastung die Gelegenheit bekommen, wieder genügend Wasser aufzunehmen. Beim Rollen stellt sich meist ein Durstgefühl ein. Beim Stretchen findet gleichfalls ein Wasserverlust statt, gefolgt von einer überschießenden Erholungswasserbindung danach. Bei den propriozeptiven Übungen wird wieder spürbar, ob die Faszien ausreichend mit Wasser beladen ihre Gleit- und Federqualitäten verwirklichen können.

**7. Berücksichtige konstitutionelle Unterschiede**

Nicht jeder Mensch ist zum Beweglichkeitskünstler geboren oder kann die größten Gewichte länger ertragen. Diese angeborenen Tendenzen sind an sich wertfrei, doch lohnt es sich trotzdem, sich von extremen Ausprägungen konstitutioneller Gegebenheiten wenigstens zur Mitte hin zu orientieren. Auch wenn dem Überbeweglichen also Yoga mehr Freude macht als Krafttraining, sollte er, um seiner stabilen Faszien willen, auch mit Gewichten und einem dosierten Krafteinsatz arbeiten. Sinngemäß gilt das auch andersherum, der Krafttyp muss unbedingt auch seine Beweglichkeit schulen. Beim Rollen kann man dabei auf die bearbeiteten Gebiete, die Dauer und Intensität achten, beim Stretchen die jeweilige Übungsdauer und die Ausführung anpassen. Überbewegliche Menschen sollten möglichst nicht noch weiter in die Bewegungsamplituden dehnen, sondern etwas vor dem Bewegungsmaximum am besten mit kleinen Zusatzlasten kleine Federungen durchführen. Bei den „Unbeweglichen" ist es genau andersherum: Hier eignen sich langsames Rollen der verkürzten Strukturen, viel endgradiges Stretching mit langsamen Variationen der Dehnposition, genüssliches Räkeln innerhalb der eigenen Möglichkeiten und dann eine sehr entspannte Herangehensweise an die kräftigenden elastischen Übungen. Und obwohl Krafttypen vielleicht weniger mit propriozeptiven Übungen anfangen können, ist eine Schulung der Eigenwahrnehmung gerade für sie immens wichtig.

**8. Trainingsumfang und Trainingsintensität langsam steigern**

Um akute Verletzungen zu verhindern und Überlastungsschäden vorzubeugen, darf die Belastung nicht zu progressiv oder zu schnell gesteigert werden. Korrelierend mit der langsamen Anpassung der Fasziengewebe muss der Trainingsplan genügend Zeit bieten, bevor die Belastung auf irgendeine Art erhöht wird. Beim Rollen ist das nicht schwierig, weil es sowieso schon zu den regenerativen Maßnahmen zählt. Beim Stretchen kann mit aufmerksamem Üben eigentlich auch nicht viel passieren. Die elastischen Bewegungen sind die gefährlichsten, weil sie die Strukturen am meisten be- und ggf. überlasten, während das propriozeptive Üben hier keine großen Gefahren birgt.

**9. Das physiologische Milieu pflegen: Ernährung und Lebensstil**

An anderer Stelle wurde bereits festgestellt, dass eine gesunde Ernährung für das Bindegewebe entscheidend ist. Jeder kennt das Gegenteil, dass Junk-Food und Soft-Drinks gemeinsam mit allen unnötig raffinierten Lebensmitteln die Grundsubstanz übersäuern lassen. Einige Medikamente, vor allem Schmerzmittel, schwächen den Kollagenaufbau. Stress wirkt ebenfalls übersäuernd.

Eine Umstellung des Lebensstils zeigt manchmal deutliche Auswirkungen, vom besseren Hautbild über den allgemeinen Gesundheitszustand und vegetativen Balance bis hin zur psychischen Befindlichkeit.

Nachfolgend werden Übungsbeispiele beschrieben, die aber weder erschöpfend noch verbindlich sind. Sie müssen immer in Art, Qualität und Umfang an die übende Person angepasst werden. Weil die dazugehörigen Grundsätze bereits oben angeführt wurden, soll der Schwerpunkt auf den praktischen Beispielen liegen.

### 7.1.1 Faszienrollen

Zwei Wirkmechanismen sind im Ausrollen der Faszien miteinander verbunden: das mechanische Auspressen – und der damit einhergehende Austausch – des gebundenen Wassers und das Entspannen über dem selbst erzeugten Druckschmerz. Beides kann nur stattfinden, wenn wirklich im Zeitlupentempo gearbeitet wird. Ein flottes Rollen, wie man es bei den meisten Übungsanleitungen sieht, ist nicht für den regenerativen Bereich geeignet und entfaltet keine Tiefenwirkung. Im Gegenteil würde das schnelle Rollen eine oberflächliche Spannung erfordern, die ihrerseits verhindert, dass der Druck bis in die tieferen Schichten wirkt. Hauptmerkmale des therapeutischen Rollens sind also:

- Langsamkeit
- Aufmerksamkeit
- Schmerzwahrnehmung und Entspannung
- Nicht nur dort zu rollen, wo es gerade wehtut.

Nach dem heutigem Wissensstand sind Richtung und Wiederholungszahl der Rollbewegung sekundär, wobei sich durch die Langsamkeit wenn überhaupt nur wenige Wiederholungen ergeben. Ob man diese eine Wiederholung nach proximal oder nach distal rollt, hat vor allem propriozeptive Auswirkungen: Das kinästhetische Gedächtnis wird nach dem Rollen nach proximal wahrscheinlich eher eine verkürzte Struktur wahrnehmen, eine nach distal gerollte Struktur erscheint einem tendenziell länger. Man kann damit experimentieren und z. B. bei einer Beinlängendifferenz bewusst einsetzen, um den Unterschied propriozeptiv anzugleichen.

Ein häufig diskutiertes Argument ist die Flussrichtung der Lymphe, die ein Rollen nach proximal implizieren würde. Dies zu berücksichtigen ist sicher kein Fehler, allerdings wird nahezu das komplette Gewebswasser kapillar entsorgt und ist somit nicht an die Lymphgefäße gebunden. Auch der Zustrom des frischen Wassers erfolgt über das Plasma, somit wird keinesfalls das „verschmutzte Wasser" nur hin und her bewegt.

Doch zurück zur Langsamkeit: Im Hinblick auf die optimalen Rollgeschwindigkeit hat sich im Reagenzglas ein Tempo von 1 cm pro Minute ergeben. Das ist wirklich langsam – in der Praxis unerträglich langsam. Gleichwohl stellen wir diesen Wert dem zu schnellen Rollen entgegen. Würde man diese Geschwindigkeit aber konsequent einhalten, wären die Rolleinheiten praxisfern lang bzw. man käme nie übers Knie hinaus…

Deswegen fordern wir unsere Patienten auf, die eigene Gewebereaktion zu erspüren und abzuwarten, bis sie wahrnehmen, wie das anfangs gespannte Gewebe deutlich nachgibt, bzw. ein ggf. vorhandener Druckschmerz um mindesten zwei Drittel nachgelassen hat. Erst dann sollte langsam weitergerollt werden, wieder abwartend, bis am nächsten Punkt dieselbe Reaktion eingetreten ist. Dies erfordert eine andauernde Aufmerksamkeit, ein bewusstes Loslassen und eine angepasste Dosierung des Drucks auf der Rolle. Auf diese Art und Weise profitierten Wasserbindungsfähigkeit und Schmerzwahrnehmung bzw. -verarbeitung gleichermaßen. Manchmal bin ich mir nicht sicher, welche Wirkung der beiden die wichtigere ist.

**MERKE**

Wenn wir von Druckschmerz sprechen, sollte sich die Qualität unbedingt noch im Rahmen eines „Wohlschmerzes" bewegen. Es muss unbedingt noch möglich sein, über dem auftretenden Schmerz zu entspannen. Sobald der Schmerz zu einer reaktiven Anspannung führt, haben wir das Therapieziel verfehlt.

Manchem Patienten muss man das deutlich erklären, höre ich doch viel zu oft das Argument: „Wenn's hilft, darf es auch weh tun".
**Für die Eigenbehandlung darf es nur „wohlweh" tun!**

Das weicher werdende Gewebe und die verbesserte Schmerzverarbeitung dämpfen oftmals eine vorhandene Symptomatik oder lassen sie komplett verschwinden. Dass dies nicht nur eine lokale Wirkung ist, sondern auch die myofaszialen Verbindungen betrifft und Triggerpunkte anspricht, zeigt sich darin, dass sich oftmals auch entfernte Beschwerden verbessern lassen. Vor allem das Rollen der verschiedenen Aspekte der Beine macht sich gern als deutliche Entlastung der Rumpf- und Rückenspannungen bemerkbar. Der Körper wird einerseits beweglicher, andererseits werden Spannungsschmerzen reduziert. Unsere Aufgabe als Therapeuten ist es dabei, die zu behandelnden Strukturen und myofaszialen Linien zu erkennen, sodass der Patient nicht ausschließlich direkt auf dem Schmerzgebiet herumrollt.

**Aus der Praxis**

Angenommen, ein lumbaler Rückenschmerz wird durch eine instabile Überbeweglichkeit in diesem Gebiet hervorgerufen, wäre es ein kapitaler Fehler, diesen instabilen Bereich ausschließlich oder exzessiv zu bearbeiten. Der Rücken würde hierdurch noch detonisierter und instabiler werden. Umsichtiger ist eine Befundung der Gesamtstruktur, um ggf. festzustellen, welche Hypomobilität der Körper durch die LWS-Hypermobilität auszugleichen versucht, um diese dann zu behandeln. Häufig wechseln sich diese unterschiedlichen Beweglichkeitszonen entlang der Wirbelsäule ab, sodass ein verstärktes Rollen der BWS vor allem der hypermobilen LWS zugutekommt.

Als letzter Aspekt sei noch die **Regelmäßigkeit** der Anwendung des Faszienrollens erwähnt. Um die Wirkung der Rolle strukturformend zu nutzen, sollte mindestens zwei bis dreimal in der Woche gerollt werden. Der Trainingseffekt macht sich dann schnell bemerkbar: Was die ersten Male noch empfindlich schmerzt, wird sich bei den meisten Anwendern innerhalb weniger Wochen auf ein genüsslich-wohlwehes Maß reduzieren. Am besten integriert man die Rolle in ein bestehendes sportliches Training oder entwirft einen Trainingsplan, der auch die anderen Aspekte der Faszien berücksichtigt.

Für therapeutische Zwecke ist das Ausrollen der Faszien am Beginn der Stunde sinnvoll, weil die Anwender dann schmerzreduziert, beweglicher und aufmerksamer ins Training starten. Für Leistungssportler empfiehlt sich das Rollen nach der Belastung, weil das Gewebe samt Muskulatur durch die Anwendung detonisiert wird, was die muskuläre Leistungsfähigkeit kurzfristig reduziert. Bei ihnen wäre auch ein Faszienrollen- und Dehnprogramm zum Abschluss des Trainings sinnvoll.

**Aus der Praxis**

Immer wieder überzeugend wirkt der Rumpfvorbeugetest vor und nach dem Rollen:

Um den Ausgangsstatus vor dem Rollen spürbar zu machen, wird der Patient gebeten, in eine lockere Rumpfvorbeuge zu gehen und dabei das Ausmaß der Bewegung („wie weit komme ich runter?") und die auftretende Spannung wahrzunehmen. Dann wird eine Seite bearbeitet, z. B. eine Fußsohle ausgerollt. Bevor dann die zweite Seite beübt wird, sollte die Rumpfvorbeuge wiederholt werden. Zum Erstaunen der Patienten ist in den meisten Fällen ein spontaner Gewinn an Beweglichkeit auf der beübten Seite festzustellen, dieser Arm scheint also länger zu sein als der auf der unbeübten Seite. Auch das Spannungsgefühl erscheint reduziert.

Der Vergleich der beübten und unbeübten Seite macht die Wirkung deutlich spürbar und motiviert, sich der zweiten Seite ebenfalls engagiert zu widmen.

### Übungsbeispiele

**Plantarfaszie:** Weil diese durch das tägliche Tragen von Schuhen und das Gehen auf immer ebenem Untergrund entweder zu hart oder zu weich geworden ist, lohnt es sich, diese Übung immer an den Anfang zu stellen. Die meisten Anwender bemerken auch eine Wirkung über die Fußsohle hinaus bis mindestens zu den Knien. In der Tat lassen sich Kniebeschwerden, die im Zusammenhang mit den Füßen stehen, damit effektiv bearbeiten. Wer z. B. beim Joggen unter Knie- oder Fußbeschwerden leidet, sollte den Versuch machen, noch vor dem Joggen auf der kleinen Rolle zu stehen, um erst danach aufmerksam und mit verbessertem Körpergefühl loszulaufen.

Das Ausrollen der Fußsohle ist im wörtlichen Sinne eine Basisübung. Am einfachsten platziert man im Stehen einen Fuß so auf dem querliegenden Röllchen, dass die Rolle knapp vor der Ferse liegt. Dann verlagert man genügend Gewicht auf dieses Bein, bis das Gewebe deutlich eingedrückt wird. Über diesem Druck sollte man sich entspannen, bis das Gewebe spürbar nachgibt. Erst dann wird das Röllchen unter konstanter Druckbelastung weiter zehenwärts gerollt (➤ Abb. 7.1). Auf diese Weise wird die ganze Sohle bis zu den Fußballen so langsam wie möglich bearbeitet. Am besten hält man sich dabei an einer Stuhllehne fest.

**Oberschenkelaußenseite/Fascia lata:** Eine weitere Schlüsselstruktur ist die Fascia lata, da sie die Beine mit dem Becken und, myofaszial betrachtet, weiter mit dem Rücken verbindet. Als oft verhärtete oder verfilzte Struktur ist sie beim Faszienrollen meist außerordentlich schmerzhaft, weswegen man umso langsamer mit ihr arbeiten sollte. Erstaunlicherweise liegen die empfindlichen Zonen sehr unterschiedlich, beim

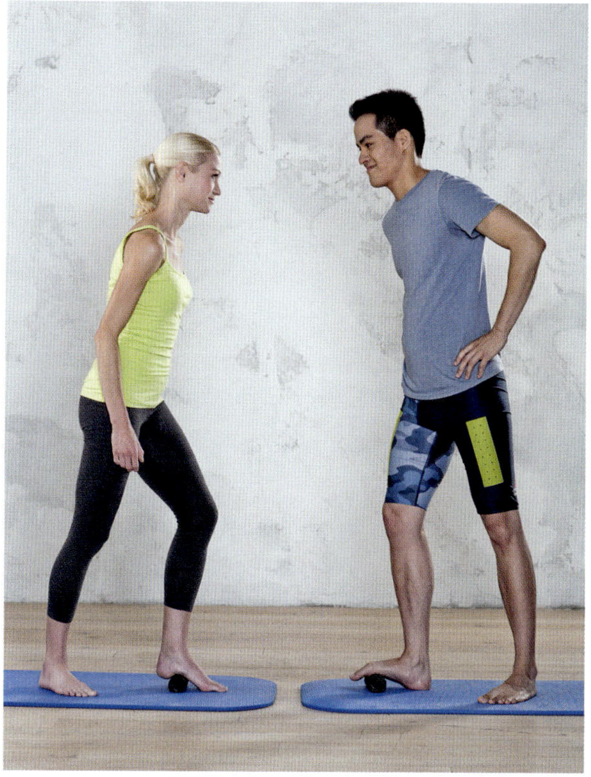

**Abb. 7.1** Ausrollen der Fußsohle. [J802]

einen hüftnah, beim anderen in der Strukturmitte oder auch in Richtung Knie. Unter Umständen ist es sinnvoll, eine weichere Faszienrolle bzw. eine Matte zum Darüber- oder Darunterlegen zu verwenden, oder durch Üben an der Wand statt im Liegen den Druck zu reduzieren. Dabei wird das wandnahe Bein bearbeitet, während das Gewicht auf dem anderen Bein ruht.

Man platziert die Rolle am besten erst einmal in Seitlage unter dem Tensor fasciae latae, der Patient stützt sich entweder auf dem Unterarm oder der Hand ab. Ob die Wirbelsäule dabei gerade oder seitflektiert ist, spielt für die Fascia lata keine große Rolle, allerdings sollte die Hüfte möglichst gestreckt sein, das Bein also in Verlängerung des Rumpfs liegen. Von dieser Position ausgehend sollte die Rolle wieder unter beständigem, angepassten Druck langsam kniewärts wandern (➤ Abb. 7.2).

Vor dem Seitenwechsel unbedingt das Körpergefühl und nochmal die Rumpfvorbeuge testen.

**Aus der Praxis**

Spätestens bei der Beinrückseite muss man über eine Eigenbewegung beim Rollen nachdenken. Es soll dabei ein Strukturgleiten unter dem Druck der Rolle stattfinden. Bei der Beinrückseite bietet sich eine kleine Flexions-/Extensionsbewegung im Sprunggelenk an, ohne im Druck nachzugeben oder Muskelspannung aufzubauen. Man wird den Spannungswechsel auch an entfernteren Strukturen bemerken. Selbst bei der Fascia lata reicht die Fußbewegung, um ein Strukturgleiten zu ermöglichen. An der Fußsohle wird diese Eigenbewegung auf die Zehen reduziert.

**Musculus triceps surae/ischiokrurale Muskeln:** Die Rückseite des Beins kann am Boden im Langsitz bearbeitet werden, diese Position hat aber recht sportlichen Charakter und es ist nicht ganz leicht, den Druck zu dosieren. Um die Übung zu vereinfachen und die Beinrückseite zugänglicher zu machen, platziert man die Rolle am besten auf einer erhöhten Fläche, einem Stuhl, einer Bank oder einem Tisch. Je höher, desto bequemer wird die Durchführung.

Das Bein wird auf die Rolle gelegt und man bearbeitet in Zeitlupe entweder die Waden oder die ischiokruralen Strukturen oder beide in einem Zug (➤ Abb. 7.3). Solange die Kniebeuge unter Streckspannung steht, muss man diese nicht auslassen, aufgrund der dortigen Nerven und Gefäße sollte man sie aber nicht betont bearbeiten.

Die Richtung ist wenig entscheidend, macht aber einen gefühlten Unterschied – am besten also ausprobieren, wie am besten passt: Entweder von den Sitzbeinen fußwärts oder von der Achillessehne hüftwärts rollen. Die Spannung kann

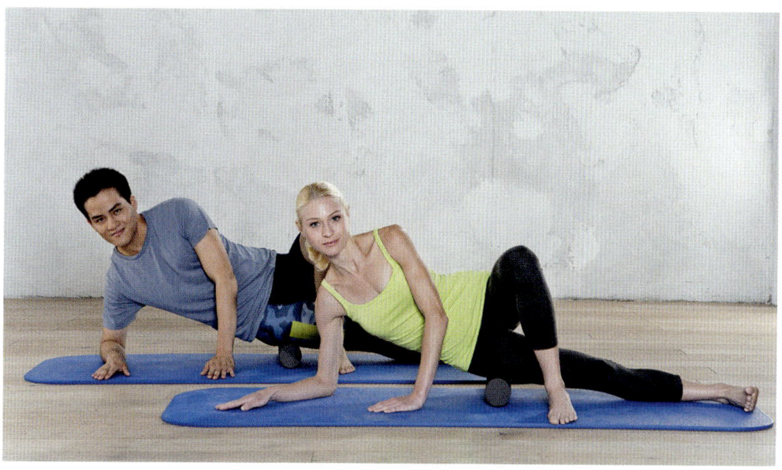

**Abb. 7.2** Ausrollen der Fascia lata. [J802]

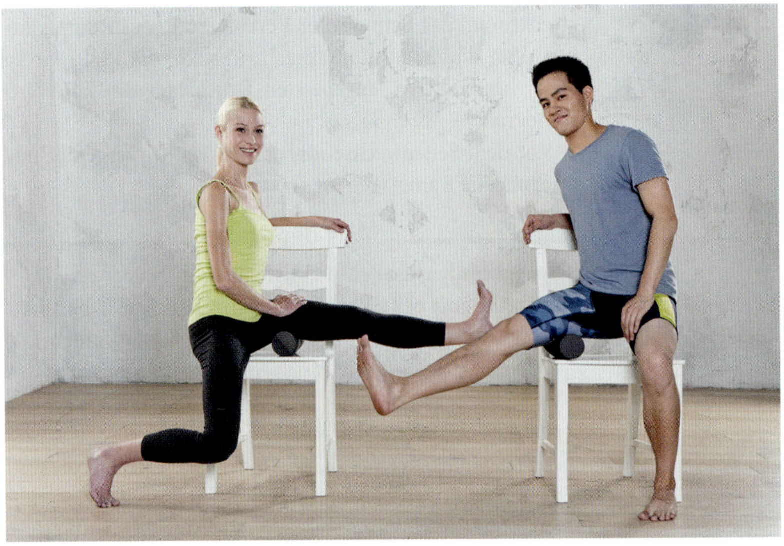

**Abb. 7.3** Fasziale Rollenarbeit an den Waden und der ischiokruralen Muskulatur. [J802]

durch die Position des Oberkörpers variiert werden, eine zusätzliche kleine Fußbewegung bringt die Strukturen unter Kompression ins Gleiten. Eine variierte Beininnen- oder -außenrotation ist möglich und sinnvoll, jedoch nur als Grundeinstellung, nicht als Rotationsbewegung während des Rollens.

**Schienbein:** Für viele Läufer und Menschen mit Hohlfuß ein Segen, andere haben noch nie über diese Strukturen nachgedacht, sind die Fußheber lateral der Schienbeinkante ein dankbares Anwendungsgebiet für das Faszienrollen. Da diese Strukturen aufgrund der Gelenksverhältnisse meistens nicht gedehnt werden können, tendieren sie zur Verkürzung und Verdickung, bei langfristiger Überforderung auch zu einem Kompartmentsyndrom, bei dem die Faszienhüllen die Muskulatur einengen und Laufen nach einer gewissen Strecke schmerzhaft wird. Man sollte auf jeden Fall versuchen, diese Strukturen zu bearbeiten.

Der Patient kniet mit einem Bein auf der Rolle, dabei dreht er den behandelten Unterschenkel so nach innen, dass nicht das Schienbein, sondern der M. tibialis anterior bearbeitet wird. Das andere Bein wird am besten überkreuz platziert und hilft dabei, den Druck zu dosieren (➤ Abb. 7.4). Auch hier ist eine Fuß- oder Zehenbewegung möglich und sinnvoll.

Am besten steht der Patient vor dem Seitenwechsel wieder auf und testet das Gefühl beim Gehen sowie die Fußbeweglichkeit.

**Oberschenkelvorderseite:** Entlang der Vorderseite der Oberschenkel findet man oft überraschend empfindliche Stellen, vor allem bei Rückenschmerzpatienten. Das lässt sich im Sinne von Spannungslinien und Triggerpunkten leicht nachvollziehen. Deswegen ist es wichtig, besonders entspannt auf der Rolle zu liegen und den Druck möglichst tief wirken zu lassen. Obwohl ein gleichzeitiges Rollen beider

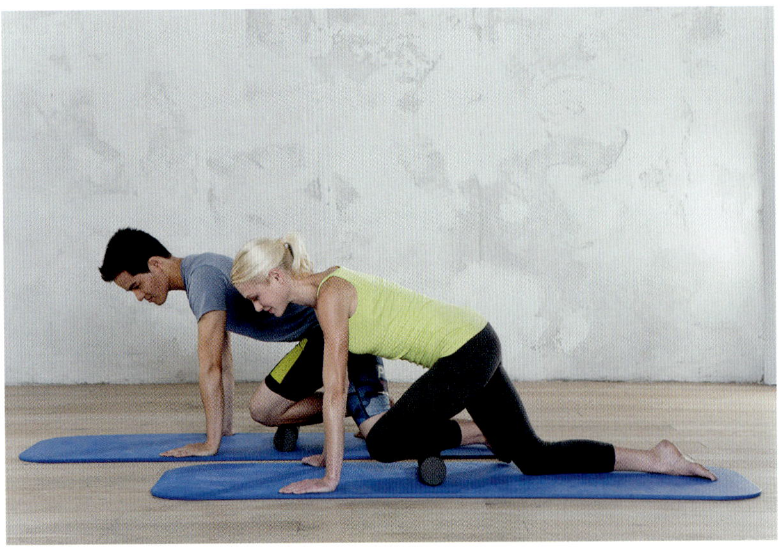

**Abb. 7.4** Faszienrollen am Schienbein. [J802]

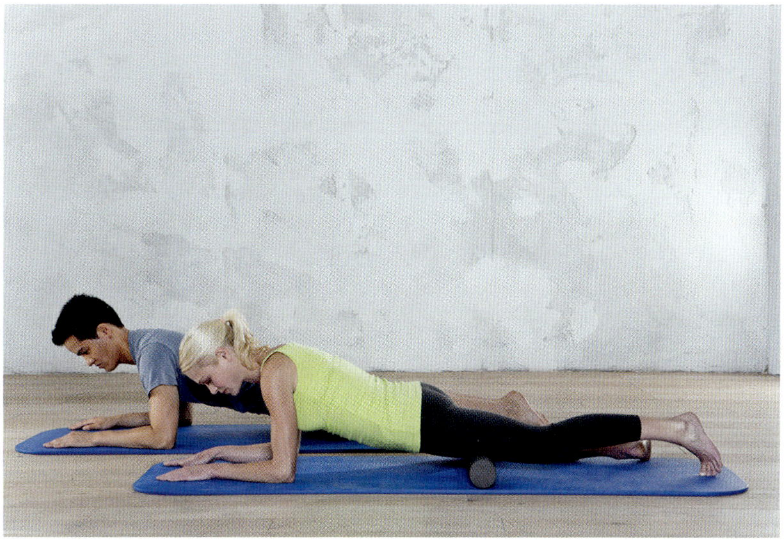

**Abb. 7.5** Faszienrollen an der Oberschenkelvorderseite. [J802]

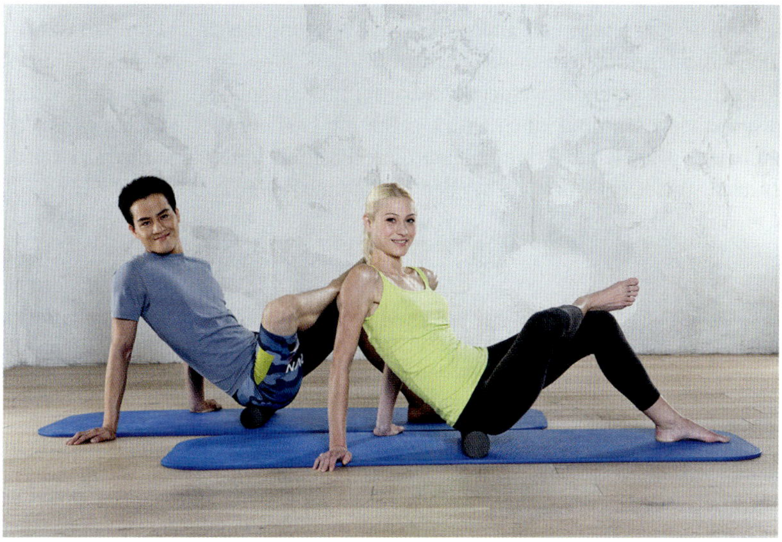

**Abb. 7.6** Faszienrollen im Bereich der Gesäßmuskeln und des N. ischiadicus. [J802]

Beine funktionieren würde, ist die Ausführung mit je einem Bein zu bevorzugen. Man kann dabei sowohl die Intensität als auch die Lage des Drucks besser steuern.

Die Quadrizepsregion wird in Bauchlage bearbeitet. Am besten beginnt man wieder hüftnah, arrangiert einen bequemen Stütz und rollt langsam kniewärts (➤ Abb. 7.5). Die Bauchmuskeln verhindern ggf. ein durchhängendes Hohlkreuz.

Wieder ist eine Rotation des Oberschenkels denkbar. Vor allem, wenn man nach innen rotiert und auf die Grenzschichten zur Fascia lata gelangt, findet man weitere Spannungszonen. Ebenso macht sich eine Beuge- und Streckbewegung des Fußes als entfernter Spannungswechsel unter dem Rollendruck bemerkbar.

**Gesäßmuskeln/N. ischiadicus:** Im Übergang von den Beinen zum Rumpf treffen wir auf die Fortsetzung der Fascia lata, nämlich die Glutealregion mit den tiefen Hüftrotatoren und dem Piriformis-Durchlass für den N. ischiadicus. Verspannungen in dieser Region lösen einen unangenehm ausstrahlenden Nervenschmerz aus, den man als solchen nicht provozieren will. Besser ist es, ein wenig davon abzuweichen: Über eine Kniebewegung kann eine Hüftrotation erreicht werden, wodurch die verklebten Schichten gleitfähiger und lockerer werden.

Die Rolle wird sitzend etwas dorsal vom Sitzbein platziert, ein Bein überschlagen und der Körper auf die Seite des überschlagenen Beins gekippt. Man sitzt damit betont auf der zu bearbeitenden Seite (➤ Abb. 7.6). Zwischen Sitzbein und Kreuzbein sucht man lohnende Stellen und verweilt dort mit einer leichten Knie-/Hüftbewegung.

**Unterer Rücken:** Nachdem die Beine von fast allen Aspekten her bearbeitet wurden, sollten eventuelle Rückenschmerzen bereits verschwunden sein, bevor man den Rücken selbst behandelt. Um einerseits die Wirbelsäule nicht

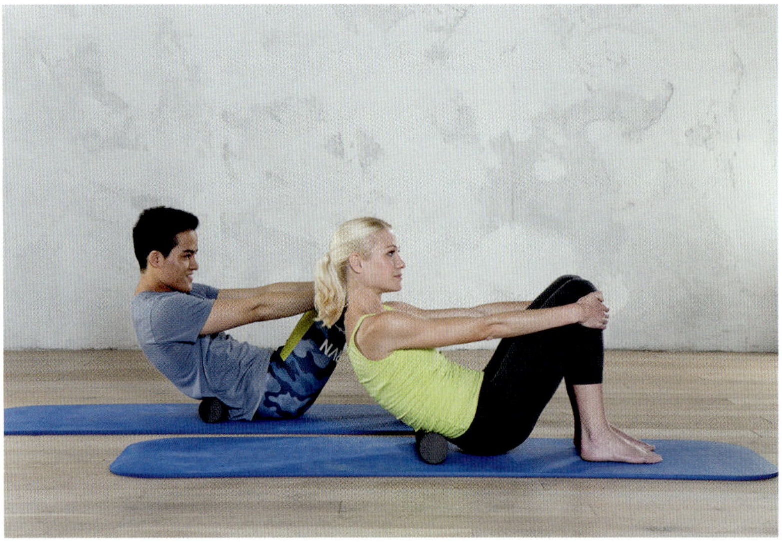

**Abb. 7.7** Faszienrollen am unteren Rücken. [J802]

ungesichert zu lassen und andererseits die Wirkung durch alle Schichten hindurch in die Tiefe zu bringen, muss der Rücken aktiv gerundet werden. Die Bauchmuskeln sollten also aktiviert sein und einen Druck gegen die Faszienrolle aufbauen. Die Hände/Arme können diese Position unterstützen, ersetzen aber nicht den Bauchmuskeleinsatz (➤ Abb. 7.7).

**MERKE**

Ob man den unteren Rücken überhaupt mit der Faszienrolle bearbeiten darf, wird häufig diskutiert, weil ein bereits schmerzend instabiler Rücken durch das lokale Rollen noch instabiler werden könnte. Deswegen sollte man nie ausschließlich die Lumbalregion behandeln und bei Hypermobilität immer mit einer bewussten Core-Spannung arbeiten.

Der Patient sitzt vor der Rolle auf dem Boden und greift mit seinen Händen um die Knie. Zusätzlich versuchen die Bauchmuskeln den Rücken gegen die Rolle zu runden. Sobald möglich, schieben die Beine gleichfalls gegen die Rolle und helfen, das Becken vom Boden abzuheben. Dann wandert die Rolle langsam die Lumbalregion nach kopfwärts, ggf. kann über die abwechselnd eingesetzten Arme eine schlängelnde Bewegung in die Wirbelsäule gebracht werden. Atmen dabei nicht vergessen.

**Aus der Praxis**

Was die Sprunggelenksbewegung bei den Beinen war, ist die Atembewegung beim Rollen am Rumpf. Es soll unter Druck eine Gewebebewegung stattfinden, sodass die verklebten Schichten gezwungen werden, sich zu lösen. Am Rumpf finden wir Brust- und Lungenfell, Lumbalfaszie und Zwischenrippenstrukturen, Interskapular- und Pektoralisfaszien, die durch das Atmen gegeneinander verschoben werden.

**Lumbalfaszie seitlich:** Die klassischerweise als Quadratus-lumborum-Region bezeichnete Seite der Lumbalfaszie lässt sich wieder sehr entspannt angehen. Der Patient liegt rücklings auf der querliegenden Rolle und dreht nun den Körper so weit zu einer Seite, bis er den Druck der Rolle deutlich zwischen Beckenkamm und Rippenbögen spürt (➤ Abb. 7.8). Als zusätzliche Bewegung ist hier wieder ein tiefes Durchatmen angebracht, bis sich ein eventueller Schmerz langsam gelöst hat. Stechende Punktschmerzen könnten von den frei endenden Rippen herrühren und sollten nicht bearbeitet werden. Ein ins Bein ausstrahlender Wohlschmerz ist dagegen meist gut zu „beatmen".

**Oberer Rücken/BWS:** Es gibt kaum einen Menschen, bei dem sich das Rollen an der BWS nicht lohnen würde. Vor allem in unserer westlichen Schreibtisch- und Arbeitsplatzkultur wird die BWS zunehmend fixiert und in eine Rundung gebracht. Für manche Patienten ist dann die Übung in der Rückenlage deutlich zu schmerzhaft, diese sollten ggf. an die Wand ausweichen. Wie an anderer Stelle erwähnt, ist die fixierte BWS für eine Vielzahl von Beschwerden verantwortlich und sollte deswegen im Faszienrollprogramm fest verankert sein.

Der Patient liegt auf dem Rücken auf der querliegenden Rolle, diese wird von der Zwerchfellgegend langsam nach kopfwärts gerollt. Die Arme unterstützen die Position, indem der Patient sie nach vorne über den Bauch legt, ggf. auch noch weiter überkreuz bringt und im oberen Rücken dann auf die jeweils andere Schulter legt, damit die Rolle besser zwischen die Schulterblätter kommt (➤ Abb. 7.9). Der Einsatz der Atembewegung und ein vorsichtiges Schlängeln verfeinern diese Übung. Die Druckbelastung lässt sich reduzieren und deutlich besser kontrollieren, wenn man mit der Rolle gegen die Wand arbeitet (➤ Abb. 7.10). Vor allem wenn die Nackenmuskulatur geschwächt ist oder zu Belastungs-Verspannungen neigt, ist dies die bessere Alternative.

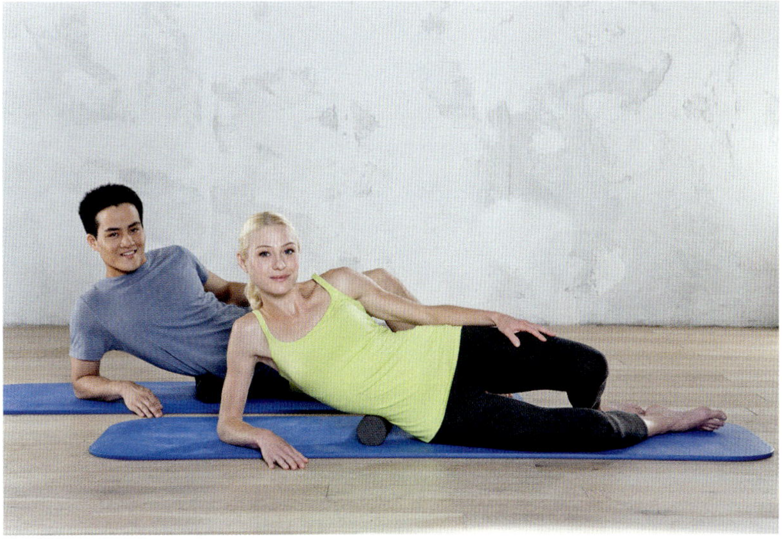

**Abb. 7.8** Faszienrollen an der seitlichen Lumbalfaszie. [J802]

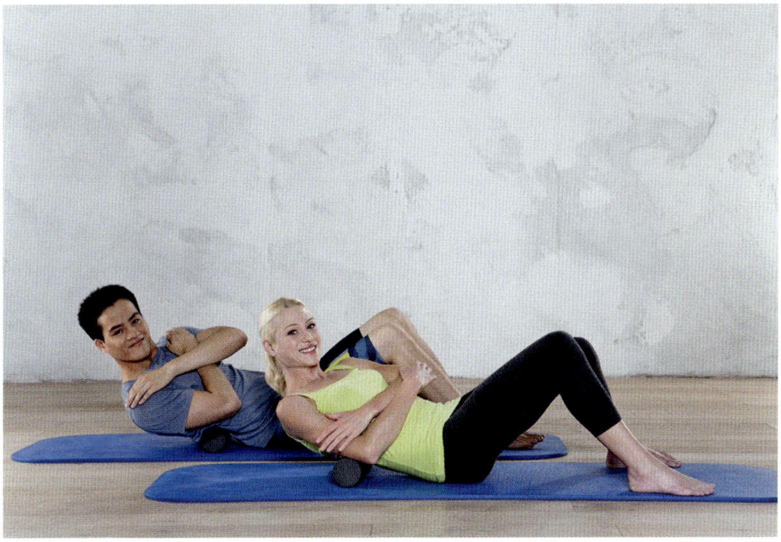

**Abb. 7.9** Faszienrollen oberer Rücken/BWS in Rückenlage. [J802]

Die Kombination von Druck und Atmung löst schon viele Fixierungen. Zusätzlich lohnt es sich, die Wirbelsäule ein wenig nach rechts und links zu beugen oder in eine lokale Rotation zu bringen. Alle Bewegungen sollten sehr langsam und unter ruhigem Ein- und Ausatmen stattfinden. Wer damit noch keine Probleme hat und auch den Nacken nicht reflektiv anspannt, kann den Kopf in die gefalteten Hände legen und versuchen, die BWS auch in Richtung Extension zu schlängeln. Weil diese Bewegungsrichtung meist ungewohnt ist, sollte man sie jedoch vorsichtig angehen.

**Seitlicher Rumpf:** Wenn die Region der seitlichen Rippen nicht zu schmerzempfindlich ist, ist eine Behandlung der dortigen Atembewegung und der Rippen-Schulterblatt-Verbindung lohnend.

Der Patient legt sich seitlich über die möglichst weiche Rolle, verstärkt die Atembewegung und stützt den Ellbogen entweder ab oder hebt den Arm über den Kopf. Wahrscheinlich wird dann auch die Schulterblatt-Verbindung spürbar und man versucht, diese variierend zu bewegen (➤ Abb. 7.11).

Die Arbeit gegen die Wand ist eine gute Alternative, um den Druck besser dosieren zu können. Die Aufgabe bleibt dieselbe: Der Druck, die Atembewegung und das über den Kopf Legen des Arms lösen die verklebten Verbindungen.

**Arme:** Der heutzutage weit verbreitete Tennis- oder Mausarm hat zwar seine Ursache in einer Dauerüberforderung der betroffenen Strukturen, die komplette Schonung dieser Strukturen durch Immobilisation ist jedoch keine wirksame Therapie. Stattdessen müssen die Verspannungen und Verklebungen gelöst werden – und bestenfalls die Arbeit bzw. der Arbeitsplatz optimiert werden. Was die lokalen Verklebungen anbelangt, kann der Patient sehr gut mit der Rolle arbeiten. Das Ziel sind eigentlich die innersten Spannungen der Interossealmembran, entsprechend langsam und intensiv darf der Druck sein, solange der Patient währenddessen locker lassen kann.

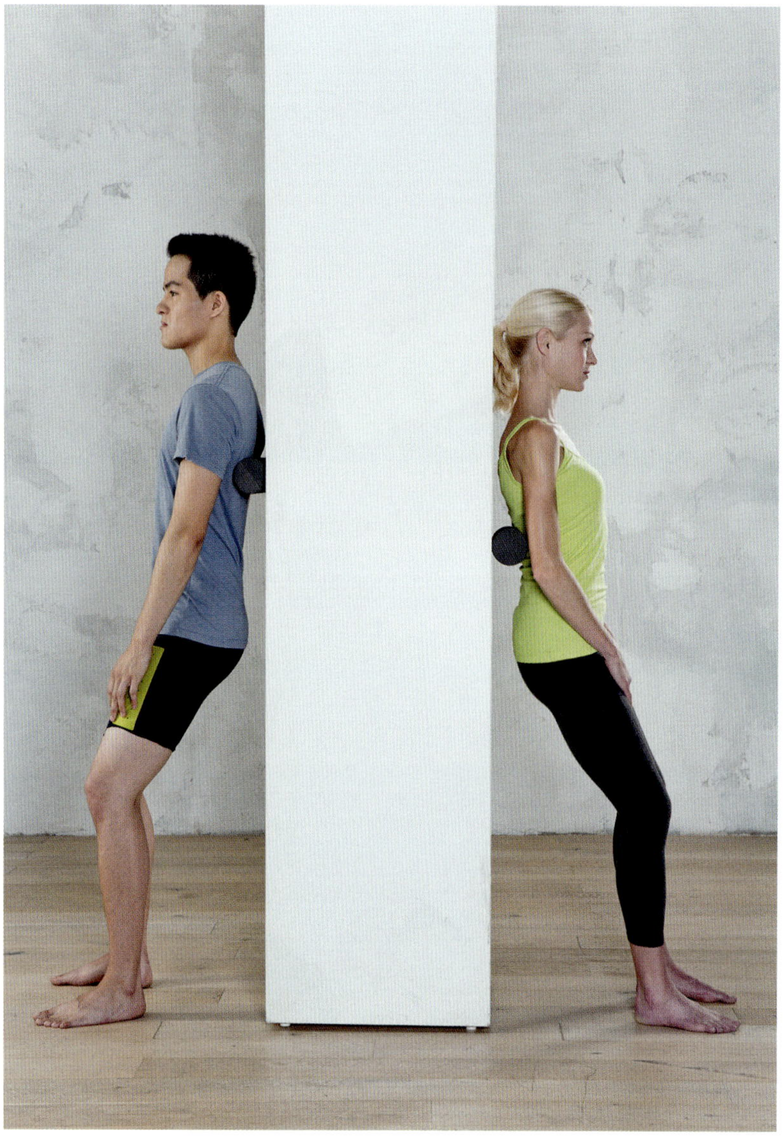

**Abb. 7.10** Faszienrollen oberer Rücken/BWS im Sitzen an der Wand. [J802]

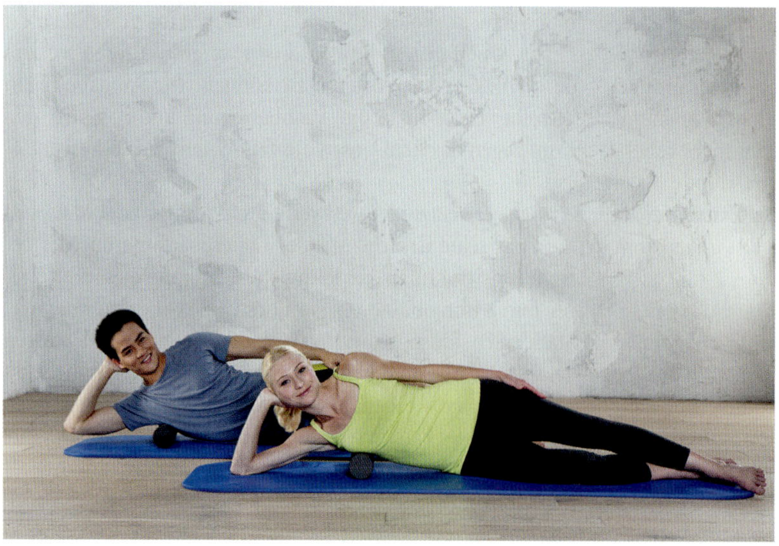

**Abb. 7.11** Faszienrollen am seitlichen Rumpf im Liegen: Durch die Armbewegungen können verschiedene Aspekte der Schulterverbindungen bearbeitet werden. [J802]

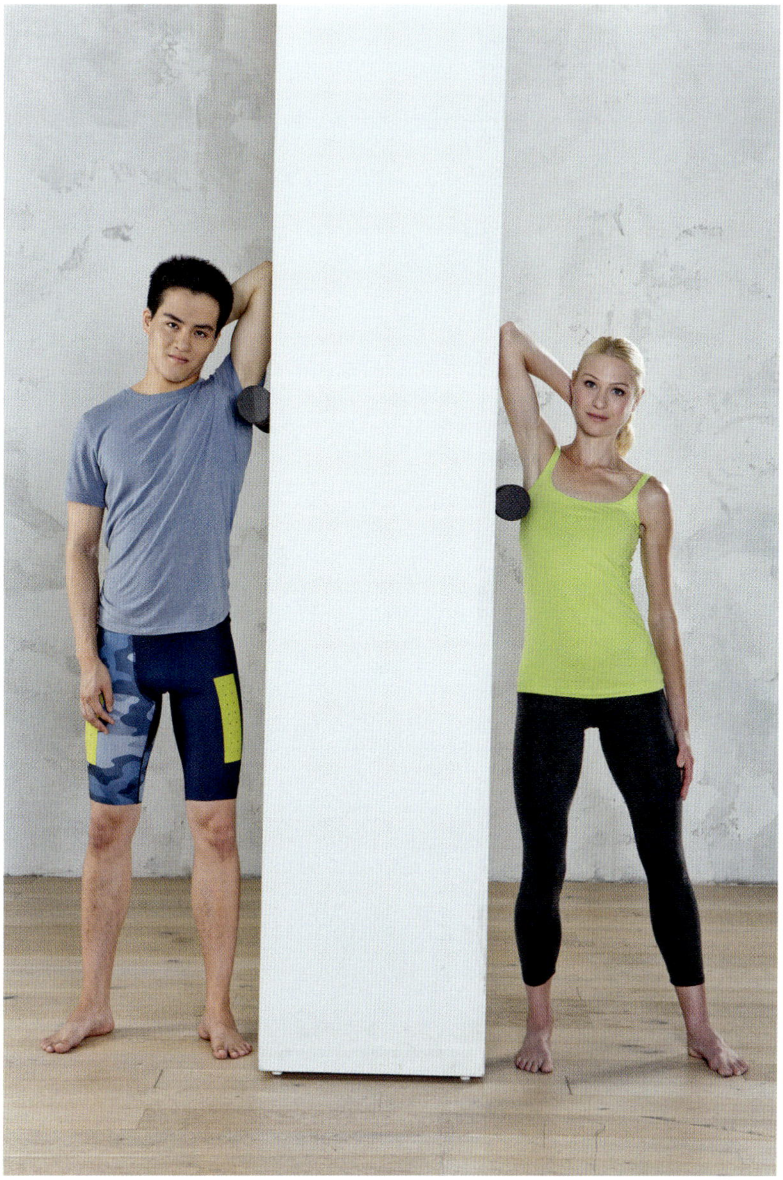

**Abb. 7.12** Faszienrollen am seitlichen Rumpf im Stehen an der Wand. [J802]

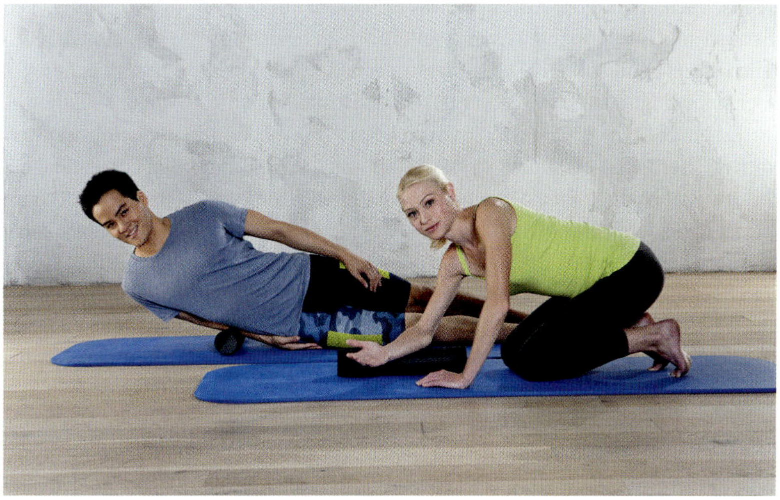

**Abb. 7.13** Faszienrollen am Arm auf dem Boden. Entweder man wagt sich mit dem ganzen Körpergewicht und angelegtem Arm auf die Rolle, oder man dosiert den Druck lieber vorsichtiger. In beiden Fällen sollte der Druck möglichst tief wirken und mit Langsamkeit und einer kleinen Mitbewegung von Hand oder Fingern die Differenzierung der Strukturen unterstützt werden. [J802]

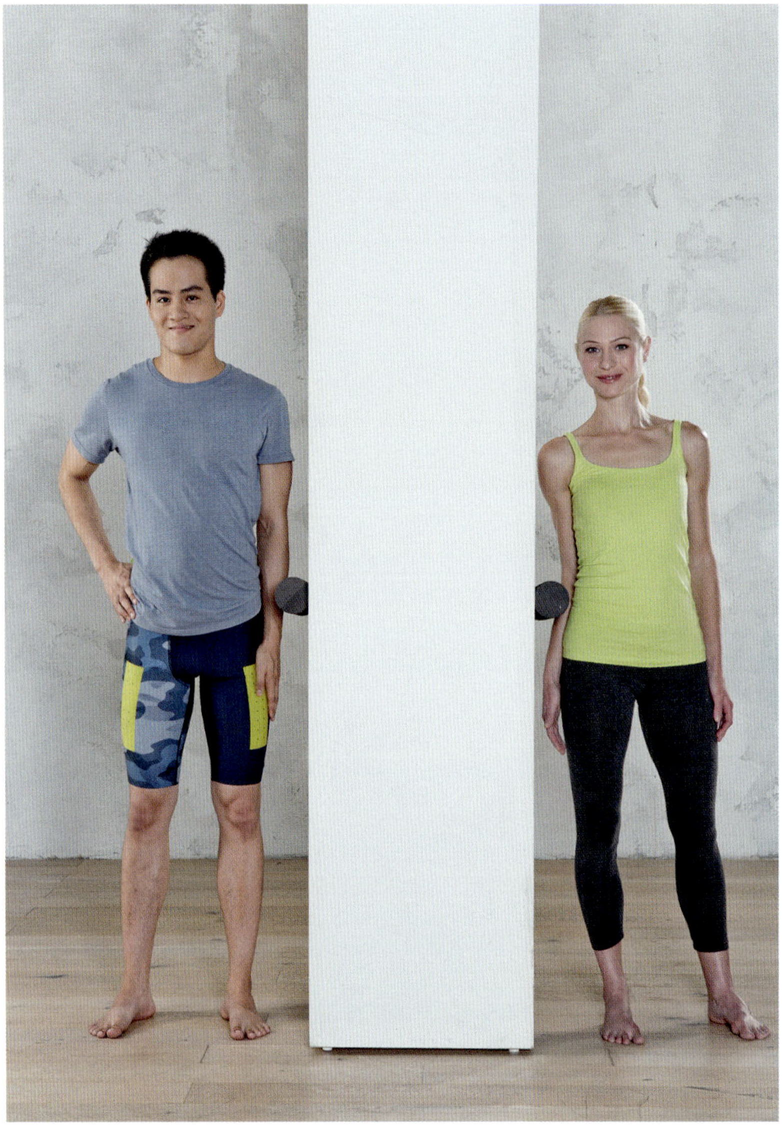

**Abb. 7.14** Faszienrollen am Arm an der Wand: Diese Variante ist bürotauglicher und lässt eine feinere Dosierung des Drucks zu. [J802]

Die „härteste" Variante ist in ➤ Abb. 7.13 hinten zu sehen, wenn der Patient mit seinem eigenen Körpergewicht auf dem seitlich angelegten Arm liegt. Das ist sowohl am Ober-, als auch am Unterarm intensiv und sollte auch an beiden Anteilen durchgeführt werden. Gereizte oder akute Regionen aber unbedingt auslassen! Besser dosierbar ist die Variante, im Knien auf der Rolle gestützt zu arbeiten (➤ Abb. 7.13, vorne). Hierbei ist man auch etwas freier, was die Rotation des Arms anbelangt. Eine Mitbewegung der Finger/Handfläche ist in beiden Fällen sinnvoll.

Alternativ kann die Übung auch stehend an der Wand durchgeführt werden (➤ Abb. 7.14).

**Nacken:** Last, but not least, kommt der Nacken an die Reihe – und das ist durchaus so gemeint, wie es das englische Sprichwort impliziert. Man bearbeitet den Nacken absichtlich am Ende einer Roll-Einheit, weil sich durch vorangegangene Prozesse gerne eine Nackenspannung aufbaut. Es scheint fast so, als ob sich der Nacken erst einmal darauf einstellen muss, wenn sich im Körper etwas löst.

Allerdings geht es hier nicht um eine Korrektur der Halswirbelsäule. Die Gründe für deren Abweichungen liegen immer in anderen Körperabschnitten. Vielmehr steht der Übergang zwischen Atlas und Okziput im Vordergrund, die kurzen Kopfwender und ihre Faszienstrukturen.

Der Patient liegt auf dem Rücken, die Rolle direkt unter den kurzen Nackenmuskeln am Hinterhaupt und dient dabei als lokal wirksames „Kopfkissen" am atlantookzipitalen Übergang (➤ Abb. 7.15). Aufgabe ist es nun, den Kopf möglichst schwer und locker zu lassen. Meistens dauert es eine kleine Weile, bis der Nacken locker lässt. In einem zweiten Schritt versucht man nun, den Kopf spannungsfrei und langsam nach rechts und links zu drehen, um die Hinterhauptskante auch dort zu bearbeiten. Wenn das Druckgefühl asymmetrisch erscheint, sind Mikrobewegungen am atlantookzipitalen Übergang hilfreich. Oder der Patient versucht, bewusst dorthin zu atmen.

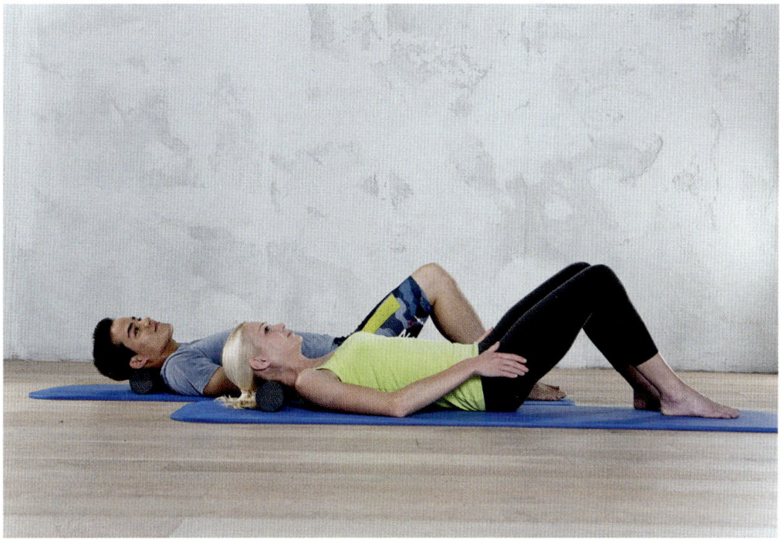

**Abb. 7.15** Faszienrollen am Nacken. Durch entspanntes Atmen und vorsichtige Bewegungen sollte die Nackenspannung nachlassen und einen symmetrischen Eindruck hinterlassen. [J802]

Inzwischen gibt es eine Vielzahl von Publikationen über das Faszienrollen, deswegen sind hier nicht alle denkbaren Positionen aufgezeigt. Auch kann man, die Grundsätze der Langsamkeit und Aufmerksamkeit beachtend, selber kreativ werden. Als Therapeut hat man sicher einen ausreichenden Hintergrund, um ein sinnvolles Programm zu entwerfen, wohingegen Patienten dahingehend überwacht werden sollten, dass sie nicht zu einseitig auf der Rolle liegen.

### 7.1.2 Stretching

Fasziales Stretching bedeutet **aktives** Stretching. Es beinhaltet ein wohltuendes Räkeln und Strecken unter der für das Räkeln typischen tensegralen Vorspannung. Innerhalb dieser Prinzipien ist eine erstaunliche Bandbreite möglich, von minutenlangen, schlängelnden Dehnungen bis hin zu sehr dynamischen Formen undulierender Stretchings. Bei beiden Formen sucht der Übende aktiv nach aufgespannter Länge und bewegt sich entweder **in der Dehnposition** variierend in verschiedene Richtungen oder **in die Dehnposition hinein** bzw. alternierend hinein und **wieder ein Stück zurück.** Hauptmerkmale für fasziale Dehnungen sind:

- Dehnen langer myofaszialer Ketten
- Tensegrale Vorspannung
- Verlängerung in zwei Richtungen, die innere Länge suchend und bewahrend
- Bewegte Variationen

Die langen myofaszialen Ketten sind uns an anderer Stelle dieses Buchs bereits begegnet. Für die Stretching-Positionen kann man sich Anregungen aus dem klassischen Yoga holen. Sportliche Dehnungen lassen sich ebenfalls durch geeignete Variationen anpassen.

Werden diese Prinzipien berücksichtigt, dann sollte eine messbare Längenzunahme stattfinden und die beteiligten Gelenke entlastet werden. Das ist das Gegenteil des herkömmlichen Stretchings, bei dem eine Position eingenommen wird, in der zwar ein Muskel gedehnt, das betroffene Gelenk dadurch aber komprimiert wird. Dehnt man z. B. die Pektoralis-Gruppe klassischerweise über eine Armposition nach dorsal-kranial, wird der Druck auf der dorsalen Gelenkseite in dem Maß gesteigert, wie die Spannung auf der ventralen Seite zunimmt. Besser für das Gelenk und effektiver in der Wirkung ist ein aktives Verlängern der Arme entlang der Armachse, an dessen Ende der Arm noch nach dorsal geführt werden kann, ohne seine Länge zu verlieren.

Die Entlastung des Schultergelenks kann in einem einfachen Versuch erprobt werden. Man ertastet dazu den subakromialen Raum zwischen Schulterhöhe und Oberarmkopf. Dieser Raum wird vom Deltamuskel überspannt. Lässt man den Muskel locker und den Arm hängen, kann man den knöchernen Abstand ertasten (➤ Abb. 7.16). Ziel der Übung ist es, den Abstand der beiden Gelenkspartner zu vergrößern. Dazu wird der hängende Arm nach kaudal geschoben und werden Hand und Finger Richtung Boden verlängert, ohne den Deltamuskel anzuspannen. Nach wenigen Versuchen lässt sich mit dem tastenden Finger eine kleine Spaltvergrößerung spüren, womit der Versuch geglückt ist. Unter Beibehaltung der Distanz kann man zusätzlich versuchen, kleine Bewegungen durchzuführen, was viel Konzentration erfordert, jedoch für sämtliche Impingement-Patienten eine wertvolle Übung darstellt.

Hiermit wird bewiesen, dass die Gelenkspaltvergrößerung durch eine gelenksumgebende Spannung hervorgerufen wurde. Wir nennen diese Spannung tensegral, weil sie dreidimensional angeordnet einen Raum definiert bzw. vergrößert.

Verallgemeinernd kann man feststellen, dass eine gelenksumgebende Überspannung das Gelenk entlasten kann. Man kennt das aus der Ideomotorik, wenn sich Patienten einen gedachten Widerstand vorstellen, oder vom Pilates, wenn vor jeder Bewegung das „Powerhouse“ angespannt wird. Aber man kennt diese Spannung eben auch vom genüsslichen Rä-

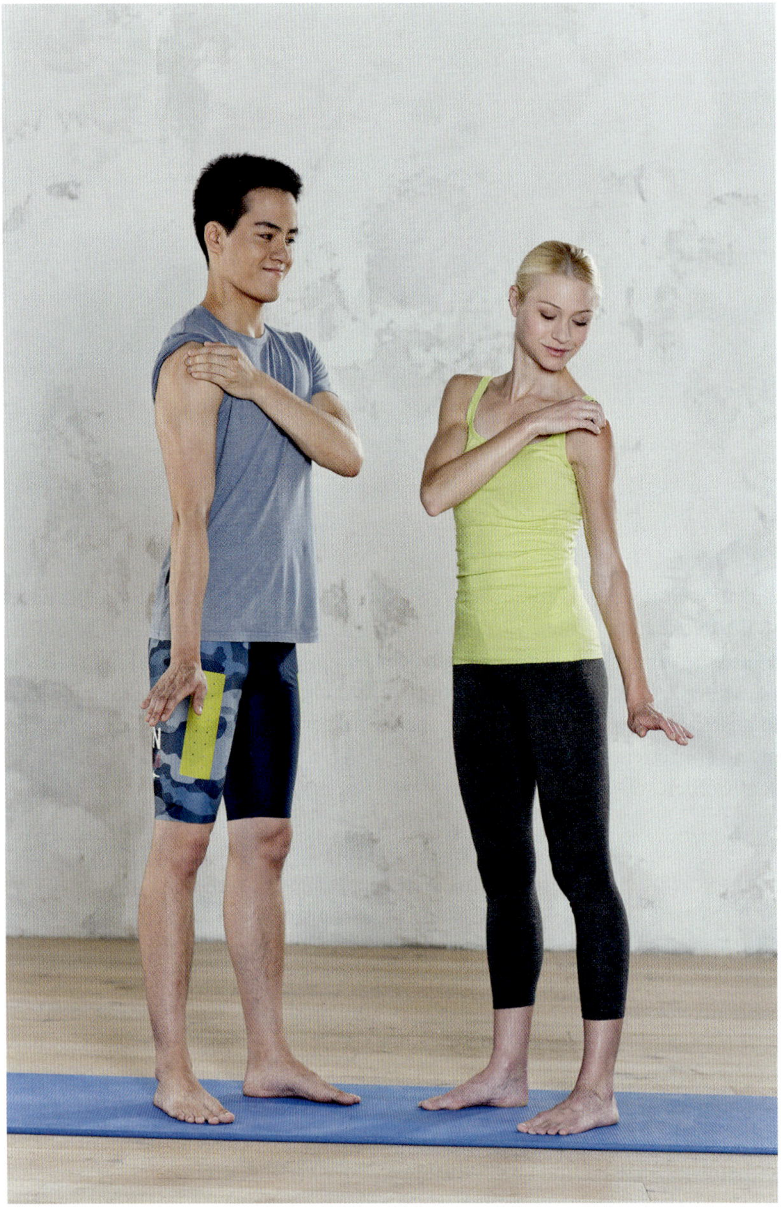

**Abb. 7.16** Vergrößerung der subakromialen Lücke. [J802]

keln und Strecken am Morgen, deswegen wird sie im bewegten Zustand auch „Pandiculation" genannt (➤ Kap. 2.4).

Die Gewichtung von tensegraler Vorspannung und zusätzlicher Bewegung zugunsten der Vorspannung kann die Gelenksführung und Koordination deutlich verbessern und, therapeutisch eingesetzt, Arthrose und Verschleiß vorbeugen. Insofern ist ein fasziales Dehnen auch ein aufmerksames Dehnen. Immer unter Spannung und auf der Suche nach der interessantesten Richtung der Verlängerung, ist ein hohes Maß an Achtsamkeit gefragt. Die Dehnpositionen werden deswegen nicht lange gehalten, sondern genau so lange bewegt, wie der Übende mit Aufmerksamkeit bei der Bewegung bleiben kann. Meistens bewegen wir uns dabei in einem Zeitrahmen von unter einer halben Minute, dann wird wenigstens die Seite gewechselt.

Die folgenden Übungen sind beispielhaft und sollen das Prinzip verdeutlichen. Eigene Übungen und Kreativität sind für Therapeuten sicher spannender als dieser Standard.

**Grundübung Strecken:** Die lange myofasziale Kette reicht beim Strecken von den Füßen bis in die Hände in der Hochhalte. In der geraden Ausführung verläuft die Verbindung durch die Rumpfmitte, bei Seitenabweichung oder Überstreckung jeweils auf der Kurvenaußenseite. Die beiden Richtungen, in die verlängert wird, sind ein Schub nach unten in den Boden und der entgegengesetzte Schub nach oben zur Decke.

Mit kompakt vorgespanntem Rumpf werden die Arme in Hochhalte weiter Richtung Decke und die Füße Richtung Boden geschoben. Eine kleine Ellbogen- und Kniebeugung zu

Beginn der Übung ist sinnvoll, um diese Gelenke im Sinne der Verlängerung jeweils strecken zu können (➤ Abb. 7.17). Mit jeweils wieder einer Streckung in die Mitte können die Richtungen ansonsten variiert werden.

Mit Absicht spreche ich nicht von einem „Zug", denn die beiden Kräfte sollten aus einer stabilen Mitte des Rumpfs kommend wirksam werden. Man schiebt also seine untere Hälfte nach unten, die obere nach oben und versucht dabei, die Verbindung zwischen beiden Richtungen zu halten. Oft hilft die Vorstellung, man würde Decke und Boden gleichzeitig auseinanderschieben. In dieser Verlängerung angekommen, sucht man nach Variationen in alle Richtungen, sodass der Schub auch etwas seitlich oder in die Überstreckung geht. Was wir dabei nicht sehen wollen, ist eine Verkürzung der Kurveninnenseite. Stattdessen sollte jeweils die Außenseite länger werden, zumindest von der Intention her betrachtet.

**Katzenbuckel:** Dies ist eine einfache Übung, die in der gestützten Ausführung fasziale Züge aufweist. Wir beüben abwechselnd beide Richtungen, Beugung und Streckung. Die langen Züge verlaufen bei der Beugung entlang der kompletten Körperrückseite, bei der Streckung wechselt die Spannung von der Beinrückseite auf die Rumpfvorderseite, was zwar keinem klassischen „Anatomy Train" entspricht, in der Praxis jedoch häufig vorkommt.

Aus dem kniegestützten Stand wird das Becken gekippt und die Sitzbeine werden mit gestrecktem Rumpf nach hinten geführt. Die Knie sind gebeugt und suchen die Spannungslinie auf der Beinrückseite. Genau so weit, wie dann die Sitzbeine nach hinten ziehen, so weit zieht die gestreckte Wirbelsäule nach vorn. Sie sollte wirklich gestreckt, aber dabei immer noch in der Lage sein, kleine Bewegungen durchzuführen (➤ Abb. 7.18). Die runde Position wird gleichfalls von den Füßen ausgelöst, indem diese mit den Armen ge-

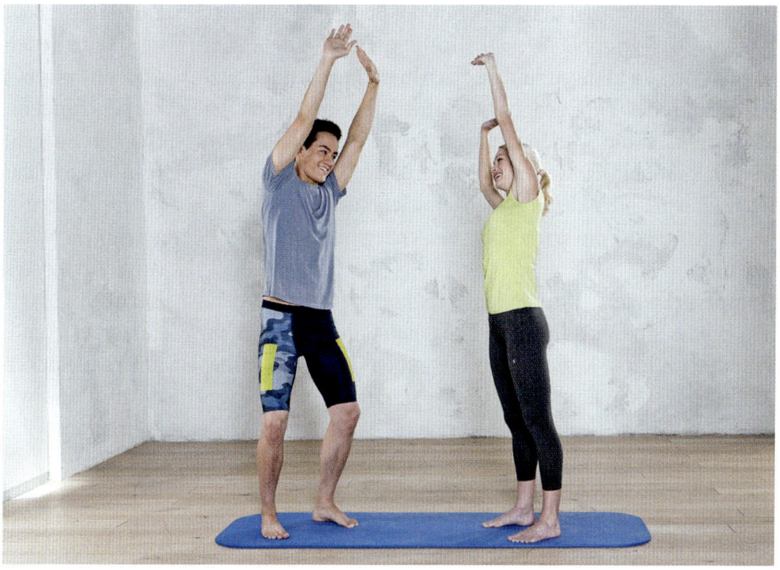

**Abb. 7.17** Grundübung Strecken. [J802]

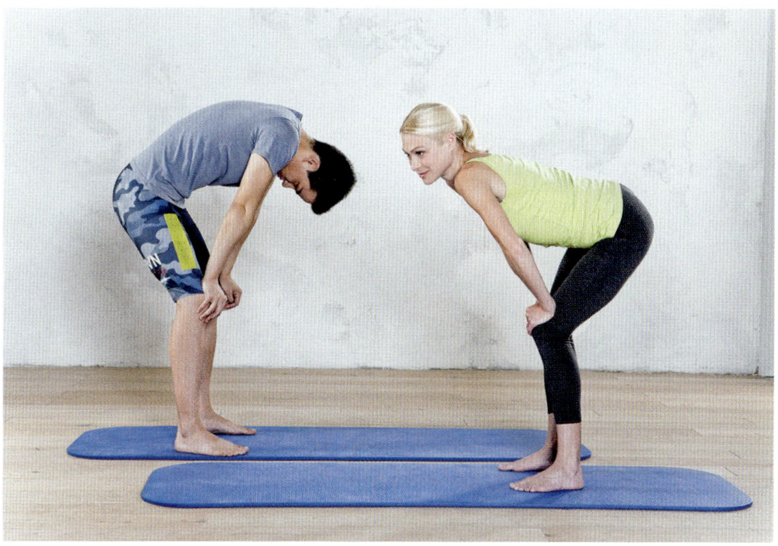

**Abb. 7.18** Katzenbuckel. Auch hier sind wieder schlängelnde Variationen möglich, oder man wechselt unter Beibehaltung der Grundspannung zwischen beiden Positionen. [J802]

meinsam in Richtung Boden schieben und die runde Lendenwirbelsäule in die entgegengesetzte Richtung zur Decke schieben.

Die beiden gesuchten Richtungen der Verlängerung sind nicht unbedingt auf den ersten Blick auszumachen. Bei der Rundung handelt es sich wieder um den Schub der Beine in den Boden. Die Hände schieben in dieselbe Richtung, nämlich gegen die Knie. Was sich jedoch sichtbar in Richtung Decke schiebt, ist die Wirbelsäule, meist die Lendenwirbelsäule. Diese Spannung zwischen bodenwärts schiebenden Händen und Füßen und der nach oben schiebenden LWS sollte dann bewegt und variiert werden, wie es dem Rücken gut tut.

Für die Streckung gilt eigentlich Ähnliches. Man startet wieder mit etwas angewinkelten Knien und schiebt die Sitzbeine nach dorsal. Je weiter die Sitzbeine nach hinten wandern, desto mehr kommt der Rumpf in eine gestreckte Horizontalposition. Die lange Linie der Beinrückseite bis zum Brustbein oder zum Kopf wird durch die Beckenverschiebung vermittelt. Die ersten beiden Richtungen sind der Schub der Beine in den Boden, während das gekippte Becken Richtung Decke strebt. Die zweiten zwei Richtungen sind die nach hinten strebenden Sitzbeine und die entgegengesetzte Streckung prävertebraler Strukturen. Beide Verlängerungen sollen aufrechterhalten werden, während entweder zwischen beiden Positionen gewechselt wird, oder kleine Schlängelvariationen über die Beine, die Arme oder die Wirbelsäule eingepflegt werden.

**Rumpfvorbeuge:** Um die lange rückseitige Linie zu dehnen, gibt es eine Vielzahl von Übungen und Positionen. Kein Wunder, ist diese Region beim Menschen doch fast immer zu kurz oder steht unter einer Überspannung.

7

Die erste Variante ist die reine Form der Rumpfvorbeuge, falls notwendig mit Stütz auf einem erhöhten Platz oder Gerät. Beine und Arme schieben in Richtung Boden, während die Rundung der Wirbelsäule Richtung Decke streben soll (➤ Abb. 7.19). Um Bewegung in dieses System zu bringen, ist der Einsatz von Kreativität gefragt: Sie kann über die Beine, Arme oder den Rücken angebahnt werden. Ganz wichtig ist, dass die Grundspannung zu keinem Zeitpunkt nachlassen darf.

Um die Übung etwas zu variieren und damit spezifischer auf eine verkürzte ischiokrurale Muskulatur einzugehen, kann mit einem Stuhl geübt werden. Ein Bein wird auf der Sitzfläche platziert, das aufgelegte Knie gebeugt, und der Rumpf weit über das Bein abgelegt. Der Kopf muss unbedingt locker hängen. Mit etwas angezogenen Zehen wird nun das gebeugte Knie in Richtung Streckung gebracht, ein Schub in Richtung der Ferse gegeben und die LWS in die andere Richtung gerundet (➤ Abb. 7.20). Die Arme können gemeinsam oder einzeln in Richtung der Beine schieben. Über Variationen der Arme, verschiedene Beinrotationen und eine bewegte Wirbelsäule kann wieder ein pandikulierendes Räkeln erreicht werden.

**Langsitz:** Bei dieser Übung wird wieder die lange rückseitige Kette gedehnt, dieses Mal aber im Sitzen. Der Patient sitzt mit etwas gebeugten Knien, weit vorgeneigtem Oberkörper, rundem Rücken und hängendem Kopf im Langsitz. Hiervon ausgehend werden die Knie mittels eines Fersenschubs nach kaudal in die Streckung gebracht, während der untere Rücken in die entgegengesetzte Richtung nach hinten geschoben wird (➤ Abb. 7.21). In dieser Langsitzposition wird durch den konsequenten Schub in zwei Richtungen eine Entlastung der LWS spürbar. Man muss diesen Schub nur kurz pausieren lassen und wird die ungesunde Belastung im unteren Rücken wahrnehmen. Wieder sind Variationen möglich und wichtig, um die beständige Streckung aufrecht zu erhalten.

**Krieger:** Diese aus dem Yoga bekannte Position beschäftigt sich mit der vorderen myofaszialen Kette, die von der Vorderseite des hinteren Beins über die Rumpfvorderseite

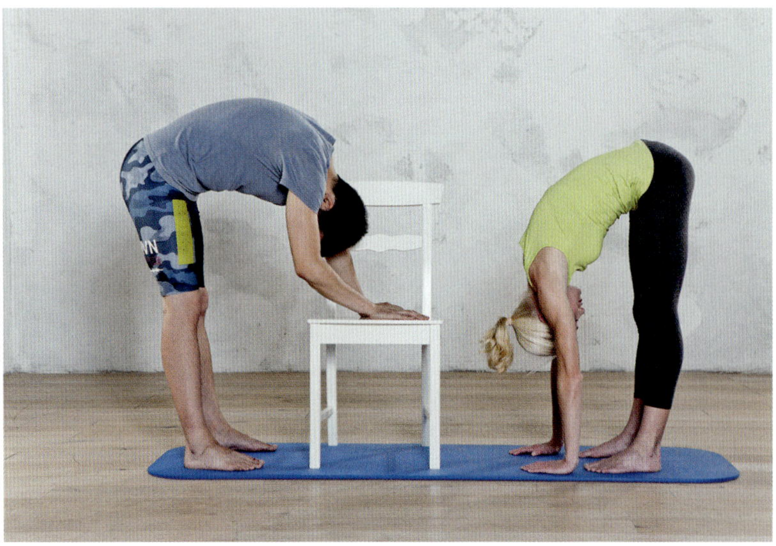

**Abb. 7.19** Rückseitige Kette in Rumpfvorbeuge: Je nach „Armlänge" begibt man sich in eine abgestützte Rumpfvorbeuge und schiebt mit Händen und Füßen gegen den Boden, während die LWS Richtung Decke schiebt. Über kleine begleitende Bewegungen kann diese Pandiculation bewegt auseinanderstreben und damit die Bandscheiben entlasten. [J802]

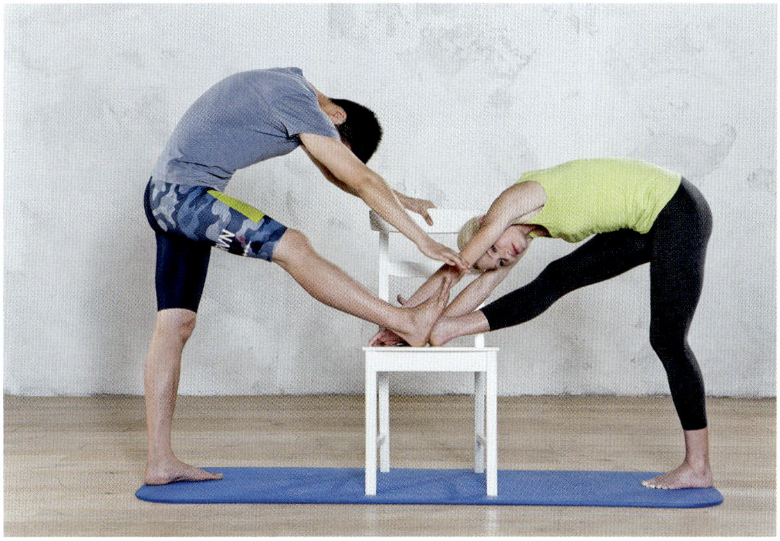

**Abb. 7.20** Rumpfvorbeuge mit Stuhl: Aus dieser aufgespannten Position können dann Variationen der Arme, der Beinachse und der Wirbelsäulenbewegung entwickelt werden. [J802]

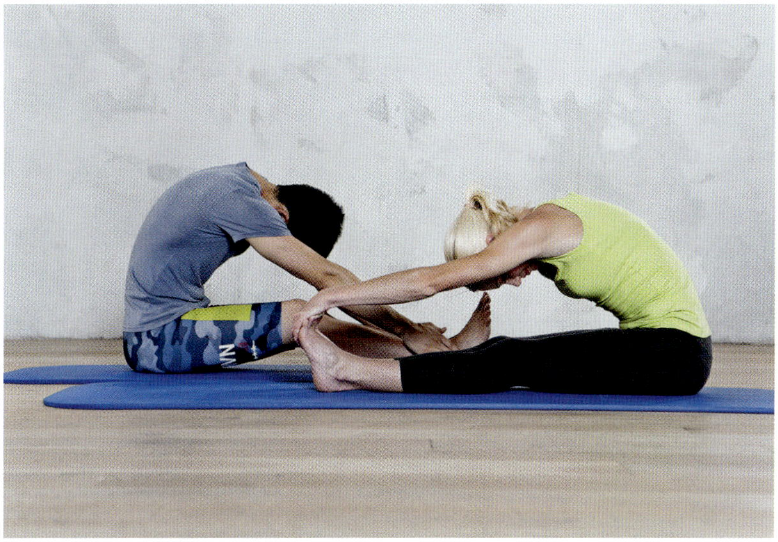

**Abb. 7.21** Rückseitige Kette im Langsitz: Bei zunächst gebeugten Gelenken werden die Fersen nach vorn und der untere Rücken nach hinten geschoben. Die Hände folgen der Fußrichtung oder greifen über die Zehen, um die Dehnung zu variieren. Wichtig sind der hängende Kopf, ein ruhiges Weiteratmen und das beständige Streben nach Verlängerung. [J802]

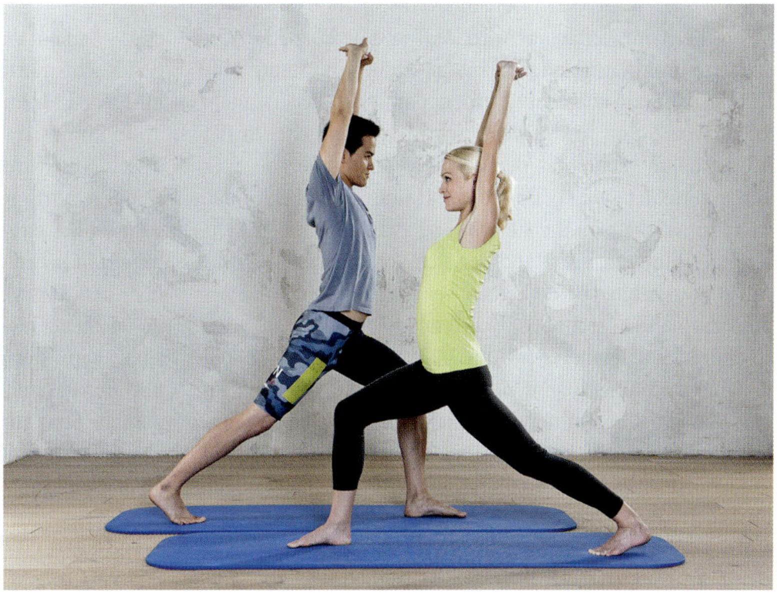

**Abb. 7.22** Krieger: Aus einer weiten Schrittstellung werden die Arme nach oben und ein Bein nach hinten/unten verlängert. Die wahre Kunst ist es, die beiden Kräfte im Rumpf zu konzentrieren und in der Pandiculation lang zu bleiben. [J802]

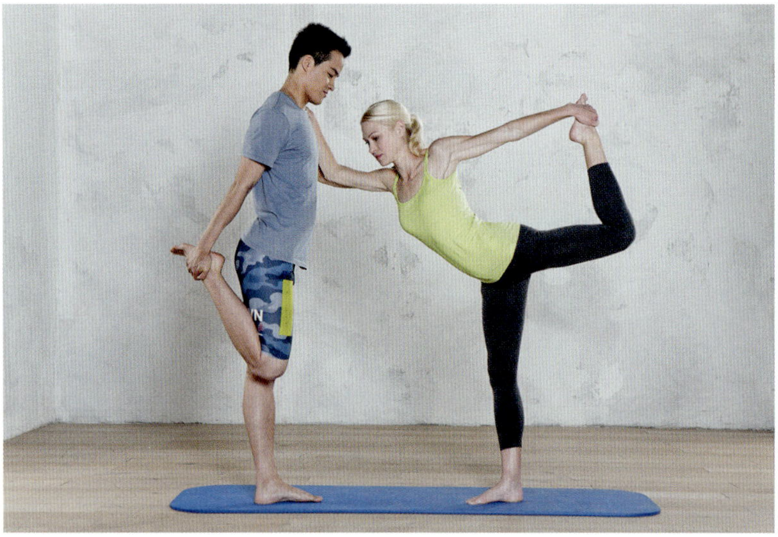

**Abb. 7.23** Lange myofasziale Kette vom Fuß bis in den freien Arm auf der Vorderseite. Mit stabilem Rumpf und Freude an der Bewegung lassen sich hier viele interessante Aspekte erspüren. [J802]

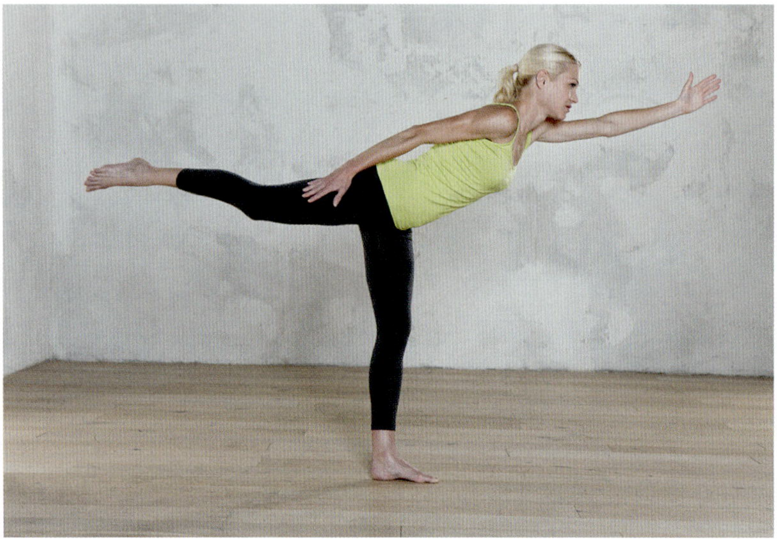

**Abb. 7.24** Standwaage: Diese Übung wirkt sehr ästhetisch, wenn die Verlängerung der Extremitäten aus der Rumpfmitte erfolgt und der Rumpf selber stabil bleibt. [J802]

7

bis in die Arme verlängert wird. Um in eine korrekte Ausgangsposition zu gelangen, muss schon im Stand eine Rumpfspannung aufgebaut werden, damit das Becken nicht kippt, wenn man in die weite Schrittstellung geht. In der Schrittstellung sollte das Becken aufrecht und gerade nach vorne gerichtet sein. Während die Hände dann nach oben wandern, sucht man die Verbindung zwischen der Vorderseite des hinteren Beins und der sich verlängernden Arme. Aus dieser stabilen Mitte heraus werden nun Beine und Arme auseinandergeschoben, während der Rumpf zu einer Überstreckung tendiert (➤ Abb. 7.22). Die Wirbelsäule sollte dabei zwar aufgespannt, aber nicht unbeweglich sein, sodass diese Position immer noch mit kleinen Wirbelbewegungen variiert werden kann. Solange die innere Längenspannung nicht verloren geht, können auch größere Bewegungen durchgeführt werden.

**Vorderseite:** Oft wurde über diese „Fußballerübung" geschimpft, standen doch alle Spieler minutenlang im Storchenstand auf dem Rasen. Wenn man die Übung jedoch mit den Nachbarstrukturen verkettet, ist sie gar nicht schlecht – und selbst für Fußballspieler funktionaler.

Im Einbeinstand greift der Patient an die ipsilaterale Fußfessel. Nun wird die myofasziale Kette zuerst nach kaudal weitergeführt, indem die Hüfte überstreckt wird und im Kniewinkel entsprechend nachgegeben werden muss. Die freie Hand wird nun in Verlängerung des Rumpfs nach oben über den Kopf geführt und zieht damit in die Gegenrichtung des Fußes (➤ Abb. 7.23). Wenn dieser Spannungsbogen steht, kann das flektierte Bein weiter nach hinten gezogen und der gesamte Rumpf nach vorne gekippt werden, ohne dass die Spannung verloren geht. Nun heißt es, in dieser Position nicht statisch zu verharren, sondern sich in der Dehnposition bzw. wiederholt in diese hinein zu bewegen.

**Standwaage:** Die folgende Position ähnelt der erweiterten Fußballerübung, verzichtet jedoch auf die Hilfshand am an-

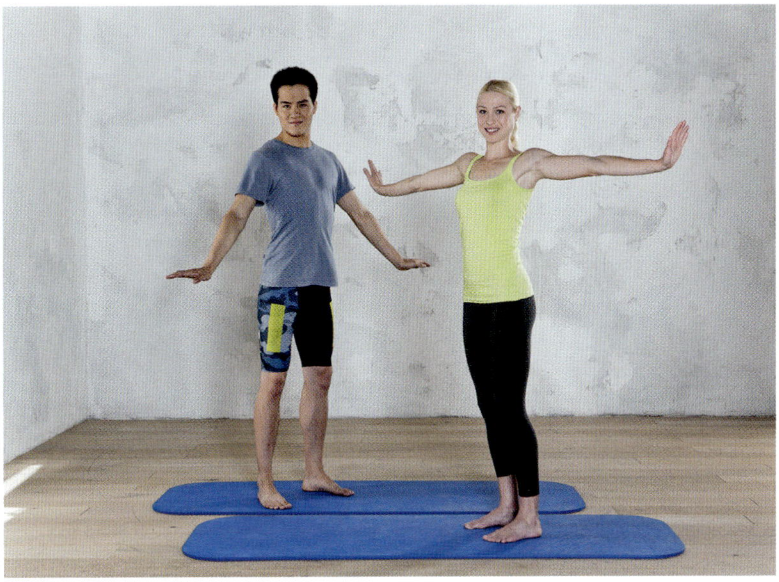

**Abb. 7.25** Stretching der Arme und Schultern. [J802]

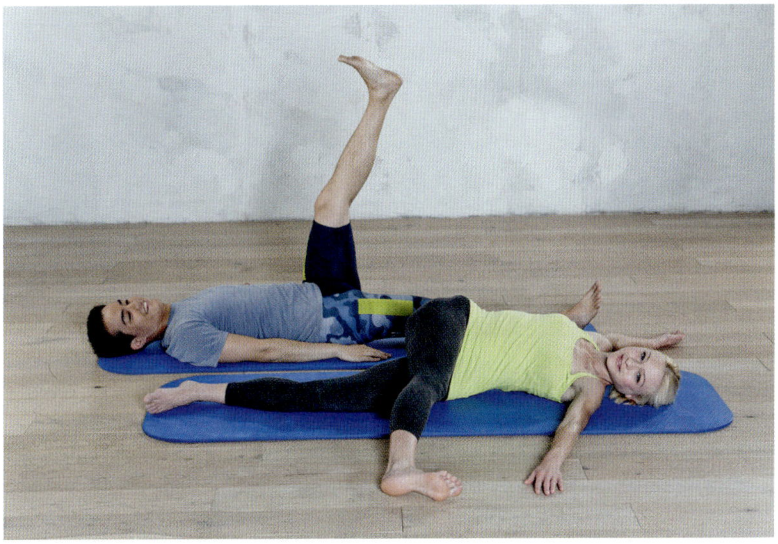

**Abb. 7.26** Drehdehnlagerung: Wichtig ist, die Grundspannung schon vor der eigentlichen Drehung aufzubauen, später lässt sie sich nicht mehr realisieren. So wird die Ferse schon zur Decke geschoben, bevor das aktive Bein überkreuz wandert. Der Schub bleibt konstant erhalten, der Arm schiebt in die Gegenrichtung. Auch der Rückweg erfolgt unter Spannung. Die Seiten kann man relativ schnell wechseln und die Übung dafür einige Male wiederholen. [J802]

gewinkelten Bein. Dafür muss die Grundspannung an sich schon zur Stabilisierung eingesetzt werden. Die beiden Verlängerungsrichtungen sind offensichtlich: Das Bein wird nach hinten, die Hand nach vorn geschoben (➤ Abb. 7.24). Dabei muss die Verbindung dazwischen gesucht werden, sodass der Schub von innen kommt.

**Arme/Schultern:** Zur Erholung nehmen wir kurzzeitig die Arme in die Dehnung. Während bisher alle myofaszialen Ketten über den Rumpf hinweg verliefen, ziehen die Verbindungen an den Armen „nur" von der einen Seite zur anderen.

Im Stehen werden die Arme entlang ihrer Achse verlängert, bis eine Verbindung zwischen den beiden Seiten spürbar ist (➤ Abb. 7.25). Dann kann sowohl die Armrotation als auch die Schulterbewegung variiert werden. Der geöffnete subakromiale Gelenkspalt sollte seine Distanz dabei möglichst beibehalten. Wieder ist der Patient aufgefordert, die Verbindung zwischen den beiden Enden wahrzunehmen und die Arme aus dieser Mitte heraus zu verlängern. Im Lauf der Zeit lernen dann die Arme, sich unabhängiger von der Wirbelsäule zu bewegen.

**Drehdehnlagerung:** So gemütlich und passiv sich der Name der Übung anhört, so engagiert sollte sie durchgeführt werden. Der Patient liegt auf dem Rücken, die Arme liegen seitlich im rechten Winkel weggestreckt. Nun wird das aktive Bein mit einem Winkel von mindestens 90° Richtung Decke gehoben. Aus dieser Anspannung heraus wandert das angehobene Bein über das liegende zur gegenüberliegenden Seite (➤ Abb. 7.26). Das aktive Bein sollte konstant nach Verlängerung streben, indem es, noch immer unter Spannung, vom Rumpfinneren entlang seiner Längsachse geschoben wird. Auf der gegenüberliegenden Seite zieht der ipsilaterale Arm

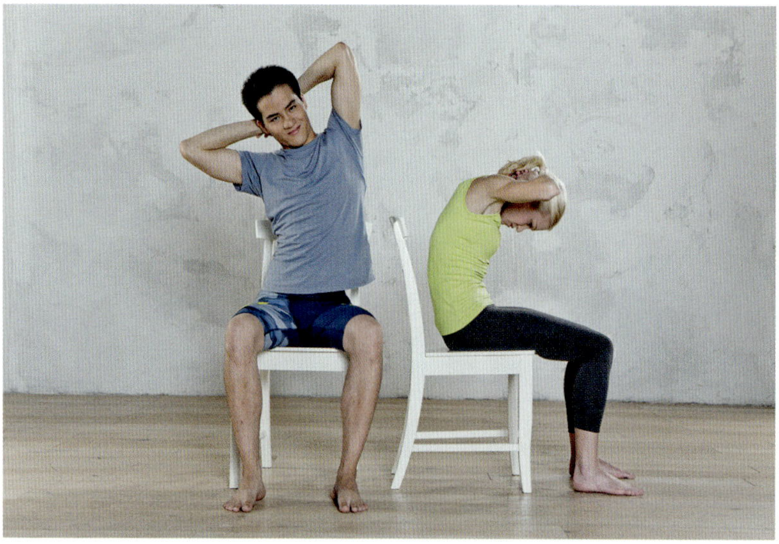

**Abb. 7.27** Wirbelsäulenrundung. Die Endpositionen werden zugunsten eines wiederholten dynamischen Wechsels der beiden entgegengesetzten Richtungen nur recht kurz gehalten. [J802]

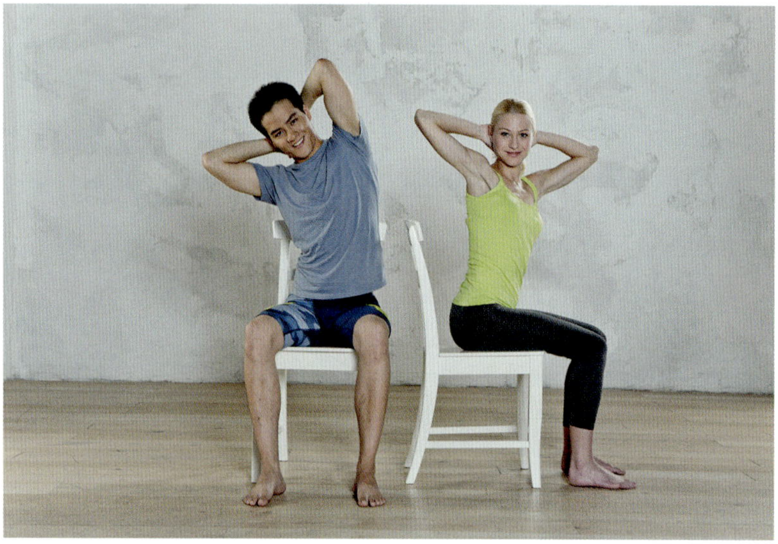

**Abb. 7.28** Wirbelsäulen-Streckdrehung. Nachdem alle drei Achsen separat beübt wurden, sind Kombinationsbewegungen wie Beugung und Streckung in der Rotation interessante und komplexe Aufgaben. [J802]



in die andere Richtung. Wieder müssen sich die beiden Richtungen während der Bewegung in der stabilen Rumpfmitte treffen.

**Wirbelsäule im Sitzen:** Die Wirbelsäule kann auch im Sitzen beübt werden, bei bewegungseingeschränkten oder älteren Personen ist das mitunter nur so möglich. Die myofaszialen Schlingen scheinen dann weniger lang, in der Praxis sind die Beine und Füße jedoch aktiv an der Bewegungssteuerung beteiligt. Sämtliche Bewegungsebenen und -achsen lassen sich von den Füßen her auslösen, wobei diese Verbindung oft extra instruiert werden muss.

Um alle drei Achsen der WS-Bewegung zu beüben, beginnt man mit einem Wechsel von Beugung und Streckung. Eine Rundung der Wirbelsäule wird mit einem Schub der Füße in den Boden hinein unterstützt (➤ Abb. 7.27), die Streckung analog dazu mit einem Heranziehen der Fersen (➤ Abb. 7.28). Die Armhaltung kann variieren von passiv abgelegten Armen über die Nackenfassung bis hin zu seitlich geführten Armen, die die Bewegung als Geste der Innen- und Außenrotation zusätzlich vergrößern. Seitliche und Rotationsbewegungen erfordern einen asymmetrischen Einsatz der Füße. Das einseitige Heranziehen der Ferse löst die Seitneigungen aus, das gegensinnige Ziehen und Schieben der Füße die Rotationen. Vor allem letztere werden intensiv durch ein Heranziehen des zur Rotationsrichtung kontralateralen Fußes und eine Gegenbewegung des Knies eingeleitet.

### 7.1.3 Elastic Recoil

Die konsequente Suche nach elastischen Bewegungsmöglichkeiten ist für den therapeutischen Bereich vielleicht der ungewöhnlichste Aspekt der Übungen. Manche Bewegung scheint genau „falsch" zu sein: Wippen, wie es die letzten Jahrzehnte begründet verboten war, fand zumindest in der

Therapie keinen Platz. Allerdings hat das Weglassen wippender Bewegungen bezüglich der Rückenschmerzen offensichtlich nicht sehr viel gebracht, im Gegenteil treten Rückenbeschwerden immer früher und häufiger auf.

Zur Beruhigung in der Diskussion trägt die Tatsache bei, dass das heutige Wippen erstens anders durchgeführt wird und zweitens ein anderes Ziel verfolgt, als die Übungen unserer Großeltern. Es geht nicht um ein „in die Dehnung reißen", sondern um ein Wiederfinden der faszialen Elastizität in einer kontrollierten Bewegung. Wichtige Aspekte dabei sind:

- Eine stabilisierende, tensegrale Vorspannung
- Die betonte Ausholbewegung
- Nutzung des sogenannten Peitscheneffekts (falls möglich)

Außerdem sollten die Übungen in einer aufmerksamen und ökonomisch-wohltuenden Art und Weise durchgeführt werden.

An anderer Stelle wurde die Elastizität der Faszien bereits ausgeführt, deswegen wollen wir hier nur festhalten, dass die Faszien Bewegungsenergie speichern und kurzfristig wieder freigeben können. Diese Elastizität ist abhängig von der Beschaffenheit und Stiffness der Faszie einerseits und von der muskulären Vorspannung der Faszie andererseits. Die tensegrale Vorspannung dient also wiederum zur Entlastung der Gelenke (wie beim Dehnen) und gleichzeitig zur Vorspannung der belasteten Faszie bzw. Sehne. Ohne diese Vorspannung wären manche Bewegungen gar nicht durchführbar. Man könnte z. B. nicht auf den Zehenballen hüpfen, weil man immer mit der Ferse auf dem Boden aufschlagen würde. Eine verstärkte Vorspannung ebendieser Strukturen macht die Bewegung dagegen elastischer und betont die Beteiligung faszialer Elemente.

Unterscheidet man im Bewegungsverlauf eine innere, mittlere und äußere Bahn (im Sinne eines gebeugten, mittelgestellten und gestreckten Gelenks), so verlagert sich die Zugbelastung desto mehr auf die Faszien, je gestreckter das Gelenk arbeitet. Um fasziale Elemente zu trainieren, ist demnach die äußere Bahn die geeignetste, weil dort der Muskel-Sehnen-Komplex über seine Ruhelänge hinaus gedehnt wird und schon deswegen die sogenannten serienelastischen Elemente unter Zug geraten. In allen Ausholbewegungen ist das naturgemäß der Fall. Deswegen betonen wir diese, mehr als wir die Zielbewegung betonen würden. Wir gehen also vorgespannt und mit Schwung in die Ausholbewegung und federn aus der größtmöglichen Bewegungsamplitude zurück in Richtung der eigentlichen Zielbewegung, ohne diese wirklich auszuführen.

Eine Steigerung der Elastizität ergibt sich aus der Hintereinanderschaltung langer faszialer Elemente im Sinne eines Peitscheneffekts. Diese kann man z. B. leicht beim sportlichen Werfen beobachten: Nach dem Stemmschritt wird die Hüfte vorgedreht, Rumpf und Schulter folgen und zuletzt beschleunigen Arm und Hand. Wo immer diese sukzessive Beschleunigung möglich ist, versuchen wir, sie vorsichtig in die Übung einzubauen. Vorsichtig deswegen, weil diese eigentlich exzentrische Belastung andernfalls zu einem ausgeprägten Muskel- bzw. Faszienkater führen kann.

Die folgenden Übungen sind wieder beispielhaft zu verstehen und müssen auf die jeweilige Zielgruppe abgestimmt werden. Oftmals lassen sich auch sehr einfach eigene Ideen aus bekannten Bewegungsdisziplinen ausprobieren, oder man beginnt damit, aus der Endstellung beim Dehnen vorsichtig zu federn.

**Aus der Praxis**

Für die Schwungübungen benutzen wir gerne kleine Gewichte. Dabei geht es in erster Linie nicht darum, die Belastungsintensität zu erhöhen, sondern einerseits das Bewegungsgefühl zu verstärken und andererseits eventuelle Fliehkräfte zu nutzen. Ein Gewicht von 0,5 kg bis

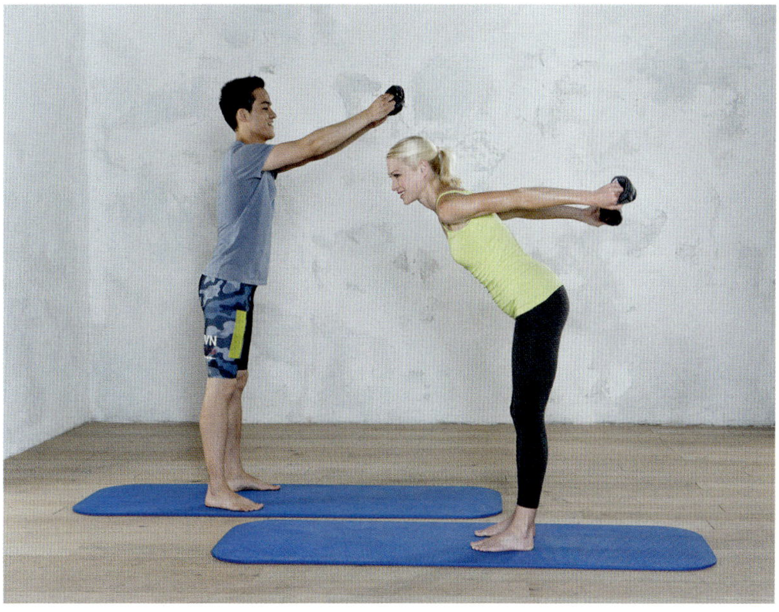

**Abb. 7.29** Sagittales Schwingen. Die beiden elastischen Momente der Arme am Ende des Vor- bzw. Rückschwungs lassen sich durch erhöhte Vorspannung, betonte Ausholbewegung und Peitscheneffekt noch steigern und nehmen ihrerseits den Rumpf mit in die Bewegung. [J802]

1 kg ist dabei ausreichend, entweder in Form von Gewichtsmanschetten, Toning-Bällen oder ähnlichem weichen Material – für den Fall des „beschwingten Gewichtsverlusts".

**Sagittales Schwingen:** Das generationsübergreifend bekannte Schwingen der Arme, kombiniert mit einem Mitfedern von Beinen und Rumpf, ermöglicht es dem Übenden, sein eigenes Tempo und die persönliche Schwungfrequenz zu finden. Das kann ein durchaus interessantes Unterfangen sein, weil Geschwindigkeit und Amplitude sowohl vom morphologischen Aufbau der Faszien als auch von deren Vorspannung abhängt. Sie lassen sich also auch bewusst beeinflussen, indem man die Vorspannung erhöht oder vermindert. Gleichfalls interessant ist das Schwingen mit Gewichten oder klassischerweise mit gymnastischen Keulen, die in jeder Physiotherapiepraxis im Schrank liegen.

Die Arme schwingen (mit oder ohne Gewicht) vor und zurück und nehmen Rumpf und Beine mit in die Bewegung. Das elastische Moment spielt sich damit in einer Hoch-Tief-Bewegung des Rumpfs ab (➤ Abb. 7.29). Mit einer erhöhten Vorspannung erreichen wir eine größere Elastizität. Mit der Betonung der Ausholbewegung wird der Dehn- und Rückstellimpuls der Faszien gesteigert. Dafür müssen die Arme, resp. die Gewichte, an mindestens einem Umkehrpunkt der Bewegung abgebremst und zurückgefedert werden. Man schwingt die Arme also z. B. betont nach hinten, um sie dort so schnell und kurz wie möglich abzubremsen und zurück-

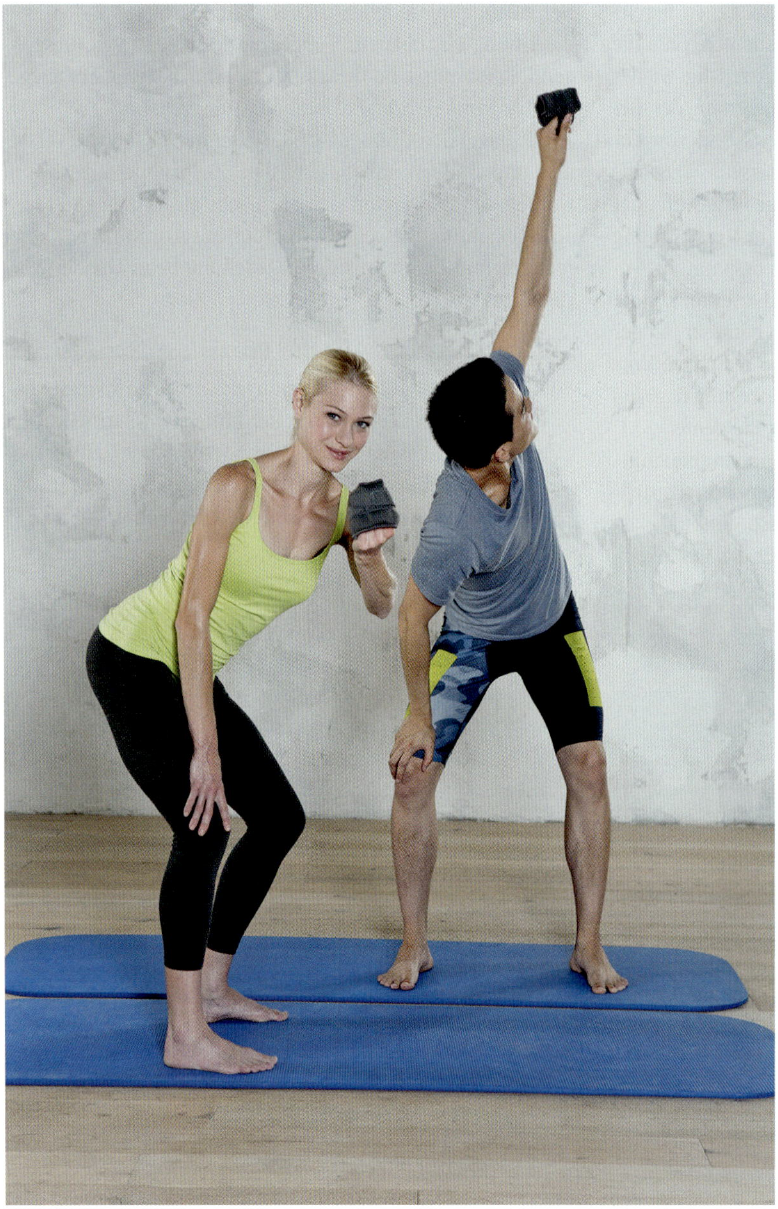

**Abb. 7.30** Rotationsschwingen. Versucht man, die bewegte Schulter tief auf dem Brustkorb platziert zu lassen, findet man durch das hierbei entstehende Bewegungslimit die beiden elastischen Momente sehr einfach. Diese Vorspannung und Platzierung beibehaltend wird die Ausholbewegung verstärkt und wenn möglich, eine Rumpfdrehung vor der Zielbewegung gemacht, um die Peitschenbewegung umzusetzen. [J802]

schwingen zu lassen. Damit verlagert sich das elastische Moment zu einem der beiden Umkehrpunkte des Armschwungs.

Will man zusätzlich den Peitscheneffekt in die Bewegung einbauen, so muss am Ende des Rückschwingens, noch während der Arm abgebremst wird, die Schulter schon nach vorne beschleunigt werden. Anfangs sollte das vorsichtig probiert werden, weil dadurch ungewohnt große Dehnkräfte wirksam werden.

**Rotationsschwingen:** Aus einem einarmig auf einem Knie gestützten Stand wird der Arm oder ein Gewicht frontal vor dem Rumpf geschwungen (➤ Abb. 7.30). Wieder finden sich zwei elastische Momente jeweils am Umkehrpunkt des Armschwungs. Dieser Schwung wird mit einer erhöhten Vorspannung geführt, dann die Ausholbewegung betont und zuletzt durch einen verstärkten Körpereinsatz mit einem Peitscheneffekt versehen. Vor allem die Bewegung nach außen-oben, die Außenrotation der dynamischen Seite, lässt sich einfach und genüsslich elastifizieren.

**Wurfbewegung:** Die Wurfhand wird mit einem leichten Gewicht hinter den Kopf geführt und sollte dort durch die Trizeps-Spannung etwas über Schulterhöhe hängen. Das gleichseitige Bein wird in der Schrittstellung nach hinten gestellt und der gespannte Rumpf etwas in die Überstreckung gebracht (➤ Abb. 7.31). Nun sollte eine Verbindung vom hinteren Bein über die Rumpfvorderseite und die Schulter bis in den Arm gefunden werden, sodass die Wurfhand locker wippen und diese Bewegung auch von den Füßen her ausgelöst werden kann. In Verbindung mit dieser Vorspannung und einem Spiel mit dem elastischen Ausholen, kombiniert mit den Versuchen, die Wurfbewegung von den Füßen her zu initiieren, entwickelt sich eine elastisch-dynamische Wurftechnik. Man kann den Wurf auch ganz durchführen, allerdings ohne das Gewicht loszulassen und stattdessen eine zyklische, kreisförmige Bewegung zu machen.

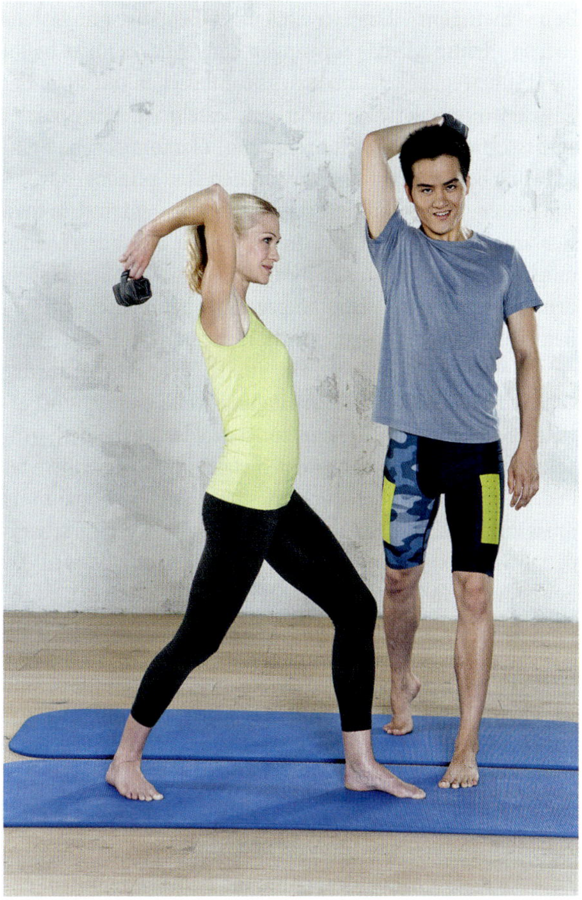

**Abb. 7.31** Wurfbewegung: Die vordere myofasziale Kette kommt durch die Schrittstellung und die Hand hinter dem Kopf zum Einsatz und wird durch eine erhöhte Vorspannung aus der stabilen Mitte heraus verbunden. Aus dieser Position beginnt die Wurfhand zu wippen und diese Dehnung an die komplette Kette zu vermitteln. Letztendlich sollte die Wippbewegung oder auch die komplette Wurfbewegung durch einem Impuls der Füße auslösbar sein. [J802]

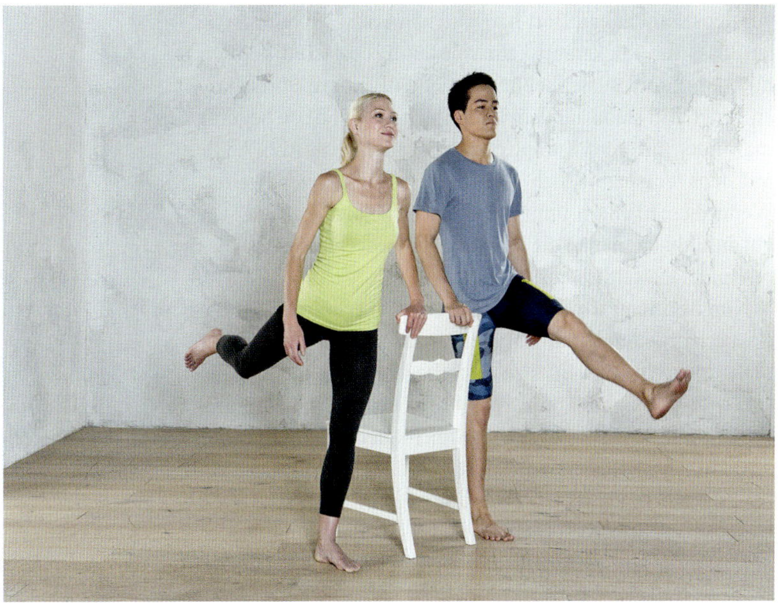

**Abb. 7.32** Beinschwingen. Bei der dorsalen Bewegungsumkehr ist auch ein Peitscheneffekt durch ein locker gehaltenes Knie möglich, er sollte jedoch vorsichtig angegangen werden. [J802]

7

**Beinschwingen:** Das Schwingen der Beine ist mindestens ebenso wichtig wie das Schwingen der Arme, denn es beübt die Hüftbeweglichkeit, um die es bei Menschen mit sitzender Tätigkeit normalerweise nicht gut bestellt ist. Für Sportler verbessert es darüber hinaus den ökonomischen Beinschwung beim Laufen und verwandten Disziplinen.
Am besten, man stabilisiert seinen Einbeinstand, indem man sich irgendwo festhält, ein freies Stehen ist aber genauso möglich. Zu Beginn muss wieder der Rumpf stabilisiert werden. Aufgrund der Hohlkreuzgefahr beim rückwärtigen Beinschwung ist das existenziell, nicht nur für Rückenpatienten. Nun wird das Bein in sagittaler Richtung geschwungen und erst einmal die Schwingungsweite erspürt und erweitert (➤ Abb. 7.32). Man findet wieder an beiden Umkehrpunkten der Bewegung einen elastischen Zug, entweder in der Beinvorder- oder -rückseite. Diese spürbare Spannung muss zusätzlich zur Rumpfstabilisation etwas verstärkt werden, was vielen Teilnehmern nicht ganz leicht fällt, weil das Bewegungsgefühl oft nicht ausreichend geschult ist. Manchen hilft die Idee, die Bewegung aktiv abbremsen oder im Bewegungsausmaß beschränken zu müssen. Spätestens, wenn man zusätzlich die Ausholbewegung verstärkt, sollte das gleichmäßig-rhythmische Schwingen in eine synkopische Aushol- und Zielbewegung übergehen.

Obwohl diese Bewegung wieder sehr banal erscheint, stellt sie eine echte Strukturbelastung dar, weswegen sämtliche Zwischenschritte vorsichtig angegangen werden müssen. Zusätzlich zum Faszienkater sind die Beine bekanntlich anfällig für Muskel- und Faszienzerrungen.

7

**Rumpffedern:** Nachdem die Extremitäten bereits schwingen durften, versuchen wir, dieses Prinzip auf den Rumpf zu übertragen.

Um sich langsam an diese ungewohnte Bewegungsaufgabe heranzutasten, beginnen wir im Sitzen auf einem Stuhl. Man beugt sich locker nach vorne, sodass der Kopf möglichst tief vor dem Stuhl hängt. Dort hängend kann man leicht feststellen, dass die Rückenmuskeln vollständig loslassen können und der Rumpf ausschließlich in seinen Bändern und Faszien hängt. Mit stabil auf dem Boden stehenden Füßen beginnt man nun, mit dem Rumpf etwas zu federn (➤ Abb. 7.33). Meistens entspannt sich der Rücken dabei noch weiter. Wenn dieses Federn unproblematisch möglich ist und sich gut anfühlt, kann man die Richtung des Federns etwas variieren und nach seitlich ausweichen.

Nun beginnen wir, die Vorspannung zu erhöhen. Um die elastisch arbeitende Lumbalfaszie anzuspannen, kontrahiert man am effektivsten den querliegenden Bauchmuskel (M. transversus abdominis), legt also eine Core-Spannung an. Obwohl der Transversus eigentlich quer zieht, wirkt sich im Rahmen der Scherengitterstruktur der Lumbalfaszie dieser Zug gleichfalls als Längsverkürzung aus. Man spürt den Unterschied, weil sich mit angelegter Vorspannung wieder ein früherer Umkehrpunkt und eine höhere Elastizität der Lumbalfaszie einstellen.

**MERKE**

Die Lumbalfaszie wird von einer Vielzahl von Muskeln gespannt, überträgt sie doch Spannung aus und in alle Richtungen der Körperrückseite. Dazu gehören die ischiokrurale und gluteale Muskulatur, die von den Beinen her ansetzen, sowie der M. latissimus dorsi, der M. serratus posterior inferior sowie der M. quadratus lumborum vom Rumpf her. Die Rückenstrecker (M. erector spinae und Mm. multifidii) haben ebenfalls Anteil an der Lumbalfaszienspannung, aber eben auch der M. transversus abdominis, der von ventral kommend an beiden seitlichen Enden der Faszie ansetzt.

Wenn dieses Federn im Sitzen gelingt, kann man dieselbe Übung auch im Stehen versuchen und aus einer lockeren und schmerzfreien(!) Rumpfvorbeuge mit angelegter Rumpfspannung in gleicher Art federn.

**Rumpfschwingen:** Was auf den ersten Blick ambitioniert sportlich aussieht, ist eigentlich nur die Fortsetzung unserer Federübung vom Sitzen ins Stehen.

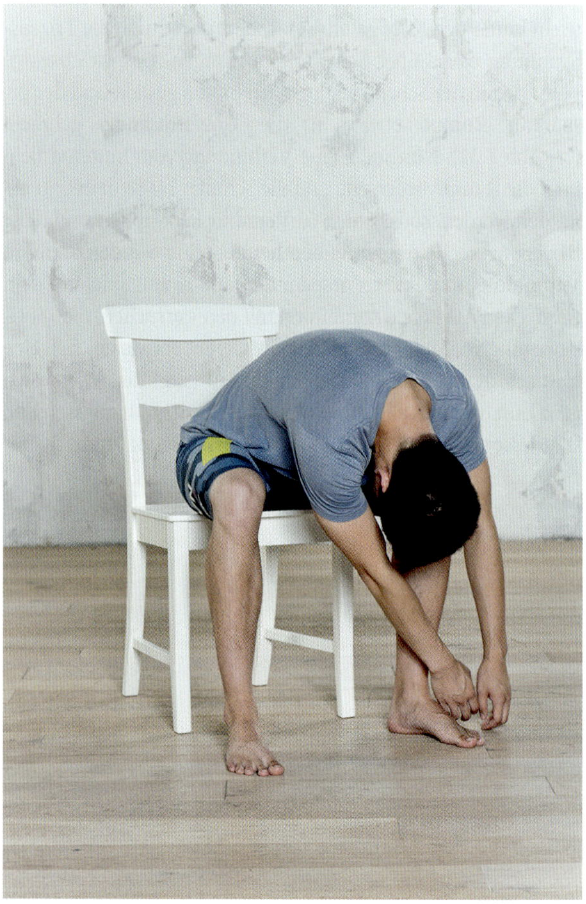

**Abb. 7.33** Rumpffedern: Mit gut geerdeten Füßen und schmerzfrei hängendem Rücken beginnt man, die Elastizität der Lumbalfaszie durch ein leichtes Federn auszuprobieren. Obwohl die Bewegung auch mit lockerem Rumpf möglich ist, versuchen wir die tiefe, querliegende Bauchmuskulatur anzuspannen und damit die Lumbalfaszie unter Vorspannung zu bringen. Damit diese nicht eintönig in nur eine Richtung beübt wird, variieren wir die Federrichtung. [J802]

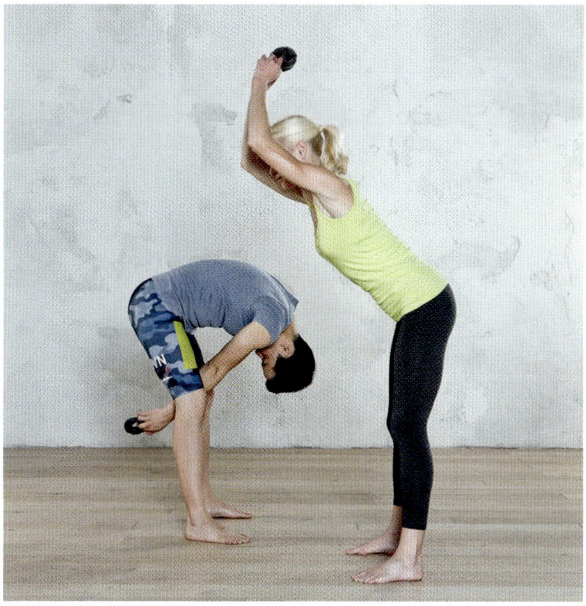

**Abb. 7.34** Rumpfschwingen. Sowohl zur Schonung des Rückens als auch zur verbesserten Elastizität muss der Rumpf in eine erhöhte Vorspannung bzw. Core-Spannung gebracht werden. Die Bewegungsweite muss dem individuellen Gesundheitszustand angepasst werden, bestenfalls wird die Bewegung bis zur gut gesicherten Streckung ausgeführt. [J802]

Im stabilen Stand federt man unter Vorspannung des Rumpfs. Zur propriozeptiven Verstärkung nehmen wir zusätzlich eine Gewichtsmanschette in beide Hände und beginnen, anstatt nach unten zu federn, das Gewicht zwischen den Beinen hindurch zu schwingen. Erneut treffen wir auf die Lumbalfaszienelastizität, die den Rumpf wieder zurück in Richtung Aufrichtung schwingen lässt. Mit einer erhöhten Vorspannung und der betonten Ausholbewegung sollte es nach einigen Versuchen sogar möglich sein, mühelos bis in den aufrechten Stand zu federn. Wer bis zu diesem Zeitpunkt immer noch ein gutes Gefühl bei der Bewegung hat und keine Schmerzen spürt, schwingt nun wahrscheinlich gerne direkt aus dem aufrechten Stand bis in die Beugung und wieder zurück.

In ➤ Abb. 7.34 absichtlich nicht zu sehen ist die weitere Fortsetzung der Bewegung in die Streckung und, wenn ausreichend abgesichert, in die Überstreckung. Diese Bewegungsrichtung gehen wir in der nachfolgenden Übung bewusst vorsichtig an.

**Arm-Rumpf-Schwingen:** Die Übung beginnt wieder im stabilen Stand. Die horizontal abduzierten Arme starten mit einer gleichsinnigen Innen- und Außenrotation, die in die Schultern übergeht und, wenn sie etwas größer wird, auch die HWS und den Kopf mit einbezieht. In den jeweiligen Umkehrpunkten kann man bereits ein etwas elastisches Moment einbauen, sodass aus einer geführten Bewegung eine dynamischere wird. Nach und nach sollen nun mehr Wirbel an der Bewegung teilnehmen, die Bewegung elastischer werden und die Arme ihre Zugbahn entsprechend anpassen, indem sie die gestreckte Horizontale auflösen und mit weichem Ellbogen relativ frei weiter rotieren (➤ Abb. 7.35). Spätestens zu diesem Zeitpunkt sollte die Elastizität der Bewegung sichtbar sein, auch wenn nur ein Teil der Wirbelsäule aktiv mitmacht. Je nach Patientenstatus kann die Bewegung nach und nach die gesamte Wirbelsäule erfassen und von der kompletten Rumpfvorbeuge bis in die Streckung der Wirbelsäule mit Armen in der V-förmigen Hochhalte reichen.

Eigentlich sind wir dann wieder bei der vorangegangenen Übung angelangt, nutzen aber den Vorteil, dass durch die veränderte Armführung der Rumpf besser gesichert ist und die Bewegung nicht zwangsläufig mit der ganzen Wirbelsäule ausgeführt werden muss; man könnte sie auch z. B. auf die BWS beschränken.

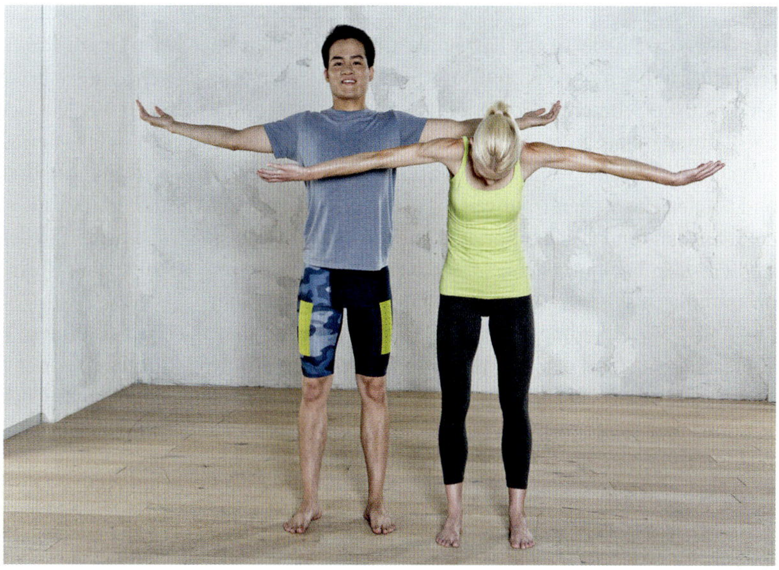

**Abb. 7.35** Arm-Rumpf-Schwingen: Aus einem gleichsinnigen Rotieren beider Arme im stabilen Stand soll sich die Bewegung auf die Wirbelsäule übertragen. Mit der HWS beginnend nehmen immer mehr Wirbel und Segmente an der Beugung und Streckung teil, bis wenn möglich die ganze Wirbelsäule elastisch mitbewegt wird. [J802]

7

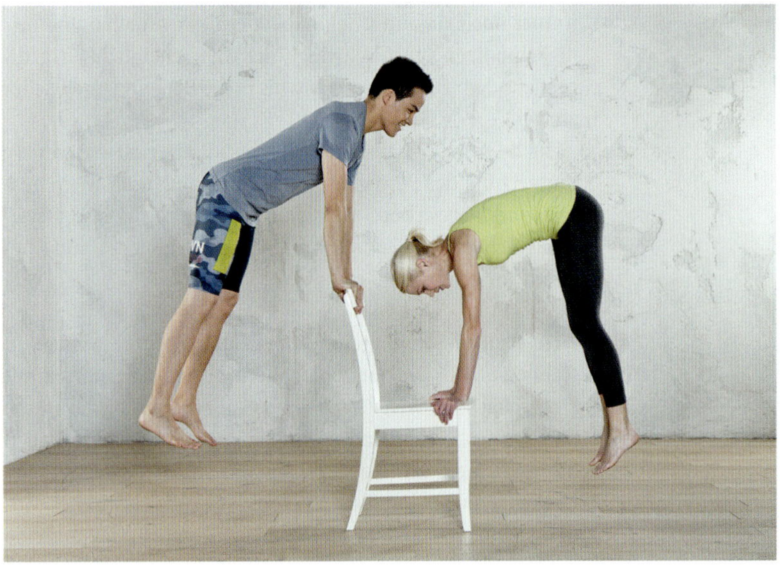

**Abb. 7.36** Hüpfen: Auch hier brauchen wir einen stabilen Rumpf, damit der Impuls keine stauchenden Scherkräfte entwickelt. Mit kleinen Hüpfern oder Federungen beginnend, versucht man die eigene Elastizität zu finden und durch Entlastung und Vorspannung zu trainieren. [J802]

**Hüpfen:** Zuletzt kommen wir zu einer einfachen Übung, dem Hüpfen und Springen, das nicht näher erklärt werden muss (➤ Abb. 7.36). Es sei jedoch auf die Möglichkeit der Entlastung durch Festhalten oder Abstützen hingewiesen, weil viele Untrainierte sonst zu langsam und muskulär arbeiten und außerdem die Strukturen zu stark belastet werden. Auch hier lohnt es sich, die Vorspannung zu erhöhen, also schon vor der Landung die entsprechenden Muskeln anzuspannen, um dann den Bodenkontakt so kurz und elastisch wie möglich zu halten. Betont man zusätzlich die Ausholbewegung, also das „Hineinspringen" in den Boden, vergrößert sich auch die Sprunghöhe.

Sämtliche Variationen aus Skigymnastik und Co. sind natürlich möglich und tragen zur Bewegungsfreude bei.

## 7.1.4 Propriozeption

Die ersten drei Aspekte des Faszientrainings beinhalten bereits einen großen propriozeptiven Anteil. Beim Faszienrollen spielt die Schmerzwahrnehmung und die dazugehörige Entspannung eine Rolle, beim Dehnen sind die Anwender aufgefordert, eigene, wohltuende Variationen zu entdecken und bei den elastischen Übungen muss ebenfalls die passende Intensität und eigene Variationsmöglichkeiten erspürt werden. Darüber hinaus macht ein betontes Propriozeptionstraining als separater Aspekt aber unbedingt Sinn (➤ Abb. 7.37). Allerdings spielen so viele Aspekte in dieses Thema hinein, dass der Strauß überbordend bunt würde, wenn man alle Möglichkeiten der Körperwahrnehmungsschulung berücksichtigen würde. In der Tat gibt es eine Vielzahl an Verfahren, die sich mit diesem Thema beschäftigen. Weil die Faszien im Rahmen der Wahrnehmung – und damit auch der Bewegungssteuerung – immer eine Rolle spielen, müssten diese eigentlich alle hier beschrieben werden.

Um die Beispiele jedoch in einem überschaubaren Umfang zu halten, seien jene Übungen erwähnt, die sich direkt mit den Hauptaspekten der faszialen Propriozeptionsschulung auseinandersetzen:

- Atmen als Möglichkeit der gezielten Differenzierung und Lockerung
- Wahrnehmung von Körperspannung und feinsten Bewegungen
- Bewusstes Lockerlassen, auch während der Bewegung
- Nachspüren und Ausnutzen faszialer Verbindungen

### Atmen und Atemlenkung zur gezielten Differenzierung und Lockerung

Über die „richtige" Art zu atmen gehen die Meinungen weit auseinander. Einig ist man sich jedoch weitgehend darüber, dass die Atmung bewusst an verschiedene Plätze im Körper gelenkt werden können muss. Um den Atem spezifisch an einen Ort zu lenken, muss die dortige Struktur möglichst locker sein. Andersherum kann die Struktur durch das Atmen gelockert werden. Gerade an verspannten und verklebten Strukturen ist eine Bewegung, die aus dem Körperinneren nach außen wirkt, eine optimale Ergänzung zu einem von außen applizierten Druck bzw. sie wirkt an sich schon lösend. Zumindest an sämtlichen Stellen des Rumpfs sollte die Atembewegung spürbar sein, was wir uns für eine Atemübung zu Nutze machen.

**Partnerübung WS-Atmen:** Der Atmende sitzt möglichst locker und mit leicht gerundetem Rücken auf dem Boden oder einem Hocker. Der Partner tastet die Lücken zwischen den Dornfortsätzen der Wirbelsäule von kaudal nach kranial und beginnt bei L5/S1. Mit einem Finger übt er sanften Druck auf das Gewebe und versucht gleichzeitig, die dortige Atembewegung zu erspüren. Der Atmende nimmt die Druckinformation des Fingers wahr und versucht, sehr entspannt zu

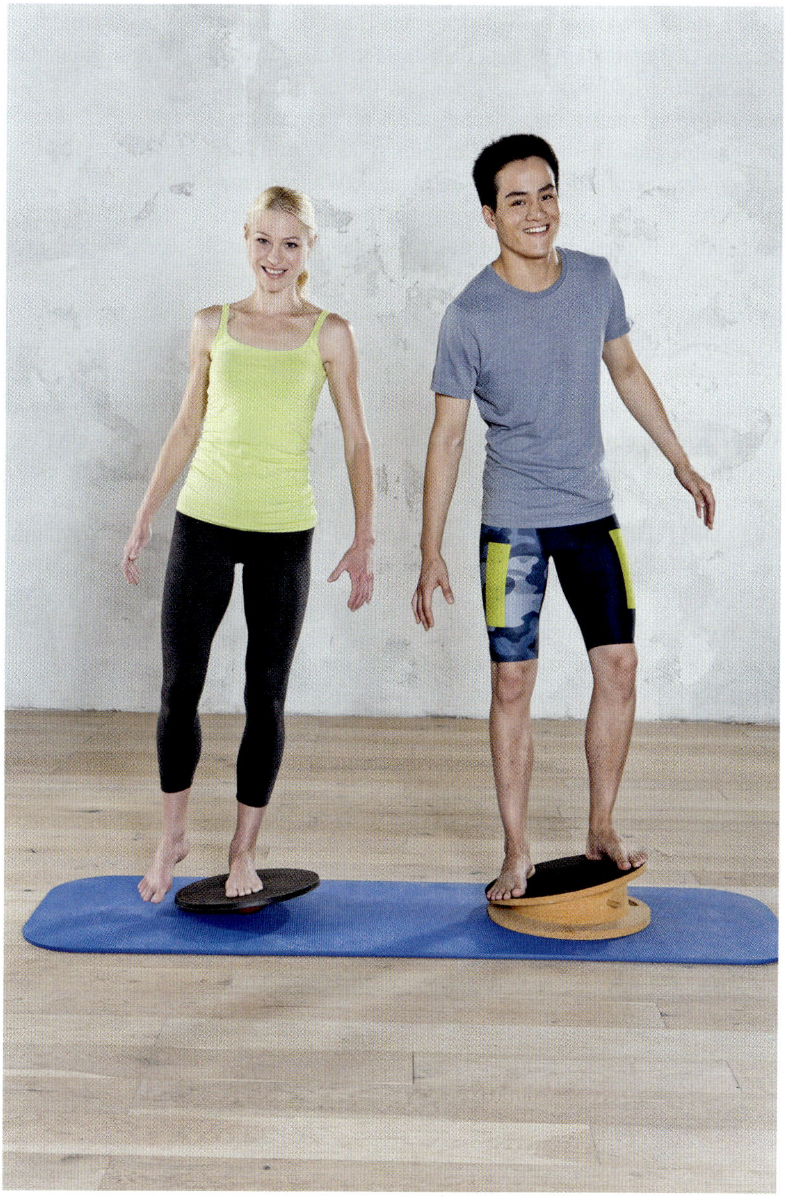

**Abb. 7.37** Koordinationstraining zur Propriozeptionsschulung: Die meisten Beispiele zur Schulung der Körperwahrnehmung beinhalten Aspekte wie Langsamkeit, Aufmerksamkeit und Entspannung. Allerdings sollte man nicht vergessen, dass einige der koordinativen Fähigkeiten auch sehr spielerisch trainiert werden können. Im Bild sind zwei verschiedene Sportkreisel zu sehen, die das Gleichgewicht schulen. [J802]

dieser Stelle hin zu atmen. Sobald der Partner wahrnimmt, dass die Atmung nicht nur zu einer Translation der Wirbelkörper führt, sondern zusätzlich ein Auseinanderweichen der beiden Dornfortsätze spürbar wird, wandert er mit seinem Finger eine Dornfortsatzlücke weiter nach kranial. Laienhaft ausgedrückt soll „Luft zwischen die Wirbel" geatmet werden, und so fühlt sich das von der Wirkung her auch an.

## Körperspannung und feinste Bewegungen wahrnehmen

Eine verfeinerte Körperwahrnehmung kann die Entstehung und Chronifizierung von Schmerzen verhindern. Je früher und detaillierter der Körper Informationen wahrnimmt und auswertet, desto differenzierter kann er darauf reagieren. Viele Schmerzzustände wären vermeidbar, wenn die Betroffenen die frühen Signale wahr- und ernstnehmen und Fixierungen sich nicht kumulieren würden. Leider sind die meisten Menschen unserer Zeit nicht auf diese sprichwörtliche Feinfühligkeit hin erzogen, sondern auf Effektivität und Leistung getrimmt bzw. sowieso körperlich dissoziiert. Dabei kann der Weg zur inneren Achtsamkeit sehr spannend sein und ein großes Plus an Lebensqualität bieten.

**Handwenden:** Bei dieser einfachen und kurzen Übung dreht man die Hand in einer Pro- und Supinationsbewegung hin und her. Nach wenigen Wiederholungen stellt der Patient meist die Frage „wozu?" oder „und jetzt?". Weil bei dieser Übung der Weg das Ziel ist, schaut man der Hand zu, in welcher Art und Weise sie sich dreht und wendet, versucht, die Bewegung zu variieren, bewusst zu verändern oder die auftretenden Spannungen der Hand mit in die Bewegung einfließen zu lassen. Dabei bewegt sich keine Hand wie die andere, im Gegenteil lohnt es sich, dem eigenen Bewegungsstil nachzuspüren und sich dafür genügend Geduld, Interesse und Zeit zu nehmen. Ganz nebenbei ist das für Manualtherapeuten eine gute Übung zum „Unwinding", also zum Ausagieren der überarbeiteten Hand und Finger. Während man also versucht, die Bewegung möglichst achtsam und individuell durchzuführen, vielleicht auch zwischendrin einmal das Tempo oder die Bewegungsweite zu reduzieren, gerät man bestenfalls zunehmend in die Rolle des Zuschauers, der seine eigene Hand beim Bewegen betrachtet. Vielleicht stellt sich zusätzlich die Erkenntnis ein, dass Bewegung an sich erfreulich oder gar genüsslich sein kann.

**Wirbelschlängeln:** Diese Art der achtsamen Bewegung lässt sich auch sehr gut auf den Rumpf und die Wirbelsäule übertragen. Am besten stellt man sich stabil geerdet hin und stützt beide Hände auf die Knie, sodass die Wirbelsäule, die bei dieser Übung Wirbelschlänge genannt wird, möglichst frei beweglich bleibt. Von einer lockeren Atemmitbewegung der Wirbelschlange ausgehend wird ein Bewegungsimpuls gesetzt, der sich wellenartig oder schlängelnd durch die komplette Wirbelschlange ausbreiten soll. In ➤ Abb. 7.38 ist die Bewegung sehr groß dargestellt, im Grunde wird sie aber interessanter, je kleiner sie ausgeführt wird, bzw. je mehr man sich dem eigenen Bewegungsimpuls überlassen kann. Würde man die Bewegung sehr rational angehen, so würde man eine ununterbrochen fließende Schlängelbewegung der Wirbelsäule abwechselnd in alle Richtungen fordern. Ideomotorisch lässt sich dabei mit dem Gedanken spielen, dass unsere Wirbelschlange in der Tat eine anatomische Verwandtschaft zu Schlangen oder Fischen hat: Die Anordnung der Mm. multifidii entspricht ziemlich genau den tierischen Vorbildern. Insofern sollte es mit ein wenig Interesse und Übung auch möglich sein, deren anmutige und mühelos-runde Bewegung zu imitieren. Mit zunehmender Übung kann man ein gleichfalls zunehmendes Vergnügen an diesen feinen Bewegungsqualitäten versprechen.

## Bewusstes Lockerlassen in der Bewegung

Selbstverständlich ist die Skelettmuskulatur dazu da, durch gezielte Kontraktionen Bewegungen zu verursachen. Allerdings gelingt Bewegung oftmals besser oder schöner, wenn sie mit einem Loslassen beginnt. Die Alexander-Technik fordert ganz in diesem Sinne, vor einer eigentlichen Zielbewegung kurz innezuhalten, den Kopf leicht und den Nacken beweglich werden zu lassen, die Schultern zu weiten und den Rücken lang werden zu lassen. Unter diesen Voraussetzungen gelingt eine lockere Bewegung um Grade besser.

Was dieser lockeren Zielbewegung entgegensteht, sind die vielen Gewohnheitsspannungen, die man sich im Leben aneignet. Deswegen wollen wir diese aufspüren, locker lassen und erfahren, dass Bewegung trotzdem und sogar noch besser funktioniert.

**Wirbelschlängeln in Rückenlage mit Partner:** Wer eine Chi-Maschine sein eigen nennt, kennt den Genuss einer undulierend-schlängelnden Bewegung, die von den Beinen ausgehend durch die Wirbelsäule wandert. Wenn man diese Übung manuell ausführt, hat man zwei zusätzliche Vorteile: Erstens kann man durch eine Traktion an den Beinen die Gelenke und Wirbelsäule entlasten, zweitens kann man durch die Kombination von Traktion und Hüftwinkelanpassung durch das Anheben der Beine den Zug spezifisch in die Lumbalfaszie lenken. Diese Traktion sollte unbedingt während der gesamten Übung beibehalten werden, auch wenn die Beine abwechselnd verstärkt gezogen bzw. bewegt werden.

Man greift die Beine des Partners und hebt diese an, bis man die Spannung der Lumbalfaszie spürt oder eine Mitbe-

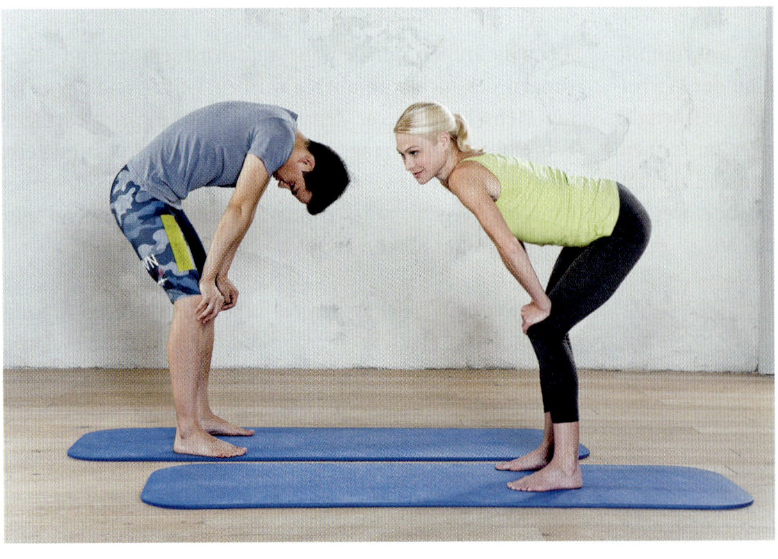

**Abb. 7.38** Wirbelschlängeln: Von der Idee ausgehend, dass die Wirbelsäule eine Wirbelschlange ist, versucht man möglichst schöne, mühelose, fließende und ökonomische Bewegungen durch die gesamte Wirbelschlange zu schicken und dabei die eigene Kreativität und Bewegungsfreude zu wecken. [J802]

wegung der Wirbelsäule bemerkt. Durch eine leichte Traktion lässt sich der beste Hüftwinkel ermitteln, sodass der Zug an den Beinen auch wirklich in der Lumbalfaszie bzw. der rückwärtigen myofaszialen Schlinge ankommt. Durch abwechselnd verstärkten Zug an je einem Bein versucht man nun, eine möglichst gleichmäßige Schlängelbewegung durch die locker liegende Wirbelsäule des Partners zu bewirken (➤ Abb. 7.39). Mit etwas Interesse, Bewegungsgefühl und Experimentierfreude findet man so die optimale Mischung aus Traktion, Hüftwinkel und Bewegungsamplitude und -frequenz, die zum jeweiligen Partner und dessen lockerer Wirbelschlange passt.

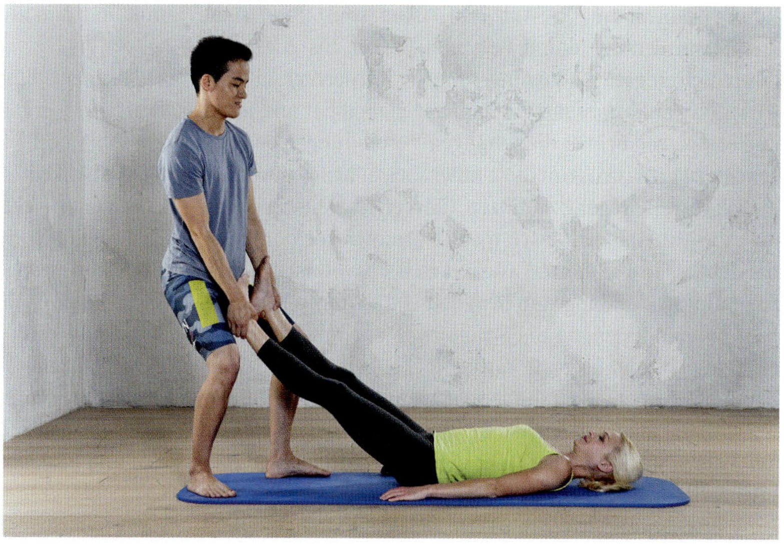

**Abb. 7.39** Chi-Maschine. Während der liegende Partner nur locker lässt und das Schlängeln genießt, lernt der aktive Partner dabei, die Faszienspannung zu erspüren und zur Bewegungsauslösung zu nutzen. [J802]

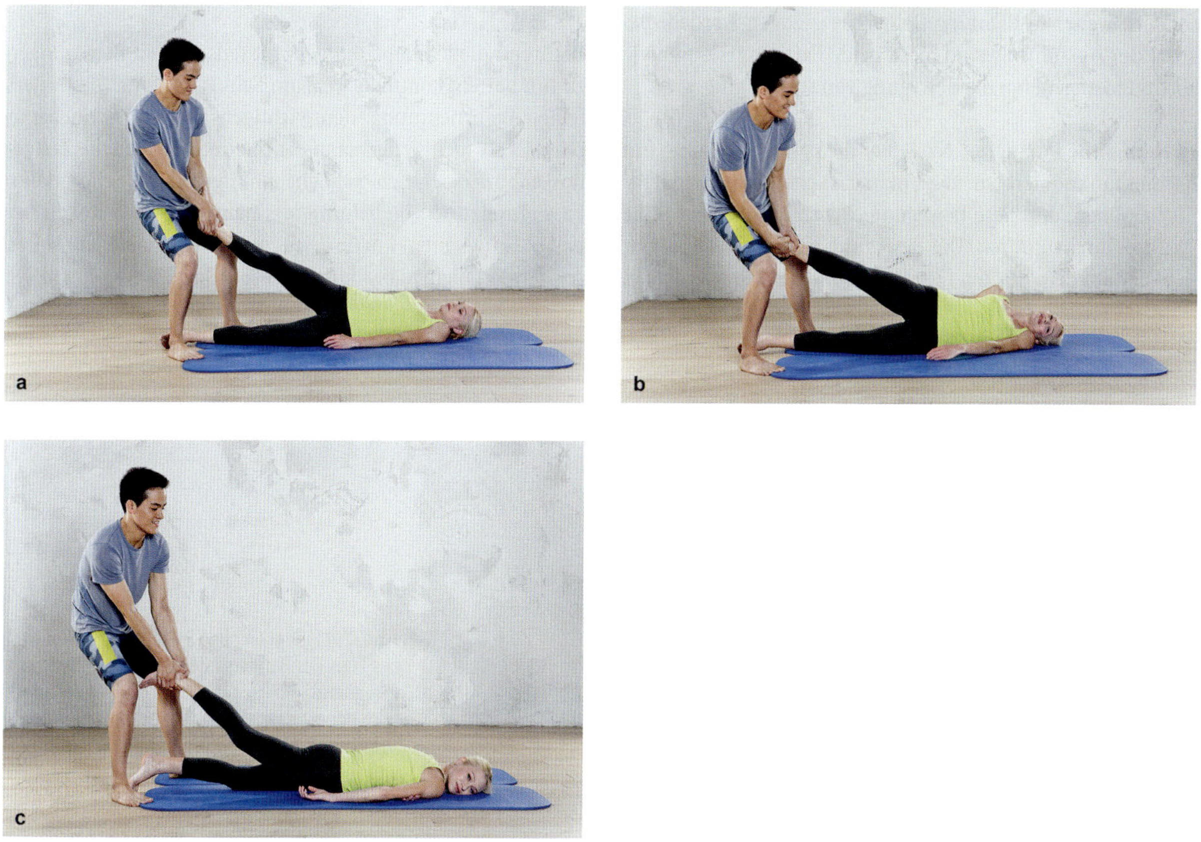

**Abb. 7.40** Drehen mit Partner: a) Über den einseitigen Beinzug sucht man die spiralig verlaufende Fortsetzung der myofaszialen Kette und versucht, b) rein durch diesen axialen Zug, c) den Partner in die Bauchlage zu drehen. Man kann dasselbe Prinzip auf eine Rotation mit Armzug übertragen, indem der Partner einen Arm nach schräg über Kopf zieht und so die spiralige Verschraubung initiiert. [J802]

**Drehen mit Partner:** Während in der vorangegangenen Übung die lange rückwärtige Kette unter Zug gesetzt wurde, versucht man nun, die spiraligen Verbindungen zu nutzen.

Der auf dem Rücken liegende Partner hat vor allem wieder die Aufgabe, locker zu lassen, während der aktive Partner nur eines seiner Beine ergreift und unter Zug bringt, bis er wieder die fasziale Verbindung der Beinrückseite in den Rumpf wahrnimmt (➤ Abb. 7.40). Man spürt bzw. sieht dies, wenn der Zug durch Bein und Becken bis etwa zum Zwerchfell eine leichte Verlängerung der Körperrückseite bewirkt. Da der Partner nur ein Bein angehoben hat und unter Zug bringt, versucht er die spiraligen Verbindungen des Liegenden zu erreichen. Um diese unter Zug zu bringen und für die folgende Bewegung zu nutzen, führt er das Bein ein wenig über die Mittellinie hin nach medial – immer noch unter einer deutlichen Traktion. Was dann zu beobachten ist, ist die Spannungsverbindung vom Bein über die schrägen Rumpflinien bis mindestens in die Schultern. Manchmal dauert es ein wenig, bis der liegende Partner locker genug ist, manchmal lohnt es sich auch, ihn auf verspannte Bereiche hinzuweisen, weil man sehr leicht erkennen kann, wo die Traktion auf fixierte Strukturen trifft. Die spiralige Fortsetzung dieser myofaszialen Linie wird den Rumpf in eine Rotationsbewegung bringen und letztlich in die Bauchlage drehen. Dabei soll der Rumpf nicht undifferenziert umgehebelt werden, sondern weiter in Richtung Beinachse gezogen werden. Bei korrekter Ausführung sind meist beide Partner erstaunt, wie leicht und angenehm die Bewegung von statten ging.

**Drehen ohne Partner:** Nachdem die passive Drehung mit Partner funktioniert hat, kann man das sensorische Gedächtnis bemühen, um diese Bewegung ebenso locker, aber ohne Partner durchzuführen. Die Bewegung ist also dieselbe, nur hebt der auf dem Rücken Liegende sein Bein selber leicht an, um sich dann die Traktion des Partners vorzustellen und mit möglichst wenig muskulärer Anstrengung, aber mit maximal-lockerer Verlängerung in die spiralige Verschraubung und den Lagewechsel zu gelangen (➤ Abb. 7.41). Die Erinnerung an die passive Verlängerung ist dabei mehr als ein unerreichbares Ideal, sondern Vorbild für ein muskuläres Lockerlassen, während die Faszienspannung bewegungsvermittelnd zum Einsatz kommt.

**ela-Spine:** Eine weitere Möglichkeit der bewusst lockeren Bewegung ergibt sich durch den Einsatz des ela-Spine (➤ Abb. 7.42). Der Patient platziert das Gerät auf seinen Oberschenkeln, stützt sich auf die obere Querplatte und kann durch eine leichte Vorbeuge den Rücken entlasten. Weil das Gerät beim Vorneigen die frontale Distanz erhält, gerät die Rückseite zwangsläufig unter eine selbstgesteuerte Traktion. Diese allein ist therapeutisch schon wertvoll, weil sie Wirbelsäule und Bandscheiben entlastet und gleichzeitig die flächigen Rückenfaszien unter Zug bringt. Kombiniert man die Entlastung zusätzlich mit Atem- oder Bewegungsaufgaben, so kann man sehr differenziert die verschiedenen Fixierungen und Verklebungen der einzelnen Schichten ansprechen.

## Nachspüren und Ausnutzen faszialer Verbindungen

Während die letzten Übungen mit teils großen Bewegungen zu tun hatten, kommen wir zum Schluss zu einer besonders feinen Wahrnehmung, den wichtigen Aspekt des Nachspürens. Es ist nicht jedermanns Sache und für manche Zeitgenossen offensichtlich schlicht uninteressant. Schon beim Faszienrollen wurde betont, dass man nach dem Rollen der einen Seite einen kurzen Seitenvergleich anstellen sollte, auch wenn man dazu kurzzeitig die Lage wechseln muss.

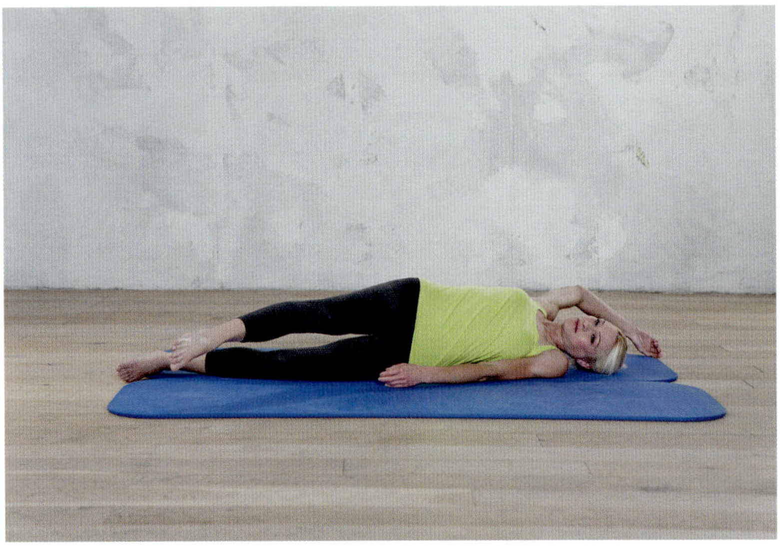

**Abb. 7.41** Drehen ohne Partner: Was mittels des Zugs des Partners mühelos funktionierte, soll nun ebenso mühelos, aber aus eigener Verlängerung der myofaszialen Verbindungen bewerkstelligt werden. Man hebt also das Bein leicht an und verlängert es nach kaudal-medial, bis man die Spannungsverbindung erspürt, und lässt sich von diesen Verbindungen quasi ohne Muskelkontraktion rotieren. [J802]

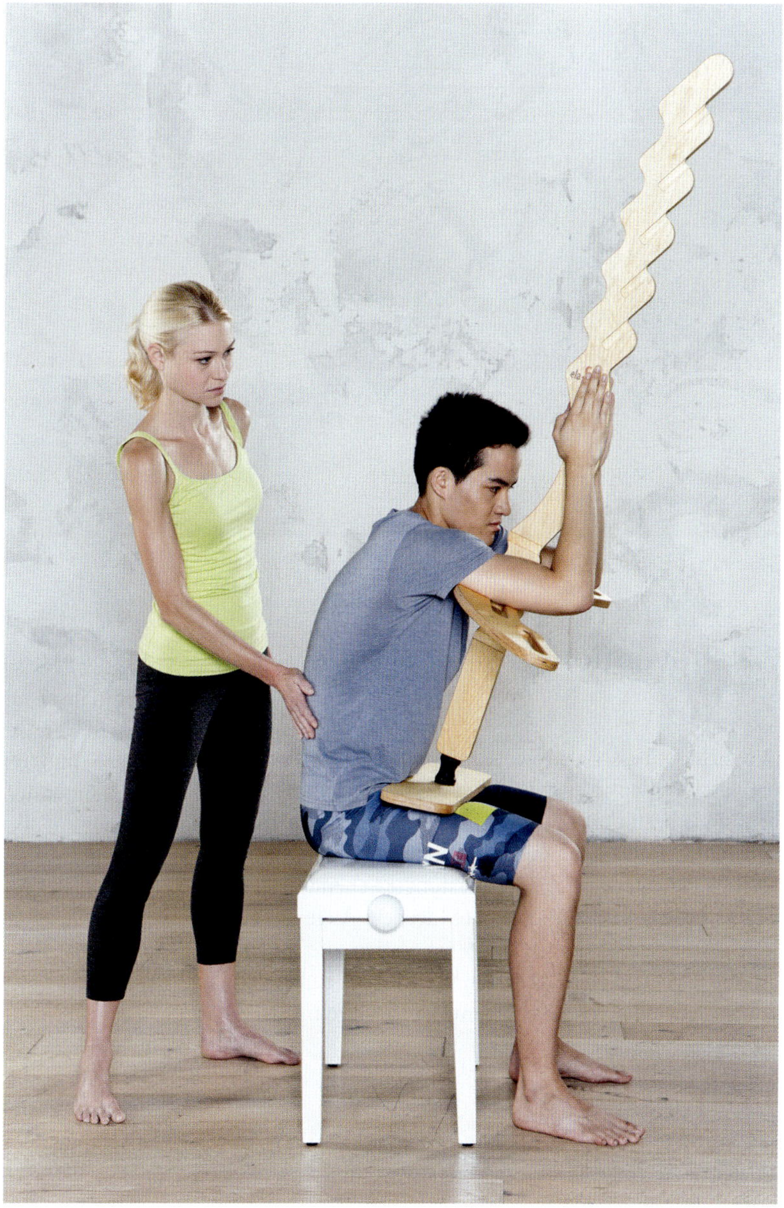

**Abb. 7.42** ela-Spine: Das etwas ausladende Gerät bietet die Möglichkeit, die eigenen Rückenstrukturen entspannt unter Traktion zu bringen und währenddessen an der Atemverschieblichkeit oder differenzierter Bewegung zu arbeiten. [J802]

Diese sehr deutlichen Unterschiede sind relativ leicht bewusst zu empfinden. Besser wäre es aber, wenn man auch feinere Unterschiede wahrnehmen könnte. Eine dahingehende Übung wird landläufig „Rocking" genannt.

**Rocking:** Man stellt in Rückenlage sowohl die Beine als auch die Arme auf, wobei die Beine normalerweise unproblematisch sind. Schwieriger ist es, die Hände so aufzustellen, dass sie über Kopf mit der Handfläche am Boden liegen und über die Streckerkette mit dem Rumpf verbunden sind. Die Finger zeigen nach kaudal. Aus dieser Ausgangsstellung gibt man mit den Beinen/Füßen einen Impuls in den Boden, der den kompletten Rumpf etwas nach kranial schiebt (➤ Abb. 7.43). Führt man diesen Impuls gleichmäßig rhythmisch aus, so ergibt sich eine Schwingung des ganzen Körpers, die von den Händen unterstützt werden kann. Sowohl die Impulssynchronisation als auch das Lockerlassen stellen für viele Menschen eine Herausforderung dar. Zusätzlich können die impulsgebenden Strukturen variiert werden, indem mal nur ein Bein oder ein Arm schiebt, oder man probiert diagonale Kombinationen. Zugegebenermaßen braucht es hierfür eine ordentliche Portion Interesse an feiner Bewegung; nachdem die faszialen Verbindungen jedoch auf diese Art in Schwingung gebracht wurden, wird man beim folgenden Nachruhen den Körper sehr harmonisch abgestimmt wahrnehmen.

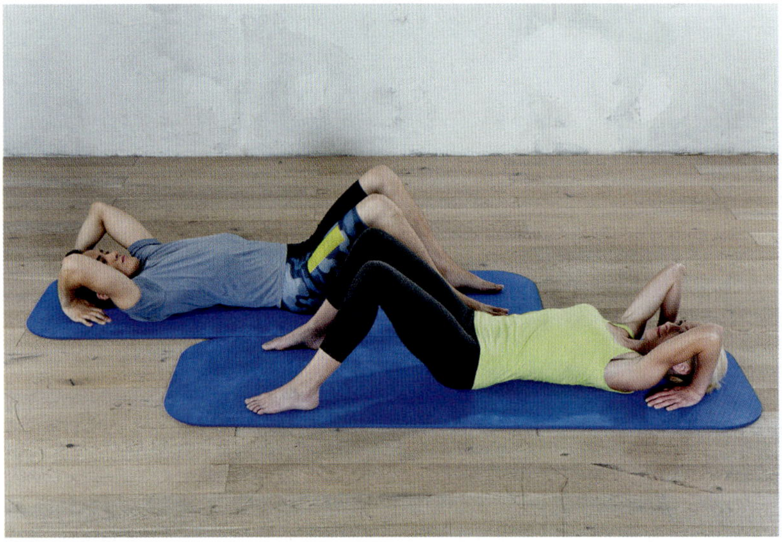

**Abb. 7.43** Rocking bedeutet so viel wie Wiegen. In diesem Sinne versucht man, den Körper über die faszialen Verbindungen in eine wiegende Schwingung zu versetzen. Die Verbindungen der Füße und Hände geben jeweils gemeinsam oder abwechselnd Impulse in den Boden und übertragen sie auf den Rumpf. [J802]

## 7.2 Prävention

„Vorsicht ist besser als Nachsicht" sagt der Volksmund. Da die Beschwerden in ausgewählten Sportarten immer dieselben sind, bestimmte Berufe ebenfalls einheitliche Krankheitsbilder produzieren und wir westeuropäisch zivilisierten Menschen ganz typische Überlastungserscheinungen aufweisen, ist es in der Tat eine gute Idee, ein Auge auf einige weit verbreitete Krankheitsbilder zu werfen, die ihnen zugrunde liegenden Schwachstellen des Körpers zu betrachten und geeignete Präventivmaßnahmen anzuführen.

### 7.2.1 Fußgewölbe

Unsere Füße tragen uns durch einen Großteil unserer Lebens. Selbst im Sitzen geben sie uns Halt und eine unterstützende Verbindung zum Boden. Die Füße sagen viel über ihren Besitzer aus – manche Wirbelsäule findet sich nicht nur reflexzonenbezogen in der Fußsohle, sondern zeigt auch strukturell ganz enge Parallelen auf.

Eigentlich ist die Unterstützungsfläche der Füße zu klein für die enorme Bauhöhe des Menschen. Um eine vermeintlich stabilere Basis zu schaffen, kann der Fuß auf zweierlei Arten reagieren: Entweder er vergrößert seine Fläche und wird zum sog. **Plattfuß** oder er versucht, sich am Boden festzukrallen, und es entwickelt sich ein **Hohlfuß.** Die goldene Mitte liegt in einer wohlgespannten, aber flexiblen Fußsohle.

**Aus der Praxis**

Das wirklich am besten gepflegte und funktional intakteste Fußgewölbe begegnete mir vor einigen Jahren in meiner Praxis und gehörte einer Frau mittleren Alters, der in ihren jungen Jahren ein Auto über diesen Fuß gefahren war. Deswegen war der betroffene Fuß auch ein paar Schuhgrößen kleiner geblieben. Um dieses Defizit zu kompensieren, hatte sie sich eine Fußtrainingskiste gebaut mit allerlei verschiedenen Materialien und Untergründen, wie z. B. Sand, Kiesel, getrocknete Bohnen, ein Seile. Diese Kiste war täglich in Gebrauch und lieferte ein überzeugendes Ergebnis: Der „kranke" Fuß war „gesünder" als alle bisher dagewesenen.

Im Sinne der faszialen Beziehungen symbolisiert die Fußsohle vor allem die unterste, fundamentalste Horizontale des Körpers und steht damit in enger Verbindung zu den darüberliegende Beckenboden, Zwerchfell und Schlüsselbeingrube. Für die nachfolgenden Übungen ist es daher entscheidend, diese Horizontalen locker zu lassen, also das eigene Körpergewicht wirken zu lassen und entspannt zu atmen. Bestenfalls ist die Wirkung der Fußsohlenübung auch in den anderen Horizontalen spürbar.

#### Übungsbeispiele

**Fußrollen mit Tennisball oder Faszienröllchen:** Was früher beim Barfußgehen noch automatisch passierte, nämlich dass die Plantarfaszie mit jedem Schritt durchgeknetet wurde, müssen wir heutzutage extra herbeiführen. Wie im ➤ Kap. 7.1.1 beschrieben, liegt das Röllchen oder der Ball unter der Fußsohle und man rollt in Zeitlupe mit viel Gewicht darüber. Man kann die Größe der Röllchen oder des Balls variieren – und wird erstaunt sein, dass unterschiedliche Größen auch unterschiedliche Wirkungen zu haben scheinen. Von der Tennisballgröße ausgehend könnte man sagen, je kleiner der Ball, desto detaillierter und aktivierender ist die Wirkung auf den Fuß. Während der Tennisball noch flächig erscheint, kommt man mit mittelgroßen Flummis punktueller ins Gewebe und mit kleinen Gummibällchen lassen sich sogar die faszial ausgekleideten Zwischenräume der Mittelfußknochen bearbeiten.

Steht eher der **sensorische Aspekt** im Mittelpunkt, kann auch ein sog. Linsenbad herangezogen werden, das vor allem aus der Handtherapie bekannt ist. Für die Füße empfehle ich ein Bohnenbad, also eine Kiste voller getrockneter Bohnen (keine Stangenbohnen). Der Patient stellt sich mit einem oder beiden Füßen hinein und versucht, die eigenartige Umgebung auf die Füße wirken zu lassen. Für die Füße ist das oft derart interessant, dass sie von sich aus anfangen, mit den Bohnen zu spielen. Kindern würde man kleine Objekte zwischen die Bohnen mischen, die sie dann mit den Füßen/Zehen herausfischen müssen.

Steht eher der **funktionelle Teil** im Vordergrund, können auch andere Greifvarianten ausprobiert werden, wie z. B. mit den Füßen Murmeln sammeln oder Socken werfen. Oder man versucht einfach, den dorsal extendierten Fuß mit gekrümmten Zehen langsam und achsengerecht nach plantar zu bewegen und die Zehen dabei gekrümmt zu halten.

**Fußübungen im Stehen:** Unauffällige Standübungen haben den Vorteil, dass man sie immer und überall durchführen kann und so Pausen- und Wartezeiten effektiv nutzt.

Eine **konzentriert isolierte Verstärkung des Großzehenballendrucks** bringt das Fußgewölbe unter Spannung. Ausgehend von der klassischen Drei-Punkte-Kontaktfläche das Fußes am Boden (Ferse, Groß- und Kleinzehenballen) versucht der Patient, den Großzehenballen entspannt aktiv in den Boden zu drücken, ohne dass der gesamte Fuß dabei nach innen kippt oder der Zeh kürzer zu werden scheint. Dabei bemerkt man, dass das innere Längsgewölbe aktiv vergrößert wird, wodurch einerseits der Stand sicherer wird und andererseits ein aufrichtender Impuls bis in die Wirbelsäule wirkt. Diese Bodenkontaktqualität kann mit etwas Übung auch ins Gehen und Laufen übertragen werden.

Für das **Quergewölbe** eignet sich folgende Übung: Von einem flächigen Kontakt ausgehend stellt der Patient sich vor, er erzeuge mit der Zone des Quergewölbes zwischen den beiden Fußballen einen Sog. Durch die Vorstellung, ein Objekt am Boden ansaugen zu können, soll sich das Gewölbe insgesamt anheben. Nachdem der Fuß gelernt hat, über den Großzehenballen die Gewölbe aufzubauen, kann diese Belastungsart auch auf Federn, Hüpfen und Laufen übertragen werden, wodurch die kurzen Fußmuskeln gestärkt und in die Bewegung integriert werden.

Koordinativ anspruchsvoller ist die Übung, die **Bewegungsmöglichkeiten** der Füße und Zehen zu entdecken, mit der Beweglichkeit der Hände zu vergleichen und die Füße von den Händen lernen zu lassen. Gemeinhin spricht man davon, mit den Füßen Klavier zu spielen. Soweit muss man es nicht unbedingt bringen, die Zehen aber jeweils einzeln bewegen zu können, wäre ein realistisches Ziel für die erste Woche. Das ist höchst interessant, und man macht wirklich schnell erstaunliche Fortschritte!

### 7.2.2 Achillessehne

Bei Sportlern, vor allem unter Läufern, die lange Einheiten auf festem Grund laufen müssen, sind Schmerzen, Reizungen, Entzündungen und Tendinosen an der Achillessehne weit verbreitet. Aber auch Hobbysportler entwickeln oft Achillessehnenbeschwerden, obwohl Trainingsintensität und -umfang so etwas nicht nahelegen. Oft sind es Anfänger und Wiedereinsteiger, aber auch ältere Menschen, deren Faszien nicht mehr so belastbar sind, oder deren Kollagenstruktur schon geschwächt ist. In dieses Bild passt auch der typische Achillessehnenabriss beim ambitionierten Tennisspieler. Hier kommen alle Faktoren zusammen: ein harter Untergrund, ein vielleicht etwas älterer Spieler und ein gewisses Maß an Dehydrierung durch ein längeres Spiel draußen in der Sonne. Dazu noch eine Prise Ehrgeiz und fertig ist das Achillessehnendesaster.

Will man die Achillessehne in die gesamtkörperliche Faszienarchitektur einordnen, fällt als erstes ihre Nähe und Verbindung zur Fußsohle ins Auge. Sie bildet teilweise gemeinsam mit der Plantaraponeurose ein kontinuierliches Spannungselement. Insofern ist es nicht verwunderlich, dass Beschwerden der Achillessehne oftmals direkt mit der Fußsohle zusammenhängen. Gemeinsam mit dieser bildet die Achillessehne das untere Ende der rückwärtigen myofaszialen Spannungskette. Insofern ist die Arbeit an der Fußsohle gleichzeitig auch eine Arbeit an der Achillessehne und der rückwärtigen Kette.

Relativ häufig kombiniert sich deswegen zur Achillodynie entweder eine Tendenz zur Überstreckung des Körpers oder eine signifikante Blockierung innerhalb der rückwärtigen Kette. Am ehesten sind davon BWS und Nacken betroffen. Um diesen Zusammenhang präventiv in ein Trainingsprogramm zu packen, haben wir wieder mehrere Möglichkeiten.

#### Übungsbeispiele

**Faszienrollen** ist wieder eine gute Idee, diesmal nicht nur an der Fußsohle, sondern mit einer größeren Rolle und vor allem an den Kernproblemfeldern der rückwärtigen Kette. Sehnen sollte man im gereizten oder entzündeten Zustand nicht unter Druck setzen, dadurch werden Beschwerden meistens schlimmer.

Am besten beobachtet man seinen Patienten, während er eine Kniebeuge und eine Rumpfvorbeuge durchführt. Diese einfachen Bewegungen offenbaren die nicht dehnbaren oder die blockierten Anteile der myofaszialen Ketten recht deutlich. Bei der Rumpfvorbeuge fallen die zu kurzen oder blockierten Anteile der rückwärtigen Kette besonders auf: die ischiokruralen Strukturen und die Beweglichkeit der BWS, die Kopfhaltung und der Bodenkontakt. Über das Strecken nach der Kniebeuge lässt sich die Streckung und Streckfähigkeit der BWS beurteilen. In beiden Bewegungen ist die Rolle des Nackens interessant: Kann er die Bewegung unterstützen, oder hemmt er sie durch eine fixierte Überspannung? In genau diesen betroffenen Regionen muss in der bekannten Art und Weise langsam und tief gerollt werden.

Im faszialen Sinn ebenfalls sinnvoll ist die bekannte therapeutische Übung, auf einer Stufe stehend eine **exzentrischen Dehnung der Achillessehne** durchzuführen. Präventiv interessant ist eine dosierte Bewegung oder Belastung in der endgradigen Position, wenn möglich sogar in einer wippenden und variierenden Art und Weise.

Sämtliche **Stretching-Positionen** für die rückwärtige myofasziale Kette sind für die Prävention einer Achillessehnenproblematik hilfreich, vor allem, wenn sie ein aktives und differenziertes Räkeln der Füße und Beine beinhalten.

### 7.2.3 Interossealmembranen

Die beiden Interossealmembranen zwischen Schien- und Wadenbein und zwischen Elle und Speiche fungieren als Syndesmosen und geben über ihre flächige Verbindung eine Grundspannung in die Region und die angrenzenden Gelenke. In der Praxis zeigt sich oftmals ein Zusammenhang zwischen der Atmung und den Interossealmembranen, meistens dahingehend, dass die gelösten Syndesmosen eine gelöste Atmung begünstigen. Wieder lohnt es sich also, während der Eigenübungen auf eine lockere Atmung zu achten.

#### Übungsbeispiele

Mit den **Faszienrollen** kommt man am besten zwischen Schien- und Wadenbein, wenn man von der Wadenposition (➤ Kap. 7.1.1) ausgehend das Bein etwas nach außen dreht und den Druck direkt hinter dem Wadenbein nach zentral wirken lässt. Eine differenzierte Mitbewegung des Fußes ist ebenfalls hilfreich. Am Unterarm müsste man um die Elle herum von der Beugerseite her arbeiten, was technisch nicht ganz einfach ist. Deswegen weicht man meistens auf großen Druck kombiniert mit einer Hand- und Fingerbewegung aus.

Einige der **Stretching-Positionen** wirken auch auf die Interossealmembranen. Bei der Unterschenkelmembran muss man dazu in eine Drehdehnlagerung in Rückenlage gehen und mit maximal gebeugter Hüfte und gestrecktem Bein versuchen, über zusätzliche Bewegungen im Sprunggelenk diese Tiefe zu erreichen. Bei der Unterarmmembran ist es etwas einfacher: Im aufrechten Stehen schiebt man die Handflächen zum Boden und lässt die Wirbelsäule lang, wie ein Pinguin im Kinderturnen, abduziert die gespannt verlängerten Arme und bringt sie in die maximale Außenrotation (➤ Abb. 5.15c). Von dieser Position ausgehend kann über Bewegungen der Hände die Membran erreicht werden. Sinngemäß wäre ein bewegter Faustschluss kombiniert mit einer Arminnenrotation in Rückhalte aus der gleichen Ausgangsposition ebenfalls eine Variante.

Für den koordinativ-kräftigenden Aspekt greift man wieder auf die **feinmotorischen Übungen** der Fußsohlen und sinngemäß der Handflächen zurück, die die Syndesmosen zwar unspezifisch, aber dennoch mit einbeziehen. Auf interessanten Untergründen barfuß laufen und Liegestütze gegen die Wand sind ein gutes Beispiel für den Unterschied zwischen einer flexiblen und einer fixierten Verbindung: Je weicher und lautloser der Boden- bzw. Wandkontakt erfolgt, desto besser scheint es um die innere Elastizität bestellt zu sein. Stützt man sich lediglich mit den Fingerspitzen an der Wand ab, stehen einem weit mehr elastische Qualitäten zur Verfügung, als beim Abstützen mit der ganzen Handfläche oder gar der geschlossenen Faust.

### 7.2.4 Fascia lata

Die Verbindungen der Fascia lata sind ungezählt. Umso wichtiger ist es, diese Struktur mit in ein Präventivprogramm aufzunehmen. Sie ist Teil der myofaszialen Spiral- und Laterallinie und eine zentrale Struktur der gotischen Bögen, die die Beinaußenseite mit der BWS verbinden.

#### Übungsbeispiele

Dass es sinnvoll ist, die Fascia lata mit **Faszienrollen** zu bearbeiten, muss wahrscheinlich nicht mehr ausgeführt werden. Die Variation über leicht ein- oder ausgedrehte Oberschenkel und die begleitende Fußbewegung soll aber noch einmal erwähnt sein.

Bei **Dehnungen** der Fascia lata müssen ihre jeweiligen Verbindungen mit bedacht werden, die Außenseite, die Rotation und eben auch der gotische Bogen, der sich perfekt in die spiraligen Verschraubungen einpasst. Um den Bogen zu betonen, muss in der Spiralposition noch ein zusätzlicher Impuls in Richtung BWS-Aufrichtung und Fuß-Supination gegeben werden.

Eine **Kräftigung** der Fascia lata findet eigentlich bei jedem Schritt statt und ist Thema aller Bauch-Beine-Po-Stunden. Schade, dass dabei selten auf die Tensegrity-Spannung eingegangen wird. Die Übungen werden effektiver und gesünder, wenn man die Abduktion in der Seitlage mit einer gespannten Verlängerung des Beins beginnt. Das gilt sinngemäß auch für das Gehen und Laufen: Mit der Vorstellung, die Beine in den Boden hinein zu verlängern, werden über die tensegrale Spannung die Hüftgelenke entlastet. Für Experimentierfreudige empfehle ich eine (nicht unbedingt bequemere) Variation der

Abduktionsübung in Seitlage: Während das Bein normalerweise nur linear angehoben wird, wäre eine variierende Abduktion mit fließend wechselnden Hüftwinkeln, vor allem auch in die Hüftextension, viel interessanter. Dabei den wechselnden Spannungsverbindungen im Rumpf nachzuspüren, schult die Koordination und den angepassten Einsatz der Muskelkraft.

### 7.2.5 Hüftgelenk/Becken

Das Becken sitzt zentral in der Mitte des Körpers und gestaltet den Übergang der beiden Beine zum einachsigen Rumpf, weshalb viele Rücken- und Haltungsschulen die Beckenstellung zum hauptsächlichen Haltungskriterium des Menschen machen. Meistens bezieht sich das auf die Beckenkippung („Tilt") oder auf die Abweichung in der Sagittalen („Shift"). Im Rahmen der Skoliosen wird auch eine Seitkippung des Beckens beurteilt, in manchen Detailbetrachtungen spielt auch die Öffnung der Beckenschaufeln eine Rolle. Zu beachten ist unbedingt, dass das Becken seine Position nicht selbst bestimmt, sondern in einem Spannungsgefüge eingeordnet ist und man seine Position nur über diese Spannungen korrigieren kann.

Dabei beziehen sämtliche myofaszialen Ketten das Becken mit ein. Zusätzlich bildet der Beckenboden sowohl eine stützende horizontale Struktur und ist gleichzeitig die Spitze des inneren gotischen Bogens mit Verbindung über die Beininnenseite zu den Füßen, während der äußere Bogen über die Außenseite zieht.

#### Übungsbeispiele

Das Hüftgelenk ist beim modernen Menschen mit sitzender Tätigkeit etwa acht Stunden am Tag in der Beugung fixiert. Darunter leidet in erster Linie die Extensionsfähigkeit des Hüftgelenks. Die Beweglichkeit in Richtung Hüftextension funktioniert dann nicht mehr ungestört. Durch die verkürzte Vorderseite, die bei einer Streckbewegung nicht genügend nachgeben kann, steigt der jeweilige Gelenkdruck und das Entstehen einer Arthrose wird begünstigt.

In ➤ Kap. 6.10 finden wir beim ISG genügend Hinweise auf die stabilisierenden Bandverbindungen, die sicherstellen, dass die Gelenkflächen neutral belastet werden. Diese leiden ebenfalls unter der einseitigen Haltung und verursachen dadurch einige der bekannten ISG-Probleme. Diese mit direktem Druck zu bearbeiten, ist meistens eine gute Idee, die sich spontan in einem leichteren und stabileren Stand äußert.

Man kann alle mit dem Becken verbundenen Strukturen mit der **Faszienrolle** bearbeiten, dabei ist vor allem die Umgebung um das Hüftgelenk und um das ISG interessant. Entsprechend der Grundtendenz des Beckens muss man dabei Schwerpunkte setzen: Ein aufgrund kurzer Hüftbeuger nach anterior gekipptes Becken muss durch das Beheben dieser Verkürzung korrigiert werden. Eine durch überspannte Hüftrotatoren verursachte, zu große Öffnung der Hüftschaufeln („Outflare") muss durch eine Behandlung der Rotatoren- und sakrotuberalen Strukturen korrigiert werden. Es lohnt sich also, gezielt nach behandlungsbedürftigen Strukturen zu suchen und die Ergebnisse dann auszuwerten.

Mittels eines **Stretching-Programms** muss die Hüft-Becken-Region ausgeglichen und beweglich gehalten werden, wobei sich hier immer der paradoxe Grundsatz von Stabilität und Beweglichkeit trifft: Wenn aus einer stabilen Mitte heraus der Körper in zwei Richtungen verlängert und die Hüfte dabei in eine überstreckte Position gebracht wird, dann soll, obwohl sich die Leiste öffnen muss, gleichzeitig die Beckenkippung stabil gehalten werden. Erfahrungsgemäß klappt das bei den wenigsten auf Anhieb, und sie fallen in die instabile Hohlkreuzposition. Ziel ist es, ohne Hohlkreuz eine Hüftstreckung zu realisieren.

Die Tensegrität in der Bewegung findet sich betont in den **elastischen Übungen,** damit auch während des Schwingens Platz in den Hüft- und Kreuzbeingelenken bleibt. Das bedeutet, die große Amplitude der Bewegung wird von einer übertriebenen Vorspannung, vor allem im „Power-House", aber auch in der Becken-Bein-Verbindung, begleitet.

### 7.2.6 Lumbalfaszie

Die Lumbalfaszie stellt das Kernstück der myofaszialen rückwärtigen und der Funktionskette dar. In Beuge- und Rotationsbewegungen vermittelt die Lumbalfaszie zwischen den Beinen und dem Rumpf, was z. B. für einen elastischen Gang entscheidend ist. Das Gangbild eines Greises ist genau vom Mangel dieses Merkmals gekennzeichnet: Es finden keine elastische Bewegungsübertragung und keine Federung mehr statt. Viele Betroffenen können das Becken und die LWS letztendlich gar nicht mehr differenziert bewegen.

Die Lumbalfaszie **darf mit Faszienrollen** bearbeitet werden. Dies sollte aber nicht als alleiniges „Rollen, dort wo es wehtut" stattfinden, sondern immer Teil eines Gesamtprogramms sein. Man kann dabei mit verschiedenen Richtungen des Rollens experimentieren und gleichzeitig mit kleinen Bewegungen spielen, oder zumindest die Atmung bewusst einsetzen.

Die Lumbalfaszie **darf gedehnt** werden, jedoch nur unter einer bewussten, vielleicht sogar übertriebenen tensegralen Aufspannung! Nur auf diese Art wird ein Überdruck auf die Bandscheiben und Wirbelsäulenstrukturen verhindert.

Die Lumbalfaszie **muss elastisch** trainiert werden, sonst verliert sie diese wichtige Fähigkeit und wird verletzungsanfälliger. Wieder gilt die Voraussetzung der tensegralen Vorspannung – auch in hubarmen oder -freien Übungen. Solange die Lumbalregion schmerzfrei agieren kann, muss man sich über die längst überholten Gebote des immer geraden Rückens hinwegsetzen. Das hat inzwischen sogar im Brügger-Programm seinen Platz gefunden.

**Sensorische Übungen** sind für den gesamten Rücken interessant, egal ob es sich um taktile Differenzierungen oder um ein feinkoordiniertes Loslassen handelt. Das Zusammenspiel von Faszie und Muskel, von Spannung und Entspannung ist für den Rücken existenziell. Mit meinen Gruppen mache ich gerne Kinderspiele wie „Pizzabacken", „Wettervorhersage" oder „Zahlen raten" auf dem Rücken des Partners. Dabei wird nicht nur die Sensorik geschult, sondern oftmals auch eine positive Erinnerungen an die Kindheit geweckt – damals, als der Rücken noch nicht schmerzte.

### 7.2.7 Wirbelsäule

„Die" Wirbelsäule ist an sich ein zu großgefasster Begriff für die Prävention: Teilt sie sich knöchern schon in mindestens drei Abschnitte, sind die umgebenden Strukturen ungezählt. Ausgehend von den verbreitetsten Beschwerden lassen sich jedoch wenigstens Grundsätze für ein Präventivprogramm ableiten.

Die lohnendste Region für die Arbeit mit der **Faszienrolle** ist die BWS aufgrund ihrer relative Unbeweglichkeit und ihrer Neigung, sich in der Flexion zu versteifen. Mit bewusster Atmung und differenzierter BWS-Bewegung kann dieser Tendenz zumindest entgegengewirkt werden. Das Bearbeiten der Lordosenspannungen mit der Rolle ist außerdem wohltuend und zugleich beweglichkeitsfördernd.

Sinngemäß gilt bezüglich des **Dehnens und der elastischen Bewegung** dasselbe wie bei der Lumbalfaszie. Ein zusätzlicher Aspekt ist die innere Länge, die bei jeder Bewegung begleitend erhalten bleiben muss. Man könnte sie auch „innere Aufspannung" nennen. Oftmals gibt es auch hier die Parallelität von Stabilisierung und Beweglichkeit, entweder im selben Segment oder abwechselnd auf die Länge der Wirbelsäule verteilt.

Der Kopf ist nur der oberste Wirbel: Es sollte keine übermäßige Spannung im Hals-Nacken-Bereich aufkommen, ansonsten ist die Bewegung abzuwandeln, bis der Nacken wieder locker lassen kann. Generell scheint bei der Schulung einer entlastenden Wirbelsäulenbewegung die Körperwahrnehmung die größte Rolle zu spielen. Anders formuliert ist das „wie" der Bewegung hierbei weit wichtiger als das „was".

**MERKE**

Der Merksatz für einen lockeren Nacken kommt aus dem Bereich der Alexander-Technik:

- Der Kopf ist leicht.
- Der Hals ist beweglich.
- Die Schultern sind weit.
- Der Rücken ist lang.

### 7.2.8 Schultern und Nacken

Der Schultergürtel sollte locker auf den oberen Rippen liegen und keinesfalls vom Trapezius oder anderen Halsmuskeln gehalten werden. Das ist wichtig, weil sich im Schultergürtel die vertikale Bewegungsachse mit der horizontalen trifft und beide so unabhängig wie möglich funktionieren sollten. Die myofaszialen Linien der Arme ziehen auf der Beuger- und Streckerseite von der einen Hand zur anderen, die spiralige Linie läuft durch die Skapularregion.

#### Übungsbeispiele

Die meisten Menschen tun sich beim **Faszienrollen** an Schultergürtel und Nacken am leichtesten, wenn sie im Stehen gegen die Wand bearbeiten. Das nimmt die Schwere des Kopfs aus der Übung. Andererseits kann man nicht so gut über der Rolle entspannen. Die Schulterblätter sind meist mit den Bällen besser zu bearbeiten als mit der großen Rolle.

Das **Stretching** läuft ganz myofaszial linientreu von einem Arm zum anderen, samt Aufspannung und Rotationen. Ganz automatisch gesellt sich die spiralige Linie oft dazu, wenn die Stretching-Bewegung weiterlaufend auch die Wirbelsäule in Bewegung bringt. So kann man mit den in Seithalte abduzierten Armen starten und diese Bewegung über die Schultern bis in die Wirbelsäule weiterlaufen lassen. Dieser Ablauf ist um einiges interessanter, als ein bloßes lineares Wegstrecken der Arme.

Bei allen **Kräftigungsübungen** muss der Nacken lang und locker bleiben. Viel zu oft sieht man Menschen an, dass sie jede ihrer Bewegungen immer mit der Nackenspannung kontrollieren. Das tut weder der Bewegung noch dem Nacken gut. Für Menschen, die regelmäßig an Kraftmaschinen arbeiten, wäre es eine zentrale Trainingsergänzung, nur so viel Gewicht aufzuladen, dass sich weder der Nacken verspannt noch die Atmung stockt. Für den Alltag empfehle ich folgende Übung: Man versucht, in den Gelenken zwischen Schädel, Atlas und Axis minimal kleine und maximal lockere Bewegungen zu machen, in etwa vergleichbar mit dem früher weit verbreiteten Wackeldackel auf der Hutablage. Diese kleine Bewegung sollte einen über den Tag begleiten und neben sämtlichen Tätigkeiten her aufrechterhalten bleiben. Wer sich nicht traut, in dieser Art durch die Welt zu laufen, hat genügend Übungspotenzial zuhause und wird sich wundern, wie schwierig es ist, mit einem so lockeren atlantookzipitalen Übergang auch nur ganz gewöhnlichen Tätigkeiten nachzugehen. Aber – Übung macht den lockeren Meister.

Auch **sensorisch** gehört das Lockerlassen, die Kontrolle aufgeben, die Bewegung von anderswo auslösen und steuern zu den bestimmenden Themen bei Schultern und Nacken. Der obige Satz aus der Alexandertechnik beginnt eigentlich mit einem „STOP", um kurz inne zu halten und die gewohnte Art und Weise der Bewegung bewusst zu unterbrechen. Schon das wäre ein guter Anfang, um die vielen Nackenspannungen zu lösen.

### 7.2.9 Arme und Hände

Nicht nur für Physiotherapeuten sind die Hände ihr Arbeitskapital. Und obwohl wir immer weniger schwere körperliche Arbeit verrichten, mehren sich die Beschwerden aufgrund der einseitigen Belastung z. B. mit Tastatur oder Maus. Und obwohl Arme und Hände keine offensichtliche rumpfunterstützende Funktion haben, wie das bei Vierbeinern der Fall ist, hat ihre Spannung doch enormen Einfluss auf Haltung und Spannung des ganzen Körpers.

#### Übungsbeispiele

Eine differenzierte Arbeit an den Händen ist mit den **Faszienrollen** leider nicht möglich. Es gibt immerhin kleine Röllchen für Füße und Arme, ein überzeugendes Produkt für die Hände gibt es aber derzeit nicht. Schmeichelsteine oder kleine Flummis wären eine Alternative.

Für die Hände muss das **Stretching** betont bewegt-räkelnd erfolgen. Damit lassen sich viele Spannungen fast nebenbei beseitigen. Erstaunlicherweise macht man eine Bewegungsgruppe nicht glücklich, wenn man die Hände und Arme ausgiebig dehnt. Zu anstrengend erscheint dann das Training, weil es meistens wieder mit der Pinguin-Einstellung, also den verlängerten Armen und dorsalextendierten Händen (> Abb. 5.15c), beginnt und die Arme über die Abduktion in die Seit- oder Hochhalte wandern. Das ist natürlich ungewohnt anstrengend, manchmal sogar etwas unangenehm, wenn durch die endgradigen Positionen auch Nerven unter Dehnspannung geraten. Glücklicherweise müssen alle Teilnehmer am Schluss zugeben, dass sich die Anstrengung gelohnt hat.

Der differenzierte, aufmerksame und ökonomische Einsatz der Hände wäre letztendlich auch ein Ziel in der alltäglichen Arbeit/Behandlung. Meistens setzt man erstaunlich mehr **Kraft** für eine Tätigkeit ein, als eigentlich nötig gewesen wäre. Günstiger wäre es oft, die Dinge bewusster und achtsamer anzugehen, dann würde ein unnötiger Krafteinsatz auch schneller korrigiert werden können.

Noch eine Anmerkung zur therapeutischen Arbeit: Durch die Einseitigkeit der Positionen und die oftmals gleichen Techniken entwickeln auch Therapeuten manchmal ungünstige Bewegungsmuster. Um die Hände locker-aufmerksam und die Wirbelsäule unbeeindruckt zu lassen, sollte man obigen Alexander-Spruch verinnerlichen und versuchen, dabei möglichst stabil-aufgespannt zu stehen.

### 7.2.10 Atmung

Auch die Atmung wird von Spannung und Stress beeinflusst. Allerdings ist die Atmung auch der am leichtesten zugängliche Aspekt des vegetativen Systems und bietet die Möglichkeit, über die Atemlenkung eben diesem Stress zu begegnen. Der Atem sollte durch die eigene Vorstellung lenkbar sein, das ist wichtiger und richtiger, als über eine korrekte Bauch- oder Brustatmung zu diskutieren. Er sollte die Bewegung begleiten und umgekehrt sollte die Bewegung den Atem begleiten dürfen. Er sollte sich in Tempo und Tiefe anpassen können und hin und wieder seine ganze Bandbreite an Möglichkeiten nutzen.

#### Übungsbeispiele

Eine leichte und doch wirksame **Hausaufgabe** ist, immer wieder tief zu seufzen. Das aktiviert die Atemmuskulatur, mobilisiert die oberen Rippen und ist für gestresste Schulterpatienten genau das Richtige. Vielleicht sollte mit dem Seufzen jedoch warten, bis man alleine ist…

Dass sich die Atmung von der Körpermitte in alle Richtungen ausdehnt, ist für manche Teilnehmer meiner Kurse eine ungewohnte Vorstellung. Vielen ganz neu, dass nicht nur die Rippen, sondern auch die Wirbelsäule mit dem Atmen bewegt wird. Im Rahmen der Propriozeption wurde die Atemlenkung zwischen die Dornfortsätze beschrieben. In ähnlicher Weise lässt sich dies, zwar etwas flächiger, aber selbstständig an jeder roten Ampel gegen die Rückenlehne des Autositzes versuchen.

Bei Anstrengung aus- und beim Ausholen einzuatmen, sollte selbstverständlich sein, ist aber nicht immer der Fall. Hier trifft man manchmal auf heftigen Widerstand. Weil das Prinzip für sämtliche Bewegungen gilt, muss es bewusst auch in Alltagssituationen eingeübt werden.

Auch die schon beschriebene Atempause eignet sich hervorragend, um entspannt und achtsam zu werden: Nach dem lockeren Ausatmen wartet man einfach so lange, bis der Körper von alleine wieder einatmen will.

**Atemdehnlagerungen** und **taktil begleitete Atemaufgaben** sind für die fasziale Vernetzung ebenfalls genial einfache Möglichkeiten, Faszien in Bewegung zu versetzen und gleitfähiger zu machen.

## 7.3 Indikationen und Kontraindikationen

**Jeder** kann und sollte seine Faszien trainieren. Genau genommen lässt sich das Faszientraining auch nicht vom Muskeltraining trennen – und andersherum. Doch man kann Schwerpunkte setzen und Übungen in der Art variieren, dass sie eher die Qualität der Faszien ansprechen als nur die der Muskulatur. Durch diese speziellen Trainingsreize baut sich das Fasziengewebe um und passt sich damit an die neue Belastung an, genauso wie es die Muskulatur und jedes andere Gewebe im Körper tut.

Das braucht allerdings seine **Zeit,** was uns direkt zur ersten „Kontraindikation" führt: Menschen, die es eilig haben und an schnell sichtbaren Erfolgen orientiert sind, sollten

7

sich nicht alleine auf ein Faszientraining stürzen. Was man hier aufbaut, ist langfristig gedacht und bewegt sich in einem Zeitrahmen von Monaten und Jahren. Wer also an einer langfristigen und dauerhaften Leistungssteigerung oder an deren Erhalt interessiert ist, der liegt hier richtig.

Wer gerne schnelle Erfolge sieht und dafür auch über seine eigenen **Schmerz**- und sonstige Grenzen geht, wer der Meinung ist, „was schmerzt, tut gut" und „eine brennende Wiederholung geht noch", der ist beim Faszientraining nicht gut aufgehoben. Durch die hohe Strukturbelastung, vor allem beim elastischen Bewegen, muss sehr aufmerksam und schmerzvermeidend trainiert werden. Ansonsten läuft man Gefahr, sich zu verletzen oder in ein Übertraining zu geraten. Dann gehen die abbauenden Prozesse trotz des Trainings schneller von statten als die aufbauenden.

Auch die Idee, die dann auftretenden Schmerzen mit Hilfe der Pharmazie zu bekämpfen, ist faszial gesehen keine optimale Situation.

### 7.3.1 Medikamente

Die ganze Familie der nichtsteroidalen Antiphlogistika (NSA) wirkt kollagensynthesehemmend auf das Fasziengewebe. Das ist umso ungünstiger, wenn der Sportler wirklich zu viel trainiert hat und aufgrund dessen seine auftretenden Beschwerden mit den „Klassikern" ASS, Diclofenac oder Ibuprofen bekämpfen will. Macht er dann den Fehler, unter Medikamenteneinfluss weiter zu trainieren, wird er mittelfristig sein Bindegewebe schwächen und die Abwärtsspirale starten.

Ebenso kollagensynthesehemmend wirken kontrazeptive Hormongaben. Sind Frauen sowieso schon im Nachteil, was den Kollagenumsatz und -aufbau betrifft, so geraten sie durch die Einnahme der Pille noch weiter ins Hintertreffen. Die Mechanismen sind noch nicht genau geklärt, aber mit Einsetzen der Menopause kehren sich die Verhältnisse erstaunlicherweise um und die Frauen, die Hormone substituieren, können dann mehr Kollagen synthetisieren als ihre nicht substituierenden Geschlechtsgenossinnen.

Marcumar ist ein Medikament, das sich nicht mit externem Druck auf das Gewebe verträgt. Je nach Dosierung stellen sich innere Blutungen und Hämatome ein. Insofern sollte man beim Faszienrollen vorsichtig sein. Prinzipiell müssten hohe Gaben von ASS eine ähnliche Wirkung haben wie Marcumar, sie waren hinsichtlich der Hämatombildung aber noch nie problematisch – wenngleich die Sinnhaftigkeit der ASS-Gabe wie erwähnt in Frage gestellt werden muss.

Auch für Stents, Ports, interne Defibrillatoren und andere medizinische „Einbauten" gilt: Sie sollten nicht unter Druck gebracht werden.

### 7.3.2 Herz-Kreislauf-Schwäche, Bluthochdruck

Das Herz-Kreislauf-System (HKS) lässt sich nicht ganz isoliert von den Faszien trainieren und andersherum ist es genauso. Training bedeutet aber auch immer Belastung, ansonsten stellt sich keine Anpassungsreaktion ein. Manche Trainingsinhalte sind unter Umständen ziemlich anstrengend und belasten das HKS möglicherweise über die Maßen. Menschen mit entsprechenden Defiziten, sei es das Herz selber mit seinen Herzkranzgefäßen, der Herzmuskel nach einem Infarkt oder ein überhöhter Blutdruck, sollten ihre Grenzen kennen und Belastungen einschätzen können. Vor allem die elastischen Übungen sind von ihrer Art her eine intensive Belastung. Obwohl man den Eindruck hat, z. B. das Bein mühelos hin- und herzuschwingen oder leicht federnd zu hüpfen, melden sich umgehend Atmung und Puls, die beide nach oben reguliert werden. Die körperliche Reaktion scheint dabei manchmal etwas übertrieben, auch was den Wärmehaushalt betrifft. Der vermutliche Grund dafür ist die quasi statische Arbeitsweise der Muskulatur: Da wir mit viel Vorspannung unterwegs sind und in dieser Vorspannung federn, ist die zugehörige Muskulatur unter Dauerkontraktion, was der statischen Arbeitsweise sehr nahe kommt. Bekanntermaßen kommt es dabei zu einer (teilweisen) Ischämie, die das Herz durch vermehrte Arbeit ausgleichen will. Infolgedessen steigt der Blutdruck an, und zwar sowohl der systolische als auch der diastolische Wert. Gesunden Menschen muss das keine Sorgen bereiten, jenen mit geschwächten Herzen jedoch schon. Unter Umständen müssen sie die elastischen Trainingsinhalte reduzieren, in der Belastungsdauer kürzen oder/und an die gesundheitlichen Bedingungen anpassen.

Für die anderen drei Elemente des Trainings ist die Lage nicht so kritisch, wenngleich die üblichen Vorsichtsmaßnahmen von Sport mit HKS-Patienten zur Anwendung kommen sollten. So sollte z. B. das Herz immer höher liegen als die Beine und der Rest des Körpers.

### 7.3.3 Bindegewebs-/Gefäßschwäche

Oberflächliche Krampfadern sollte man nicht mit den Rollen bearbeiten. Es birgt zu viele Risiken, das bereits geschwächte Gewebe zusätzlich unter Druck zu bringen. Bei tiefen Krampfadern scheint das kein Problem zu sein, weil der Druck gar nicht so spezifisch in die erforderliche Gewebetiefe kommt, bzw. dort keinen festen Gegendruck findet und somit die effektiv wirksame Kompression nicht schädigend wirken kann.

Gesunde Gefäße nehmen unter dem Druck der Rolle keinen Schaden, auch die Venenklappen gehen durch den Rollendruck laut aktueller Erkenntnisse nicht kaputt.

Besenreißer sollen in der Regel sogar besser werden. Das gilt auch für Zellulitis, die durch Rollen, Tensegralspannung und elastische Übungen langfristig besser wird; zumindest im Tierversuch soll das schon funktioniert haben.

Lymphknoten sind unproblematisch, solange sie nicht entzündet sind.

Kapillare Probleme, wie sie z. B. bei Diabetes an der Fußsohle auftauchen, sind nachweislich sehr gut mit der Rolle behandelbar.

### 7.3.4 Senioren

Obwohl das Alter natürlich keine Krankheit ist, verlangsamen sich die aufbauenden Prozesse zunehmend und es stellt sich das ein oder andere Zipperlein ein. So muss man z. B. an verminderte Elastizität, Schwindel, Hör- und Sehschwächen, Dehydrierung oder Inkontinenz denken. Die jeweilige Symptomkombination schränkt die Übungsauswahl natürlich ein oder man muss die Art der Ausführung anpassen. Wenn möglich sollten jedoch wirklich alle vier Aspekte im Programm enthalten sein, weil diese ja gerade den Nichtsportlern und eben auch Älteren zu Gute kommen.

Das Faszienrollen kann für Senioren ganz spannend sein. Das Stretching kann an jedes Alter, Niveau und Körperposition angepasst werden. Mit den elastischen Übungen tauchen wieder die Verletzungsgefahr und der Schwindel auf. Armschwing-Übungen sind aber fast immer möglich und man kann dabei in die beugenden Knie federn. Die propriozeptiven Übungen sollten ebenfalls kein Problem darstellen.

Die oftmals im Alter auftretende Osteoporose kann hingegen ein echtes Problem werden. Bei entsprechender Ausprägung kann man sich selbst durch das Eigengewicht beim Faszienrollen die Rippen brechen. Über elastische Übungen muss man in dem Fall gar nicht mehr reden…

### 7.3.5 Neurologische Erkrankungen, Apoplex

Neurologische Erkrankungen stellen keine Kontraindikation dar, die Trainingsinhalte sind jedoch unbedingt anzupassen. Vor allem propriozeptive Übungen sind in der Behandlung des Schlaganfalls äußerst hilfreich, wenn das Gehirn sowieso gerade dabei ist, neue Informationswege zu bahnen. Stellt man die Übungen unter die Idee der beiden Körperhälften, bahnt die intakte einen Weg vor, den die zweite dann leichter lernen kann.

Darüber hinaus ist nicht sicher, ob und wie spezifisch Faszientraining auf die neuronalen Wege Einfluss nimmt. Manche berichten von interessanten Einzelfällen, generell scheint jedoch die neuronale Läsion, zumindest mittelfristig, dominant zu sein. Gleiches gilt auch für genetisch bedingte Krankheiten.

### 7.3.6 Entzündungen, Infekte

Über entzündete Gebiete wird nicht gerollt, sie sollten auch nicht elastisch belastet werden. Bestenfalls kann man ein leichtes Stretching-Programm machen und die Propriozeption schulen. Zumindest im Tierversuch hilft aktives Stretching gegen eine künstlich gesetzte Entzündung.

Wie beim Sport üblich, sollte man im Fall von Infektionen keine anstrengenden Tätigkeiten durchführen.

Rechnet man den Muskel- oder Faszienkater bereits zu den Entzündungen, dann gilt das Sportverbot nur eingeschränkt. Menschen mit einem guten Gefühl für den Körper können bei Muskelkater durchaus rollen und sanft dehnen, bis der Schmerz verschwunden ist.

### 7.3.7 Rheuma, systemisch-entzündliche Erkrankungen

Menschen mit systemisch-entzündlichen Erkrankungen sitzen zwischen den zwei Stühlen, dass ihnen sowohl Körperarbeit als auch Bewegung gut täten, sie aber beide nicht zu viel bzw. nicht zu intensiv ausüben dürfen. Um den Organismus nicht zu überfordern, muss der Therapeut betont langsam und vorsichtig arbeiten. Er darf das Gewebe nicht zu punktuell in der Tiefe behandeln, sondern muss stets auf eine gute Balance zwischen den einzelnen Faszienschichten bedacht sein. Für das eigene Bewegen gilt derselbe Grundsatz: nicht zu viel und nicht zu schnell arbeiten und herausfinden, was einem gut tut.

Beim Rollen ist es wichtig, die richtige Intensität zu finden. Akut entzündliche Stellen werden auf jeden Fall ausgespart. Eine weiche Rolle mit viel Rollwiderstand wäre in diesem Fall optimal. Stretching ist wiederum unproblematisch, solange man es nicht übertreibt. Bei den elastischen Übungen ist sehr viel Vorsicht geboten, man könnte sie erst einmal weglassen oder zumindest durch etwas dynamischere Dehnungen ersetzen.

Wieder hier gilt leider der Grundsatz, dass eventuell genetisch bedingte Störungen nicht strukturell oder funktionell heilbar sind; man kann höchstens den momentanen Zustand verbessern.

KAPITEL

# 8 Ernährung



Die Frage nach einer faszienspezifischen oder -aufbauenden Ernährung taucht immer wieder auf – und immer muss auf die fehlenden wissenschaftlichen Feldstudien verwiesen werden. Der zunehmenden ernährungswissenschaftlichen Erkenntnis detaillierter Abläufe im menschlichen Organismus steht die ebenfalls zunehmende Zahl alternativer Ernährungsformen gegenüber. Dies geschieht vor dem Hintergrund sich ständig verändernder Nahrungsmittel, die immer industrieller, schlimmstenfalls genmanipuliert oder wenigstens hochgezüchtet produziert werden, sowie den gleichfalls sich verändernden Konsumenten mit immer neuen Nahrungsmittelunverträglichkeiten oder Allergien. Manchen Entwicklungen kann man sich durch den bewussten Einkauf und die eigene Zubereitung weitestgehend entziehen. Trotzdem steht der Mensch am Ende einer Nahrungskette, die er als Einzelner nicht im Ganzen überblicken oder kontrollieren kann.

Abgesehen von der wahrscheinlichen Wechselwirkung zwischen Angebot und Reaktion des Konsumenten scheint es darüber hinaus nicht möglich zu sein, die Wirkweise einzelner Substanzen auf den Organismus so zu untersuchen, dass das Ergebnis einen allgemeingültigen Charakter besitzen würde. Zu unterschiedlich sind oftmals die Reaktionen der Probanden auf ein und dieselbe Substanz. Selbst wenn ein bestimmter Stoff eine Reaktion bei der Hälfte der Probanden hervorruft, kann die zweite, nicht-reagierende Gruppe das Ergebnis völlig zunichtemachen. Statistisch gesehen ist die Substanz infolgedessen nicht signifikant wirksam, obwohl sie der ersten Hälfte helfen würde.

Dieses methodische Problem im Hinterkopf bewahrend sollen trotzdem einige Grundsätze besprochen werden, die im „Verdacht" stehen, die Bindegewebsqualität in vielen Fällen zu verbessern.

## 8.1 Zeitgemäße Nahrungsmittel

Leider werden trotz des technischen Fortschritts in Anbau und Verarbeitung unsere Nahrungsmittel nicht besser, im Gegenteil. Über eine Vielzahl von Bestimmungen werden sie zwar immer einheitlicher, aber der Bananenkrümmungsradius sagt nun einmal nichts über die Inhaltsstoffe aus. Auch die Empfehlung „an apple a day keeps the doctor away" ist heute bei Weitem nicht mehr ausreichend, wenn ansonsten nicht auf Herkunft und Verarbeitung der Nahrungsmittel geachtet wird. Das Problem der modernen Lebensmittelproduktion beginnt bei den Anbaumethoden, die den Pflanzen ihre Mineralstoffe und Spurenelemente entziehen. Es setzt sich bei der oft verfrühten Ernte der Früchte fort, weswegen sich die Inhaltsstoffe kaum entwickeln können, und endet in langen Transportwegen, die wiederum einen Verlust an Vitalstoffen nach sich ziehen.

Um inhaltswertige Nahrungsmittel zu bekommen, liegt eine im wörtlichen Sinne „naheliegende" Lösung in saisonalen, regionalen Bioprodukten. Diese haben sich inzwischen zu einer meistens finanzierbaren Alternative zum Supermarkt entwickelt. Entweder man fragt sich durch die örtlichen Bioläden oder informiert sich auf dem Bauern- oder Wochenmarkt. Mancher Landwirt liefert seine Produkte sogar bis an die Haustür oder hat eine saisonale Gemüse-Kiste im Angebot. Ganz modern finden sich Gärtner-Gemeinschaften zusammen, um ihr eigenes Gemüse genossenschaftlich aufzuziehen. Entgegen dem Fertiggerichte-Trend setzen sich derlei alternative Versorgungsideen immer weiter durch und sind teilweise auch in größeren Ballungsgebieten anzutreffen.

Ergänzend dazu erscheinen in regelmäßigen Abständen Ernährungstrends, wie derzeit z. B. die vegane Ernährungsweise. Man sollte sich dabei, je nach Ausmaß der Reduktion der Ernährungspalette, über eine ausreichende Zufuhr essenzieller Vitalstoffe Gedanken machen.

In manchen Ernährungskonzepten spielt auch die Art der Zubereitung eine herausragende Rolle. Demnach macht es einen entscheidenden Unterschied, ob ich meine Mahlzeiten kalt oder warm, roh oder gekocht zu mir nehme. Während die Anhänger der Bruker-Ernährung quasi nur Rohkost zu sich nehmen dürfen, müssen ayurvedisch orientierte Köche ihre Nahrung nicht nur erhitzen, sondern währenddessen auch die Reihenfolge der fünf Elemente bedenken.

Vielleicht sind es kulturelle Unterschiede, vielleicht die Veranlagung oder eine defizitäre Ernährung in der Vergangenheit, spezielle Bedürfnisse oder die bewusste Ernährung an sich, die gesundheitsförderlich auf den Menschen wirken. Auf jeden Fall sollte auch das eigene Körpergefühl zu Rate gezogen werden, wenn es darum geht, die passende Ernährungsform zu finden. Denn so unterschiedlich die Menschen sind, so unterschiedlich reagiert auch der Organismus auf die ihm zugeführte Nahrung. Entscheidend ist jedoch nicht die erste Empfindung, nachdem ich in ein süßes Stückchen gebissen habe. Wahrscheinlich ist der einsetzende Zuckerschock im ersten Moment gar nicht unangenehm. Weitaus wichtiger scheint das mittelfristige Körpergefühl zu sein: Wie ausgeglichen kann ich mit dieser Ernährungsform leben? Inwiefern aktiviert oder hemmt sie mich, meine Konzentration und Leistungsfähigkeit? Wie ist mein Energielevel über den Tag? Bin ich von der Zufuhr bestimmter Inhaltsstoffe wie Koffein, Zucker oder Alkohol, oder vielleicht sogar von Medikamenten abhängig?

Auch die individuellen Nahrungsmittelunverträglichkeiten spielen heutzutage eine große Rolle. Ob Gluten, Weizen allgemein, Laktose oder Histamin: Sobald man sich in irgendeiner Weise im Nahrungsangebots einschränken muss, sollte wieder auf eine ausreichende Versorgung an essenziellen Inhaltsstoffe und ggf. auf eine Substitution derselben geachtet werden.

Last but not least einige Gedanken über die Zeit, die wir uns zum Essen nehmen. Wahrscheinlich würden die meisten Menschen des westlichen Kulturkreises der Aussage zustimmen, dass man sich für eine gute Mahl-Zeit, wie der Name schon sagt, Zeit nehmen sollte. Die Praxis sieht aber leider so aus, dass man sein Essen entweder auf der Straße „to go" konsumiert oder sich viel zu oft durch Fernsehen oder sonstige Medien vom bewussten Schmecken und Genießen ablenkt. Vielleicht sollte man sich an dieser Stelle an den kleinen Prinzen von Antoine de Saint-Exupéry erinnern. Dieser wurde gefragt, was er mit der gewonnenen Zeit machen würde, wenn er durch ein Wundermittel nie mehr trinken müsste. Seine Antwort war sinngemäß: „ganz gemütlich zu einem Brunnen spazieren".

## 8.2 Säure-Basen-Gleichgewicht

In ➤ Kap. 2.3.1 wurde erklärt, inwieweit das Kollagen und die Grundsubstanz vom pH-Wert, also vom Säure-Basen-Gleichgewicht, abhängen. Die Kollagensynthese wird durch ein saures Milieu gebremst und die Grundsubstanz wird visköser, also zähflüssiger und verfilzungsfreudiger. Deswegen soll auf diesen Aspekt der Ernährung besonders eingegangen werden, obwohl er nur einen Teil der verschiedenen Betrachtungsweisen darstellt.

Über die Beziehung zu den Faszien hinaus ist das Verhältnis von Säuren zu Basen für die Funktion aller Stoffwechselvorgänge im Organismus von großer Bedeutung. Das geregelte Gleichgewicht zwischen Säuren und Basen ist für einen normalen Stoffwechsel unabdingbar. Es entscheidet auch über die Struktur und Funktion von Proteinen, die Permeabilität von Membranen und die Verteilung von Elektrolyten.

Damit die vielfältigen Prozesse in unserem Körper geregelt ablaufen können, muss der pH-Wert des Blutes sowie der extra- und intrazellulären Kompartimente unter allen Umständen innerhalb einer geringen Schwankungsbreite konstant gehalten werden. Dazu sind verschiedene Puffersysteme zur Säure- bzw. Basenkompensation vorhanden, die ständig entsprechend der aktuellen Säure- bzw. Basenbelastung des Organismus in Anspruch genommen werden. Dazu zählen die Pufferеigenschaften des Blutes sowie der extra- und intrazellulären Kompartimente, der Gasaustausch in den Lungen und die Ausscheidungsmechanismen der Nieren. Diese Systeme stehen miteinander in einem funktionellen Gleichgewicht.

Eine wesentliche Bedeutung bei der **Pufferung von Protonen,** also säureverursachenden $H^+$-Ionen, besitzen die organischen Salze von Mineralstoffen und Spurenelementen. Bei der Dissoziation dieser Salze werden organische Anionen freigesetzt, die dann ihrerseits Protonen aufnehmen können. Diese organischen Säuren werden danach im Stoffwechsel schrittweise zu Wasser und Kohlendioxid abgebaut und sorgen so für eine Entfernung von Protonen aus dem Organismus.

Die verbleibenden positiv geladenen Mineralstoffkationen können im Tausch gegen Protonen aus dem Primärharn der Niere rückresorbiert werden, wodurch es ebenfalls zu einer Entfernung von Protonen aus dem Körper kommt. Die Höhe der Zufuhr organisch gebundener Mineralstoffe und Spurenelemente stellt deshalb einen wesentlichen Faktor bei der Regulation des Säure-Basen-Status dar.

Inwieweit die Ernährung auf den Säure-Basen-Haushalt Einfluss nehmen kann, wird seit vielen Jahren kontrovers diskutiert. **Manifeste Azidosen** (Azidose = Absinken des pH-Werts im Blut unter 7,35) oder Alkalosen (Alkalose = Ansteigen des pH-Werts im Blut über 7,45) lassen sich allein durch den Verzehr bestimmter Nahrungsmittel nicht erzeugen. Allerdings sind die pathobiochemischen Effekte einer

Azidose bzw. Alkalose bei Diabetes mellitus, Hyperurikämie, Gicht oder eingeschränkter Nierenfunktion unbestritten.

Neben den manifesten respiratorischen oder metabolischen Azidosen treten ernährungsbedingt häufig sogenannte latente Azidosen auf. Bei der latenten oder chronischen metabolischen Azidose ist der Blut-pH innerhalb des Normbereichs geringfügig zum Sauren hin verschoben, vor allem ist jedoch die Pufferkapazität des Blutes deutlich vermindert. Diese kann durch eine Zufuhr basischer Mineralstoffe verbessert werden.

**Hauptursache** für eine **latente Azidose** ist ein hoher **Verzehr von schwefelhaltigem Protein** oder eine verminderte Säureausscheidungskapazität. Mit der bei uns üblichen eiweißreichen Durchschnittsernährung wird der Organismus täglich mit einem Säureüberschuss von 50–100 mmol belastet. Diäten und Fastenkuren sind in diesem Zusammenhang keine Hilfe, sie können die Übersäuerung des Organismus allenfalls fördern. Die katabole Stoffwechsellage beim Fasten steigert die Energiegewinnung aus Fettsäuren, wobei vermehrt belastende Ketosäuren anfallen, die wiederum entsorgt werden müssen.

**Mangelnde körperliche Aktivität** führt durch eine unzureichende Durchblutung der Muskulatur zu Sauerstoffmangel, der den anaeroben Stoffwechsel mit Milchsäure als Endprodukt aktiviert. Chronische Verspannungen haben über denselben Mechanismus von Sauerstoffmangel durch partielle Ischämie ebenfalls diesen übersäuernden Effekt.

Auch **chronische Erkrankungen** der Lunge, Niere und Leber können die natürlichen Ausscheidungsmechanismen für überschüssige Säuren behindern.

Bei einer chronischen, ernährungsbedingten Azidose kommt es zu einer allgemeinen **Verminderung der Pufferkapazität** – zuerst des Bluts, bei weiterer Säurebelastung des Intrazellulärraums und der Knochenoberfläche. Bei weiter andauernder Säurezufuhr erfolgt die Pufferung durch Freisetzung von Mineralstoffen aus dem Knochen. Diese Beobachtung führte zu der Hypothese, dass Osteoporose in erheblichem Ausmaß durch eine hohe ernährungsbedingte Säurelast mitverursacht werden kann.

Auch das Bindegewebe und die Faszien werden im Falle einer latenten Azidose in Mitleidenschaft gezogen. Bei abnehmender Pufferkapazität wird die in den Zellen gebildete Säure in der Muskulatur und im Bindegewebe gespeichert. Die Säureprotonen belegen die Wasserbindungsplätze an den Glykosaminoglykanen und verhindern so deren normale Wasserbindungsfähigkeit, was die Faszien spröde und den Knorpel dünner werden lässt.

In der Muskulatur kann es durch Säureeinlagerung ebenfalls zu einer Strukturstarre kommen: Die Durchblutung nimmt ab, die Säureentsorgung wird dadurch zusätzlich erschwert. Oft können Muskelverhärtungen und Weichteilrheumatismus die Folge sein.

Nahrungsmittel, die übersäuernd wirken, müssen von ihrer Geschmacksqualität allerdings nicht sauer sein. Es sind vielmehr die Zucker- und Schwefeleiweißverbindungen, die sich übersäuernd auswirken. Man findet sie z. B. in tierischen Eiweißen wie Fleisch, Wurst, Fisch und Eiern, Milch und den meisten Milch- und Sojaprodukten.

Ebenfalls übersäuernd wirken Teig- und Backwaren, Süßspeisen, kohlensäurehaltiges Mineralwasser, Softdrinks, Alkohol, Nikotin und künstliche Lebensmittelzusatzstoffe wie

**Tab. 8.1** Auswahl an basisch wirkenden Nahrungsmitteln

| **Obst** | |
|---|---|
| • Ananas<br>• Aprikosen<br>• Bananen<br>• Clementinen<br>• Feigen<br>• Grapefruits<br>• Himbeeren<br>• Johannisbeeren (rot, weiß, schwarz)<br>• Kiwis<br>• Mandarinen<br>• Mirabellen<br>• Oliven (grün, schwarz)<br>• Pampelmusen<br>• Pfirsiche<br>• Preiselbeeren<br>• Reineclauden<br>• Sternfrüchte<br>• Weintrauben (weiß, rot)<br>• Zwetschgen | • Äpfel<br>• Avocado<br>• Birnen<br>• Erdbeeren<br>• Frische Datteln<br>• Heidelbeeren<br>• Honigmelonen<br>• Kirschen (sauer, süß)<br>• Limetten<br>• Mangos<br>• Nektarinen<br>• Orangen<br>• Papayas<br>• Pflaumen<br>• Quitten<br>• Stachelbeeren<br>• Wassermelonen<br>• Zitronen |
| **Gemüse** | |
| • Algen<br>• Auberginen<br>• Bleichsellerie (Staudensellerie)<br>• Bohnen, grün<br>• Chicoree<br>• Erbsen, frisch<br>• Frühlingszwiebeln<br>• Gurken<br>• Kartoffeln<br>• Kohlrabi<br>• Lauch (Porree)<br>• Okraschoten<br>• Pastinaken<br>• Radieschen<br>• Romanesco (Blumenkohlart)<br>• Rote Bete<br>• Schalotten<br>• Spargel<br>• Süßkartoffeln<br>• Weißkohl<br>• Zucchini | • Artischocken<br>• Austernpilz<br>• Blumenkohl<br>• Brokkoli<br>• Chinakohl<br>• Fenchel<br>• Grünkohl<br>• Karotten<br>• Knoblauch<br>• Kürbisarten<br>• Mangold<br>• Paprika<br>• Petersilienwurzel<br>• Rettich (weiß, schwarz)<br>• Rosenkohl<br>• Rotkohl<br>• Schwarzwurzel<br>• Spitzkohl (Zuckerhut)<br>• Tomate (roh)<br>• Wirsing<br>• Zwiebeln |
| **Pilze** | |
| • Austernpilz<br>• Steinpilze<br>• Pfifferlinge<br>• Trüffelpilz | • Champignon<br>• Morchel/Mu-Err-Pilze<br>• Shiitake |

**Tab. 8.1** Auswahl an basisch wirkenden Nahrungsmitteln *(Forts.)*

| **Kräuter und Salate** | |
|---|---|
| • Basilikum<br>• Bohnenkraut<br>• Brennnessel<br>• Chicoree<br>• Chinakohl<br>• Eichblattsalat<br>• Endivien<br>• Fenchelsamen<br>• Gartenkresse<br>• Kapern<br>• Kerbel<br>• Koriander<br>• Kreuzkümmel<br>• Kurkuma (Gelbwurz)<br>• Liebstöckel<br>• Löwenzahn<br>• Meerrettich<br>• Muskatnuss<br>• Oregano<br>• Pfeffer (alle Arten)<br>• Piment<br>• Rucola (Rauke)<br>• Salbei<br>• Schnittlauch<br>• Sellerieblätter<br>• Vanille<br>• Zimt | • Bataviasalat<br>• Borretsch<br>• Brunnenkresse<br>• Chilischoten<br>• Dill<br>• Eisbergsalat<br>• Feldsalat<br>• Friseesalat<br>• Ingwer<br>• Kardamom<br>• Kopfsalat<br>• Kresse<br>• Kümmel<br>• Lattich<br>• Lollo-Salate (Biondo/Rosso)<br>• Majoran<br>• Melisse<br>• Nelken<br>• Petersilie<br>• Pfefferminze<br>• Rosmarin<br>• Safran<br>• Sauerampfer<br>• Schwarzkümmel<br>• Thymian<br>• Ysop<br>• Zitronenmelisse |
| **Sprossen und Keime** | |
| • Alfalfasprossen<br>• Braunhirsesprossen<br>• Dinkelkeimlinge<br>• Hirsesprossen<br>• Linsensprossen<br>• Radieschensprossen<br>• Roggenkeimlinge<br>• Rucolasprossen<br>• Sonnenblumenkernsprossen | • Bockhornkleesprossen<br>• Broccolisprossen<br>• Gerstenkeimlinge<br>• Leinsamensprossen<br>• Mungobohnensprossen<br>• Rettichsprossen<br>• Rotkohlsprossen<br>• Senfsprossen<br>• Weizenkeimlinge |
| **Nüsse und Samen** | |
| • Erdmandeln<br>• Mandelmus<br>• Maroni (Esskastanien) | • Erdmandeln<br>• Mandeln |
| Alle anderen Nüsse/Samen/Ölsaaten gehören zu den guten Säurebildnern. Ihr Säurepotenzial kann durch Einweichen über Nacht, also kurzes Ankeimen, noch weiter vermindert werden. | |
| **Eiweiß** | |
| • Lupineneiweiß-Tabletten | • Lupinenmehl |
| **Nudeln** | |
| • Basische Konjac-Nudeln | |
| **Getränke** | |
| • Früchtesmoothies (selbst gemacht)<br>• Kräutertees<br>• Wasser<br>• Zitronenwasser | • Grüne Smoothies<br>• Proteinshake mit Lupinenprotein<br>• Wasser mit 1 TL Apfelessig |
| Quelle: http://www.zentrum-der-gesundheit.de | |

**Tab. 8.2** Gute Säurebildner

| **Lebensmittel** |
|---|
| • Bio-Getreide (z. B. Dinkel, Kamut oder Gerste in kleinen Mengen – etwa als Keimbrot oder in Sprossenform)<br>• Getreideprodukte wie Bulgur und Couscous, aber aus Dinkel, nicht aus Weizen<br>• Hirse<br>• Hülsenfrüchte (z. B. Kernbohnen, Linsen, Kichererbsen, getrocknete Erbsen)<br>• Kakaopulver in hoher Qualität sowie selbst gemachte Schokolade<br>• Mais (z. B. Polenta, Mais-Pasta)<br>• Nüsse (z. B. Walnüsse, Haselnüsse, Macadamianüsse, Paranüsse)<br>• Ölsaaten (z. B. Leinsaat, Sesam, Hanfsaat, Sonnenblumenkerne, Kürbiskerne, Mohn; lässt man die Saaten keimen, werden sie – je nach Keimdauer – basisch)<br>• Pflanzliche Proteinpulver (wenn ein Proteindefizit besteht) wie z. B. Hanf-, Reis- und Erbsenprotein<br>• Pseudogetreide (z. B. Quinoa, Amaranth, Buchweizen)<br>• Tierische Produkte aus biologischer Landwirtschaft in überschaubaren Mengen (z. B. Bio-Eier oder Fisch aus Bio-Aquakultur)<br>• Tofu (nur Bio) und hochwertige fermentierte Bio-Sojaprodukte wie Miso und Tempeh |
| **Getränke** |
| • Grüntee (richtig zubereitet – bei niedrigen Temperaturen und kurzer Ziehdauer)<br>• Trinkschokolade (selbst gemacht, z. B. aus Mandelmilch und Rohkost-Kakaopulver) |

Konservierungsstoffe, Farbstoffe, Geschmacksverstärker, Süßstoffe usw.

Weitere übersäuernde Faktoren sind Zahngifte wie Quecksilber, Palladium etc., Toxine, die von Bakterien und Pilzen ausgeschieden werden, übertriebener Sport, aber auch psychischer Stress und Ärger.

Basisch wirkende Lebensmittel sind dagegen Kartoffeln, Gemüse, vor allem dunkle Blattsalate, Obst, Molke, Haselnüsse, Kräuter und Trockenfrüchte. ➤ Tab. 8.1 gibt eine Orientierung, wenngleich die Angaben je nach Verfasser auch unterschiedlich ausfallen können.

Säurebildende Lebensmittel sind nicht in jedem Fall automatisch schlecht und ungesund. Im Gegenteil: Es gibt Lebensmittel, die zwar durchaus säurebildend wirken können, aber gleichzeitig sehr gesund sind, wie z. B. Nüsse oder Hülsenfrüchte. Die guten Säurebildner (➤ Tab. 8.2) sollten unbedingt in die basenüberschüssige Ernährung integriert werden, während man die schlechten Säurebildner besser konsequent meidet.

Die folgenden Lebensmittel (➤ Tab. 8.3) gehören zu den schlechten Säurebildnern und sollten gar nicht bzw. nur in geringen Mengen konsumiert werden.

Tab. 8.3 Schlechte Säurebildner

| Tierische Lebensmittel |
|---|
| • Eier aus konventioneller Landwirtschaft<br>• Fisch und Meeresfrüchte aus konventioneller Aquakultur oder aus belasteten Regionen<br>• Fleisch aus konventioneller Landwirtschaft<br>• Fleischbrühe, Wurstwaren, Schinken<br>• Milchprodukte (Quark, Joghurt, Kefir und alle Käsesorten, auch von Schaf und Ziege; gerade auch alle fettarmen Milchprodukte)<br>• Ausnahme: Butter, Ghee und Sahne (in Bio-Qualität), die neutral eingestuft werden |
| **Pflanzliche Lebensmittel** |
| • Essig (Weinessig, Aceto Balsamico – Ausnahme: naturtrüber Apfelessig)<br>• Fertigprodukte aller Art (insbesondere solche aus konventioneller Erzeugung)<br>• Getreideprodukte aus Auszugsmehlen (Back- und Teigwaren wie Kuchen, Gebäck, Nudeln etc.; Frühstückscerealien wie z. B. Cornflakes, Fertigmüslis, Crispies, Crunchys etc.)<br>• Glutenhaltige Produkte (z. B. Produkte aus Seitan wie vegetarische Würste, Aufschnitt, Bolognese o. ä.)<br>• Ketchup (Ausnahme: selbstgemachtes Ketchup z. B. aus Tomaten und Datteln)<br>• Sauerkonserven<br>• Senf (Ausnahme: hochwertiger Bio-Senf ohne säurebildende Zusätze)<br>• Stark verarbeitete Sojaprodukte, insbesondere texturiertes Sojaprotein (TVP, in getrockneter Form Grundlage für Hackfleischersatz, Gulaschersatz o. ä.)<br>• Speiseeis (auch Wasser-, Soja- und Joghurteis)<br>• Süßungsmittel wie Dicksäfte, aber auch Honig<br>• Zucker (sämtliche Produkte, die Haushaltszucker enthalten) |
| **Getränke** |
| • Alkohol- und koffeinhaltige Getränke<br>• Fertiggetränke wie Softdrinks, Fruchtsaft aus Konzentrat, Isodrinks, Proteindrinks, gezuckerte Milchshakes, Drinks zum Abnehmen etc.<br>• Kaffee, auch Getreide-, Instant- und koffeinfreier Kaffee<br>• Milch (gilt nicht für alle Menschen, manche können z. B. Ziegenmilch oder auch rohe Kuhmilch gut vertragen und daher auch gut verstoffwechseln)<br>• Mineralwasser und generell kohlensäurehaltige Getränke<br>• Tee (schwarzer Tee, Früchtetee, Eistee) |

## 8.3 Vitamine, Mineralstoffe, Enzyme

Eigentlich sollten in einer ausgewogenen Ernährung alle Vitamine, Mineralstoffe und Spurenelemente, die der Mensch braucht, enthalten sein. Diese wie beim Kalorienzählen aufzuaddieren, scheitert aber sowohl an den fehlenden verlässlichen Angaben zum tatsächlichen Inhalt der Nahrung als auch am unterschiedlichen persönlichen Bedarf. Insofern können Inhalt und Bedarf nur abgeschätzt werden.

Es gibt jedoch sog. Risikogruppen, die über eine Nahrungsergänzung mit einigen Stoffen nachdenken sollten:

- Ältere Menschen haben oft einen höheren Bedarf an Enzymen.
- Bei Konsum von Alkohol sollte man vermehrt Magnesium, Vitamin B und C, Folsäure, Selen und Zink zu sich nehmen.
- Vegetarier brauchen vermehrt Vitamin $B_{12}$, Selen, Eisen, Jod und Zink.
- Jugendliche im Wachstum, Schwangere, Sportler, Menschen die unter Stress stehen oder Umweltgiften ausgesetzt sind, sollten generell vermehrt Vitalstoffe zuführen.

### Vitalstoffe

Nachdem jahrzehntelang zunächst Fett, Kohlenhydrate und Eiweiß in der Nahrung thematisiert wurden, später dann Vitamine und Mineralstoffe analysiert wurden, setzt sich nun der Begriff der „Vitalstoffe" mehr und mehr durch. Er beschreibt jene Substanzen, die der Körper nicht oder nur unzureichend selber herstellen kann, die für die reibungslosen Abläufe im Organismus aber elementar wichtig sind. Zu den Vitalstoffen gehören Vitamine und vitaminähnliche Substanzen (z. B. Coenzym $Q_{10}$), Mineralstoffe und Spurenelemente, einige Aminosäuren (z. B. L-Tryptophan) sowie die ungesättigten Fettsäuren (z. B. Omega-3-Fettsäure). Insgesamt kennt man knapp 50 dieser lebenswichtigen Substanzen, die an unzähligen Stoffwechselprozessen beteiligt sind.

#### Bindegewebswirksame Vitalstoffe

**Vitamin C (Ascorbinsäure):** Früher, als die Versorgung mit frischem Obst und Gemüse bei langen Seefahrten noch ein großes Problem darstellte, erkrankten viele Seeleute an Skorbut. Vitamin C ist unter anderem an der Immunabwehr beteiligt und wirkt als Antioxidans. Seine Rolle bei der Bildung von Kollagen macht es für die Faszien interessant.

Vor allem Diabetiker, Raucher und Stressgeplagte sollten auf ihre Vitamin-C-Zufuhr achten. Auch bei regelmäßiger Einnahme von Acetylsalicylsäure, Kortison oder der Anti-Baby-Pille sowie während einer Chemotherapie ist eine erhöhte Zufuhr sinnvoll. Vitamin C kann aus der Nahrung nicht überdosiert werden und ist außerdem wasserlöslich, selbst bei Gabe von Vitaminpräparaten wird der überschüssige Anteil mit dem Urin ausgeschieden und könnte dann lokal einer Harnwegsinfektion vorbeugen.

**Vitamin $B_2$ (Riboflavin):** Vitamin $B_2$ wird auch als Wachstumsvitamin bezeichnet und ist ebenfalls als Antioxidans wirksam. Außerdem ist es wichtig für das Wachstum von Haut und Nerven. Es wird vermutet, dass Migränepatienten an einer Unterversorgung des Hirnstoffwechsels mit Riboflavin leiden können. Intrazellulär spielt es eine wesentliche Rolle für die Energiegewinnung aus Kohlenhydraten, Fetten und Eiweiß.

Normalerweise wird der Bedarf über die Nahrung gedeckt, kann aber nicht überdosiert werden. Ausdauersportler und Vegetarier sollten über eine Ergänzung nachdenken.

**Vitamine $B_3$ (Niacin) und Vitamin $B_7$ (Biotin):** Diese beiden B-Vitamine sind ebenfalls an der Hautbildung sowie an Fett- und Eiweißstoffwechselreaktionen beteiligt. Ein Mangel ist in unseren Breiten höchst selten und wird von unspezifischen Symptomen wie Haarausfall, Appetitlosigkeit und Muskelschmerzen begleitet.

**Vitamin $B_{12}$ (Cobalamin):** Cobalamin spielt eine wichtige Rolle bei der Zellteilung, Bindegewebssynthese und Blutbildung sowie bei der Funktion des Nervensystems. Anzeichen für eine Unterversorgung oder Resorptionsstörung können Kribbeln und Kältegefühl in Händen und Füßen, Erschöpfung, Schwächegefühl sowie Konzentrationsstörungen sein. Da Vitamin $B_{12}$ tierischen Ursprungs ist, sind Vegetarier häufiger davon betroffen.

**Vitamin A (Carotin, Retinol):** Das als Augenvitamin bekannte Vitamin A ist an Wachstum, Funktion und Aufbau von Haut und Schleimhäuten, Blutkörperchen, Stoffwechsel sowie am Sehvorgang beteiligt. Ein Mangel führt zu trockener Haut und Sehstörungen. Wieder sollten Vegetarier und Raucher auf eine ausreichende Zufuhr achten, allerdings kann es Vitamin A überdosiert zu Leberschäden führen.

**Vitamin D (Calciferol):** Vitamin D wird hauptsächlich unter dem Einfluss von Sonnenlicht gebildet und spielt im Knochenstoffwechsel und im Nervensystem seine entscheidende Rolle. Es kann vom Körper selbst synthetisiert werden, die Zufuhr über die Nahrung ist dabei nur eine Ergänzung. Ein Mangel ist vor allem bei Schwangeren, Kindern sowie bei Menschen, die das Sonnenlicht meiden, zu erwarten. Er zeigt sich in einer beginnenden Osteoporose bzw. Rachitis. Eine orale Überdosierung kann zu Nierensteinen führen.

**Vitamin E (Tocopherol):** Vitamin E ist einerseits ein effektiver Radikalfänger im Körper und andererseits an der Bildung von Membranen beteiligt. Aufgrund der hautschützenden Eigenschaften findet man es häufig in Körpercremes. Ein Mangel zeigt sich durch trockene, faltige und manchmal auch fleckige Haut. Raucher, Leistungssportler und Stressgeplagte sollten auf ihre Vitamin-E-Zufuhr achten. Man findet es vor allem in hochwertigen Ölen, Fisch und grünem Blattgemüse.

**L-Carnitin:** Das vor allem am Fettstoffwechsel beteiligte L-Carnitin wirkt, neben der Verbesserung der aeroben Ausdauer, stabilisierend und stärkend auf die Zellmembran. Es kommt vor allem in rotem Fleisch vor, deswegen sollten ausdauersporttreibende Vegetarier über eine Substitution nachdenken.

**Coenzym $Q_{10}$:** Wieder ein Radikalfänger, der zusätzlich an der Stabilisierung der Zellmembran beteiligt ist. Es kann teilweise auch vom Körper selbst produziert werden. Alte Menschen und Kraftsportler sollten den Pegel im Auge behalten.

**Kalzium:** Abgesehen von seiner Rolle bei der Muskelkontraktion und der Knochenstabilität ist Kalzium auch ein Stabilisator der Zellmembranen. Um es aus der Nahrung zu resorbieren, muss Vitamin $D_3$ im Körper vorhanden sein.

**Magnesium:** Hunderte von Enzymreaktionen hängen von Magnesium ab. Bekannt ist es vor allem durch seine krampflösende Wirkung, wenn zuvor ein Mangel vorlag, bzw. durch Koordinationsstörungen bei akutem Mangel, z. B. beim Marathonlaufen. Wieder finden wir neben einem entspannenden Effekt eine entscheidende Beteiligung am Membranaufbau.

**Zink:** Das Spurenelement ist unter anderem am Aufbau des Bindegewebes beteiligt. Es ist als Wundheilungs- und Abwehrelement bekannt und wird vom Körper nicht gespeichert. Deswegen muss es regelmäßig zugeführt werden. Haarausfall und Wundheilungsstörungen können auf einen Zinkmangel hinweisen. Bei gleichzeitiger Aufnahme von Kupfer hemmen sich beide Elemente gegenseitig in der Aufnahme, man sollte sie also mit zeitlichem Abstand zuführen.

**Selen:** Dieses essenzielle Spurenelement spielt als Radikalfänger eine wichtige Rolle beim Schutz der Zellmembranen vor oxidativer Zerstörung und bei einigen enzymatischen Reaktionen. Es soll außerdem in der Lage sein, giftige Schwermetalle zu binden und gegen Krebs zu schützen. Schutz und Funktion der Schilddrüse hängen in großen Teilen vom verfügbaren Selen ab. Weil es im Fall einer Überdosierung jedoch toxisch wirkt, sollte vor einer Supplementierung ein Bluttest gemacht werden.

**Silizium:** Dieses z. B. in Schachtelhalmen vorkommende Spurenelement wird zum Aufbau von Knochen und Faszien benötigt. Es unterstützt wohl die Kollagenbildung, was bisher leider nur im Tierversuch erwiesen ist.

**Oligomere Proanthocyanidine (OPC):** Diese in Pflanzen natürlich vorkommenden Stoffe gehören zur Gruppe der Flavanole bzw. Polyphenole. Als starker Radikalfänger wirken sie antioxidativ, entzündungshemmend, krebsbekämpfend. Möglicherweise wirken sie auch gegen Alzheimer.

**Omega-3-Fettsäuren:** Diese vor allem in Fisch und einigen Ölen vorkommenden, essenziellen Fettsäuren sind unentbehrliche Bausteine der Zellmembranen und wirken dort entzündungshemmend. Die drei wichtigsten Vertreter sind Alpha-Linolensäure (ALA), Eicosapentaensäure (EPA) und Docosahexaensäure (DHA).

## 8.4 Freie Radikale und Antioxidanzien

**Antioxidanzien** schützen unsere Zellen vor den sogenannten freien Radikalen. Freie Radikale stehen am Anfang vieler Gesundheitsbeschwerden. Sie greifen Zellen an und stören ihre Funktion. Die Zellschäden durch freie Radikale können einerseits Funktionsstörungen verursachen, aber auch zu Entartungen der Zelle und zu Krebs führen.

**Freie Radikale** sind sauerstoffhaltige Moleküle, die gefährlich instabil sind, weil ihnen in ihrer chemischen Struktur ein Elektron fehlt. Sie sind unvollständig und suchen nach einem passenden Elektron, um wieder vollständig zu werden. Bei dieser Suche nach einem geeigneten Bindungspartner gehen freie Radikale wahl- und rücksichtslos und vor allem sehr eilig vor. Aggressiv entreißt ein Radikal dem nächstbesten intakten Molekül (z. B. der Zellmembran, Proteinen oder der DNA) das von ihm benötigte Elektron. Dieser Elektronenraub wird Oxidation genannt. Da Oxidationen – sobald sie das erträgliche Ausmaß übersteigen – den Körper belasten, spricht man von oxidativem Stress.

### Folgen für den Organismus

Dem bestohlenen Molekül fehlt nun seinerseits ein Elektron. Es wird damit selbst ebenfalls zum freien Radikal und begibt sich auf die Suche nach einem Opfer, dem es ein Elektron rauben könnte. Auf diese Weise wird eine **Kettenreaktion** in Gang gesetzt. Hohe Konzentrationen von freien Radikalen können folglich zahllose Kettenreaktionen auslösen, was wiederum den oxidativem Stress erhöht und somit zu massiven Schäden im Körper führen kann. Dazu diesen gehören:

- Eingeschränkte Zellfunktionen oder Zelltod durch Membranschäden
- DNA-Schäden mit der Folge einer unkontrollierten Zellteilung (Entstehung von Krebs)
- Inaktivierung von Enzymen
- Verminderte Bildung körpereigener Eiweiße
- Zerstörung von Rezeptoren an der Zelloberfläche

Konkret äußern sich **Schäden durch freie Radikale** z. B. in einer faltigen und grauen Haut, der jede Spannkraft fehlt, oder in Venenschwäche und Krampfadern, da die freien Radikale auch Gefäßwände schädigen. Letzteres kann sich außerdem in Bluthochdruck und anderen Herz-Kreislauf-Problemen äußern. Die Schädigung der feinen Gefäße in den Augen kann zu Degenerationserscheinungen und einer reduzierten Sehkraft führen. Greifen die freien Radikale die Gefäße des Gehirns an, kann es über kurz oder lang zu einem Schlaganfall kommen. Sind die Nerven im Gehirn Ziel der Attacken, verschlechtert dies die mentale Aufmerksamkeit und kann Demenz begünstigen. Freie Radikale können das Kollagen im Knorpelgewebe angreifen und dessen molekulare Struktur beeinträchtigen, was zu Gelenkbeschwerden wie Arthritis führen kann. Wird die DNA der Zellen von freien Radikalen beschädigt, kann es zur sog. Entartung der Zelle kommen. Wenn jetzt die körpereigenen Mechanismen, die diese fehlgeleitete Zelle aus dem Verkehr ziehen sollten, versagen, kann sich diese Zelle vermehren und es entwickelt sich ein Tumor.

**Antioxidanzien** können die Kettenreaktionen der freien Radikale unterbrechen und auf diese Weise Zellschäden abwenden. Sie bieten dem freien Radikal ein Elektron an und verhindern so die Schädigung der körpereigenen Strukturen. Auf diese Weise bleiben Körperzellen und -strukturen geschützt, wenn ausreichend Antioxidanzien vorhanden sind. Trotz des fehlenden Elektrons werden sie selbst nie zu einem freien Radikal bzw. werden nach Elektronenspende sofort wieder in ihre antioxidative Form gebracht. Wenn z. B. das Antioxidans Vitamin E ein Radikal inaktiviert hat, wird es kurzfristig selbst zum freien Radikal, dem sog. Vitamin-E-Radikal. Dieses wird aber sofort wieder von Vitamin C in seine ursprüngliche Form gebracht, damit es erneut als Antioxidans fungieren kann. Diese Regeneration des Vitamin-E-Radikals ist eine der wichtigsten Aufgaben des Vitamin C.

Leider sind wir heutzutage nicht nur immer mehr freien Radikalen ausgesetzt, sondern pflegen gleichzeitig eine Ernährungsweise, die immer weniger Antioxidanzien enthält und den Körper aufgrund ihrer Schädlichkeit noch mit zusätzlichen freien Radikalen belastet. Während die moderne Ernährung auf der Basis von Getreide, Milch und Fleisch die Nährstoffe, Proteine, Kohlenhydrate und Fette in Hülle und Fülle liefert, sind Antioxidanzien dort nur dünn gesät. Optimale und reichhaltige Quellen wertvoller Antioxidanzien sind verschiedene Gemüse- und Keimlinge, Früchte und Wildpflanzen, naturbelassene Öle und Fette sowie an Ölsaaten und Nüsse.

Freie Radikale sind jedoch nicht immer und unbedingt schlecht. Wie so oft macht auch hier die Dosis das Gift. So produziert unser Körper nämlich bei ganz alltäglichen Aktionen selbst sehr viele freie Radikale: Unsere Zellen brauchen ständig Sauerstoff zur Energieproduktion. Als Nebenprodukt entstehen dabei auch freie Radikale – umso mehr, je höher die Energieproduktion im Körper ist. Diese steigt z. B. in Stresssituationen, bei Sport oder Krankheit. Folglich lassen u. a. diese drei Faktoren die Zahl der freien Radikale natürlicherweise anwachsen. Freie Radikale entstehen überdies nicht nur als Nebenprodukt mancher Körperfunktionen. Sie werden vom Immunsystem produziert, um ganz gezielt Krankheitserreger wie aggressive Bakterien oder Viren zu zerstören oder akute Entzündungsprozesse einzudämmen. Hier sind freie Radikale also erwünscht und nützlich.

Folgende Faktoren jedoch **erhöhen die Zahl der freien Radikale** im Organismus um ein Vielfaches der erwünschten und nützlichen Menge, sodass mit Strukturschädigungen zu rechnen ist:

- Chemikalien und Lösungsmittel.
- Luftverschmutzung durch Verkehr, Industrie und Haushalte.

- Schädliche Lebensmittel, z. B. industriell verarbeitete Fette oder Zucker.
- Lebensmittelzusatzstoffe wie Konservierungsstoffe, Farbstoffe, Aromen etc.
- Rückstände von Pflanzenschutzmitteln in Lebensmitteln.
- Radioaktive und elektromagnetische Strahlung.
- Übertriebene Sonnenbäder.
- Zigarettenrauch: Bis zu 1 000 Billionen freie Radikale sollen bei einem einzigen Zug im Körper des Rauchers entstehen!
- Alkohol.
- Medikamente und Drogen.

Für den modernen Menschen, der ständig von all diesen Einflüssen umgeben ist, ergibt sich folglich die dringende Notwendigkeit, sich aktiv vor freien Radikalen zu schützen, indem er für einen gleich bleibend hohen Antioxidanzienstatus sorgt. Zum Teil kann der Organismus selbst Antioxidanzien in Form von Enzymen herstellen. Der weitaus größere Teil wird jedoch mit der Nahrung aufgenommen. Weiter oben wurden bereits die besonders antioxidanzienreichen Lebensmittelgruppen erwähnt:

- Gemüse
- Salate
- Kräuter
- Früchte
- Sprossen, z. B. Linsen-, Sonnenblumenkern-, Brokkoli-, Gersten-, Weizensprossen
- Wildpflanzen, z. B. Löwenzahn, Vogelmiere, Melde, Giersch
- Ölsaaten und Nüsse
- Naturbelassene Öle und Fette

Ein Apfel etwa enthält 10 Milligramm Vitamin C. Seine antioxidative Wirkung ist aber um ein Vielfaches größer, da Äpfel noch eine Menge anderer Stoffe enthalten, die sehr viel stärker antioxidativ wirken als Vitamin C. Zu dieser stark wirksamen Truppe gehören z. B. Enzyme sowie die zu den sekundären Pflanzenstoffen gehörenden Polyphenole (z. B. Flavonoide, Anthocyane, Isoflavone).

## Bekannte, wirkungsvolle Antioxidanzien

### Vitamin E

Zur Vitamin-E-Familie gehören neben dem bekannten Alpha-Tocopherol (in Pflanzenölen wie z. B. Weizenkeimöl) auch die sog. Tocotrienole, die eine bis zu 40-fach stärkere antioxidative Wirkung als Alpha-Tocopherol haben sollen. Tocotrienole kommen besonders in rotem Palmöl, aber auch in Kokosöl vor.

### Vitamin C

Vitamin C – als eines der bekanntesten Antioxidanzien – kann die freien Radikale leicht abfangen und neutralisieren. Vitamin C findet sich natürlich in vielen Früchten und Gemüsearten wie z. B. Zitrusfrüchten und Paprika. Besonders reich an Vitamin C sind auch Hagebutte, Sanddorn und Acerolakirsche, die es als ganzheitliches Nahrungsergänzungsmittel in Pulverform gibt.

### Spurenelemente wie Selen, Eisen und Zink

Diese Spurenelemente wirken erst dann antioxidativ, wenn sie als Bestandteile von Enzymen agieren können. Das selenhaltige Enzym Glutathionperoxidase z. B. ist ein wesentlicher Faktor des körpereigenen Abwehrsystems gegen freie Radikale und schützt insbesondere die Zellwände.

### Oligomere Proanthocyanidine

OPC aus z. B. Traubenkernen oder der Haut und den Schalen von Früchten sind sekundäre Pflanzenstoffe, die zur großen Gruppe der Flavonoide gehören. Das antioxidative Potenzial von OPC ist knapp 20mal größer als jenes von Vitamin C und 50mal größer als jenes von Vitamin E. OPC verstärken außerdem die antioxidative Kraft von Vitaminen und umgekehrt.

### Anthocyane

Anthocyane gehören ebenfalls zu den Flavonoiden. Sie sind die blauen oder violettfarbenen natürlichen Farbstoffe in Pflanzen, z. B. in Beeren, vielen Blüten, in der Schale von Auberginen, blauen Trauben, Kirschen etc. Die **Aroniabeere** ist die Frucht mit einem der höchsten Anthocyangehalte. Die tiefblaue Beere kann als Saft oder Frucht in die tägliche Ernährung integriert werden.

### Glutathion

Glutathion ist ein sog. Tripeptid, d. h. es besteht aus drei Aminosäuren. Es gilt als eines der stärksten bekannten (auch körpereigenen) Antioxidanzien und ist ein beliebtes Anti-Aging-Mittel. Abgesehen davon, dass es freie Radikale ausschalten und DNA-Reparatur-Prozesse einleiten kann, hat Glutathion die Aufgabe, Vitamin C – wenn dieses bereits ein freies Radikal inaktiviert hat und nicht mehr als Antioxidans agieren kann – wieder in seine antioxidative, aktive Form zu verwandeln.

### Superoxid-Dismutase (SOD)

Das Enzym Superoxid-Dismutase gehört – gemeinsam mit der Glutathionperoxidase – zum Kern des körpereigenen Abwehr- und Entgiftungssystems und ist ein äußerst starkes Antioxidans. Es findet sich z. B. im Gerstengras.

### Allicin

Allicin kommt in Knoblauch, Lauch und Zwiebeln vor und gehört zu den schwefelhaltigen sekundären Pflanzenstoffen, den sog. Sulfiden. Es ist bekannt für seine gefäßschützende Wirkung, um Arteriosklerose und damit Herzinfarkt und Schlaganfall vorzubeugen.

## Karotinoide

Karotinoide bezeichnen rote oder orangefarbene Pflanzenfarbstoffe, die jedoch auch in grünem Gemüse vorkommen können.

**Beta-Carotin** schützt Zellmembranen und Blutgefäße, sodass es dort nicht zu arteriosklerotischen Cholesterin-Ablagerungen kommen kann. Spitzenreiter in Sachen Beta-Carotin ist der Grünkohl, dicht gefolgt von Karotten, Wirsing, Dill und Feldsalat

**Lutein und Zeaxanthin** kommen im menschlichen Körper besonders in der Netzhaut sowie im gelben Fleck des Auges vor. Lutein und Zeaxanthin können vom Körper nicht hergestellt werden, müssen also in Form von Früchten und Gemüse aufgenommen werden. Je mehr Lutein und Zeaxanthin in der Ernährung enthalten sind, umso besser scheinen die Augen vor altersbedingten Augenkrankheiten wie Makuladegeneration und Grauer Star geschützt zu sein. Auch die Sehschärfe hängt von der Versorgung mit diesen beiden Carotinoiden ab. Sie sind besonders in Spinat und Kohl enthalten, aber auch in vielen anderen Gemüse- und Obstsorten.

**Lycopin** finden wir besonders in Tomaten, rosa Grapefruit und Papaya. Ihm wird eine schützende und heilende Wirkung bei Prostatakrebs nachgesagt.

**Astaxanthin** kommt in bestimmten Algen oder auch in manchen (rosafarbenen) Fischarten und Meeresfrüchten vor und hat einen besonders schützenden Einfluss auf die Haut. Es gilt als „natürliches Sonnenschutzmittel", wenn es mindestens vier Wochen vor dem Sommer oder Urlaub eingenommen wird.

## Flavonoide

Flavonoide gehören zu den Polyphenolen und finden sich in nahezu allen Gemüse- und Früchtearten. Besonders große Menge davon enthalten Zitrusfrüchte, Opuntien (Früchte des Feigenkaktusses), Petersilie, Zwiebeln, Sellerie, Paprika, aber auch in Grüntee und Kakao bzw. dunkler Schokolade.

**Isoflavone** – die bekannten Phytoöstrogene – gehören ebenfalls zur großen Gruppe der Flavonoide. Sie sind besonders in Leinsaat und Sojaprodukten, aber auch in Linsen, Hanf und Haferflocken zu finden.

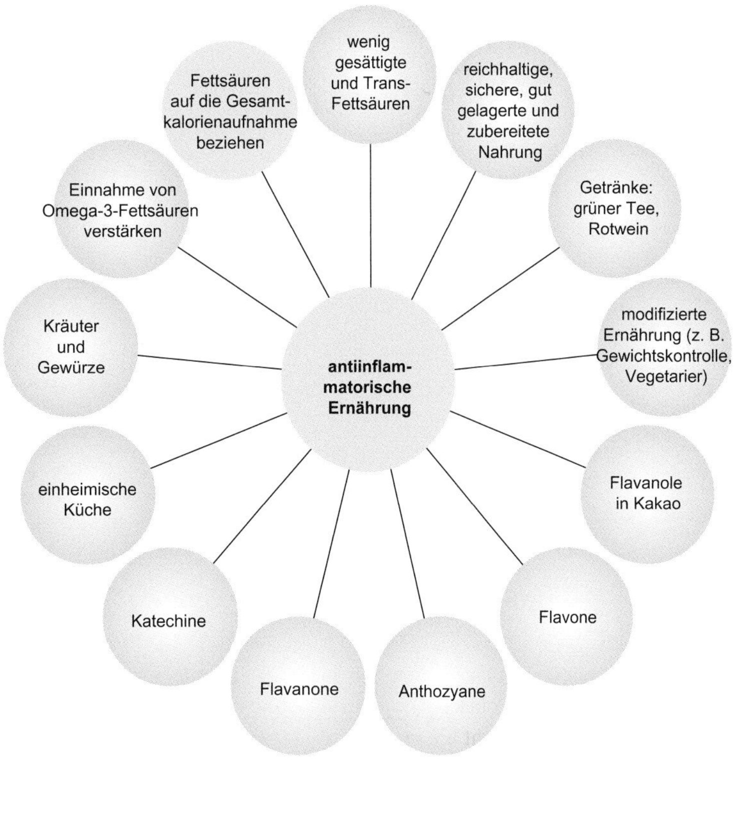
antiinflammatorische Ernährung
wenig gesättigte und Trans-Fettsäuren
reichhaltige, sichere, gut gelagerte und zubereitete Nahrung
Getränke: grüner Tee, Rotwein
modifizierte Ernährung (z. B. Gewichtskontrolle, Vegetarier)
Flavanole in Kakao
Flavone
Anthozyane
Flavanone
Katechine
einheimische Küche
Kräuter und Gewürze
Einnahme von Omega-3-Fettsäuren verstärken
Fettsäuren auf die Gesamtkalorienaufnahme beziehen

**Abb. 8.1** Antiinflammatorische Ernährung. [G459]

### Phenolsäuren

Als ganz besonders antioxidativ wirksam erwies sich die Phenolsäure Ellagsäure aus dem **Granatapfel.** Ebenfalls bedeutende Mengen an Phenolsäuren finden sich im Zistrosentee, Beerenobst, Kirschen, Trauben, Kohlarten, Lauch, Blattsalaten, Ananas, Paprika, Karotten, Tomaten, Linsen, Gerste und Nüssen.

### Sulforaphan

Sulforaphan hat sich in Studien als wirksam gegen Krebs und Arthritis erwiesen. Der Stoff kommt in Kreuzblütengewächsen wie **Brokkoli** (besonders in dessen Keimlingen), Blumenkohl, Rosenkohl, Radieschen, Weißkohl, Rotkohl, Kohlrabi, Meerrettich, Rucola, Kresse und Senf vor und ist am charakteristischen scharfen Geschmack dieser Gemüse beteiligt. Sulforaphan ist ein antioxidativ wirksamer Stoff, der nicht selbst Elektronen abgibt und dadurch inaktiviert werden würde, sondern stattdessen körpereigene Entgiftungsenzyme in der Leber aktiviert. Diese Enzyme neutralisieren ihrerseits die freien Radikale.

Alle genannten Vitalstoffe, Enzyme und Antioxidanzien können auch unter dem Aspekt der **Entzündungshemmung** betrachtet werden und halten damit nicht nur die Faszien, sondern den gesamten Organismus in einem gesunden Gleichgewicht. Diese antiinflammatorische Ernährung kann gleichfalls vorbeugend gegen vorschnelle Alterung und Krebs wirken. Im Rahmen der persönlichen Möglichkeiten sollte die Ernährung also unbedingt unter diesen Aspekten optimiert werden (➤ Abb. 8.1).

So verwirrend die Vielfalt anmuten mag, so spannend kann die gesunde und abwechslungsreiche Ernährung ausfallen. Der Vielzahl an Nahrungsergänzungsmitteln sind die natürlichen Quellen dabei immer vorzuziehen. Manche dieser Radikalfänger lassen sich zum Glück auch prima knabbern oder in Smoothies und ähnlichen Leckereien genießen. Leider wachsen sie nicht alle im heimischen Garten, sodass man auf die Qualitätskontrollen der Handelsketten vertrauen muss.

Und gerade weil nicht jede Ernährungsform für jeden gleichermaßen geeignet ist, bleibt nur das eigene, neugierige Ausprobieren. Zur Pflege der Faszien ist dies absolut notwendig. Zum gezielten Training und zur Stärkung der Faszien muss aber – noch wichtiger – die sportliche Bewegung oder ein angemessenes Training hinzukommen.

Um den Kreis zum Vorwort zu schließen: „find and enjoy the green grass around you!“

# Literatur


Barker P, Hapuarachchi K, Ross J, Sambaiew E, Ranger T, Briggs C. Anatomy and biomechanics of gluteus maximus and the thoracolumbar fascia at the sacroiliac joint. Clin Anat. 2014; 27: 234–240.

Findley TW, Schleip R et al. (Hrsg.) Fascia Research I–IV. Basic Science and Implications for Conventional and Complementary Health Care. München: Kiener Verlag, 2007–2015.

Findley TW, Schleip R. Fascia Research. Basic science and implications for conventional and complementary health care. München: Elsevier, 2007.

Helene M Langevin et al.: Reduced thoracolumbar fascia shear strain in human chronic low back pain. BMC Musculoskeletal Disorders. 2011 12: 203.

Huijing PA, Baan GC. Myofascial force transmission causes interaction between adjacent muscles and connective tissue: effects of blunt dissection and compartmental fasciotomy on length force characteristics of rat extensor digitorum longus muscle. Arch Physiol Biochem. 2001; 109 (2): 97–109.

Järvinen TA, Józsa L, Kannus P, Järvinen TL, Järvinen M. Organization and distribution of intramuscular connective tissue in normal and immobilized skeletal muscles. An immunohistochemical, polarization and scanning electron microscopic study. J Muscle Res Cell Motil. 2002; 23 (3): 245–54.

Kawakami Y, Muraoka T, Ito S, Kanehisa H, Fukunaga T. In vivo muscle fibre behaviour during countermovement exercise in humans reveals a signifi cant role for tendon elasticity. Journal of Physiology. 2002; 540, 635–646.

Maas H, Baan GC, Huijing PA. Intermuscular interaction via myofascial force transmission: effects of tibialis anterior and extensor hallucis longus length on force transmission from rat extensor digitorum longus muscle. J Biomech. 2001; 34 (7): 927–40.

Miller, J. Roll dich fit: Muskel- und Faszienmassage für Schmerzfreiheit, Leistungsfähigkeit und Wohlbefinden. München: Riva-Verlag, 2015.

Müller DG, Hertzer K. Training für die Faszien. Die Erfolgsformel für ein straffes Bindegewebe. München: Südwest Verlag, 2015.

Myers T. Anatomy Trains: Myofasziale Leitbahnen (für Manual- und Bewegungstherapeuten). 3. A. München: Elsevier, 2015.

Schleip R, Baker A (Hrsg.). Faszien in Sport und Alltag. München: Riva-Verlag, 2015.

Schleip R, Findley T, Chaitow L, Huijing PA (Hrsg.). Lehrbuch Faszien: Grundlagen, Forschung, Behandlung. München: Elsevier, 2014.

Staubesand J, LiY. Zum Feinbau der Fascia cruris mit besonderer Berücksichtigung epi- und intrafaszialer Nerven. Manuelle Medizin. 1996; 34: 196–200.

Stecco, A, Gilliar W, Hill R, Fullerton B, Stecco C. The anatomical and functional relation between gluteus maximus and fascia lata. J Bodyw Mov Ther. 2013; 17: 512–517.

Van der Waal J. The architecture of the connective tissue in the musculoskeletal system–an often overlooked functional parameter as to proprioception in the locomotor apparatus. Int J Ther Massage Bodywork. 2009; 2: 9–23.

Vleeming A, Pool-Goudzwaard AL, Hammudoghlu D, Stoeckart R, Snijders CJ, Mens JM. The function of the long dorsal sacroiliac ligament: its implication for understanding low back pain. Spine. 1996; 21: 556–562.

Wood TO, Cooke PH, Goodship AE. The effect of exercise and anabolic steroids on the mechanical properties and crimp morphology of the rat tendon. Am J Sports Med. 1988; 16: 153.

www. fasciaresearch. de

# Register